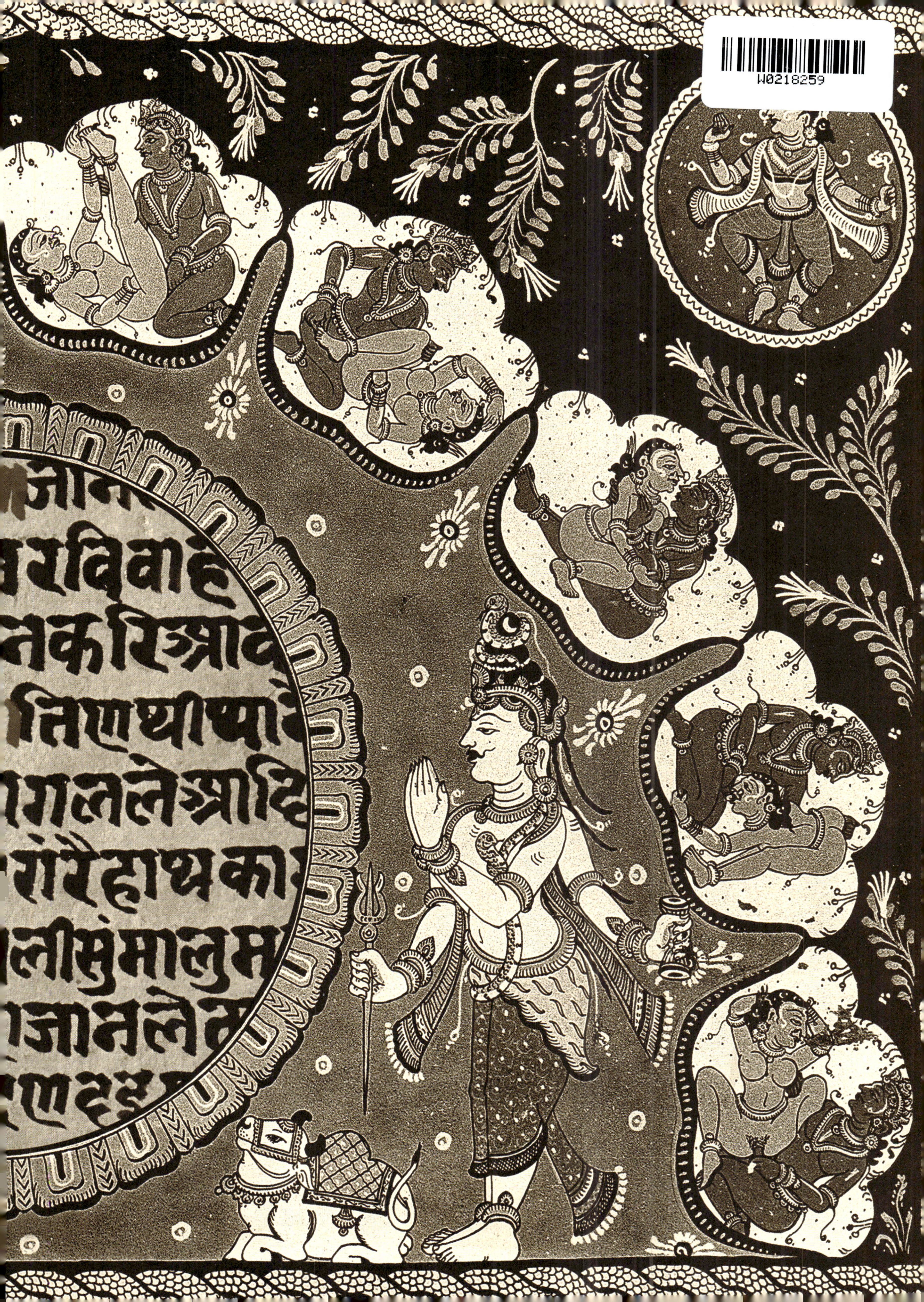

Kāma Sūtra

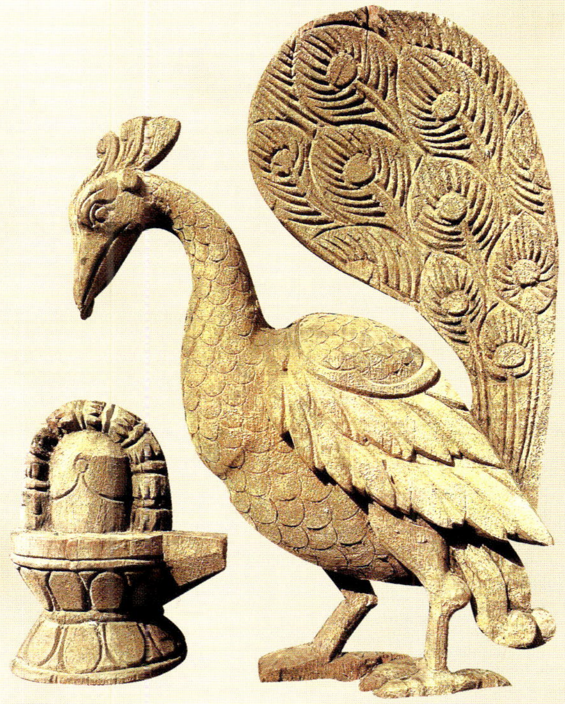

/orsatzpapier:

Zehn Stellungen beim Sex
Puri, Orissa
9. Jahrhundert
Malerei auf Stoff
Sammlung Lance Dane

Diese *pata* oder Textilmalerei ist ein Meisterwerk der Bilddarstellung von Vātsyāyanas *Kāma Sūtra*. In der oberen linken Ecke zielt der Liebesgott Kāma mit seinen Liebespfeilen uf seine Gemahlin Rati, die oben echts in der charakteristischen Haltung einer Odissi-Tänzerin dargestellt ist. Der Gott Vishnu in seiner Inkarnation als Krishna vollzieht mit seinen Verehrerinnen die zehn Stellungen (*āsanas*) beim Liebesspiel. Innerhalb des Kreises sind der vierköpfige Schöpfergott Brahma mit seinem Reit- und Symboltier, dem Schwan (*hamsa*), sowie der Gott Shiva, der asketische Zerstörer, mit seinem Reittier, dem Stier Nandi, zu sehen. Die im *Kāma Sūtra* beschriebenen und hier wiedergegebenen Stellungen beim Sex schmücken auch die berühmten Tempel von Bhubaneshwar und Konarak (siehe S. 25).

Seiten 14–15:

Milch und Wasser (*kshiraniraka*)
Jaipur, Rajasthan
Spätes 19. Jahrhundert
Miniaturmalerei
Privatsammlung

Der heiße Sand der Wüste Thar in Rajasthan versinnbildlicht den Charakter der Menschen, die dort leben. In diesem Staat sind romantische Legenden von kriegerischen Heroen und mutigen, schönen Frauen entstanden und wurden zu beliebten Themen der verschiedenen Schulen der Miniaturmalerei, die in Rajasthan von den Maharajas gefördert wurden. Die Maler stellten diese leidenschaftlichen Liebesgeschichten in lebendigen Szenen dar und schmückten den Hintergrund mit elegantem Dekor, exotischen Möbeln und bunten Stoffen. Diese Malerei aus Jodhpur zeigt eine Variante des *kshiraniraka* oder der Umarmung »Milch und Wasser«. Die beiden Substanzen vermischen sich leicht und sind dann ununterscheidbar. In dieser Position legt die Frau ihre Beine auf die Schultern des Mannes. Sie greift nach seinem linken Bein, und in seiner gesteigerten Lust versetzt er ihr mit der geballten Faust einen Schlag auf die Hüfte. Gleichzeitig umfasst er ihre ein geschwungene Taille. Sie lässt ihre Hand auf seinen Schultern ruhen, während sie ihn näher zu sich heranzieht.

Seiten 16–17:

Umarmung mit Oberlippenkuss (*uttarachumbita*)
Sirohi, Rajasthan
Frühes 19. Jahrhundert
Miniaturmalerei
Privatsammlung

Dieses Detail aus einem Bilderzyklus der Sirohi-Schule von Rajasthan stellt eine leidenschaftliche Umarmung dar, für die ein tiefer, drängender »Oberlippenkuss« (*uttarachumbita*) charakteristisch ist. Der Mann ruht bequem auf Kissen, während sich seine Begleiterin nach hinten beugt, um seinen Mund mit ihren vor Sehnsucht glühenden Lippen zu küssen. Sie küsst seine Oberlippe, er ihre Unterlippe. Diese Position entspringt reiner Fantasie, denn eine solche Verrenkung ist anatomisch kaum möglich. Neben dem Liebespaar am Boden sitzt eine Dienerin, die den Blick verschämt abwendet. Sie hält den Kopf geneigt, aber ihre Gesichtszüge sind im geraden Profil wiedergegeben, wie es für diesen Malstil typisch ist. Der Pavillon, in dem die drei sitzen, ist eine einfache Konstruktion mit einem Dach, das sich in den Garten hinaus erstreckt. Diese Darstellungsweise sowie die doppelseitigen Stufen, die zum inneren Portikus hinaufführen, sind in der typischen Weise der Sirohi-Schule stilisiert.

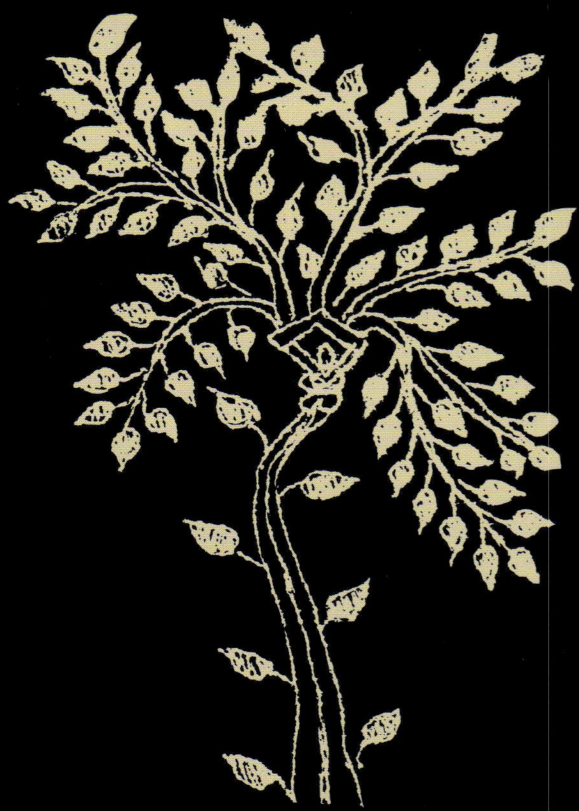

Titel der Originalausgabe: *Kama Sutra – Aphorisms of Love*
Erschienen bei Brijbasi Art Press Ltd., Neu Delhi, 2002

Die Deutsche Bibliothek – CIP-Einheitsaufnahme
Ein Titeldatensatz für diese Publikation ist bei Der Deutschen Bibliothek erhältlich

Deutsche Erstausgabe

Ein Unternehmen der La Martinière Groupe

Aus dem Amerikanischen:
Rita Seuß
Satz: satz & repro Grieb, München
Printed in Singapore

ISBN 3-89660-132-6

www.knesebeck-verlag.de

Rechts:

Paar beim Liebesspiel
Jaipur, Rajasthan
20. Jahrhundert
Malerei auf Elfenbein
Privatsammlung

An einem dunklen oder abgeschiedenen Ort beugt sich die Frau (Nayika) scheinbar arglos hinunter, als wolle sie etwas aufheben, und berührt dabei wie zufällig den Mann (Nayaka). Er will ihr helfen, wird von Verlangen überwältigt und drückt sich von hinten gegen sie. Langsam schlingt er die Arme um ihren Körper und greift mit beiden Händen nach ihren Brüsten. Das ist die »durchbohrende Umarmung« (*viddhakam*). Die sexuelle Leidenschaft der Liebenden wächst, die Brüste der Frau heben sich bei der Berührung des Mannes, und sie umarmt ihn.

Seiten 4–5:

Liebesspiel unterwegs
Mewar, Rajasthan
Frühes 19. Jahrhundert
Miniaturmalerei
Privatsammlung

Diese außergewöhnliche Miniaturmalerei aus einer Werkstatt in Rajasthan ist eine Darstellung des Geschlechtsverkehrs in der fahrenden Kutsche. Viel hängt vom Geschick der Frau ab, die sich dem Rhythmus der Kutsche anpasst, um die Bewegungen ihres Liebhabers auszugleichen. Anfangs werden die Liebenden durch die sanfte Neigung der Kutsche erregt, aber schon bald rollen die Räder in einem gleichmäßigen Rhythmus, und das Tempo der Fahrt beschleunigt sich mit der wachsenden sinnlichen Leidenschaft des Paares. Entsprechend der immer schnelleren Bewegung der Körper rast die Kutsche über die Felder, und die Klimax ist dann erreicht, wenn die Pferde unter den Bäumen zum Stillstand kommen. Dies ist eine von zahllosen erotischen Miniaturen, für die die Hofmaler berühmt waren.

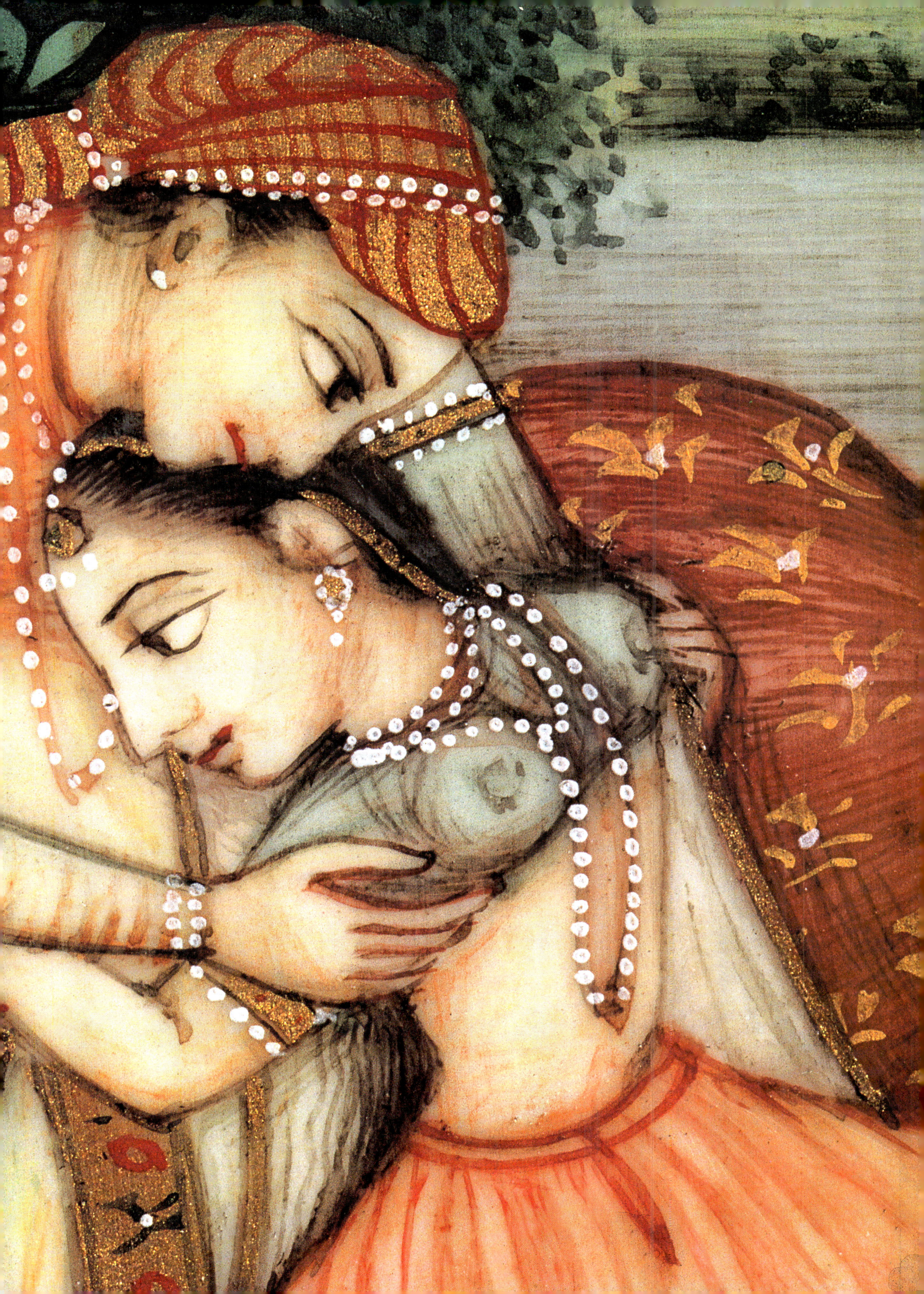

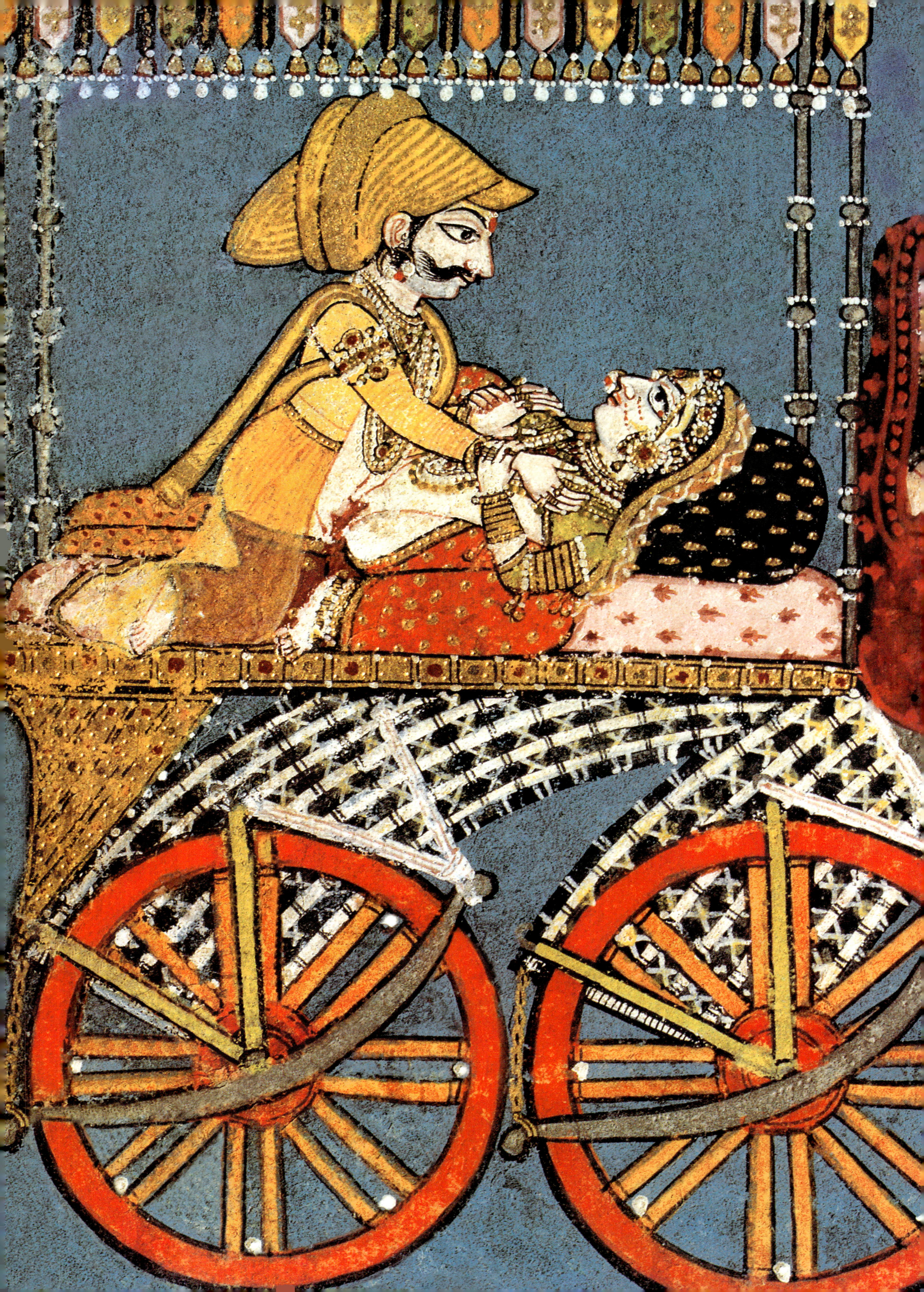

Kāma Sūtra

Texte von Andrea Pinkney

Fotografien von Lance Dane

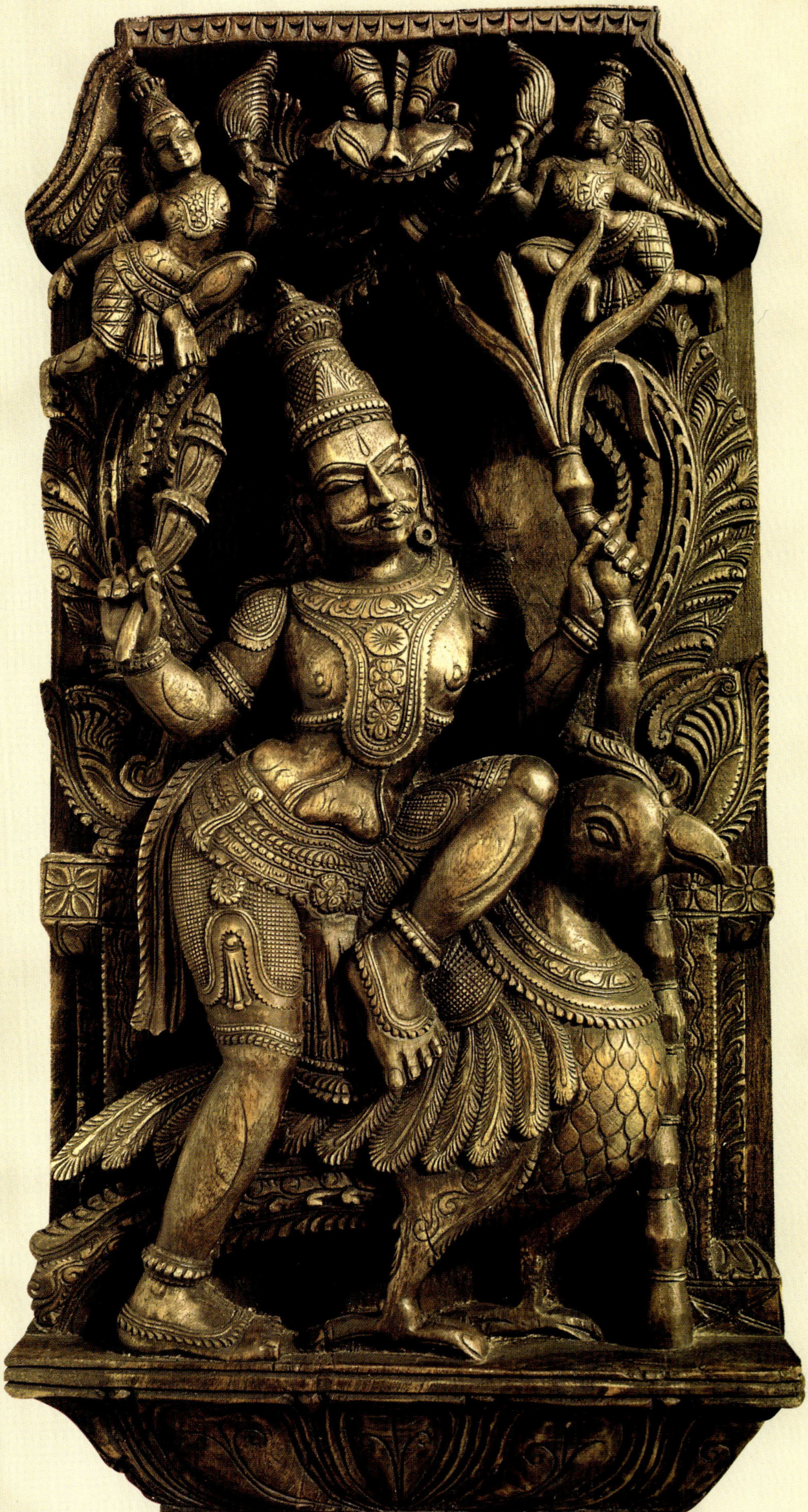

Der Liebesgott Kāma
Tanjore, Tamil Nadu
Frühes 20. Jahrhundert
Holzschnitzerei
Privatsammlung

Kāma, der Gott der Liebe, gilt als der Inbegriff männlicher Schönheit. Er durchdringt das Herz aller Lebewesen, indem er mit einem Bogen aus Zuckerrohr, dessen Sehnen mit schwarzen Bienen besetzt sind, seine Blumenpfeile abschießt und dadurch köstliche Liebesleidenschaft hervorruft. Mit zunehmendem und abnehmendem Mond steigt und fällt Kāmas Einfluss auf den weiblichen Körper. Er zielt an verschiedenen Tagen auf jeweils ganz bestimmte Teile des weiblichen Körpers, und ein in Liebesdingen erfahrener Mann weiß, wann die rechte Zeit gekommen ist, die entsprechenden Körperteile seiner Geliebten zu küssen und zu umschlingen, um ihre Lust zu steigern. Am ersten Tag der dunklen Hälfte des Mondzyklus soll er die linke Seite ihres Gesichts und ihres Haares liebkosen. Diese Holzschnitzerei, die ursprünglich einen Prozessionswagen mit der Darstellung von Kamas Frau Rati (gegenüberliegende Seite) schmückte, zeigt Rati mit dem Bogen und Kama auf einem Papagei reitend, dem Symbol des leidenschaftlichen Verlangens; Kamas Aufmerksamkeit ist auf ein fernes Ziel gerichtet.

Die Kunst der Liebe

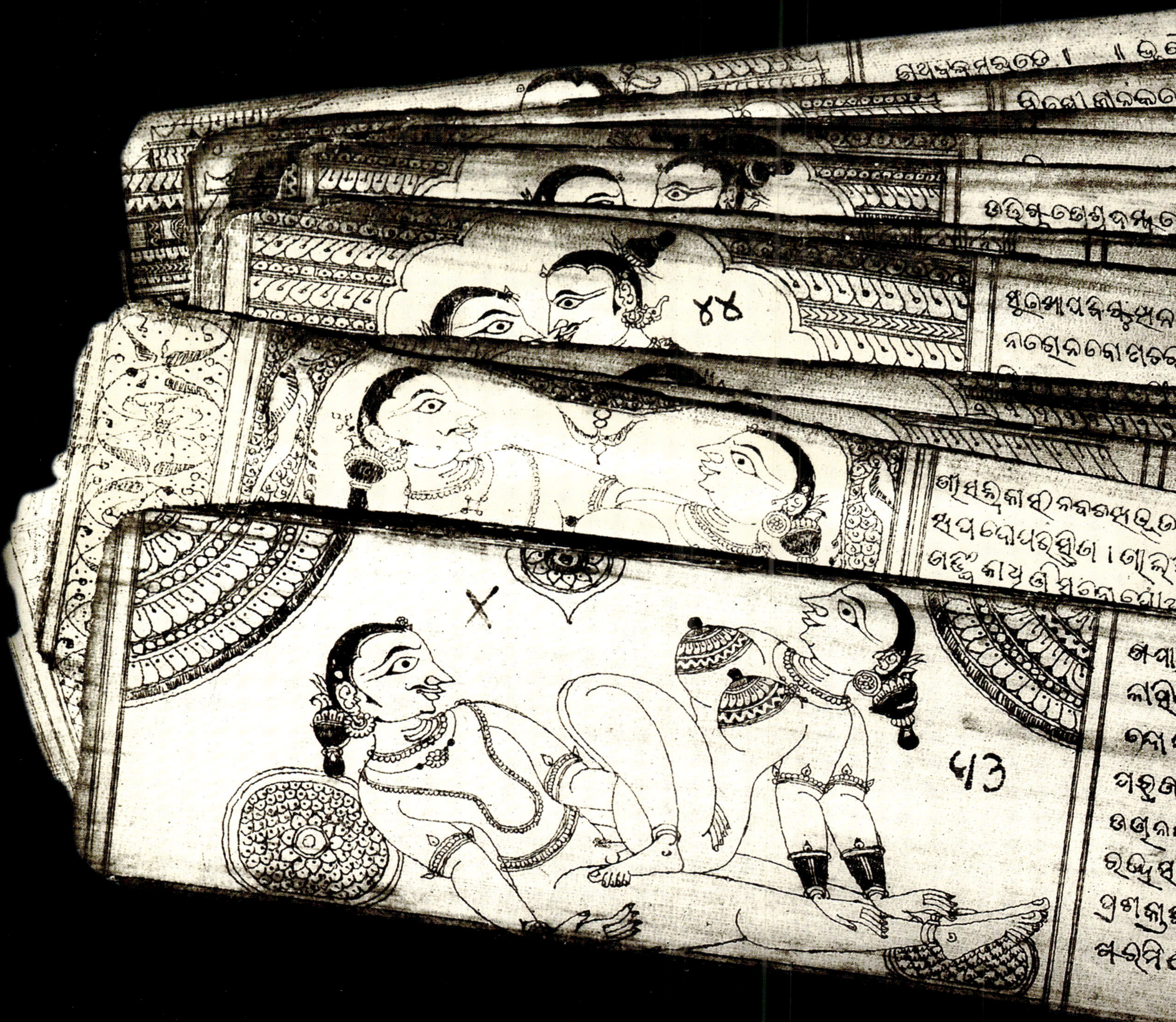

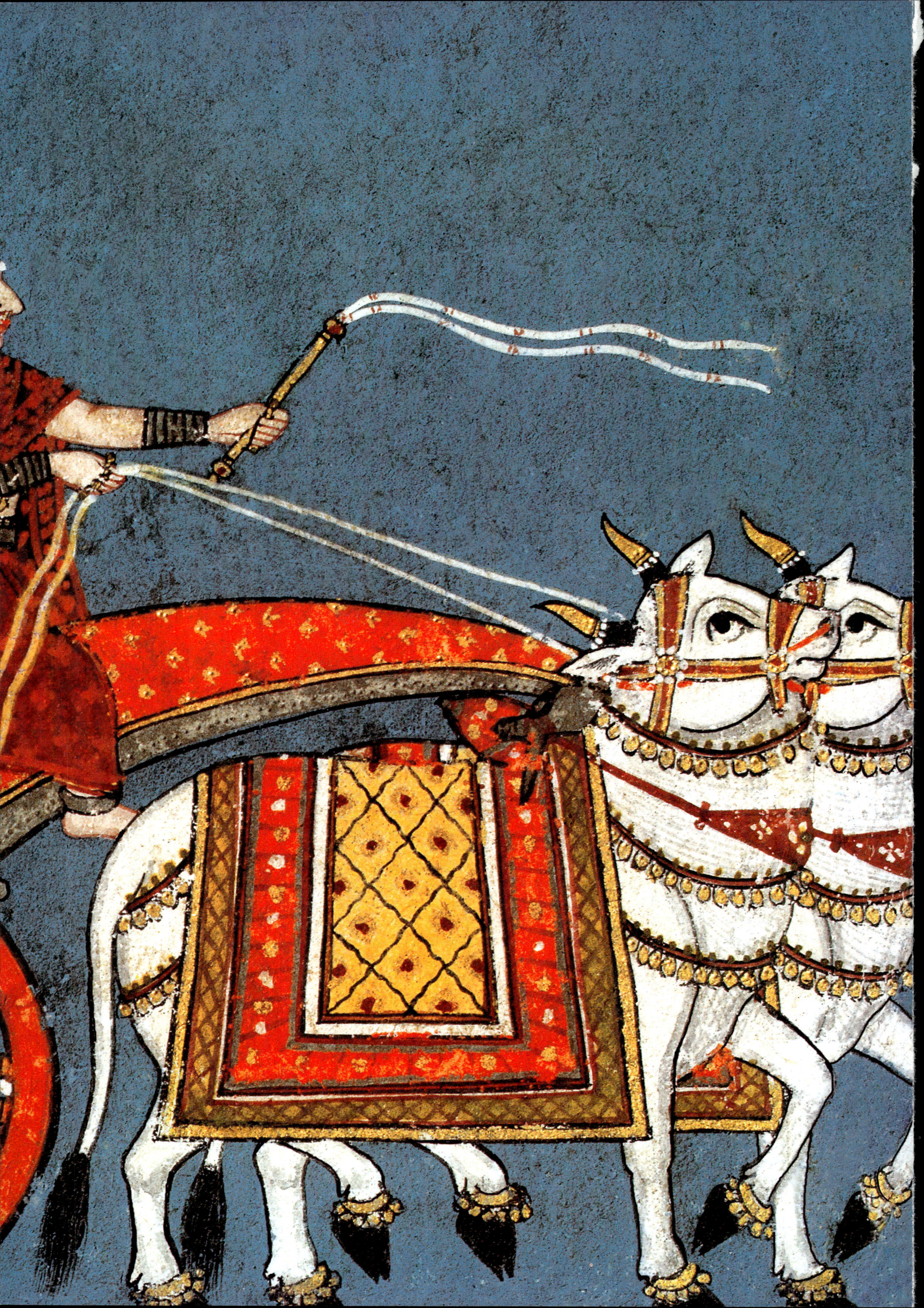

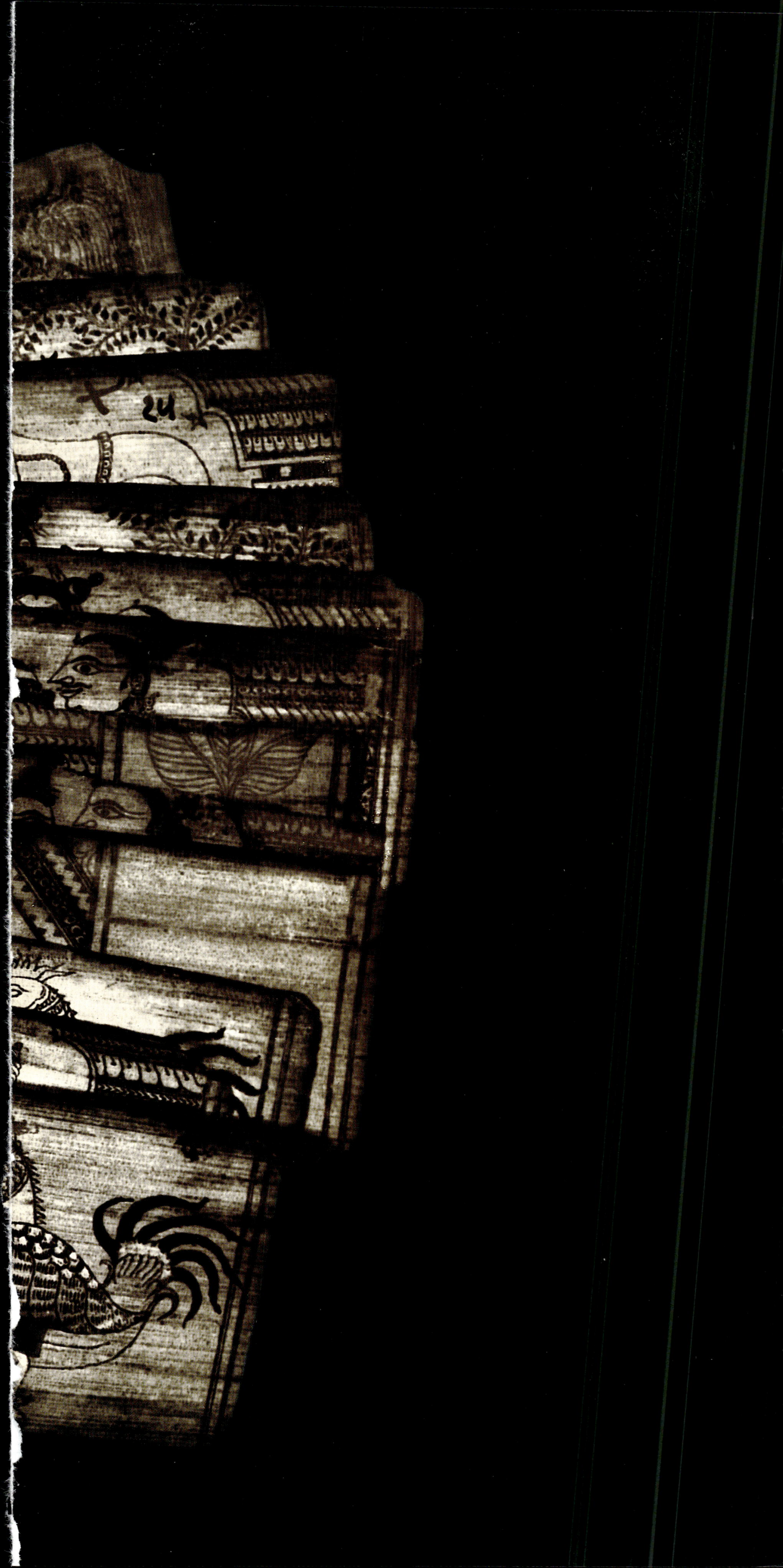

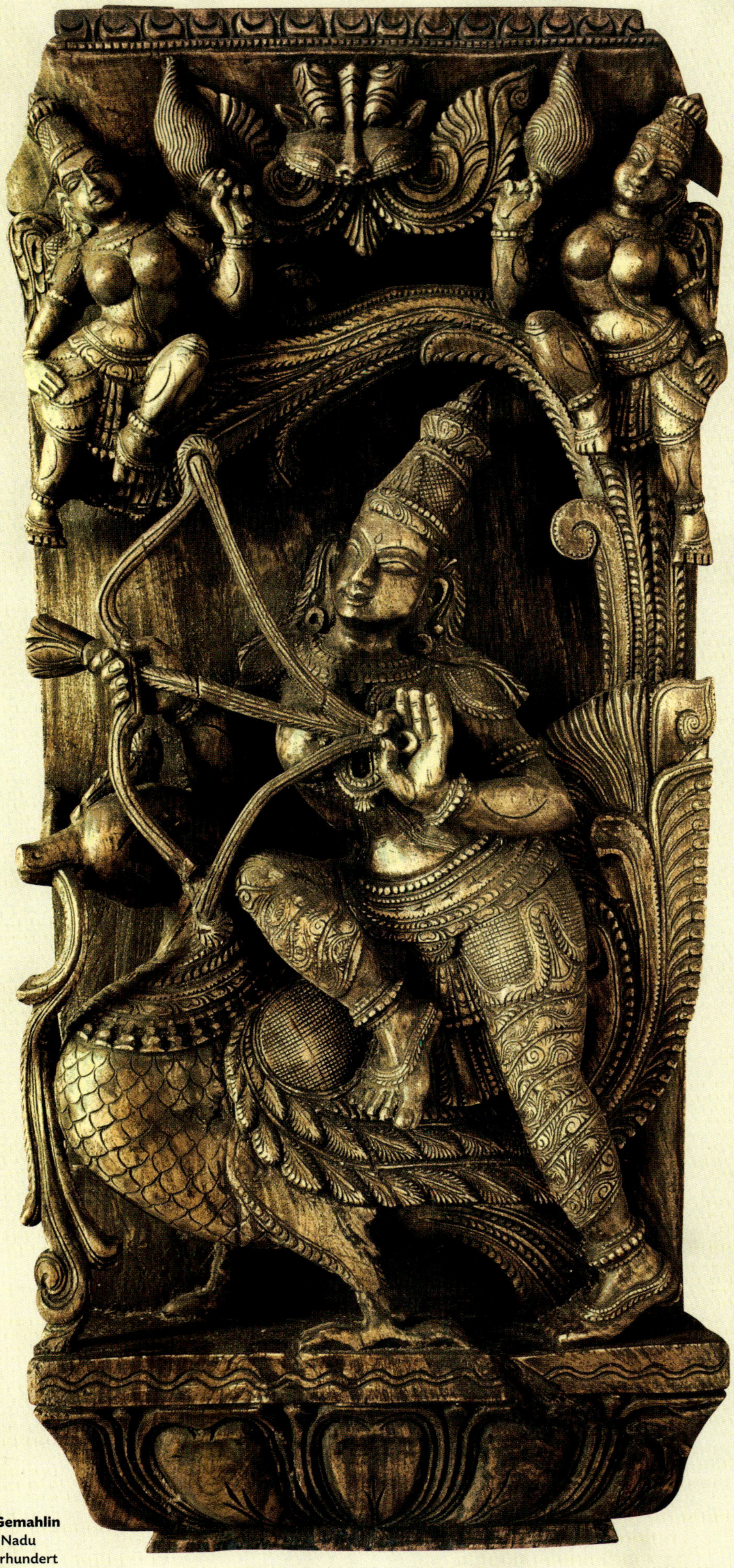

Rati, Kamas Gemahlin
Tanjore, Tamil Nadu
Frühes 20. Jahrhundert
Holzschnitzerei
Privatsammlung

Rati, die Göttin der Liebeslust, ist aus Kāmas linker Seite hervorgegangen. Hier sitzt sie, bewaffnet mit ihrem Bogen und einem blumengeschmückten Pfeil, anmutig auf ihrem Reittier, einem goldenen Schwan.

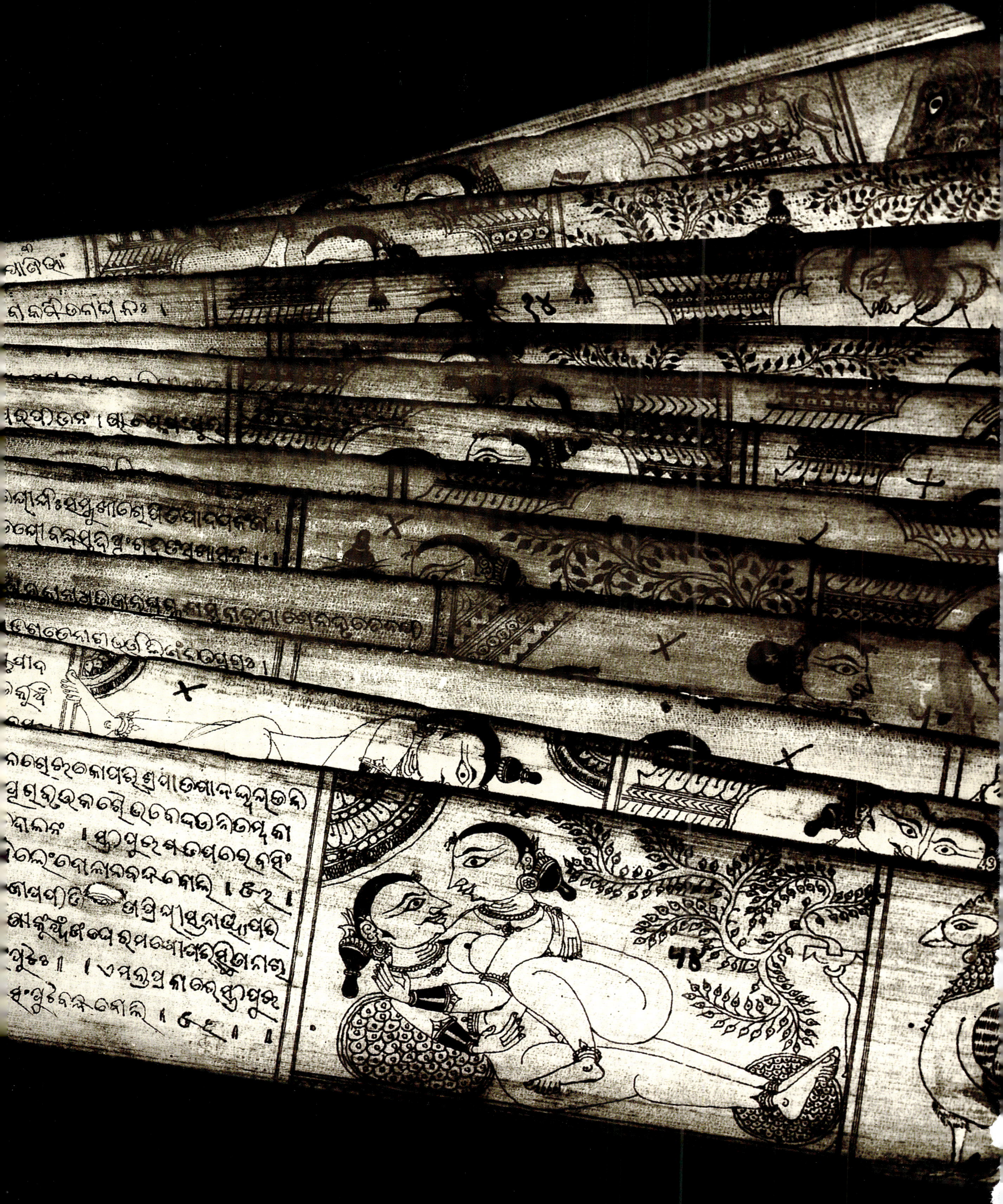

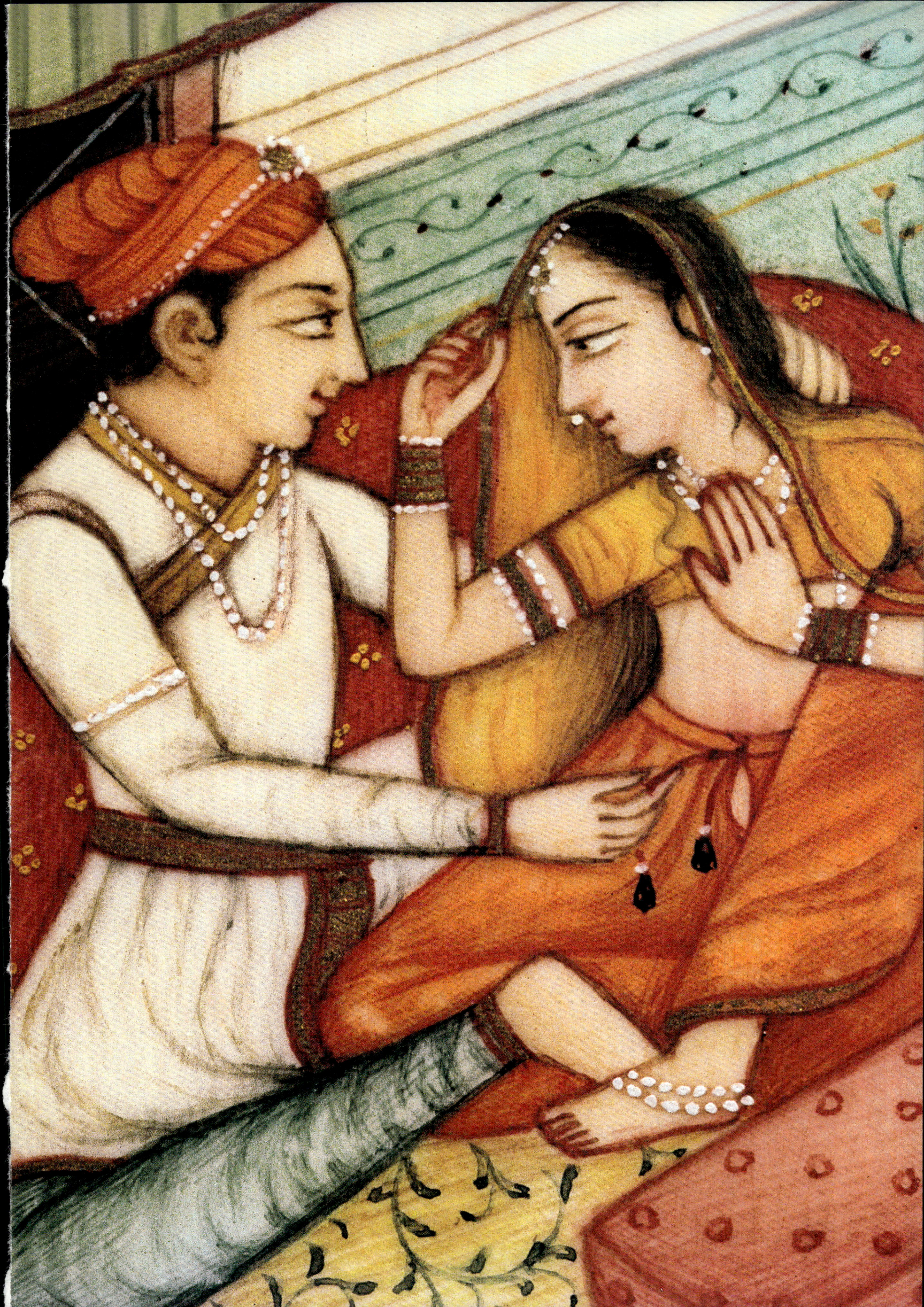

Kapitel 1 Allgemeine Lehrsätze

Kapitel 2 Die geschlechtliche Vereinigung von Mann und Frau

Kapitel 3 Wie man eine Ehefrau gewinnt

Kapitel 4 Das rechte Verhalten der Ehefrau oder Ehefrauen

Kapitel 5 Die Frauen anderer Männer

Kapitel 6 Alles über die Kurtisanen

Kapitel 7 Geheimmittel

Links:

Den Knoten lösen
Jaipur, Rajasthan
20. Jahrhundert
Malerei auf Elfenbein
Privatsammlung

Dieses Liebesgemach ist geschmackvoll mit Blumen geschmückt und voll duftender Essenzen. Der Mann entspannt seine Gespielin, indem er ihre Finger liebkost und mit ihrem Haar spielt, das er geschickt löst. Er hält einen Kamm mit einer erotischen Darstellung aus Elfenbein so, dass die Frau die Malerei sieht, und führt ihn so, dass die Zähne des Kamms wie zufällig ihren Nacken und ihre Schultern streifen. Er lässt seine Hände ihre Hüfte hinuntergleiten und reibt seine Füße an die ihren. Wenn die Frau entspannt ist und sich wohl fühlt, drückt er sie an sich und streichelt ihre Haut. Ist ihre Lust geweckt und ist sie von heftigem Verlangen erfüllt, umfängt er ihre Taille und löst mit seinen scharfen Fingernägeln schnell und sicher den Knoten ihres Gewandes.

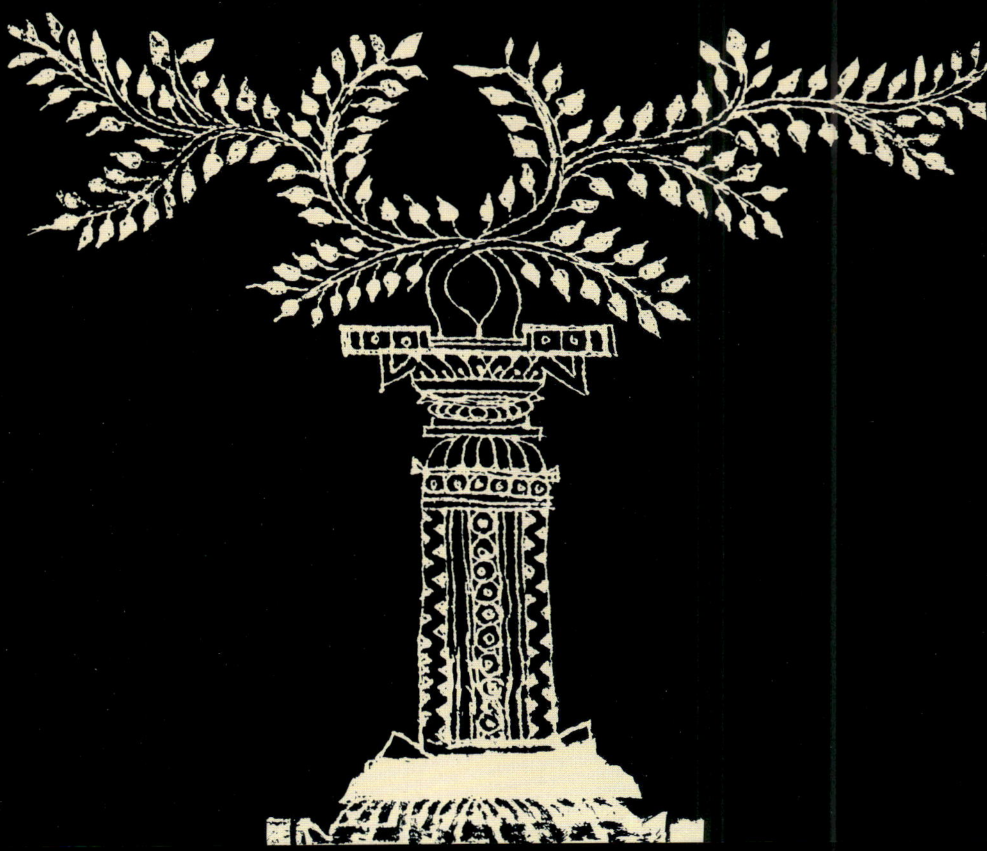

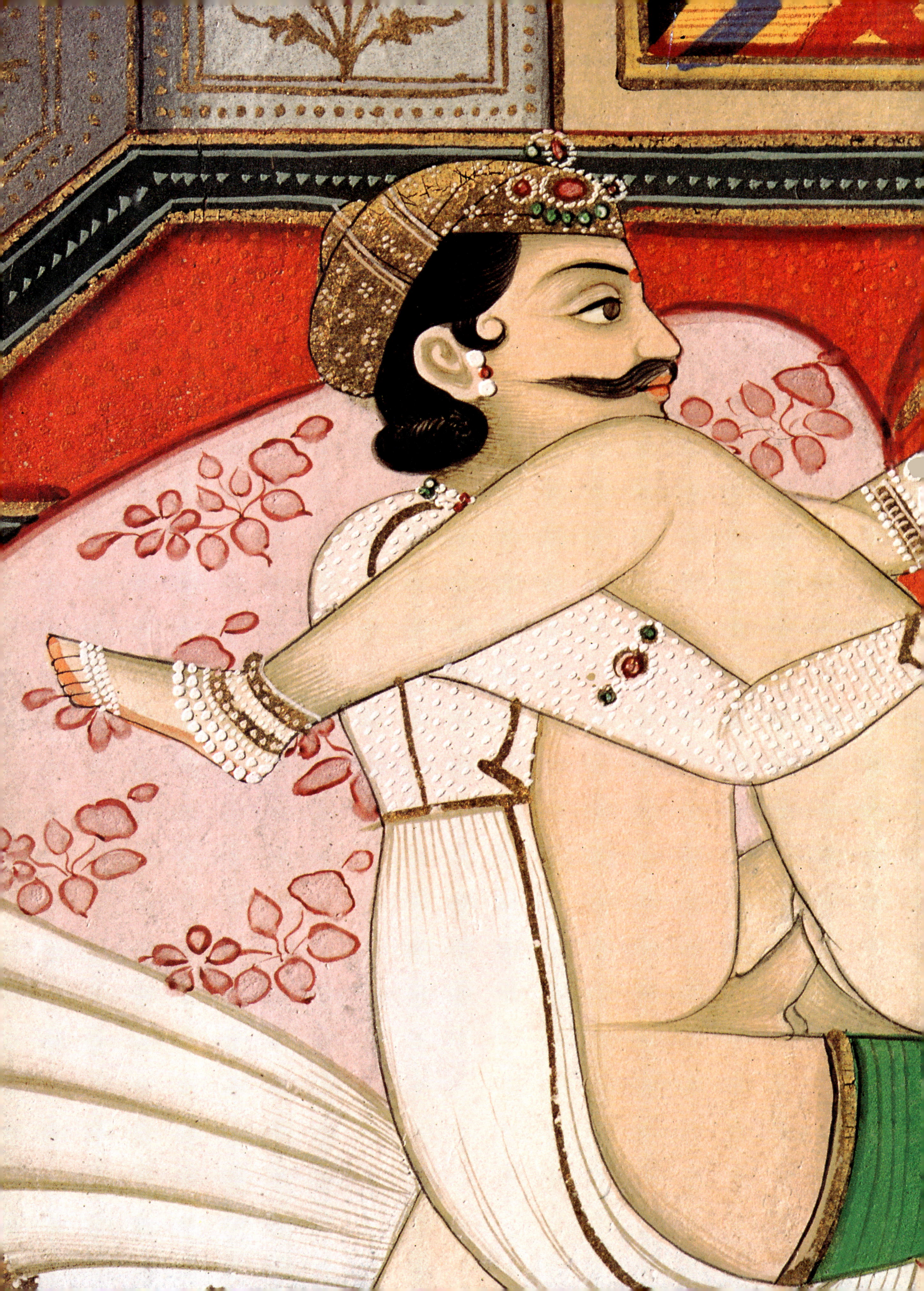

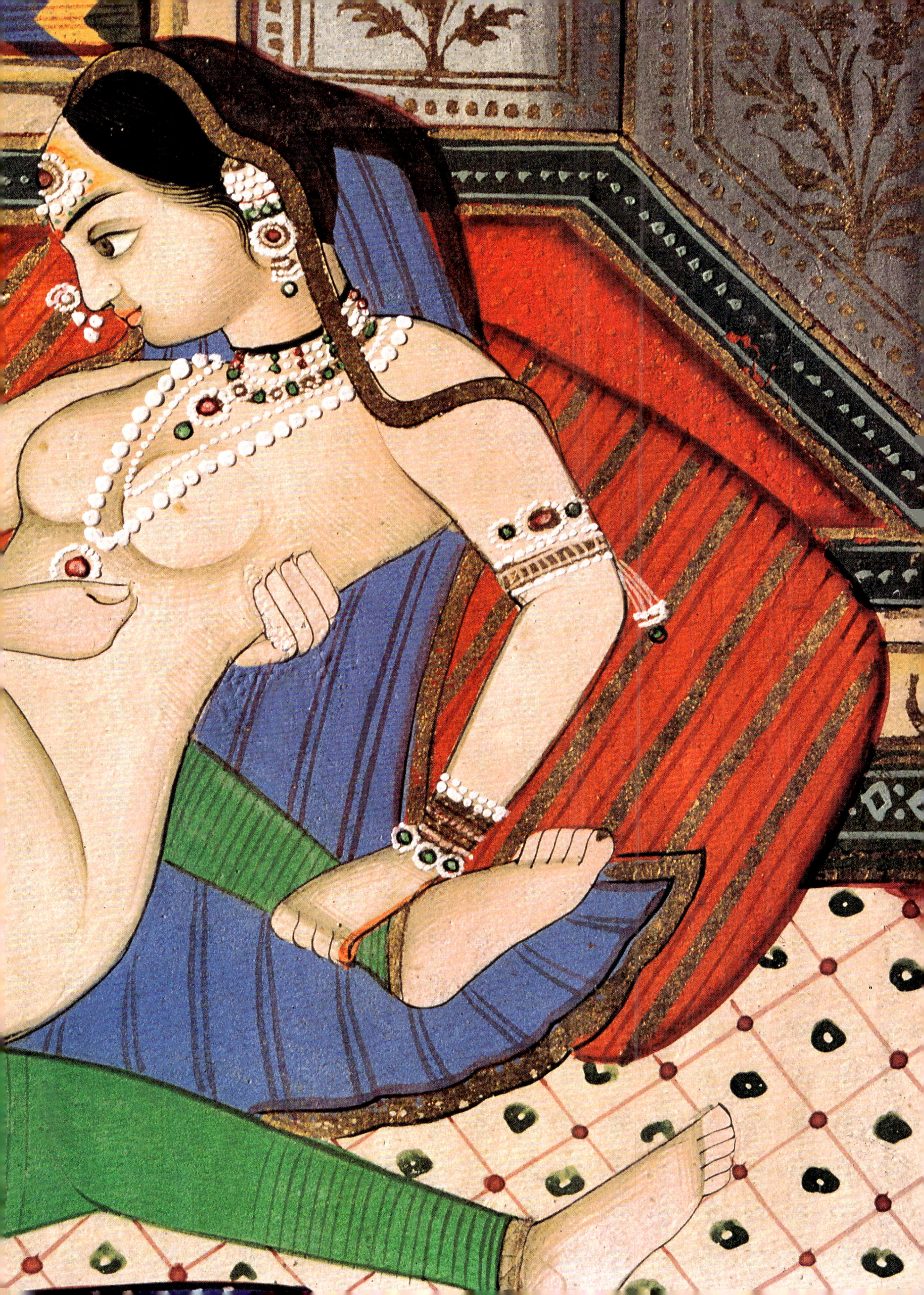

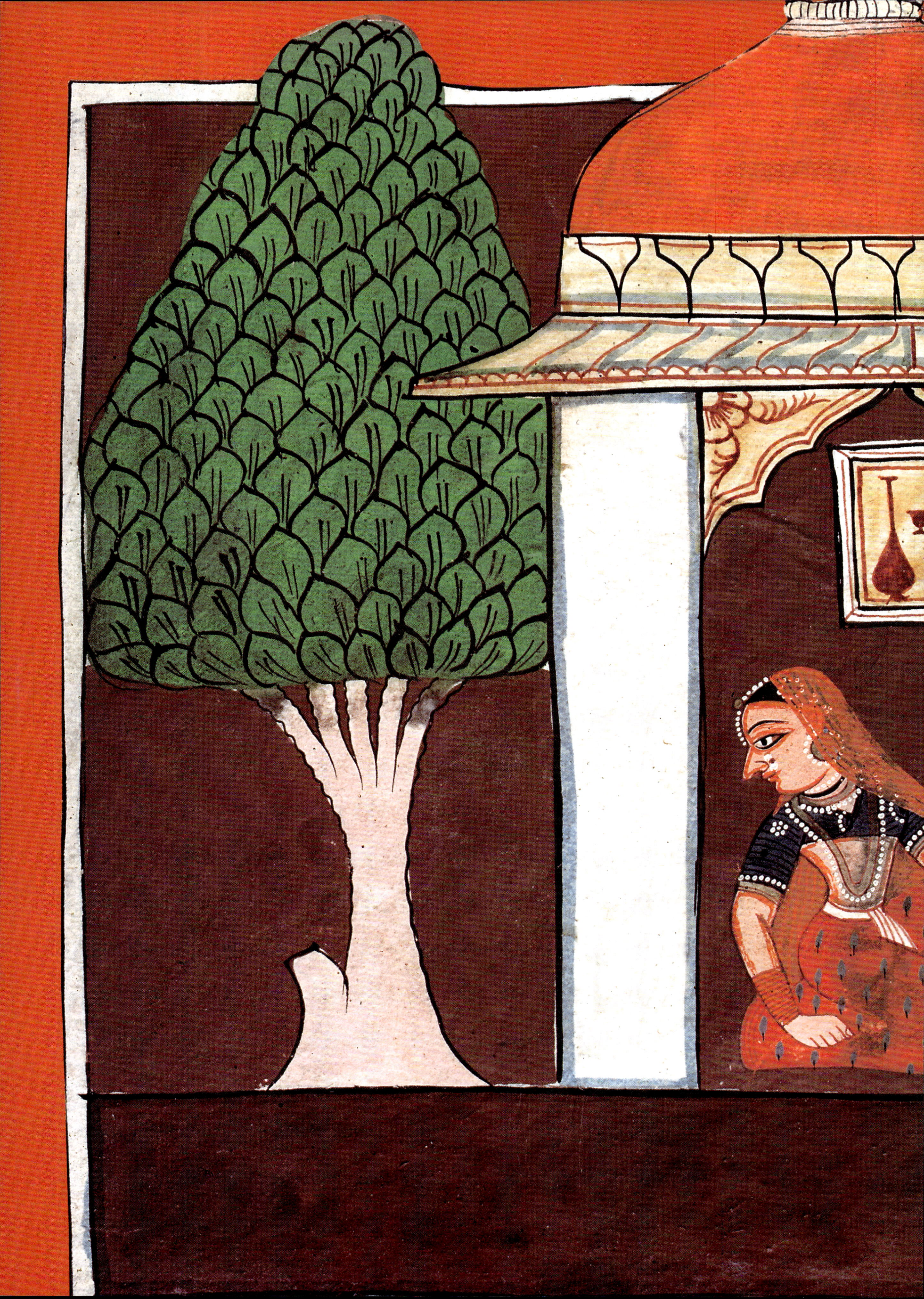

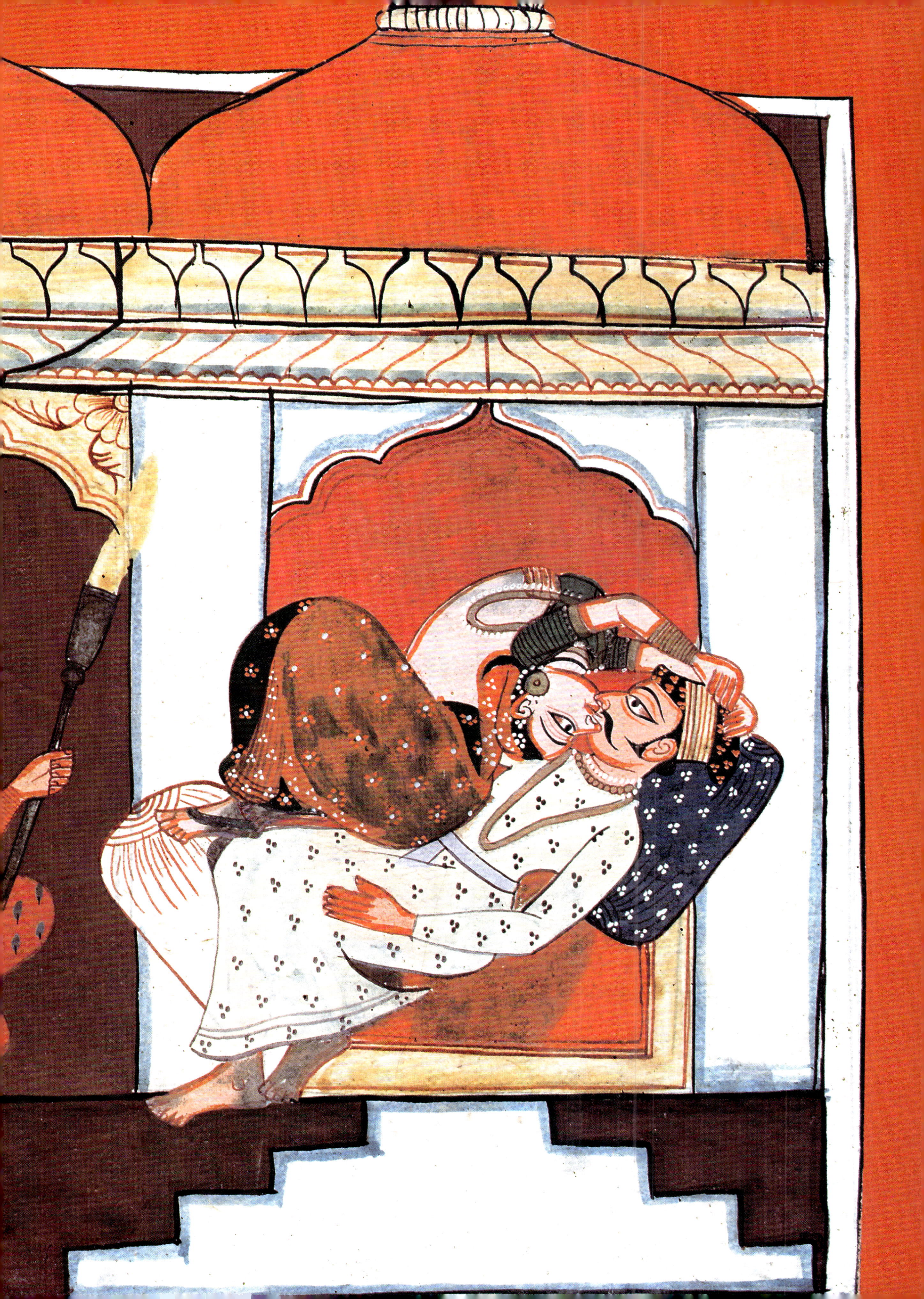

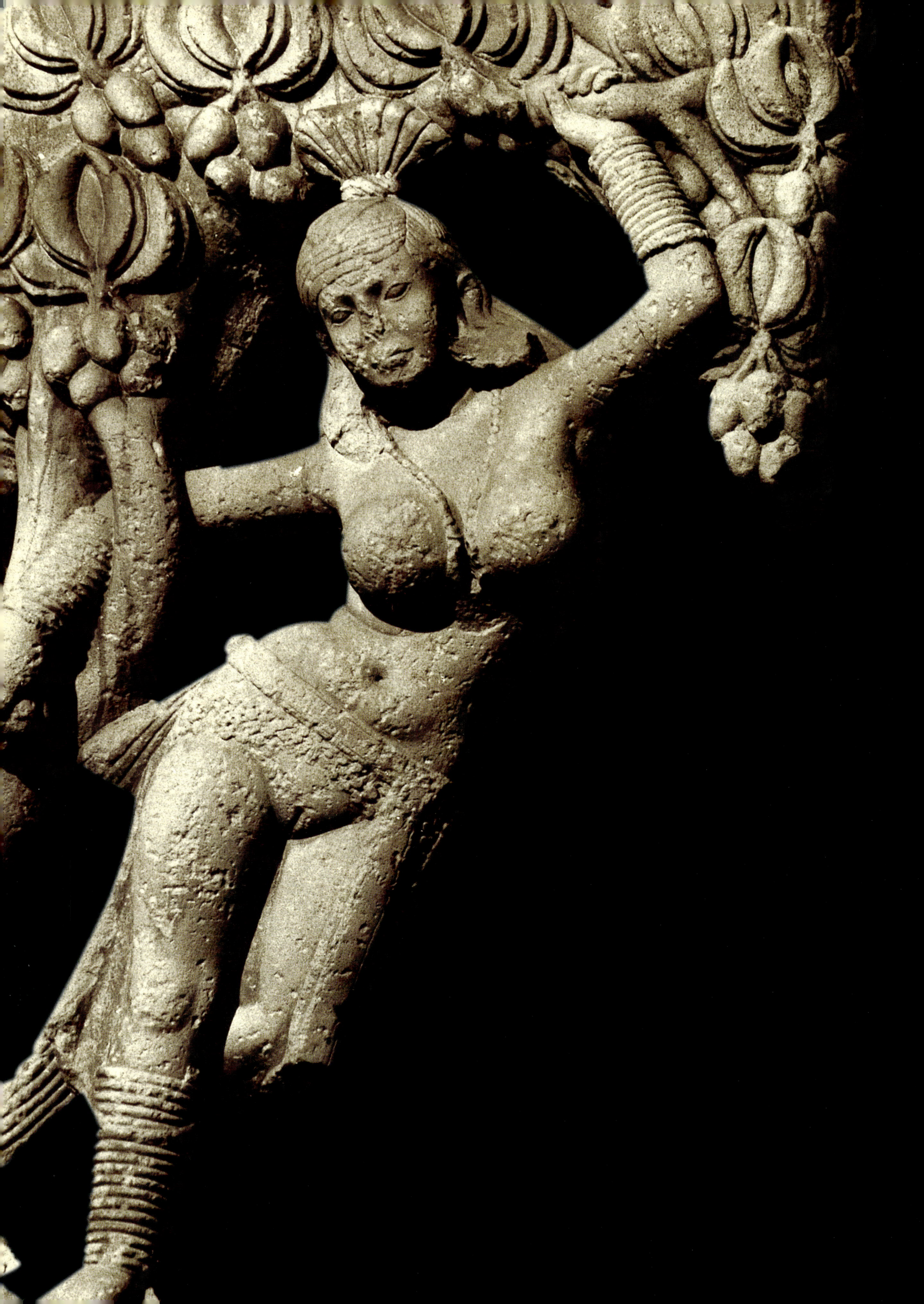

Einleitung

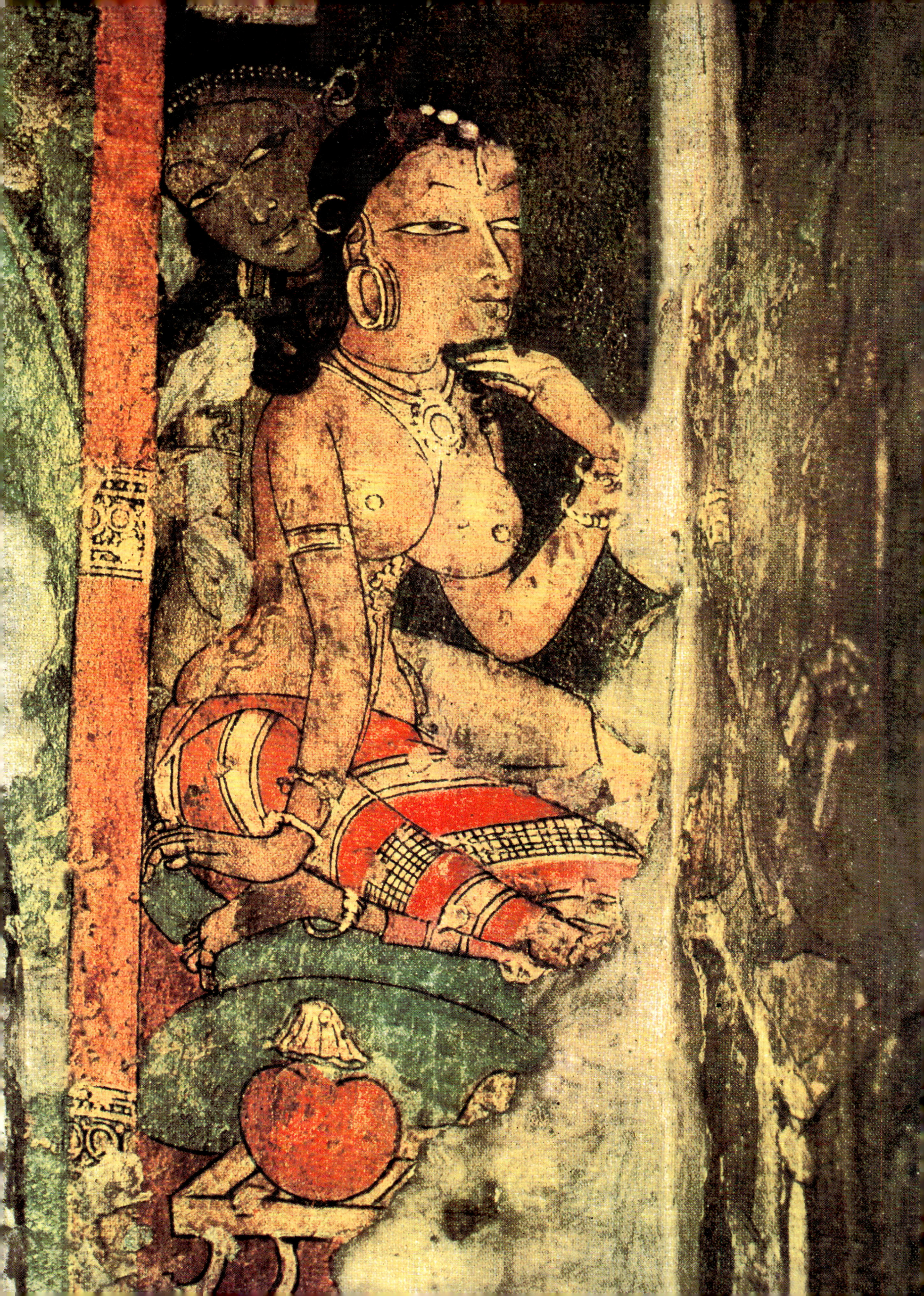

Tugend, Realitätssinn und Liebe

धर्ममर्थं च कामं च प्रत्ययं लोकमेव च ।
पश्यत्येतस्य तत्त्वज्ञो न च रागात्प्रवर्तते ॥

dharmam artham ca kāmam ca pratyayam lokam eva ca
paśyaty etasya tattvajño na ca rāgāt pravartate

Vertrauen und die Welt erschaut der, der das Wesen des *Kāma Sūtra* kennt; er wird in der Lage sein, seine Begierden und Leidenschaften zu beherrschen.

(*Kāma Sūtra* 7.2.53)

Rechts:

Porträt des Königs Chandragupta II.
Nordindien
380–420 n. Chr.
Kupfermünze
Sammlung Lance Dane

Diese Münze stellt den Monarchen Chandragupta II. dar, dessen Dynastie in Nordindien vom 4. bis zum 6. Jahrhundert herrschte – in einer Epoche, die als goldenes Zeitalter betrachtet wird. Die Kultiviertheit und das Bewusstsein für die regionale Vielfalt, die Vātsyāyana in seinem *Kāma Sūtra* demonstriert, prägte sich im nachfolgenden Gupta-Reich noch weiter aus.

Links:

Frau bei Hofe
Ajanta, Maharashtra
5. Jahrhundert
Höhlenfresko
Archaeological Survey of India

Diese Szene einer Wandmalerei des 5. Jahrhunderts aus Ajanta, Maharashtra, stellt eine Nayika (einen dem Drama entlehnten weiblichen Charakter) dar, die sich vor Liebessehnsucht und Verlangen verzehrt. Die berühmten Höhlenmalereien von Ajanta zeigen Episoden des ausschweifenden Lebens, das der kriegerische Prinz Siddhārtha führte, bevor er auf sein Königreich verzichtete, zum Asketen wurde und nach Erreichen der vierten Stufe des Lebens strebte (*sannyāsin*). Als Buddha (der »Erleuchtete«) erkannte er, dass weder asketischer Verzicht noch erotische Ausschweifung zur Erkenntnis des wahren Wesens der Realität führen. Er entwickelte stattdessen einen mittleren Weg, der die Grundlage der meisten Spielarten des Buddhismus bildet. Die Vermeidung von Extremen kann als Gegenreaktion auf die Zügellosigkeit und Ausschweifung bei Hofe betrachtet werden. Der vierte Teil des *Kāma Sūtra* behandelt unter anderem Probleme im Zusammenleben des polygamen Adels. Die berühmten Fresken von Ajanta geben wertvolle Einblicke in unterschiedliche Lebensbereiche jener Zeit. Dargestellt sind Palastansichten ebenso wie das Alltagsleben in Dörfern und Städten, Tänzerinnen mit modischer Haartracht, Kleidung und Schmuck ebenso wie intime Details der Geschehnisse im Schlafgemach.

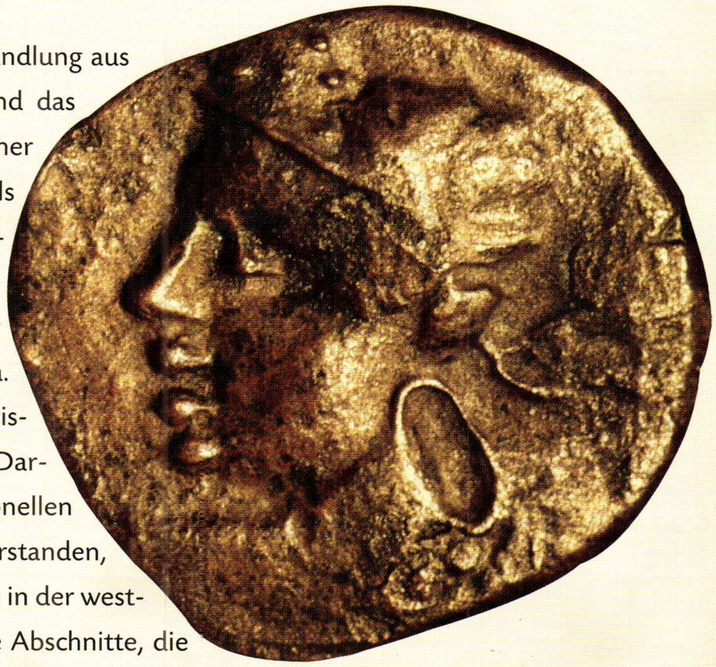

Das *Kāma Sūtra* des Vātsyāyana Mallanāga, eine Abhandlung aus dem 3. Jahrhundert n. Chr. über die Liebeskunst und das rechte soziale Verhalten, wurde oft als pornographischer Text missverstanden. *Kāma Sūtra* dient heute als Namensgeber für zahllose Konsumprodukte, die sexuelle und sinnliche Lust versprechen, unter anderem für Latexkondome in Indien und eine Produktserie zur Aromatherapie in den Vereinigten Staaten und Kanada. Obwohl das *Kāma Sūtra* Gegenstand zahlreicher wissenschaftlicher Untersuchungen und künstlerischer Darstellungen ist, wurde sein Stellenwert in der traditionellen »Liebeskunst« (*kāma shāstra*) immer wieder falsch verstanden, wenn nicht sogar völlig ignoriert – in Indien ebenso wie in der westlichen Welt. Das *Kāma Sūtra* enthält jedoch zahlreiche Abschnitte, die keine erotischen Themen behandeln, und die Aufzählung der verschiedenen Stellungen beim Geschlechtsverkehr ist nicht dazu gedacht, erotische Fantasien zu wecken. Vātsyāyana bewältigt die schwierige Aufgabe, sämtliche Verhaltensregeln und Abweichungen zu beschreiben, die in der Geschlechterbeziehung eine Rolle spielen, und gleichzeitig Ratschläge und Empfehlungen für eine erfolgreiche Gestaltung dieser Beziehung zu geben. Erörtert wird ein breites Spektrum unterschiedlicher Themen: die Frage nach dem geeigneten Sexualpartner für verwitwete Männer und Frauen ebenso wie der sicherste Weg, die Frau eines anderen zu verführen; Gemüsesorten, die die Königin in einem Harem als Dildo verwendet, und Empfehlungen, wie eine Frau reagieren soll, wenn sie den spielerischen Wettstreit beim Küssen verloren hat.

Neben all diesen wundersamen Erörterungen ist das *Kāma Sūtra* gespickt mit ernsthaften und detaillierten Betrachtungen über das Wesen des Menschen. Wie kann ein liebeskranker Mann beurteilen, wie schlimm es tatsächlich um ihn steht? Welche Art und Weise der Annäherung mögen Frauen? Wann ist für einen Mann der richtige Zeitpunkt gekommen, eine Freundin der Angebeteten zu bitten, für ihn zu vermitteln? Welche Arten von Liebesmalen darf der Mann am Hals seiner Geliebten hinterlassen?

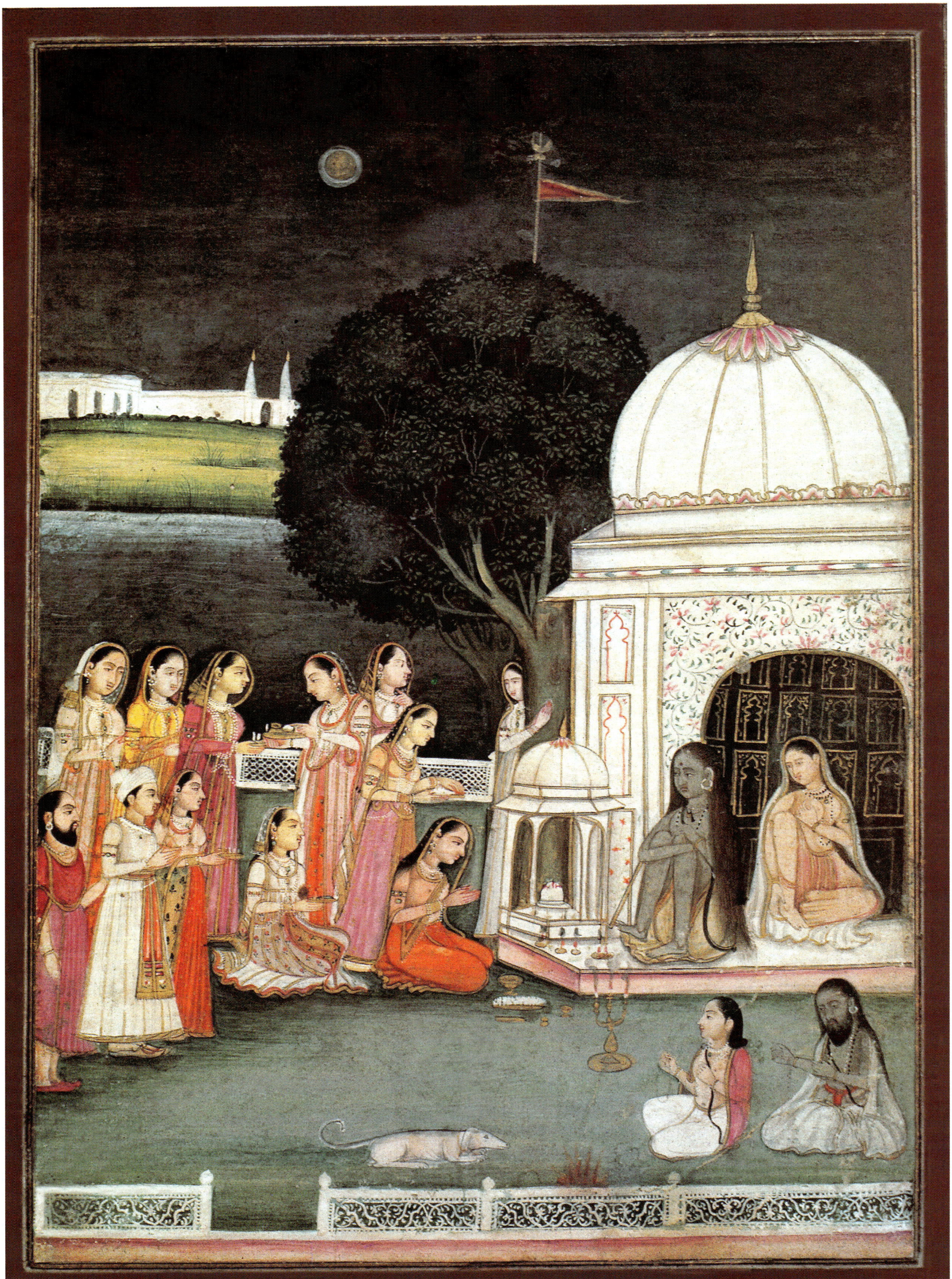

Um alle diese Fragen zu beantworten, stellt Vātsyāyana für bestimmte Situationen detaillierte Verhaltenskataloge auf.

Hier sind jene Frauentypen genannt, die sich leicht von Anstand und Sitte abwenden:

1. Eine Frau, die gern am Eingang ihres Hauses herumlungert
2. Eine Frau, die erwartungsvoll auf die Straße hinausschaut
3. Eine Frau, die gern mit den Nachbarinnen schwatzt
4. Eine Frau, die ständig irgendwohin starrt
5. Eine Frau, die zur Seite blickt, wenn man sie anschaut
6. Eine Frau, deren Mann grundlos zum zweiten Mal geheiratet hat
7. Eine Frau, die ihren Mann nicht ausstehen kann oder
8. umgekehrt, eine Frau, die von ihrem Mann gehasst wird
9. Eine Frau, die ohne Begleitung unterwegs ist
10. Eine Frau, die noch keine Kinder zur Welt gebracht hat
11. Eine Frau, die noch bei ihren Eltern lebt
12. Eine unglückliche Frau, deren Kinder gestorben sind
13. Eine Frau, die auf Gesellschaft aus ist
14. Eine Frau, die sich nicht geniert, ihrem Mann in aller Öffentlichkeit ihre Zuneigung zu zeigen
15. Eine Frau, die mit einem Schauspieler verheiratet ist
16. Eine Witwe
17. Eine Frau, die kein Geld hat, aber auf Vergnügungen erpicht ist
18. Eine Frau mit vielen jüngeren Schwägern
19. Eine narzisstische Frau mit einem unbedeutenden Ehemann
20. Eine gebildete Frau, deren Mann dumm, unbedeutend und gierig ist und die seiner überdrüssig ist
21. Eine sitzen gelassene Braut
22. Eine Frau, die mit dem Liebhaber zahlreiche Vorzüge gemeinsam hat: Klugheit, Charakterstärke, allgemeine Interessen, Verstand und Neigungen
23. Eine Frau, die von sich eingenommen und rechthaberisch ist
24. Eine Frau, die von ihrem Mann grundlos gedemütigt wurde
25. Eine Frau, die von gleichgestellten Frauen verspottet wird

Gehört der Ehemann einer der folgenden Kategorien an, ist dessen Ehefrau ebenfalls leicht zu gewinnen:

26. Ein Mann, der zu oft außer Haus ist
27. Ein Mann, der eifersüchtig ist
28. Ein Mann, der schmutzig ist
29. Ein Mann, der kleinlich und pingelig ist
30. Ein unmännlicher Mann
31. Ein Zauderer
32. Ein Feigling
33. Einer, der verkrüppelt oder verwachsen ist
34. Ein Zwerg
35. Ein Mann, der hässlich ist
36. Ein Juwelier
37. Einer, der sich tölpelhaft benimmt
38. Einer, der schlecht riecht
39. Einer, der ständig kränkelt
40. Ein Greis

(*Kāma Sūtra* 5.1.52–54)

Anbetung eines *linga*
Udaipur, Rajasthan
Spätes 19. Jahrhundert
Miniaturmalerei
Privatsammlung

Die Gläubigen, die Shivas Symbol, den *linga*, verehren, beten gleichzeitig zu Shiva und seiner Gemahlin Pārvatī, deren Kult in indischen Häusern bis heute weit verbreitet ist.

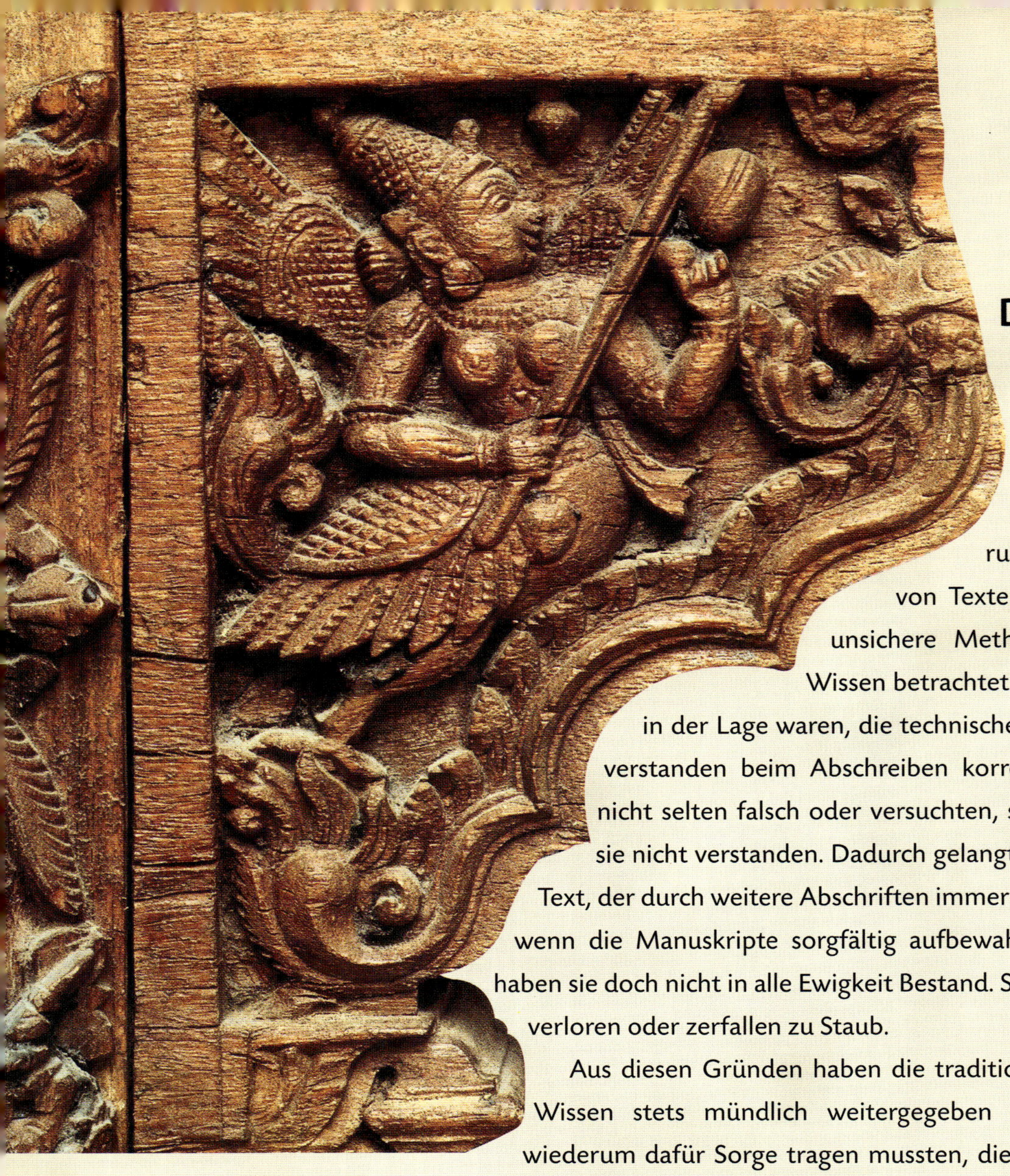

Das *Kāma Sūtra* in seiner mündlichen Überlieferung

In der Sanskrit-Überlieferung wurde die Niederschrift von Texten traditionell als eine eher unsichere Methode der Weitergabe von Wissen betrachtet. Die Schreiber, die oft nicht in der Lage waren, die technischen Feinheiten zu beurteilen, verstanden beim Abschreiben korrekt geschriebene Passagen nicht selten falsch oder versuchten, sie zu korrigieren, wenn sie sie nicht verstanden. Dadurch gelangten Ungenauigkeiten in den Text, der durch weitere Abschriften immer mehr entstellt wurde. Auch wenn die Manuskripte sorgfältig aufbewahrt und geschützt werden, haben sie doch nicht in alle Ewigkeit Bestand. Sie werden gestohlen, gehen verloren oder zerfallen zu Staub.

Aus diesen Gründen haben die traditionellen Lehrer in Indien ihr Wissen stets mündlich weitergegeben – an eifrige Schüler, die wiederum dafür Sorge tragen mussten, dieses Wissen an ihre eigenen Schüler weiterzugeben, wenn sie die Meister ihres Fachs geworden waren. *Sūtra* ist die Textart der Sanskrit-Literatur, die diesen Prozess der mündlichen Wissensüberlieferung am treffendsten veranschaulicht. Ein *sūtra* ist ein knapp und prägnant formulierter Lehrsatz oder Aphorismus, den man sich relativ leicht merken kann. Das *Kāma Sūtra* des Vātsyāyana ist ein typisches Beispiel für diese Textart. Sie hat jedoch einen Nachteil: Die Informationen werden in so komprimierter Form übermittelt, dass der genaue Sinn ohne Kommentar oft nur schwer verständlich ist.

Der verknappte Stil des in Sanskrit verfassten *Kāma Sūtra* ist das Ergebnis einer langen geistigen Überlieferung. Wenn Vātsyāyana von dem spricht, »was über dieses Thema bekannt ist«, verweist er indirekt darauf, dass es ein Wissen gab, das im 3. Jahrhundert selbstverständlich war, aber aus dem kollektiven Bewusstsein längst verschwunden ist. Im Laufe von Jahren und Jahrzehnten haben Gelehrte immer wieder ausführliche Kommentare zu *sūtra*-Texten verfasst. Das *Jayamangala* von Yashodhara aus dem 13. Jahrhundert ist der berühmteste Kommentar zum *Kāma Sūtra*.

Links:

Fliegende Musikantin (*apsarā*)
Tamil Nadu
Spätes 19. Jahrhundert
Holzschnitzerei
Privatsammlung

Die *apsarās* oder weiblichen Himmelswesen tauchen in Sanskrit-Texten immer wieder auf. Sie können ihre Gestalt nach Belieben verändern und besitzen übermenschliche Kräfte, etwa die Fähigkeit zu fliegen. Ihre Aufgabe ist es, Asketen von ihrem strengen Ritual abzulenken. Wenn ein Sterblicher einer *apsarā* heimlich beim Baden zusieht, verliert er sein Herz an sie.

Rechts:

Dreiergruppe der Sinnlichkeit
Konarak, Orissa
Mitte 13. Jahrhundert
Steinskulptur, Surya Mandir
Archaeological Survey of India

In dem monumentalen Tempel des Sonnengottes Surya in Konarak gibt es zahlreiche erotische Reliefs. Die auf der rechten Seite abgebildeten leidenschaftlich ineinander verschlungenen Figuren gehören zu den eindrucksvollsten Darstellungen des gesamten Komplexes. Die Frau windet sich um den Mann wie eine Weinrebe um einen Baum und zieht seinen Kopf zu sich herunter, um ihn zu küssen.

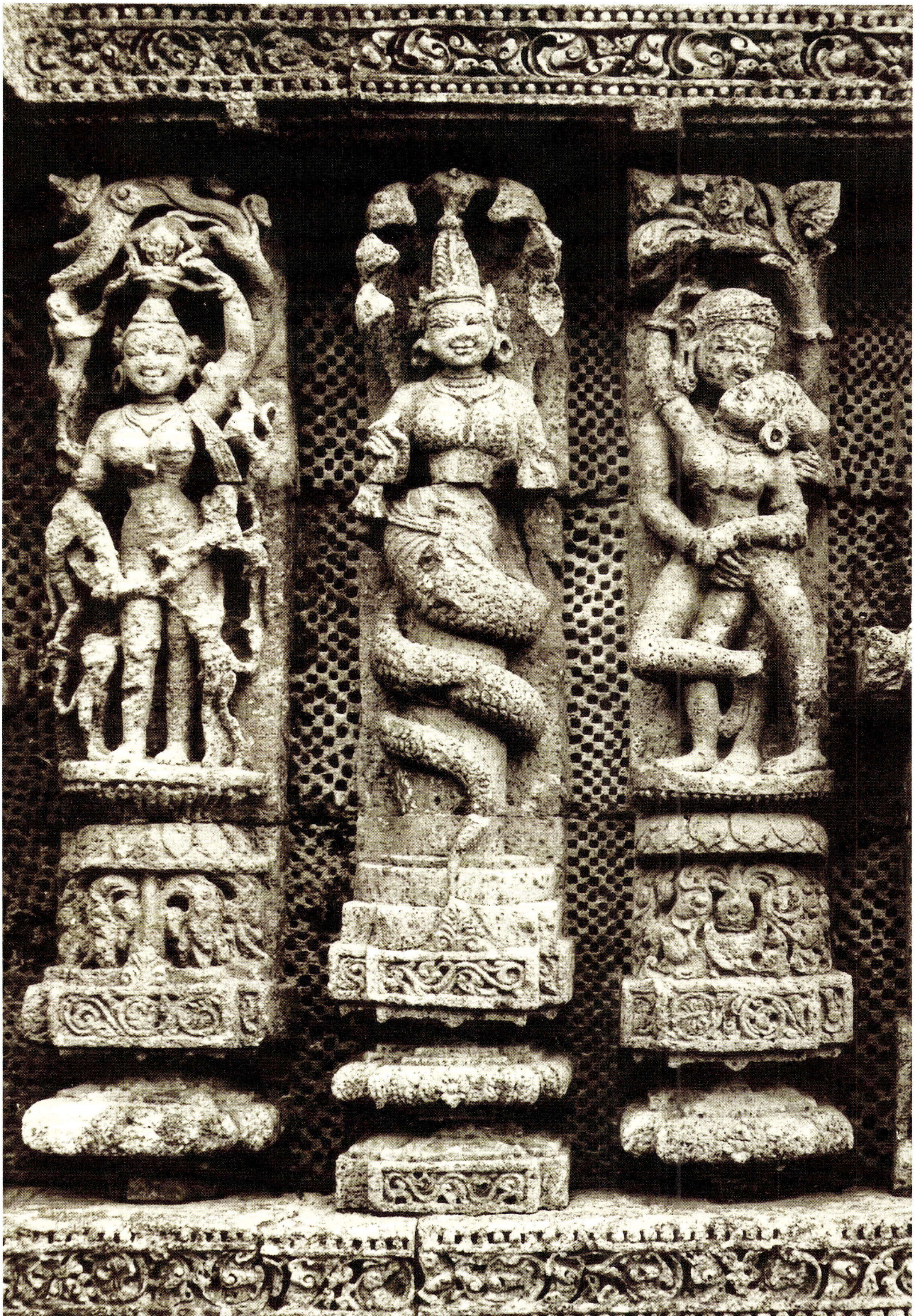

रक्षन्धर्मार्थकामानां स्थितिं स्वां लोकवर्तिनीम् ।
अस्य शास्त्रस्य तत्त्वज्ञो भवत्येव जितेन्द्रियः ॥

rakṣan dharmārthakāmānāṃ sthitiṃ svāṃ lokavartinom
asya śāstrasya tattvajño bhavaty eva jitendriyaḥ

Indem er der Bestimmung folgt, die Tugend, Realitätssinn und Liebe in der Welt einnehmen, wird derjenige, der das *Kāma Sūtra* kennt, ein Meister seiner sinnlichen Leidenschaften.
(*Kāma Sūtra* 7.2.58)

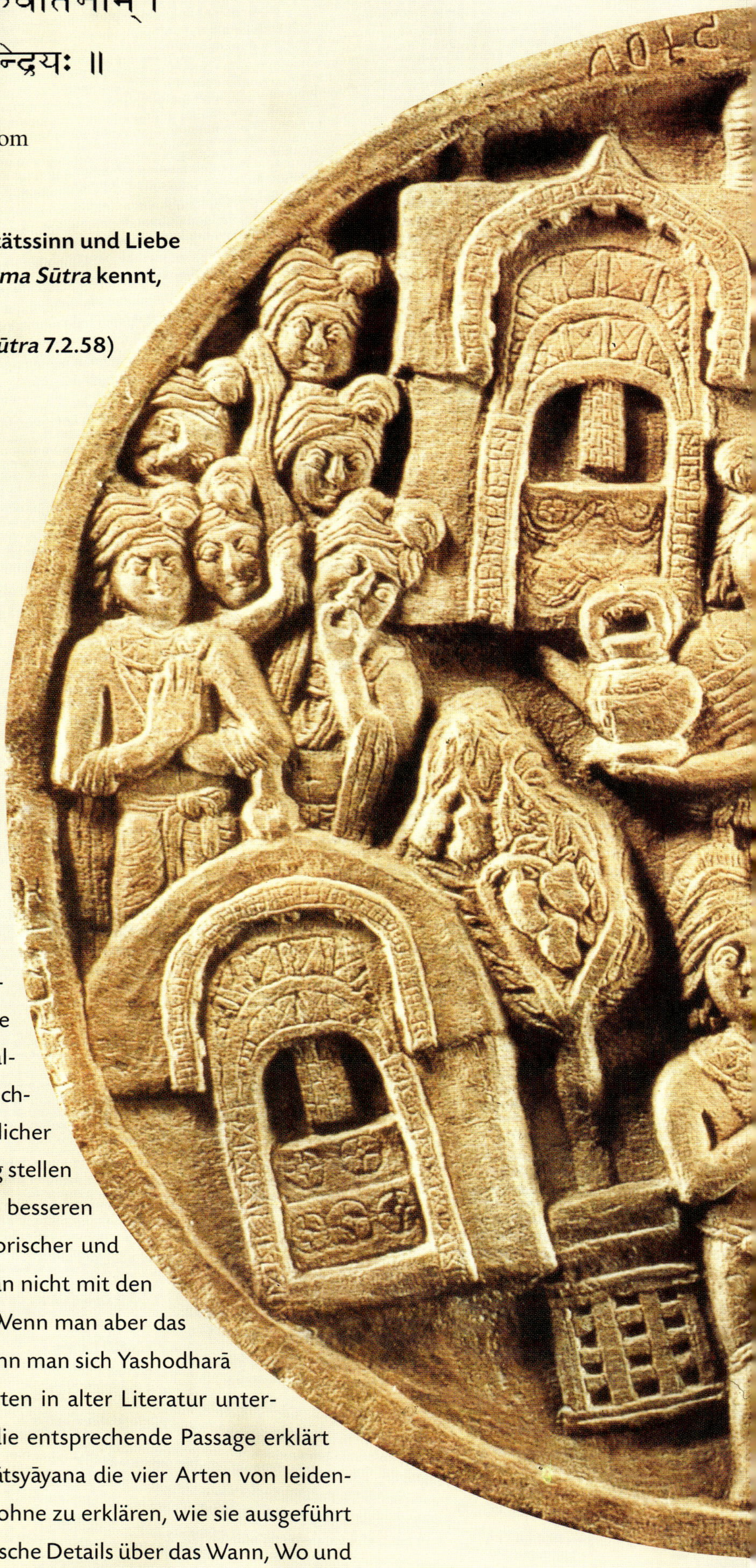

Der Kommentar zum *Kāma*: das *Jayamangala* von Yashodharā

Etwa tausend Jahre nach der Entstehung des *Kāma Sūtra* verfasste der indische Autor Yashodharā eine Abhandlung mit erläuternden Kommentaren, das *Jayamangala*, in dem er versuchte, Unverständliches zu erklären und die in Vātsyāyanas Text fehlenden Abschnitte zu ergänzen. Traditionell wird ein *sūtra* niemals ohne Erläuterungen des Lehrers oder die Kommentare eines Mitstudenten vorgetragen. Die prägnante Form sollte das Auswendiglernen erleichtern, nicht das Verständnis des Textes. Werke wie das *Jayamangala* präsentierten deshalb den Originaltext zusammen mit eingefügten Kommentaren, die gleichsam als eine zweite Stimme den Text verständlicher machen sollen, ihn in einen größeren Zusammenhang stellen und interpretieren. Zwar sind die Kommentare zum besseren Verständnis des Originals gedacht, aber ihr expositorischer und spekulativer Stil erschwert oft den Zugang, wenn man nicht mit den traditionellen Methoden des Diskurses vertraut ist. Wenn man aber das *Jayamangala* als Begleittext zum *Kāma Sūtra* liest, kann man sich Yashodharā gut als einen Professor vorstellen, der seine Studenten in alter Literatur unterrichtet, aus dem Original zitiert und anschließend die entsprechende Passage erklärt und Fragen seiner Studenten beantwortet. Wenn Vātsyāyana die vier Arten von leidenschaftlichen Kratzern mit dem Fingernagel aufzählt, ohne zu erklären, wie sie ausgeführt werden, ergänzt Yashodharā dieses *sūtra* durch praktische Details über das Wann, Wo und Wie dieser Kratzspuren. Wie aber der eifrige *kāma*-Schüler bald merken wird, studiert man diese Texte nicht, um sich sinnlich zu erregen. Man beschäftigt sich vielmehr deshalb mit diesen Lehrbüchern, um sein Leben in ein besseres Gleichgewicht zu bringen.

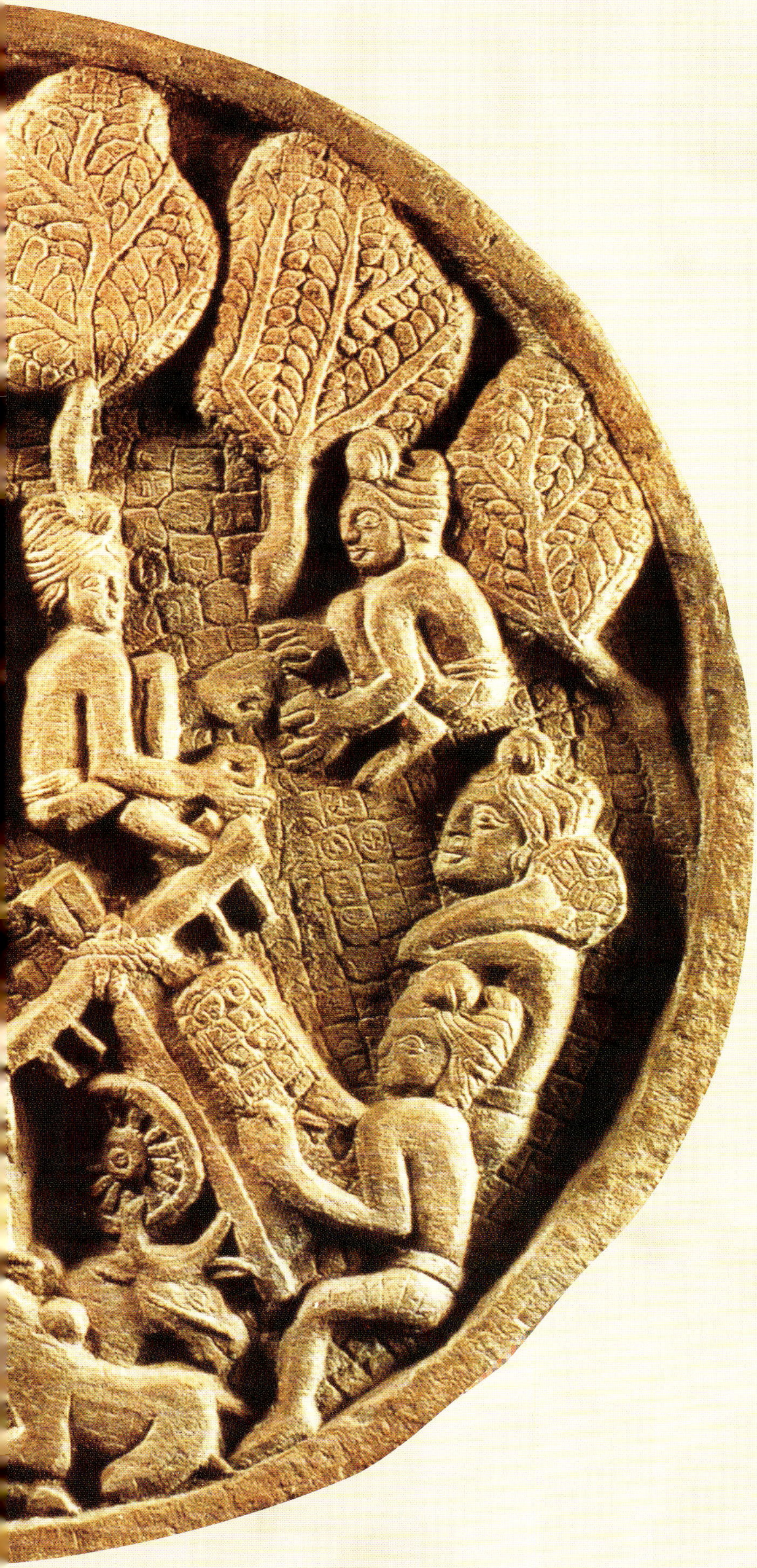

Links:

Episoden aus dem Leben Buddhas
Bharhut, Uttar Pradesh
2. Jahrhundert v. Chr.
Relief eines *stūpa* aus einem buddhistischen Reliquiar
Indisches Museum Kalkutta

Eines der herausragendsten und ältesten buddhistischen Klöster befindet sich in Bharhut in Zentralindien. Das Kloster wurde von Kaiser Ashoka im Jahr 250 v. Chr. erbaut, und seine steinernen Zäune, Pfeiler und Tore erzählen in fast lebensgroßen Bildern vom Alltagsleben jener Zeit. Die hier wiedergegebenen Szenen eines Pfeilerreliefs zeigen den Prinzen Jeta, der für ein Stück Land, auf dem ein Kaufmann namens Anathapindaka ein Kloster erbauen wollte, einen sehr hohen Preis forderte: Der stolze Prinz verlangte vom Kaufmann, die gesamte Fläche mit Goldmünzen zu pflastern, in der Annahme, er würde diese Forderung niemals erfüllen können. Doch der fromme Kaufmann tat, was von ihm verlangt wurde, und machte das so erworbene Grundstück buddhistischen Mönchen zum Geschenk, die darauf ein Kloster errichteten. Der Betrachter wird gelehrt, dass *dharma* oder moralisch rechtes Verhalten die Loslösung von weltlichen Dingen verlangt (*artha*). Wer seinen Besitz jedoch im Einklang mit dem *dharma* nutzt und sich Verdienste erwirbt, etwa indem er ihn klösterlichen Gemeinschaften vermacht, kann Reichtümer anhäufen, ohne materialistisch zu sein. Der Mann auf der Stufe des Hausvaters, der seine Aufmerksamkeit auf *kāma* und *artha* richtet, erwirbt sich Verdienste, wenn er diejenigen, die der Welt entsagen (*sannyāsins*) und nach *dharma* streben, tatkräftig unterstützt.

Folgende Seite:

Verehrung des Bodhi-Baumes
Sanchi, Madhya Pradesh
1. Jahrhundert v. Chr.
Relief einer Steinsäule
Archaeological Survey of India

Da der Buddhismus ein Leben in Mäßigung und die Vermeidung von Extremen verlangt, schildern zahlreiche frühe didaktische Darstellungen den Luxus des höfischen und städtischen Lebens in allen Einzelheiten. Dieses Detail eines Stützpfeilers aus dem Großen Stūpa in Sanchi ist ein rhythmisch aufgebautes, reich verziertes Relief. Es zeigt wohlhabende Frauen und Männer, die einen königlichen Prozessionszug beobachten. Knapp bekleidete, mit Schmuck behängte Schönheiten blicken von Balkonen herunter, und elegant gekleidete Männer säumen die Straße, durch die der Wagen zieht. Dennoch geht es hier offensichtlich um die Anbetung Buddhas. Im unteren Teil des Bildes ist der Bodhi-Baum zu sehen, unter dem Prinz Siddhārtha saß, bis er das wahre Wesen der Realität erkannte.

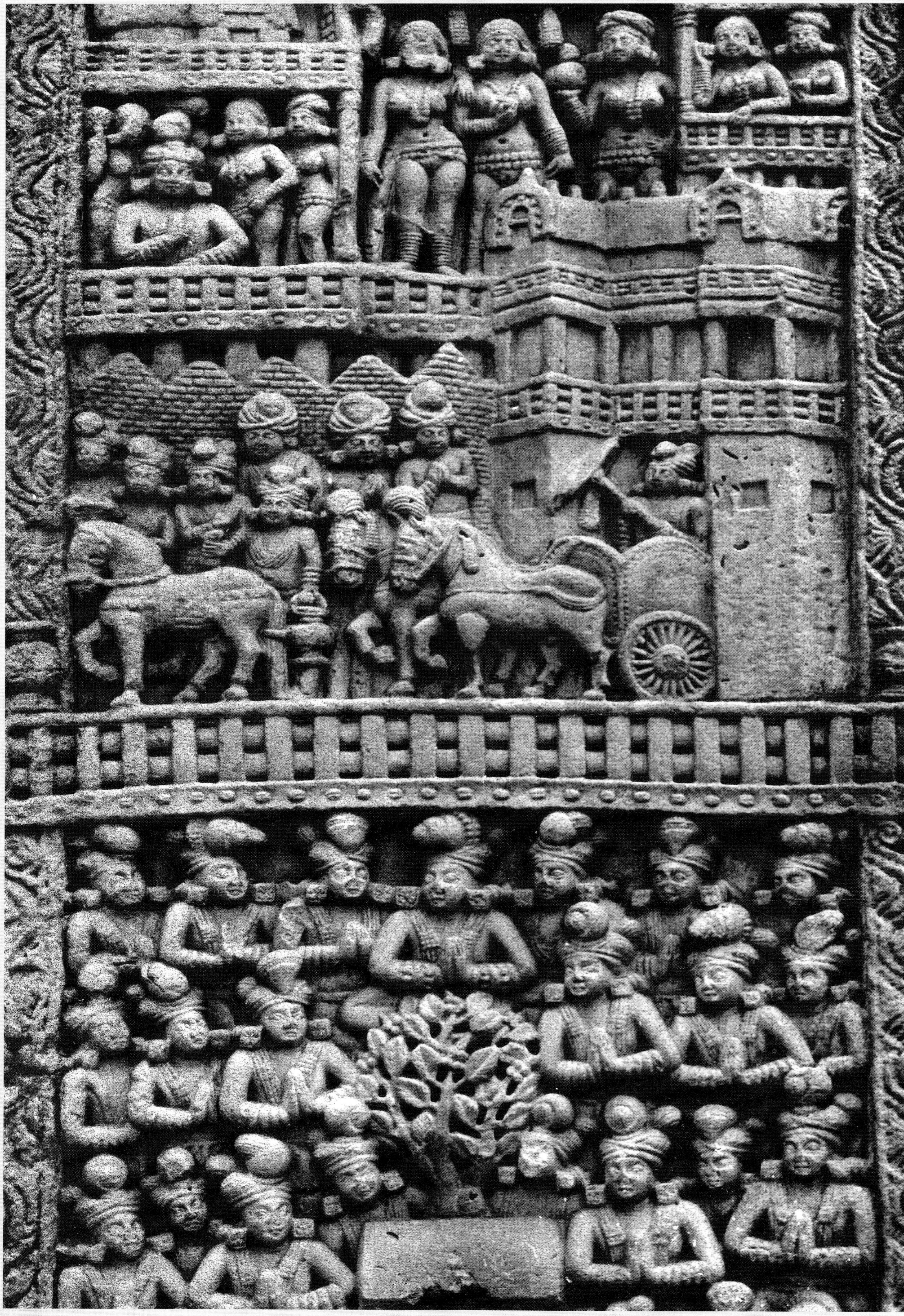

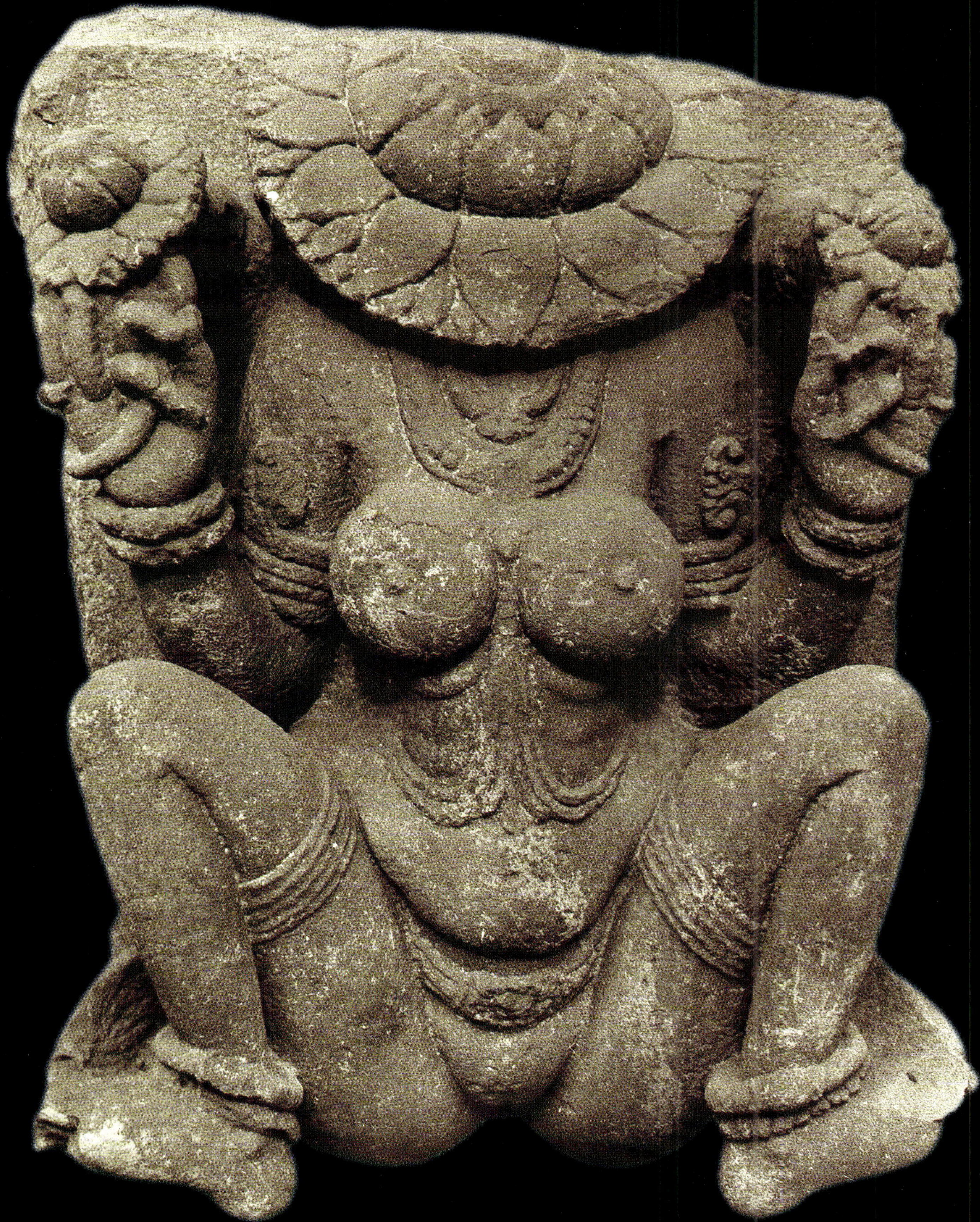

Lajja Gauri (Muttergöttin)
Chalukyan, Karnataka
Frühes 9. Jahrhundert
Steinskulptur
Museum Badami
Archaeological Survey of Karnataka

Diese außergewöhnliche Skulptur stellt die Göttin Lajja Gauri (Scheue Frau) dar, die mit gespreizten Beinen dasitzt und ihre Vulva zur Schau stellt, eine Position wie bei der Entbindung. Anstelle des Kopfes hat sie eine Lotusblüte. Im Laufe der Zeit wurde Lajja Gauri als Fruchtbarkeitsgöttin verehrt. Fehldeutungen dieser Skulptur führten zur Bezeichnung »Scham-lose Frau«, obwohl es sich in Wahrheit um eine Mutterfigur handelt.

Sir Richard Burton: Gentleman und Lieferant von Exotica und Erotica

Dem europäischen Publikum wurde das *Kāma Sūtra* erstmals durch den englischen Forschungsreisenden Sir Richard Francis Burton im Jahr 1883 bekannt. Die ihm zugeschriebene Übersetzung war zwar eine durchaus beachtliche Leistung, aber da die Prüderie seiner Zeit eine offene Erörterung lesbischer Liebe, Päderastie usw. nicht erlaubte, war man gezwungen, als anstößig geltende Passagen euphemistisch zu übersetzen oder ganz zu eliminieren. Der folgende Abschnitt beschreibt die Nächte unmittelbar nach der Hochzeit, wenn der Mann seine jungfräuliche Braut zum ersten Mal liebkost:

ऊर्वोश्चोपरि विन्यस्तहस्तः संवाहनक्रियायां सिद्धायां
क्रमेणोरुमूलमपि संवाहयेत् ।
निवारिते संवाहने को दोष इत्याकुलयेदेनाम् ।
तच्च स्थिरीकुर्यात् ।
तः सिद्धाया गुह्यदेशाभिमर्शनम् ॥

ūrvoścopari vinyastahastaḥ saṃvāhanakriyāyāṃ siddhāyāṃ
krameṇorumūlam api saṃvāhayet
nivārite saṃvāhane ko doṣa iti ākulayedenām
tad ca sthirokuryāt
tatra siddhāyā guhyadeśābhimarśanam

Er lege die Hand auf ihre Oberschenkel und streichle sie mit liebkosenden Bewegungen, wobei er allmählich immer weiter zu ihrer Schamgegend vorrückt. Wenn sie verwirrt ist und versucht, ihn abzuwehren, sage er zu ihr: »Was soll schon dabei sein?« Mit solchen Worten entspanne er sie. Ist ihm das gelungen, dann streichle er ihre Schamgegend.

(*Kāma Sūtra* 3.2.27)

Die meisten Bewegungsverben des Originals wie »liebkosen« und »streicheln« übersetzte Burton mit »shampooing« (»schamponieren«) – eine interessante, für den jungen Ehemann aber sehr viel weniger aufschlussreiche Formulierung als die des Originals. Der nachfolgende Abschnitt aus Burtons Übersetzung handelt von der Aufgabe des Eunuchen als »shampooer«, wenn beschrieben wird, wie er, falls er männlich veranlagt ist, die Fellatio – »Mundverkehr« genannt – durchführen soll:

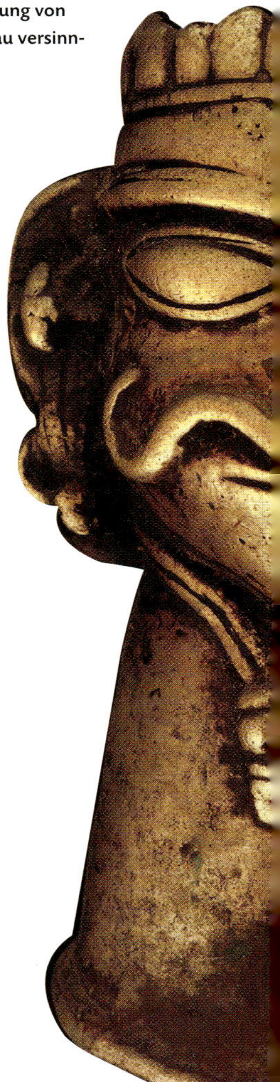

Personifizierter *linga* (*Mukhalinga*)
Maharashtra
Frühes 19. Jahrhundert
Bronze
Sammlung Lance Dane

Der Phallus wurde von indischen Künstlern über die Jahrhunderte hinweg immer wieder in unterschiedlicher Form dargestellt und versinnbildlicht. Hier ist der vordere Teil des Phallus als menschlicher Kopf (*mukhalinga*) gestaltet – eine Darstellungsweise, die in der alten kultischen Bildsprache ihren Ursprung hat. Hinduistische Gläubige verehren überall in Indien *lingas*, die aus Metall, Stein, Kristall oder sogar aus Holz gefertigt sind. Sie werden rituell gebadet, mit Sandelholzpaste eingerieben und mit Jasmin- oder Hibiskusblüten als Opfergaben geschmückt. Der *linga* erhebt sich gewöhnlich aus einer als Vulva (*yoni*) geformten Basis. Hier wird die körperliche Vereinigung von Mann und Frau versinnbildlicht.

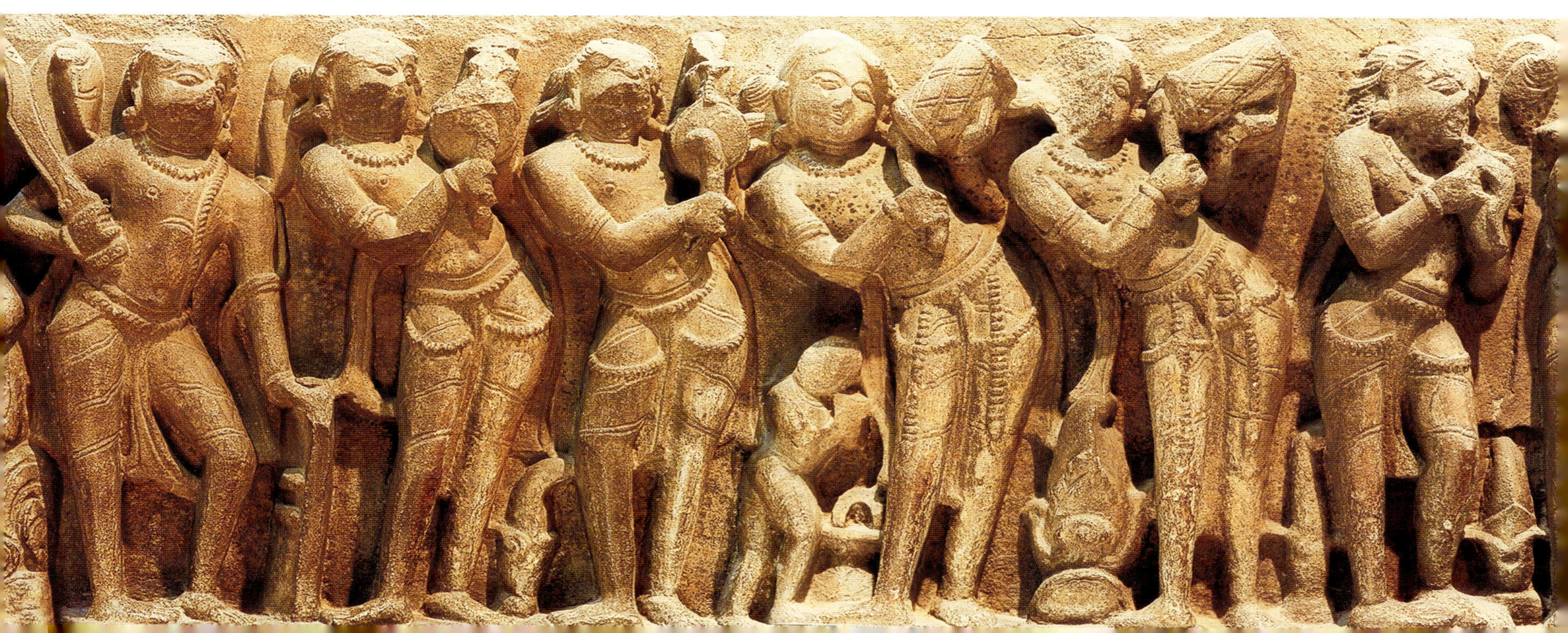

Der als Mann verkleidete Eunuch halte seine Wünsche geheim, und wenn er einen Mann zu gewinnen wünscht, übernehme er die Aufgabe eines Schamponierers. Unter dem Vorwand des Schamponierens umfasse ein solcher Eunuch die Schenkel des Mannes, den er schamponiert, dann berühre er die Verbindungsstelle der Schenkel und das *jaghana*, die Schamteile des Körpers. Wenn er bemerkt, dass das *lingam* des Mannes erigiert ist, drücke er es mit den Händen und schelte den Mann lachend dafür aus, dass er in diesen Zustand geraten ist (Burton, 125).

Eine bessere Übersetzung für die oben beschriebenen Betätigungen wäre »massieren«. Das Wort »shampoo« gelangte selbst Mitte des 18. Jahrhunderts aus dem Hindi in die englische Sprache. Es ist die englische Übersetzung des informellen Befehls *champo* für »drücken«. Zu Burtons Zeit bedeutete *shampooer* so viel wie Masseur; und wer in jener imperialen Epoche das Sagen hatte, lernte nur so viel Hindi wie nötig, um Befehle zu erteilen. Obwohl sich das Sanskrit aufgrund seines Status als heiliger Sprache und seiner strengen grammatischen Regeln relativ wenig verändert hat, macht allein schon der zeitliche Abstand zur Entstehung den Text extrem schwer erschließbar.

Interessanterweise ist die »Übersetzung« Burtons ein Konglomerat aus zwei Texten: einer Übersetzung des *Kāma Sūtra* von Vātsyāyana aus dem 3. Jahrhundert n. Chr. und einer Übersetzung des *Jayamangala*, einem *Kāma-Sūtra*-Kommentar von Yashodharā aus dem 13. Jahrhundert. Darüber hinaus fertigte nicht Burton selbst die Übersetzungen an, auch wenn man einzig und allein seinen Namen damit verbindet. Es waren vielmehr zwei indische Gelehrte, Bhagavanlal Indraijt und Shivaram Parashuram Bhide, die die Texte ins Englische übertrugen. Ihre Textfassung bildete die Grundlage für die Adaptation von Burtons Kollegen Forster Fitzgerald Arbuthnot, die unter Mitwirkung Burtons entstand. Die veröffentlichte »Übersetzung« ist zwar gut lesbar und amüsiert den modernen Leser durch ihre viktorianischen Geschraubtheiten, aber sie bildet keine zuverlässige Grundlage für ein adäquates Verständnis des *Kāma Sūtra*, weil sie beträchtliche Passagen des Originals und des *Jayamangala* einfach beiseite lässt. Gleiches gilt für die ebenfalls bedeutende deutsche Übersetzung von Richard Schmidt (1897).

Aus diesen und anderen Gründen habe ich in vorliegendem Buch nur an sehr wenigen Stellen zitiert. Für die Übertragung aller anderen Textstellen bin ganz allein ich verantwortlich. Ich habe versucht, das Original möglichst getreu nachzubilden und zugleich einem größeren Publikum verständlich zu machen. Ich hoffe, die hier wiedergegebenen Textauszüge und die Abbildungen fördern ein adäquateres Verständnis dieses klassischen Textes.

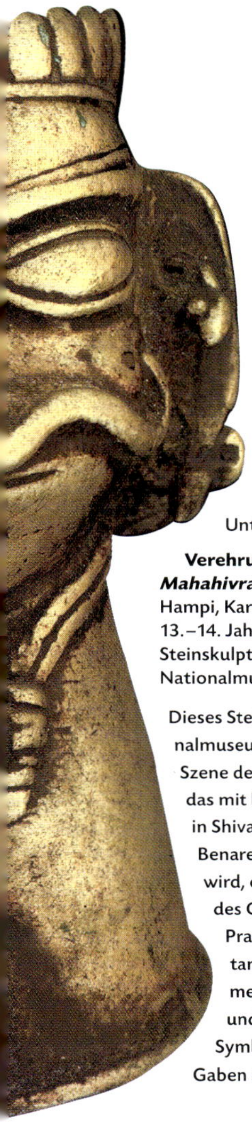

Unten:

Verehrung eines *linga* beim *Mahahivratri*-Fest
Hampi, Karnataka
13.–14. Jahrhundert
Steinskulptur
Nationalmuseum Neu-Delhi

Dieses Steinrelief aus dem Nationalmuseum Neu-Delhi zeigt eine Szene des *Mahashivratri*-Fests, das mit besonderer Feierlichkeit in Shivas irdischer Heimat Benares (Varanasi) begangen wird, einer Stadt am Westufer des Ganges im Staat Uttar Pradesh. Dargestellt sind tanzende und Musikinstrumente spielende Männer und Frauen; der *linga*, das Symbol Shivas, wird mit Gaben überhäuft.

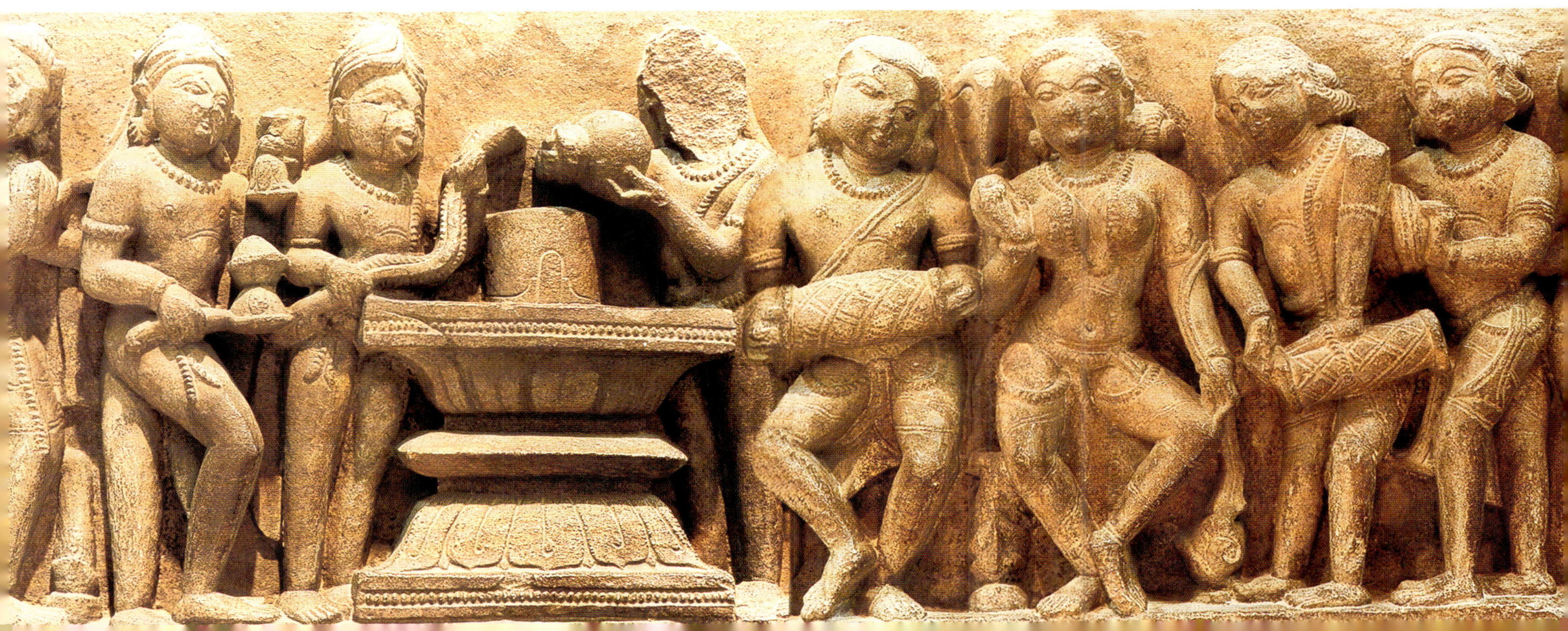

llgemeine Lehrsätze

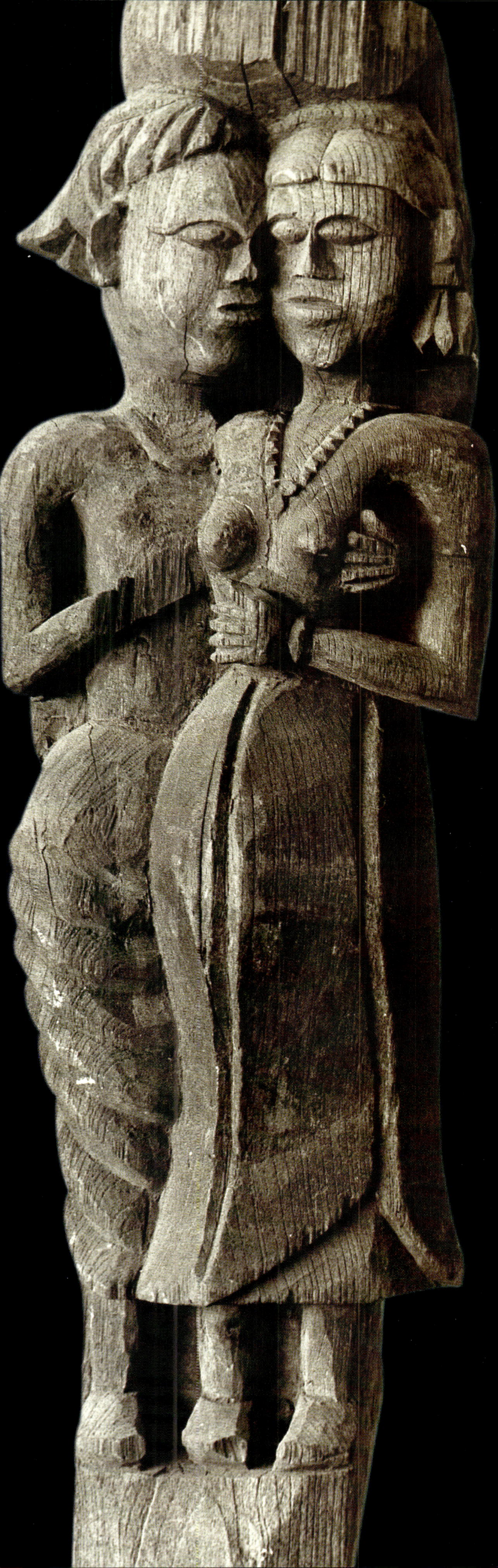

॥ धर्मार्थकामेभ्यो नमः ॥

dharmārthakāmebhyo namaḥ

**Den Werken der Tugend,
dem Streben nach materiellem Wohlstand
und erotischer Liebe sei Verehrung.**
(*Kāma Sūtra* 1.1.1)

Die geistige Überlieferung Indiens räumt implizit, aber auch ausdrücklich ein, dass das Streben nach sexueller Befriedigung und die Bejahung der Körperlichkeit für ein ausgeglichenes Leben von grundlegender Bedeutung sind. Schon die Gelehrten des alten Indien, die ihre Werke in Sanskrit verfassten, beschrieben drei Hauptziele (*puru sharthas*) im Leben des Menschen: *dharma* (ethische und soziale Verantwortung), *artha* (Erfüllung materieller und weltlicher Ziele) und *kāma* (sexuelle und körperliche Praktiken).

Jedes dieser Ziele ist Gegenstand einer eigenen Lehre oder Disziplin (*shāstra*). *Dharma shāstra* beschäftigt sich mit der ethischen und religiösen Rolle des Menschen in der Gesellschaft, *artha shāstra* mit seinem materiellen Streben sowie mit der Regierung und Organisation der menschlichen Gesellschaft und *kāma shāstra* mit den geeigneten Mitteln und Wegen, das Potenzial des Menschen als eines körperlichen, sexuellen Wesens auszuschöpfen. Der Mensch findet in diesen *shāstras* Leitlinien für seine Lebensführung. Alle drei sollten als gleichwertig betrachtet werden, keine davon sollte man überbetonen.

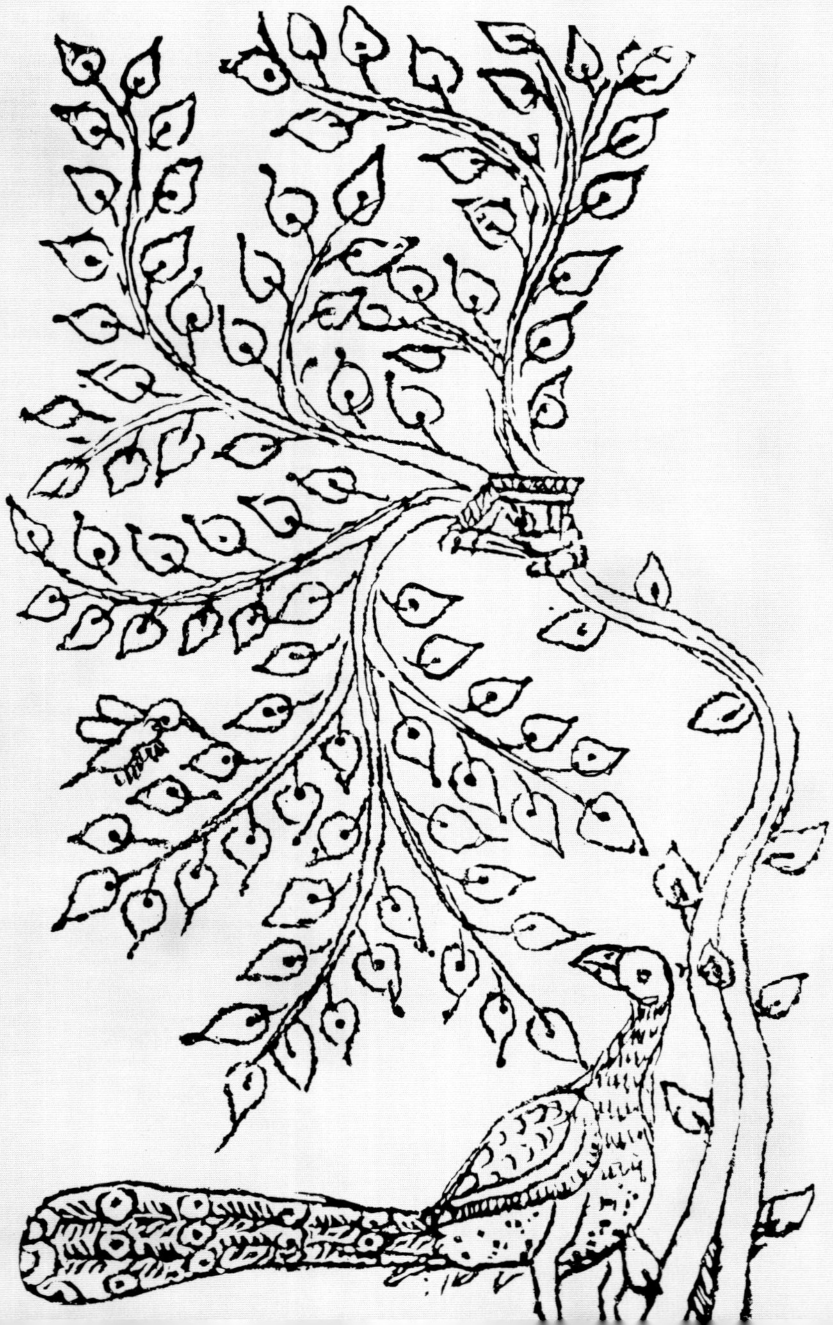

Rechts:

Im Wald lebender Asket Bundi
Rajasthan
Mitte 18. Jahrhundert
Miniaturmalerei
Privatsammlung

In alter Zeit wanderten die Weisen von einem Zentrum der Gelehrsamkeit zum nächsten und legten dabei oft große Entfernungen zurück. Man kann sich vorstellen, dass Vātsyāyana, der Verfasser des *Kāma Sūtra*, ähnlich aussah wie der *mahamuni* oder große Weise dieser Miniaturmalerei aus Rajasthan. Er ist kräftig gebaut, und sein Haar ist mit heiliger Asche bestreut. Als Lendenschurz trägt er einen Strick um die Hüfte, an dem ein dünnes Tuch befestigt ist, und in der Hand hält er den traditionellen Stab des Asketen sowie ein Wassergefäß (*kamandalu*).

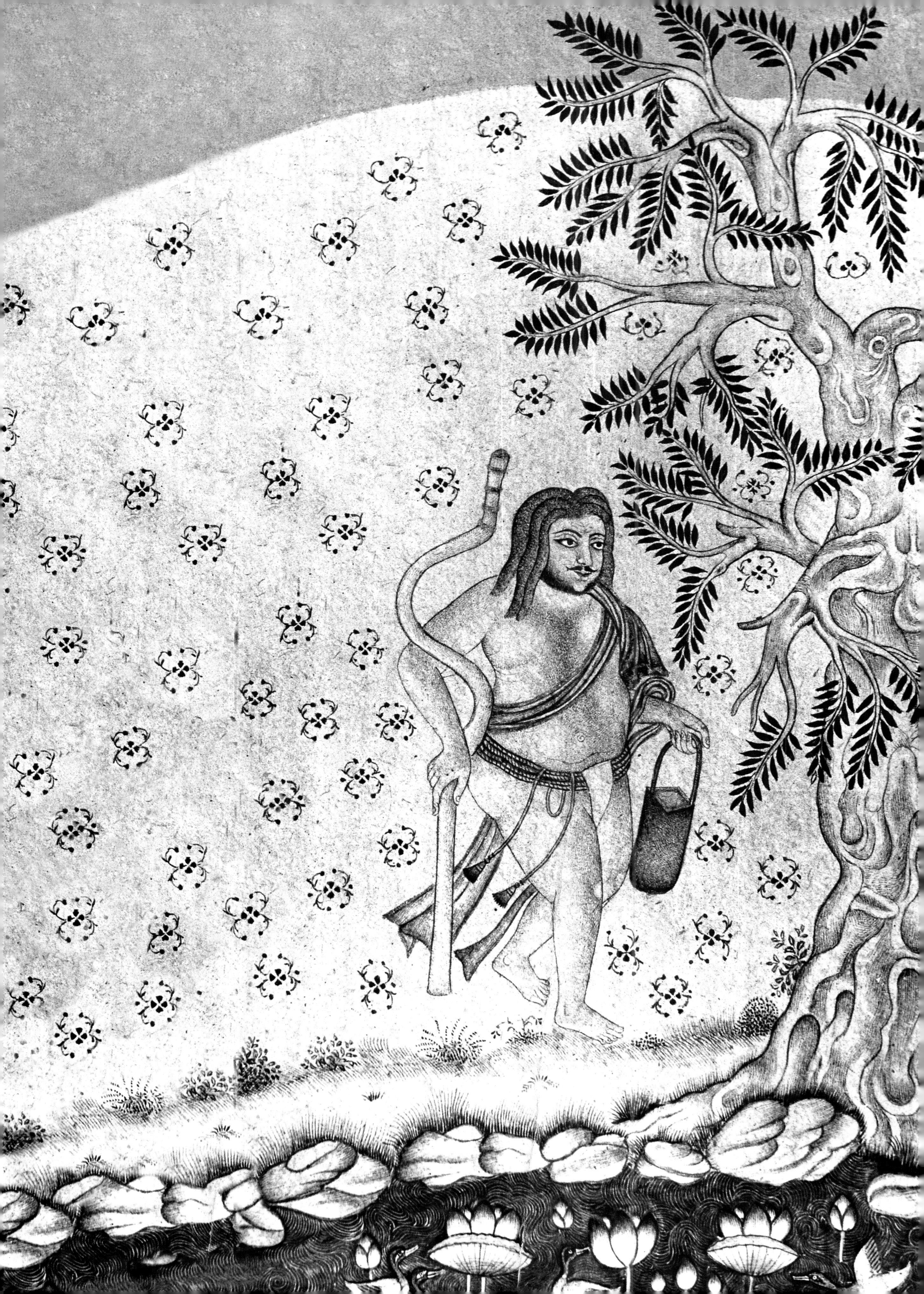

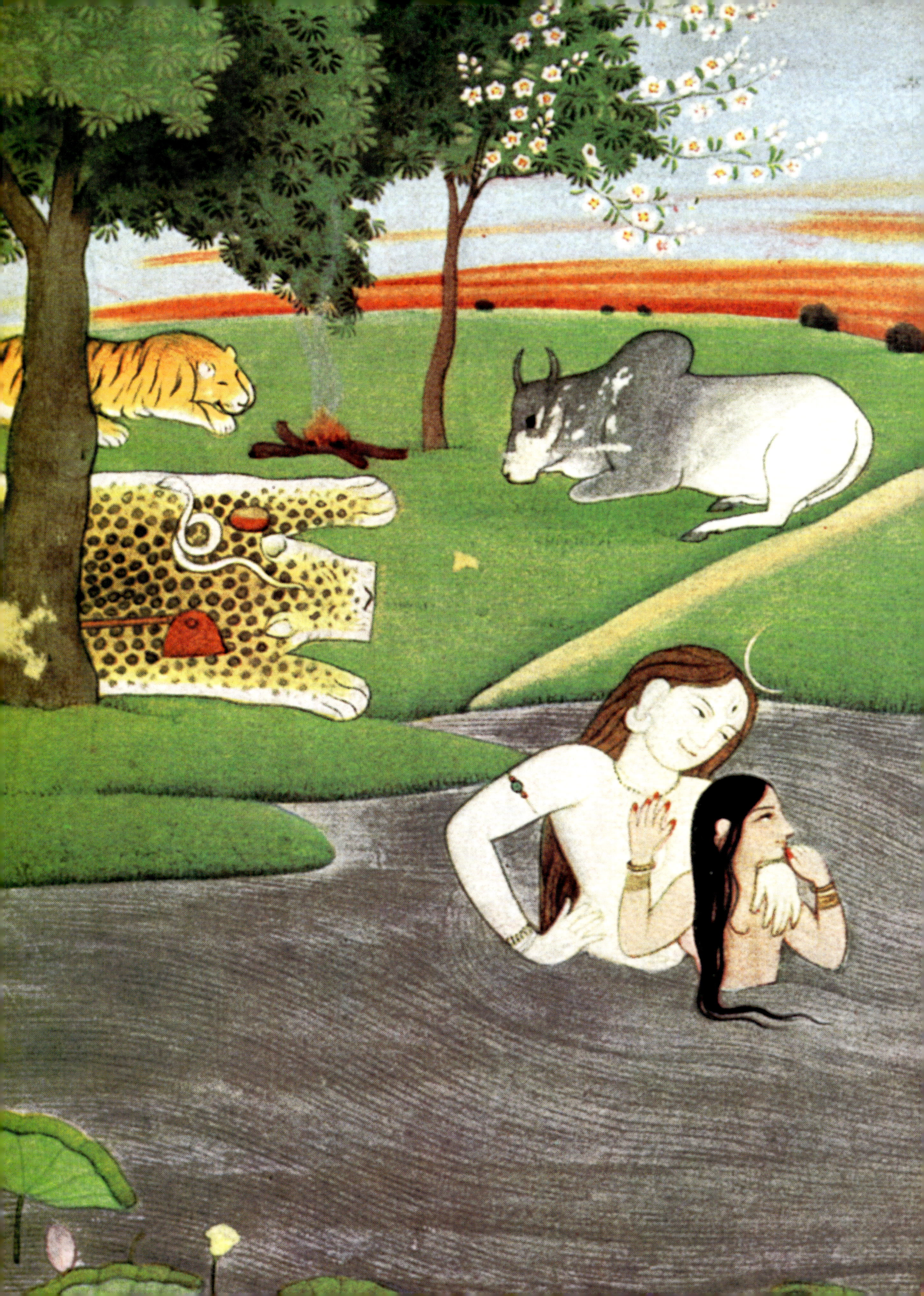

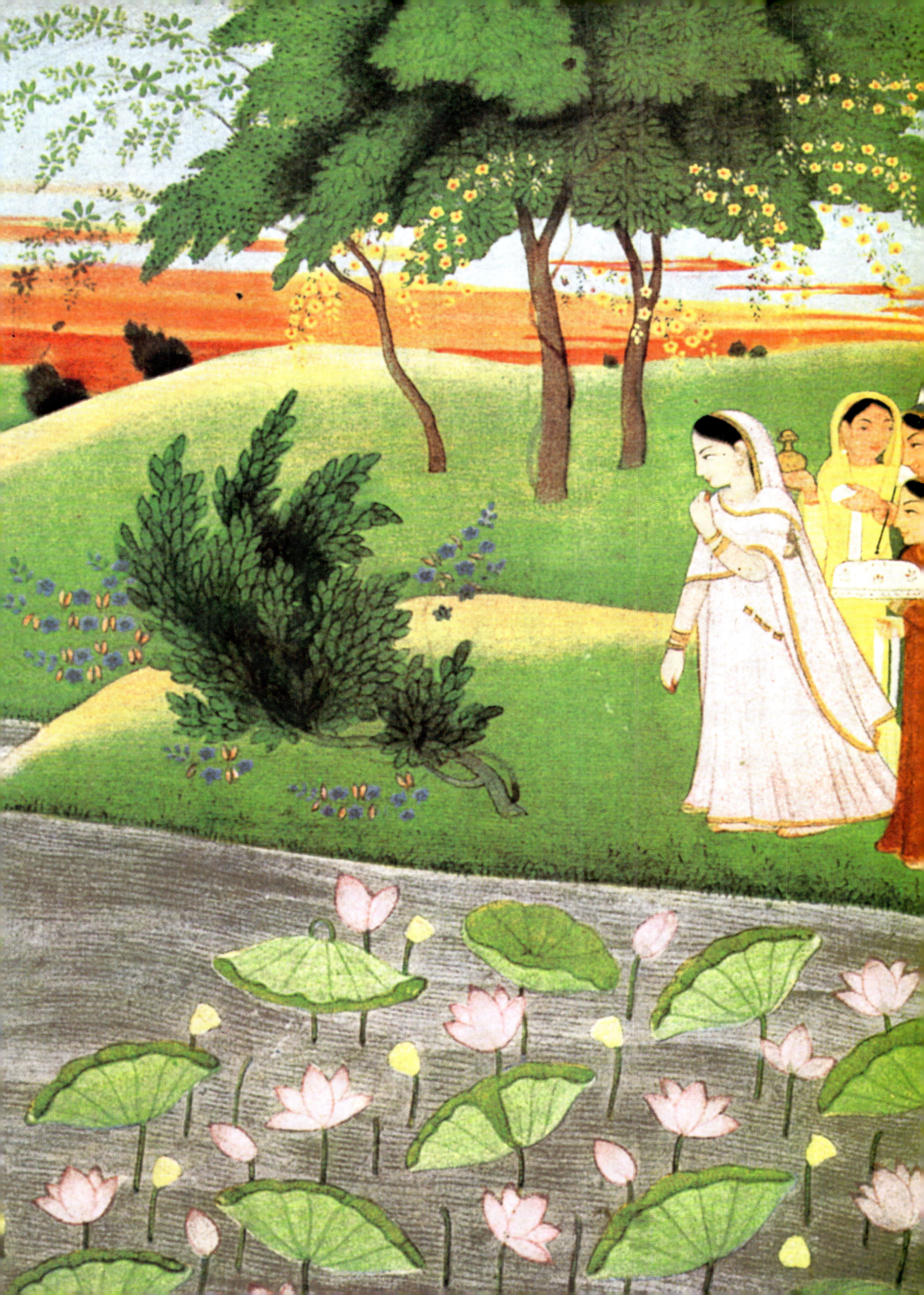

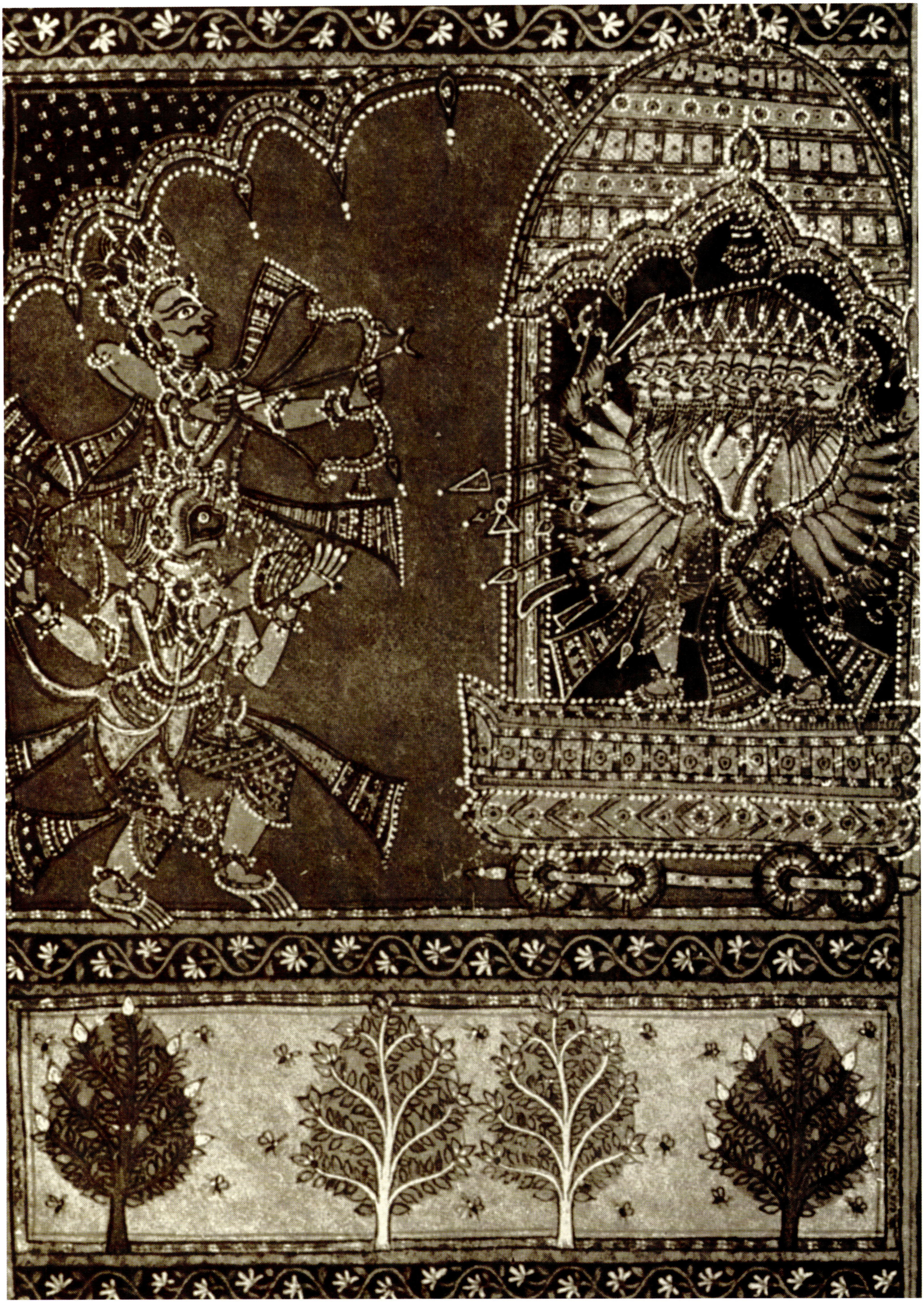

Vorhergehende Seiten:

Shiva und Pārvatī im Wasser
Region Pahari,
Himachal Pradesh
1825
Miniaturmalerei,
Kangra-Stil
Museum Chandigarh

Shiva und Pārvatī beim Liebesspiel im Wasser, während Nandi, Shivas Stier und vertrauensvoller Begleiter, die beiden verstohlen beobachtet. Zu den anderen bekannten Symbolen, die mit Shiva verknüpft sind, zählen in dieser Darstellung die Meditationsmatte aus Fell und die Kobra am Ufer.

Links:

Die Tötung Rāvanas
Orissa
18. Jahrhundert
Miniaturmalerei auf Stoff
Sammlung Bharat Kala
Bhavan, Varanasi

Diese Textilmalerei stellt eine Szene aus dem *Rāmāyana* dar, einer der größten epischen Dichtungen der Welt. Es handelt sich um die Episode, als der Gott Rāma auf den Schultern des Affengottes Hanuman sitzt und den Dämonenkönig Rāvana mit Pfeilen beschießt. Versinnbildlicht wird hier der Sieg des Guten über das Böse und die Selbstverständlichkeit, dass *kāma* (Liebe) im Rahmen des *dharma* oder göttlichen Gesetzes praktiziert werden soll. Im *Rāmāyana* verliebt sich Rāvana hoffnungslos in Ramas Gattin Sītā, er entführt sie, hält sie zwölf Jahre lang auf einer Insel gefangen und bemüht sich vergeblich, ihr Herz zu gewinnen. Mit Hilfe des Affengottes Hanuman entdeckt Rāma schließlich Rāvanas Inselkönigreich, besiegt ihn und holt seine geliebte Gattin zu sich zurück. Rāvana ist zwar der Antiheld des Epos, aber die Ursache für sein unrechtmäßiges Verhalten ist die Liebe – wenn auch die unerlaubte Liebe zur Gattin eines anderen Mannes. Rāvanas grausames Ende soll daran erinnern, dass *kāma* einzig innerhalb der gesellschaftlich anerkannten Grenzen praktiziert werden soll. Teil fünf des *Kāma Sūtra* gibt dem potenziellen Verführer Ratschläge, wie er bei seinen Liebesabenteuern körperlichen Schaden vermeiden kann.

Ein weiterer Grundpfeiler der Sanskrit-Überlieferung sind die so genannten vier Lebensstufen (*āshramas*). Auf jeder dieser Stufen richtet sich die Energie schwerpunktmäßig auf ein ganz bestimmtes Ziel. Das erste *āshrama* ist das des »unverheirateten Schülers« (*brahmachārī*), der unter Anleitung eines Lehrers ein einfaches, enthaltsames Leben führt; dieser Lehrer kennt die Inhalte und Bestimmungen der drei wichtigsten *shāstras* sehr genau. Auf dieser Stufe sind *kāma* und *artha* für das alltägliche Leben noch ohne Bedeutung.

Die zweite Stufe des Lebens, die des »Hausvaters« oder »Haushaltsvorstands« (*grihastha*), umfasst den größten Teil der Lebensspanne eines Menschen. Der Hausvater sollte sich in seiner Lebensführung zwar von allen drei *shāstras* gleichermaßen leiten lassen, die Bereiche des *artha* und *kāma* jedoch stärker berücksichtigen. Als Ehemann und als Mitglied der Gesellschaft, zu der er seinen Beitrag leistet, zieht ein Mann auf der Stufe des Hausvaters den größten praktischen Nutzen aus dem Studium der Lehre des *kāma*.

Das dritte *āshrama* führt den Menschen auf die Stufe eines »Ruheständlers« (*vānaprashtha*). In diesem Lebensabschnitt müssen sich Mann und Frau nicht mehr um ihre Kinder kümmern und ziehen sich aus den intensiven Verpflichtungen des Berufs- und Familienlebens allmählich immer weiter zurück. Gegenüber der Stufe des »Hausvaters« sollte jetzt im Alltagsleben vor allem das *dharma* im Mittelpunkt stehen.

Das vierte und letzte *āshrama*, das des »Verzichtenden« (*sannyāsī*), ist eine Idealstufe, die nicht von allen angestrebt werden kann und muss. Es ist der Weg der Askese und Weltflucht, der *artha* und *kāma* vollkommen ablehnt. Das Ziel ist *moksha*, die Erlösung aus dem Kreislauf von Geburt, Tod und Wiedergeburt, der die Menschen an die unstete Welt des *samsāra* bindet. Aber dies ist eine andere Richtung mit einem eigenständigen und umfangreichen metaphysischen Schrifttum. Hier soll der Hinweis genügen, dass es im alten Indien zwischen dem Weg des »Hausvaters« (dem Bejahen von Sinnlichkeit und Streben nach materiellen Gütern) und dem Weg des asketischen Verzichts und der Selbstbeschränkung große Spannungen gab.

Die Lehre des *kāma shāstra* beschäftigt sich vorrangig mit dem Hausvater und weniger mit dem Schüler, dem Ruheständler und dem Verzichtenden. Sie erteilt ihm Anweisungen für seine Suche nach einer passenden Ehefrau und für sein Streben nach dauerhafter Harmonie und beständigem Eheglück. Das *Kāma Sūtra* ist der bekannteste und beispielhafteste Text der *kāma-shāstra*-Überlieferung. Und obwohl dieses Lehrbuch Männern und Frauen gleichermaßen zum Studium empfohlen wird, richtet es sich doch in erster Linie an Männer, die sich auf der zweiten Stufe des Lebens befinden, auf der Stufe des *grihastha* oder Hausvaters. Das *Kāma Sūtra* garantiert dem, der es studiert und beherzigt, mehr Erfolg bei seinen Bestrebungen. Durch geduldige Übung und umsichtige Anwendung können die Beziehungen zum anderen Geschlecht verbessert werden.

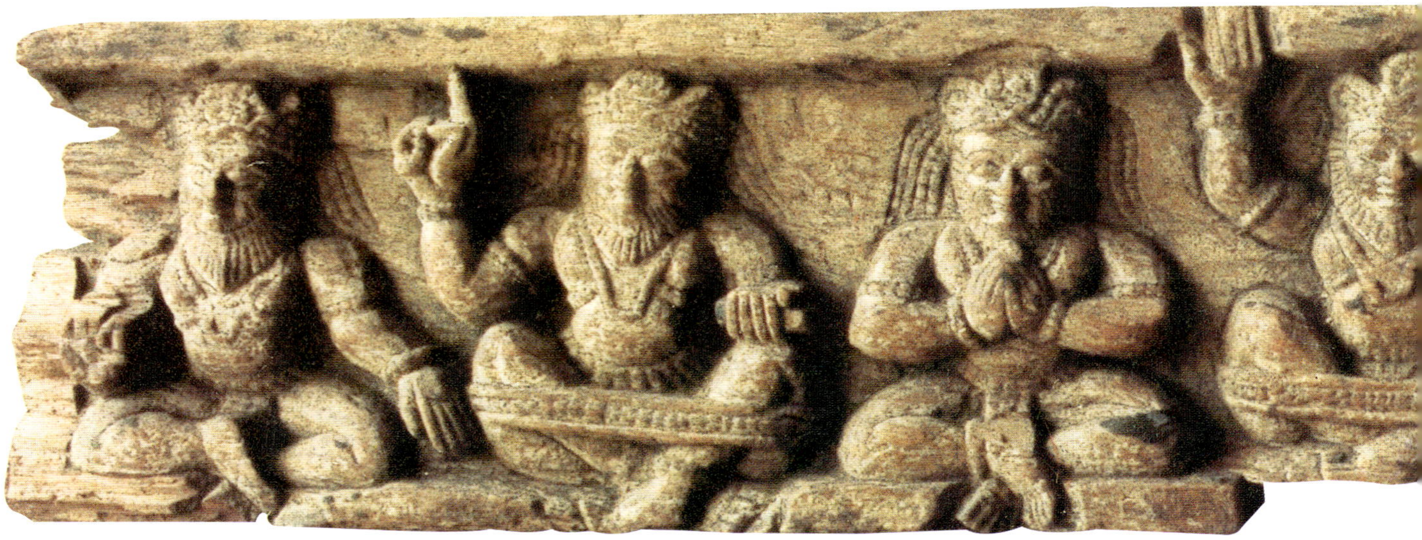

Die göttlichen Ursprünge der Lehre der Liebeskunst (*kāma shāstra*)

Jede der drei *shāstras* oder Lehren beruft sich auf einen alten Überlieferungsstrang, der bis in seine mythologischen Ursprünge zurückverfolgt werden kann. Die Grundsätze des *dharma shāstra* wurden erstmals von dem Urwesen Manu im *mānava-dharmashāstra* beschrieben. Die nächste Lehre, *artha shāstra*, stammt von Brihaspati, dem göttlichen Lehrer der Götter.

Der Ursprung des *kāma shāstra* ist der Überlieferung zufolge der Stier Nandi (hier im Bild dargestellt), der mit Shiva in Verbindung gebracht wird. Das indische Pantheon ordnet in der Regel jeder Gottheit ein bestimmtes Tier als Begleiter zu, mit dem sich diese Gottheit auch fortbewegt. Sartasvati zum Beispiel, die Schutzgöttin des Studiums, hat einen goldenen Schwan, *hamsa*. Nandi, der der Hauptgottheit Shiva als Vehikel (*vāhana*) dient, personifiziert höchste Männlichkeit und Kraft; ihm wird die Erfindung und Überlieferung der gesamten Liebeskunst in eintausend Kapiteln zugeschrieben. Dieses umfangreiche Kompendium über die Sexualität der Menschen wurde von dem upanischadischen Weisen Shvetaketu auf die Hälfte verdichtet. Dem folgte eine weitere gekürzte *kāma-shāstra*-Fassung, die auf die mythischen Söhne des großen Patriarchen Babhru zurückgeht.

Erst nachdem sich in mehreren aufeinander folgenden Generationen Gelehrte und Meister zu den einzelnen Themen des *kāma shāstra* geäußert hatten, schrieb Vātsyāyana den unter dem Namen *Kāma Sūtra* bekannten Text. Er bemühte sich jedoch, das zu bewahren, was die Autoren vor ihm zusammengetragen hatten, und deren Wissen weiterzugeben. Die obige Tafel verzeichnet die sieben von Vātsyāyana genannten Weisen, die sich mit den verschiedenen Aspekten des *kāma shāstra* beschäftigt und die Vorläuferwerke des *Kāma Sūtra* verfasst haben. Ihre Schriften bilden die Grundlage der sieben Teile des *Kāma Sūtra* von Vātsyāyana. Die knappen, gelegentlich kryptischen Verweise in Vātsyāyanas Text lassen sich mit dem langen Entstehungsprozess des Werks erklären. Jeder Vers oder

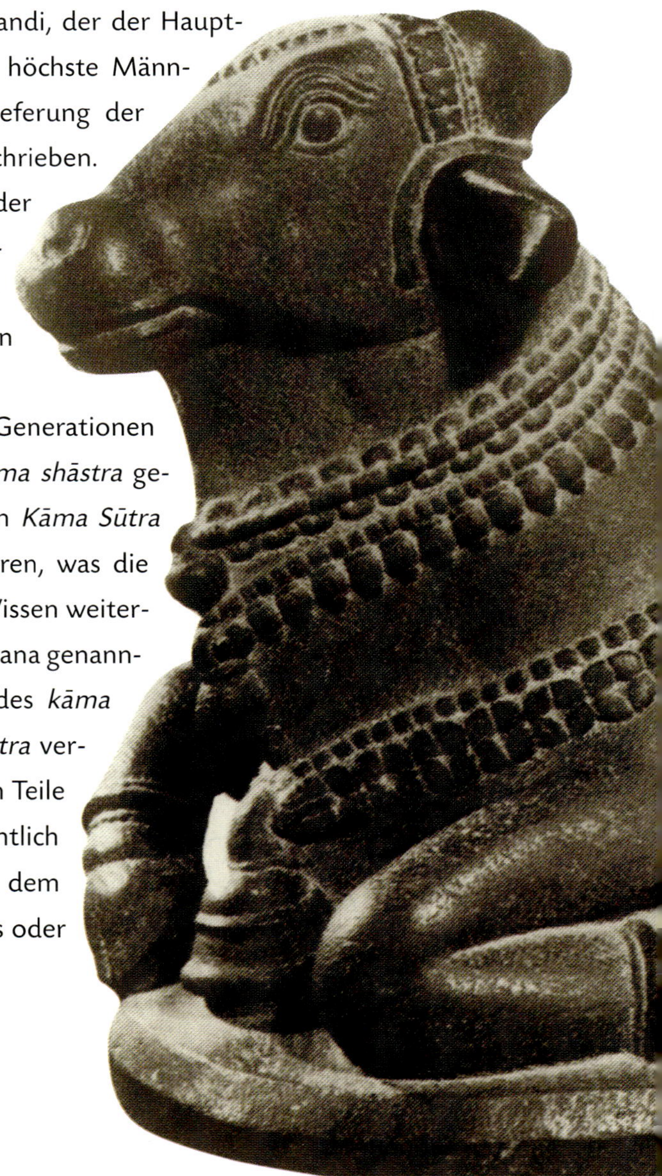

Oben:

Sieben Weise
Tiruchirupally, Tamil Nadu
Frühes 19. Jahrhundert
Holzschnitzerei
Privatsammlung

Dieses Holzrelief stellt die sieben Weisen dar, die Vātsyāyana als seine Vorläufer anerkennt und die er jeweils einem der sieben Teile des *Kāma Sūtra* zuordnet. Vātsyāyanas *Kāma Sūtra* ist eine Zusammenfassung der Werke dieser alten Lehrmeister, in denen grundsätzliche Fragen zum Liebesspiel und zur geschlechtlichen Vereinigung, zu Werbung und Heirat, den Aufgaben der Ehefrau, der Verführung der Frauen anderer Männer, zu Prostituierten, Überreizung und sexueller Potenz erörtert wurden. Entsprechend den sieben Kapiteln des *Kāma Sūtra* sind die oben dargestellten Weisen Cārāyana, Suvarnanābha, Ghotakamukha, Gonardīya, Gonikāputra, Dattaka und Kucumāra.

Unten:

Nandi
Karnataka
13. Jahrhundert
(späte Chola-Zeit)
Stein
Ashmolean Museum Oxford, England.

Der Stier Nandi, Shivas treuer Gefährte, gilt als Urheber der gesamten Lehre des *kāma shāstra* und der Geschlechterbeziehung überhaupt. Das *Kāma Sūtra* ist offenbar eine radikal verdichtete Version des von Nandi überlieferten Originalwerks mit Versen über das Thema Liebe (*kāma*).

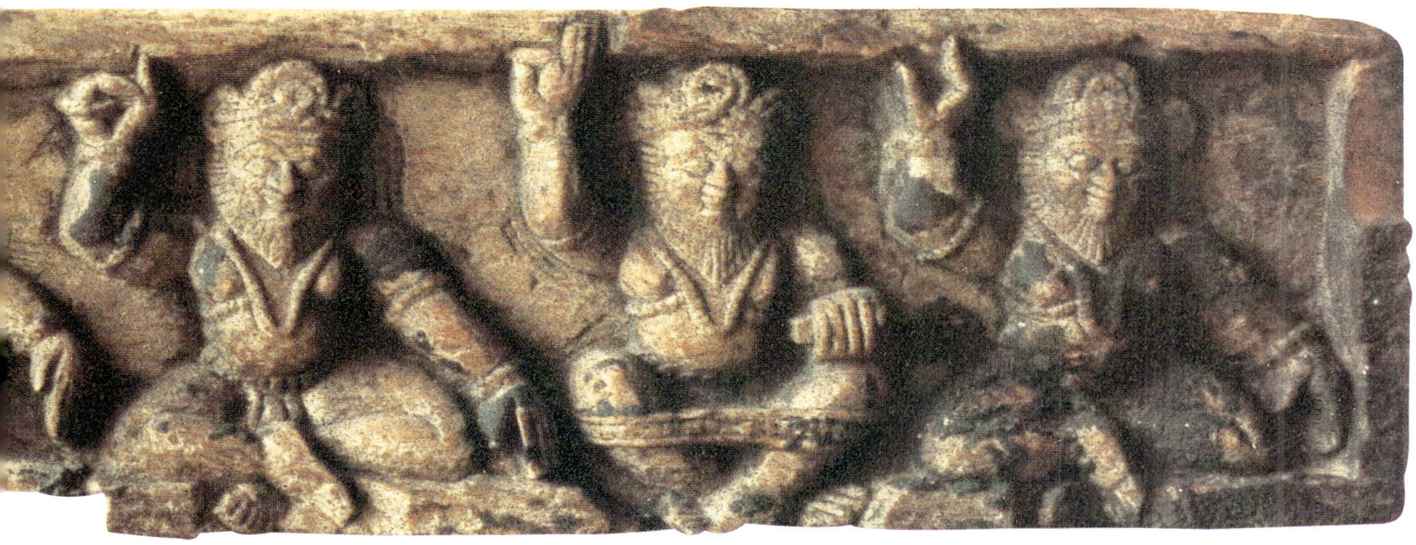

Aphorismus (*sūtra*) ist das Destillat einer altehrwürdigen Überlieferung zu den Themen Sexualität und Intimität in der Beziehung zwischen Mann und Frau.

Der erste, dem Weisen Cārāyana zugeschriebene Teil beschäftigt sich mit allgemeinen Themen wie den drei Lebenszielen und der Bedeutung des *kāma* sowie mit anderen Fragen, die für den gebildeten, städtischen und kosmopolitischen Mann des 3. Jahrhunderts n. Chr. von Bedeutung waren: zum Beispiel, welche Festgelage er geben, an welchen Empfängen er teilnehmen und welche – insgesamt vierundsechzig – Künste und Fertigkeiten er beherrschen sollte.

Der zweite Teil ist der längste und geht zurück auf den Weisen Suvarnanābha. Aufgrund der detaillierten Ausführungen zum Geschlechtsverkehr setzte man diesen Teil des *Kāma Sūtra* oft fälschlicherweise mit dem Ganzen gleich. Es überschattete gewissermaßen den gesamten Text und drängte die anderen, ebenfalls behandelten Aspekte der zwischengeschlechtlichen Beziehungen in den Hintergrund.

Der dritte Teil, den man mit dem Weisen Ghotakamukha verbindet, enthält Betrachtungen über Brautwerbung und Hochzeit, während der vierte, auf Gonardīya zurückgeführte Teil den jungen Mann mit den Rechten und Pflichten bekannt macht, die er seiner jungen Ehefrau gegenüber zu erfüllen hat. Der fünfte, von Gonikāputra inspirierte Teil hat die Verführung der Frauen anderer Männer zum Gegenstand. Teil sechs gibt dem Mann, der nach Befriedigung seiner Wollust strebt, Ratschläge für das angemessene Verhalten gegenüber Prostituierten und Kurtisanen. Angeblich stützte sich der Weise Dattaka bei der Abfassung dieses Teils auf Auskünfte der Kurtisanen aus dem südindischen Pataliputra.

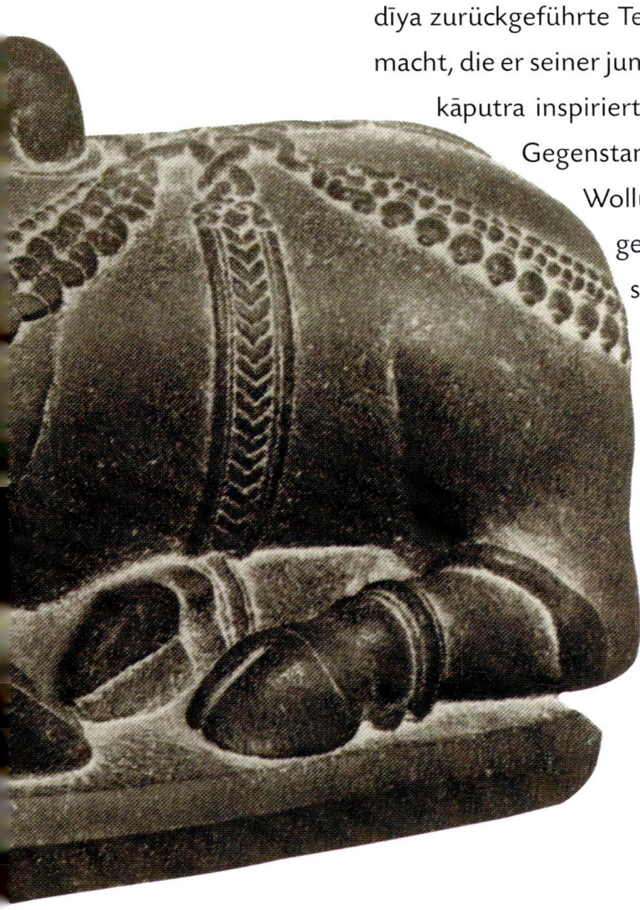

Der letzte und siebte Teil schließlich, der auf den Gelehrten Kucumāra zurückgeführt wird, gibt Rezepte zur Stimulierung der sexuellen Lust, verrät Hilfsmittel, um Angehörige des anderen Geschlechts anzuziehen und sexuell hörig zu machen, und erteilt Ratschläge für ein attraktives Aussehen.

Folgende Seite links:

Städter (*Nagaraka*) mit Diener
Amaravati, Bezirk Guntur, Andhra Pradesh
1. Jahrhundert n. Chr.
Stein
Conimara Museum Chennai, Tamil Nadu

Nayaka ist die Hauptfigur des *Kāma Sūtra*, doch Vātsyāyana bezieht sich auch auf den idealisierten *nagaraka*, den jungen, reichen und gebildeten Städter, der den Adel seiner Zeit repräsentiert. Diese Skulptur zeigt den *nagaraka* bei einem Fest in Begleitung eines jungen Dieners. Im 2. Jahrhundert besuchten Männer gesellige Zusammenkünfte, bei denen sie geistreiche Gespräche über die verschiedenen Künste führten. Sie organisierten Trinkgelage und Gartenfeste, wo sie sich mit allen möglichen Ablenkungen die Zeit vertrieben, unter anderem mit Glücksspiel, Hahnen- und Wachtelkämpfen.

Folgende Seite rechts:

Kishangarh-Rādhā als *Nayika*, die Heldin im Drama
Kishangarh, Rajasthan
Frühes 19. Jahrhundert
Miniaturmalerei
Privatsammlung

Dieses berühmte, stark stilisierte Porträt einer Frau ist unter dem Namen »Kishangarh«-Rādhā bekannt – eine lokale Variante Rādhās, der hoch verehrten Gemahlin Krishnas. Rādhā war zwar bereits verheiratet, setzte sich aber über alle Konventionen hinweg, um Krishnas spirituelle Gemahlin und Geliebte zu werden. Anmutig lüftet sie ihren Seidenschleier und blickt den Geliebten mit halb geschlossenen Augen an, während sie auf ihn zugeht. Sie ist prächtig gekleidet, ihr Schleier ist mit goldenen Sternen besetzt. Ohren, Nase und Stirn sind mit Edelsteinen geschmückt, ihre Lippen sind rot geschminkt, ihr dunkles Haar gelockt und ihre nachgezogenen Brauen stehen über ihren Augen wie ein Bienenschwarm über einem Seerosenteich.

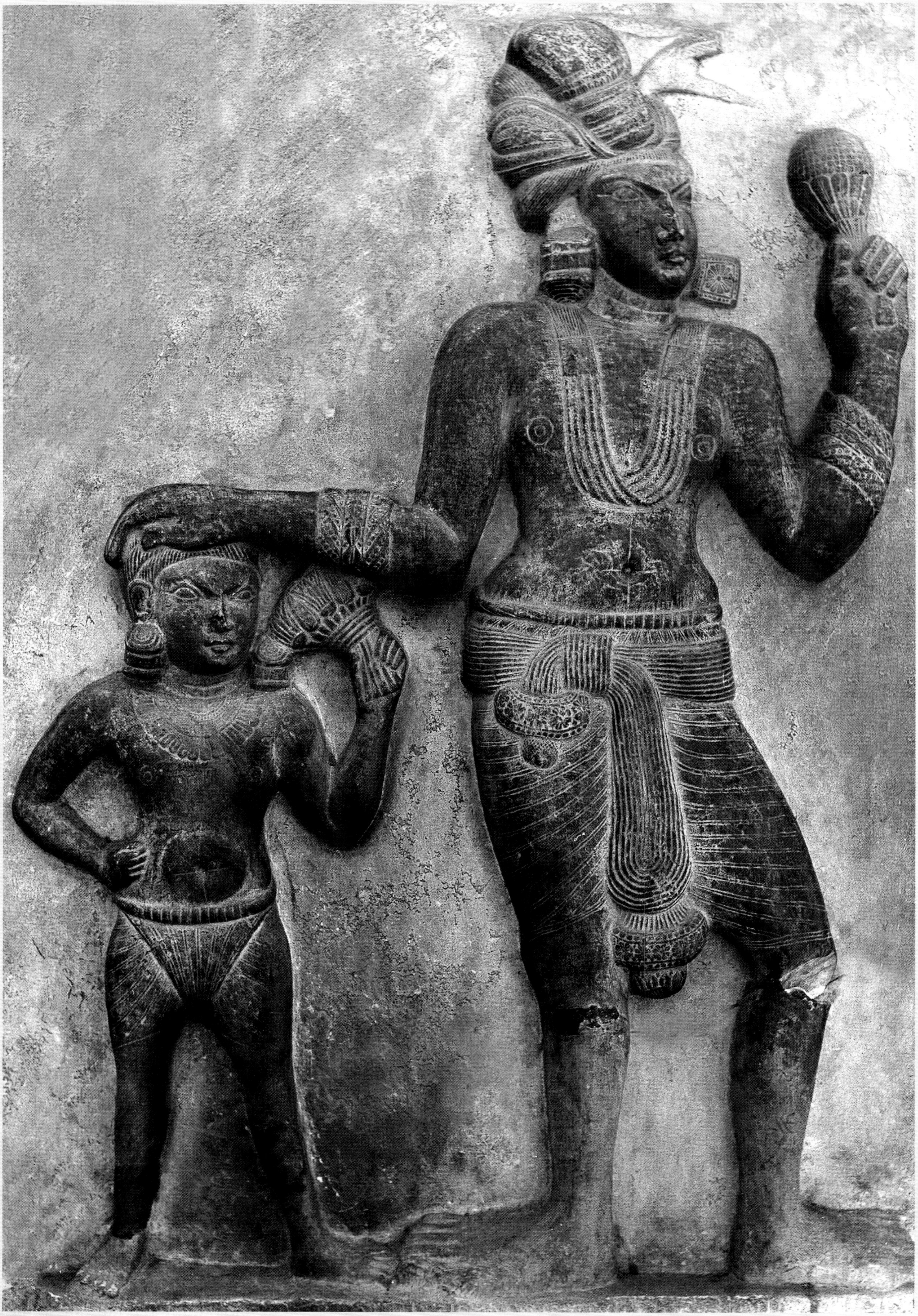

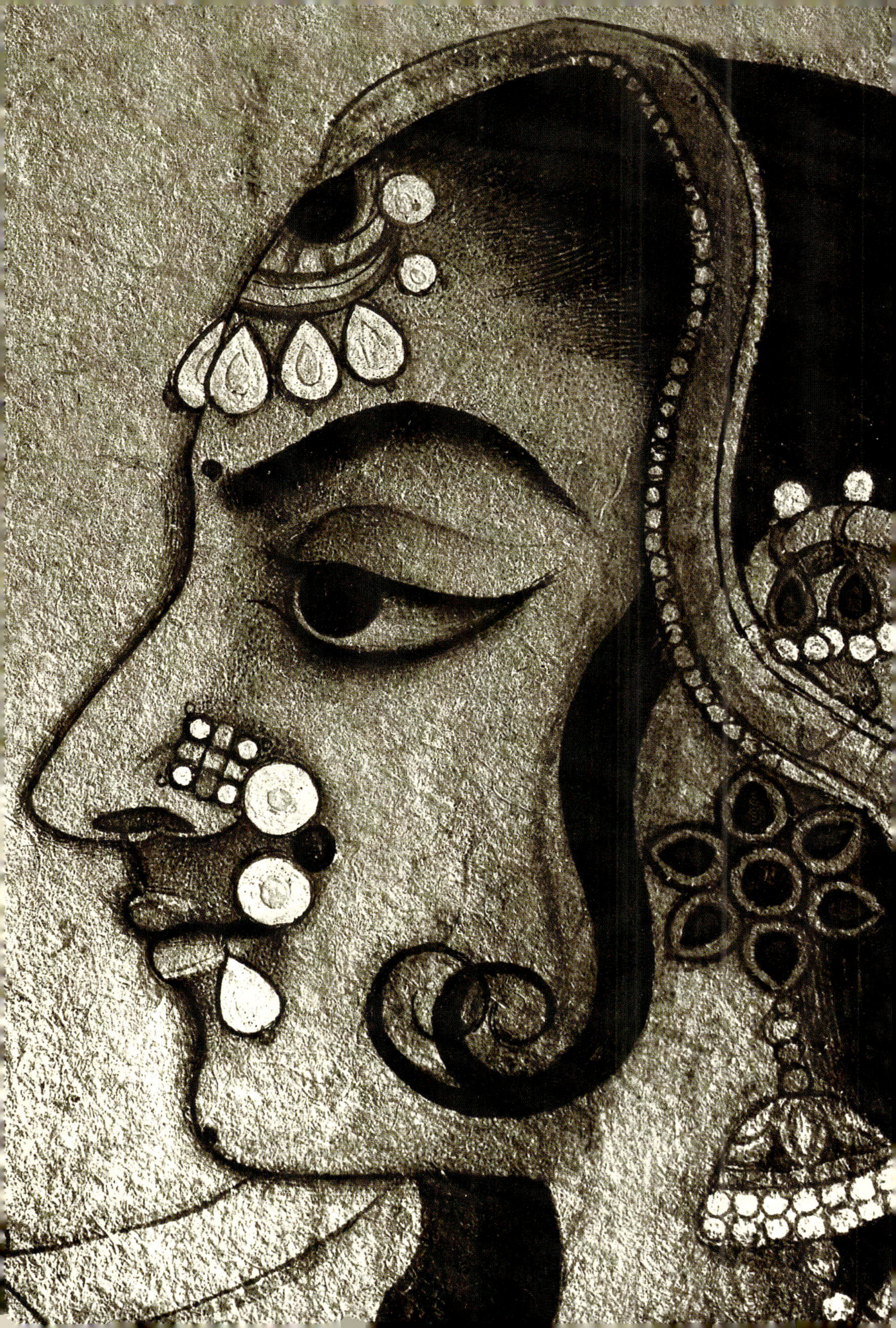

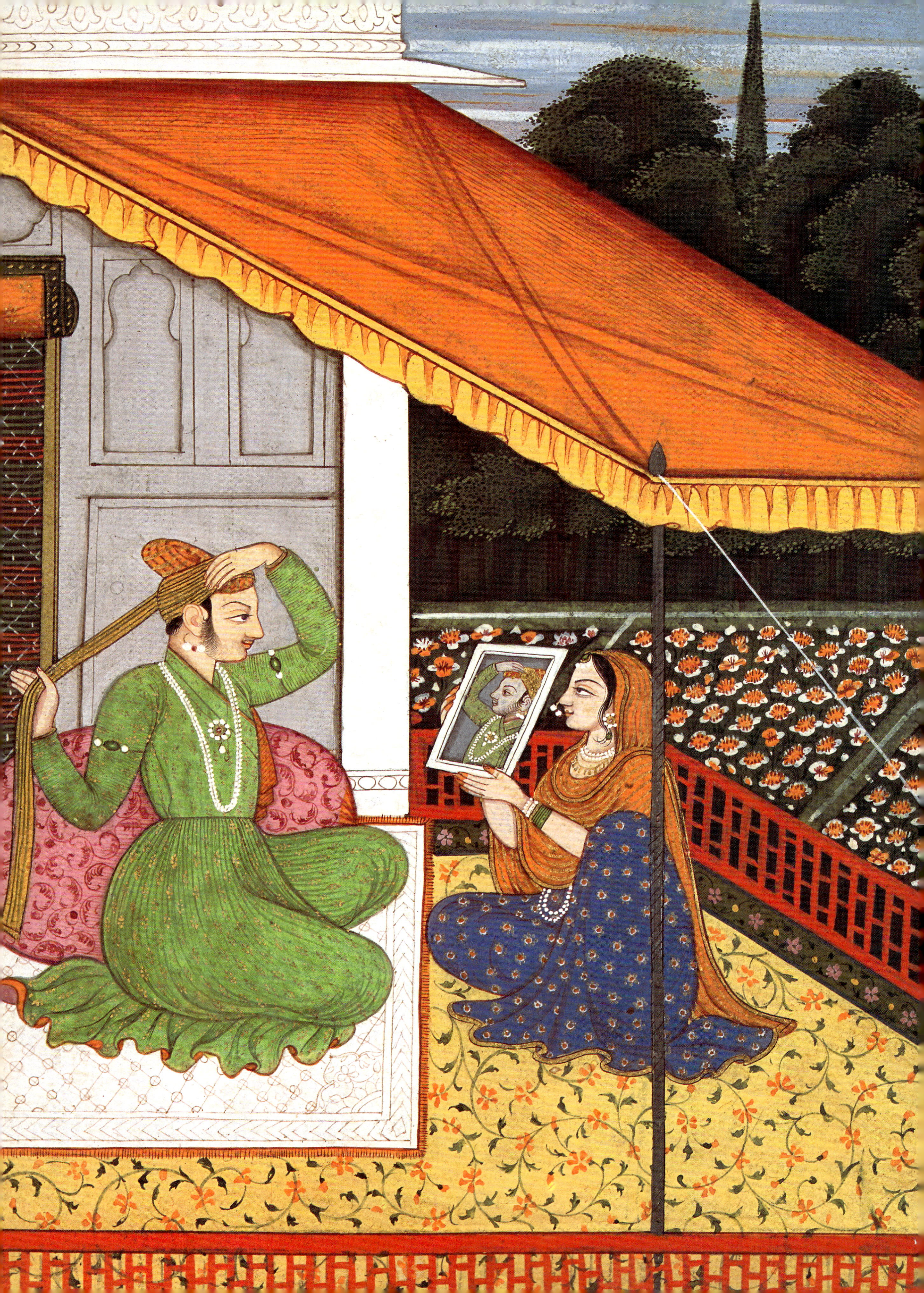

Die dem *Kāma Sūtra* zugrunde liegenden Quellen sind wohl bekannt, über den Verfasser des *Kāma Sūtra* selbst wissen wir jedoch nur sehr wenig. Vātsyāyana stammte wahrscheinlich aus Pataliputra, einer alten Metropole Südasiens, unweit der heutigen Stadt Patna (im indischen Teilstaat Bihar) gelegen. Immer wieder stellt der Verfasser seine regionalen Kenntnisse von Südasien unter Beweis, indem er in seinen Katalogen alle möglichen zulässigen sexuellen Praktiken verzeichnet. Die Gepflogenheiten anderer Regionen Indiens empfindet Vātsyāyana im Allgemeinen eher als unschicklich und lehnt sie daher ab. So missbilligt er beispielsweise die sexuellen Vorlieben und Eigenheiten der Frauen aus der Region Maharashtra im westlichen Indien. Die Frauen von Maharashtra üben zwar die vierundsechzig Künste aus, führen aber unanständige, derbe Reden, und es mangelt ihnen an gutem Benehmen (*Kāma Sūtra* 2.5.29). Dem stellt Vātsyāyana das Verhalten des exemplarischen städtischen Mannes gegenüber. Er betont die Wonnen der Sinnlichkeit und die Wohltat und Annehmlichkeit der Gesellschaft gleich gesinnter Freunde und Angehöriger des anderen Geschlechts. Der folgende Abschnitt entstammt der ausführlichen Beschreibung eines typischen Abendempfangs:

प्रदोषे च संगीतकानि तदन्ते च प्रसाधिते वासगृहे
संचारितसुरभिधूपे ससहायस्य
शय्यायामभिसारिकाणां प्रतीक्षणम् ॥

pradoṣe ca saṅgotakāni tadante ca prasādhite vāsagṛhe
sañcāritasurabhidhūpe sasahāyasya
śayyāyām abhisārikāṇāṃ pratokṣaṇam

Abends finden Konzerte statt. Danach erwarte man im geschmückten Schlafzimmer, das vom Wohlgeruch des Räucherwerks durchdrungen ist, zusammen mit Freunden auf der Lagerstatt das Kommen der Gespielinnen.

(*Kāma Sūtra* 1.4.10)

Den Männern wird empfohlen, elegante, aus feinem Tuch gefertigte Kleidung und auch Schmuck zu tragen. Ist die Kleidung der Frauen vom Regen nass geworden, soll der Gastgeber trockene Gewänder bereitstellen und den Frauen helfen, sich umzuziehen; falls notwendig, soll er auch seine Freunde zu Hilfe holen.

Zahlreiche Vergnügungen werden genannt, die dem jungen Städter angemessen sind, unter anderem Konzerte, bei denen die eingeladenen Musiker ehrenvoll empfangen werden sollen. Aber auch andere, die den Wunsch und die Bereitschaft äußern, ihre Künste darzubieten, sollten gastfreundlich aufgenommen werden. Auch Gartenfeste werden empfohlen, an denen attraktiv hergerichtete Gäste sowie die Freunde teilnehmen. Hierzu versammelt man sich an einem der bekannten Picknickplätze zum Vergnügen oder aus Anlass eines bestimmten Festes im Jahreskreislauf, eines religiösen Festes zum Beispiel. Der feine und gebildete junge Städter lädt seine Freunde gelegentlich auch zu einem nachmittäglichen Cocktail ein. Es wird geraten, Trinkgelage nicht im Haus, sondern draußen im Garten abzuhalten.

Links:

Ankleiden mit Hilfe der Ehefrau
Region Pahari, Himachal Pradesh
Mitte 19. Jahrhundert
Miniaturmalerei,
Kangra-Stil
Nationalmuseum Neu-Delhi

Diese Miniaturmalerei zeigt einen Mann, der sich nach dem Ankleiden seinen Turban bindet, während ihm seine Frau den Spiegel hinhält. Das *Kāma Sūtra* beschreibt detailliert die tägliche Morgentoilette des Haushaltsvorstands. Er steht frühzeitig auf, wäscht sich, salbt sich mit Sandelholz und Duftessenzen; dann schmückt er sich mit Blumen, schminkt sich die Augenlider mit Kolyrium und die Lippen mit Rouge. Er nimmt täglich ein Bad, salbt seinen Körper jeden zweiten Tag mit Öl, verwendet jeden dritten Tag Seifenpuder und rasiert sich jeden vierten Tag. Er hat sein Domizil in der Stadt, in der Nachbarschaft gebildeter und vornehmer Männer, und besitzt ein Haus mit Garten, in dem unter Bäumen eine Schaukel steht, deren Sitz ständig mit Blüten übersät ist.

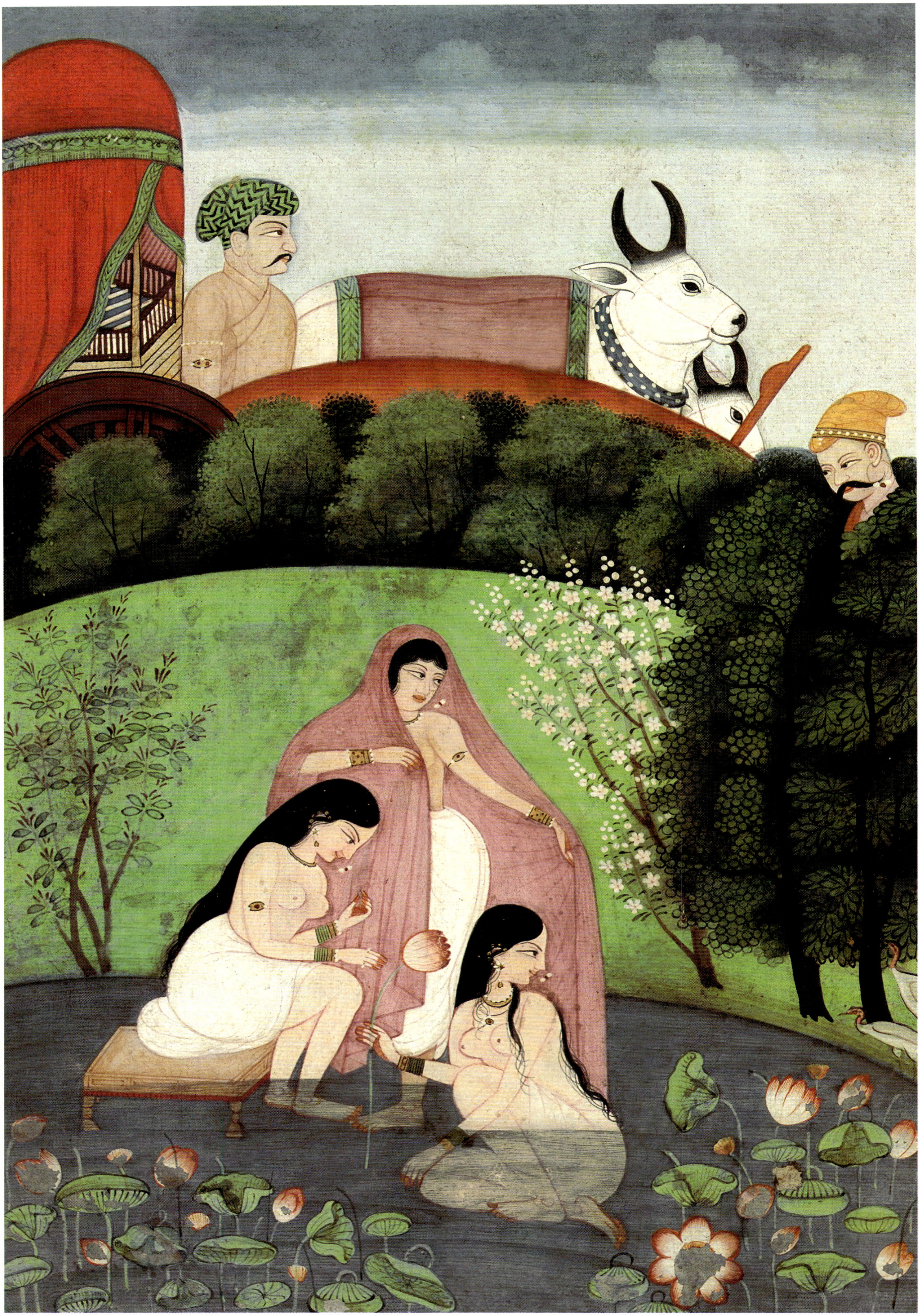

Wie nicht anders zu erwarten, gibt es bei einem Thema wie der Sexualität auch in Indien alle möglichen Vorbehalte und Bedenken, die in der Natur der Sache selbst begründet liegen. Vātsyāyana lässt zwar keinen Zweifel daran, dass sein Thema, die Liebeskunst, von eminenter Wichtigkeit ist, aber er beginnt sein Werk damit, dass er in aller Bescheidenheit das *kāma* in der Hierarchie der drei Lebensziele an letzter Stelle positioniert. *Dharma*, das moralische Streben, gilt ihm als höchstes Ziel des Menschen, *artha*, die Organisation der weltlichen Dinge und Besitztümer, rangiert unmittelbar danach. *Kāma*, der Sinnen- und Liebesgenuss, wird dagegen hinterfragt und in seiner Bedeutung als erstrebenswertes Ziel zuerst ausführlich gerechtfertigt (*Kāma Sūtra* 1.2.14–17).

Es wäre daher falsch, im altindischen Denken eine hemmungslose und uneingeschränkte Bejahung der Sinnlichkeit zu sehen. Sinnlichkeit wird zwar als wesentlicher Bestandteil des menschlichen Lebens gesehen, doch gegenüber den beiden anderen *puru sharthas* nimmt sie eine untergeordnete Position ein. Der Text des *Kāma Sūtra* ist bis heute erhalten geblieben. Bekannt geworden ist er aufgrund jener Abschnitte, die explizit sexuellen und erotischen Themen gewidmet sind, und nicht weil das *kāma shāstra* als eine den anderen Lehren gleichrangige Disziplin anerkannt wäre.

Die *kāma-shāstra*-Überlieferung wurde in ihrer Bedeutung oft verkannt, und obwohl das *Kāma Sūtra* in und außerhalb Indiens große Berühmtheit erlangt hat, wird es nur selten richtig verstanden. Wie im Westen wurde auch in Indien die Darstellung der explizit sexuellen Praktiken überbetont und die anderen, sehr viel umfangreicheren Abschnitte wurden außer Acht gelassen. Sie enthalten subtile Beobachtungen zur menschlichen Psyche und geben praktische Ratschläge zu sehr profanen Angelegenheiten, wie beispielsweise dem richtigen Würzen von Speisen für ein frisch verheiratetes Paar oder den Eigenschaften einer guten Liebesbotin.

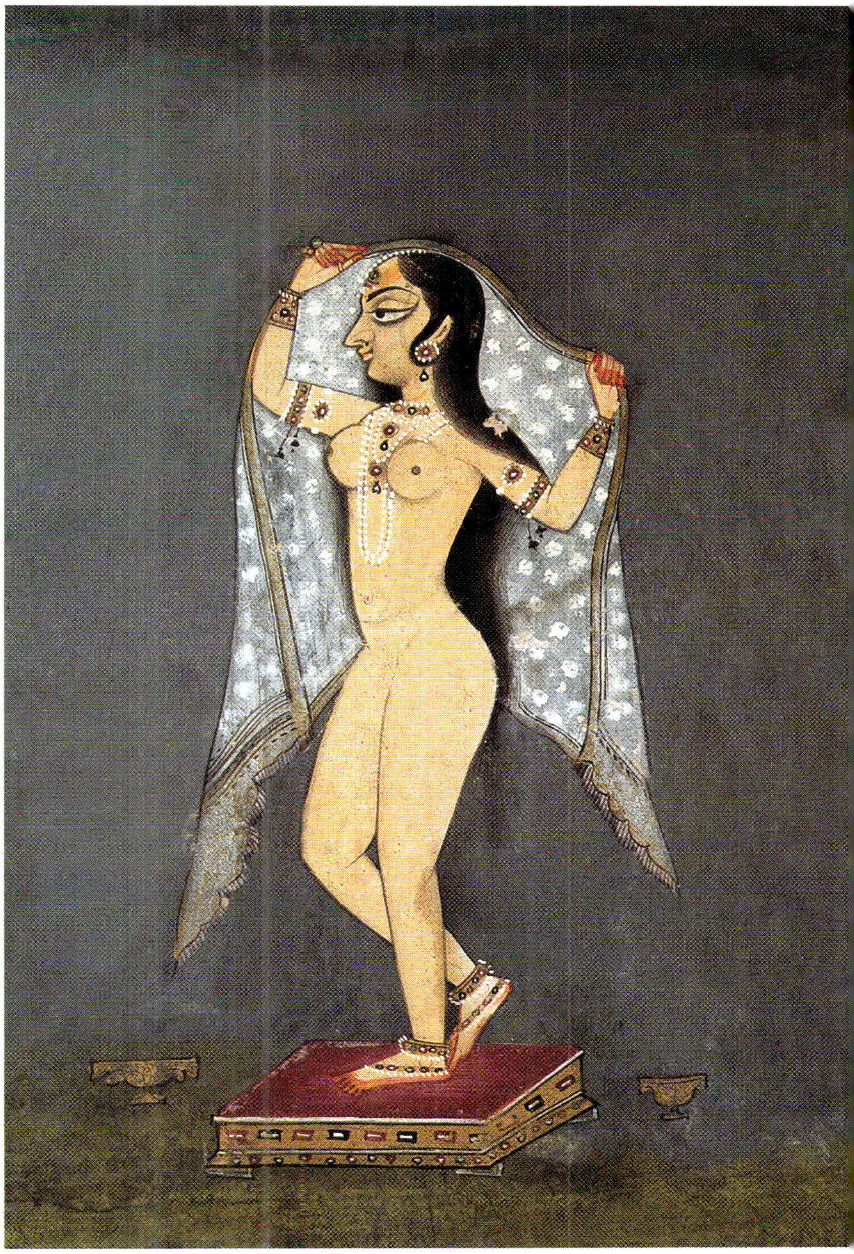

Links:

Badende Frauen
Region Pahari, Himachal Pradesh
Spätes 19. Jahrhundert
Miniaturmalerei, Kangra-Stil
Nationalmuseum Neu-Delhi

Während die Schönen nichts ahnend in einem Seerosenteich baden, schleicht sich hinter den Büschen ein verliebter Mann an und beobachtet sie, ohne selbst gesehen zu werden.

Rechts:

Nach dem Bad
Jodhpur, Rajasthan
Frühes 19. Jahrhundert
Miniaturmalerei
Nationalmuseum Neu-Delhi

Die vornehme Dame beginnt ihren Tag mit einer ausführlichen Morgentoilette. Auch wenn sie von den vielfältigen Aufgaben der Haushaltsführung und -organisation sehr in Anspruch genommen wird, gehört auch die Selbstpräsentation zu ihren Pflichten. Von einer Frau wird erwartet, dass sie sich pflegt und schmückt, um eine attraktive Erscheinung abzugeben.

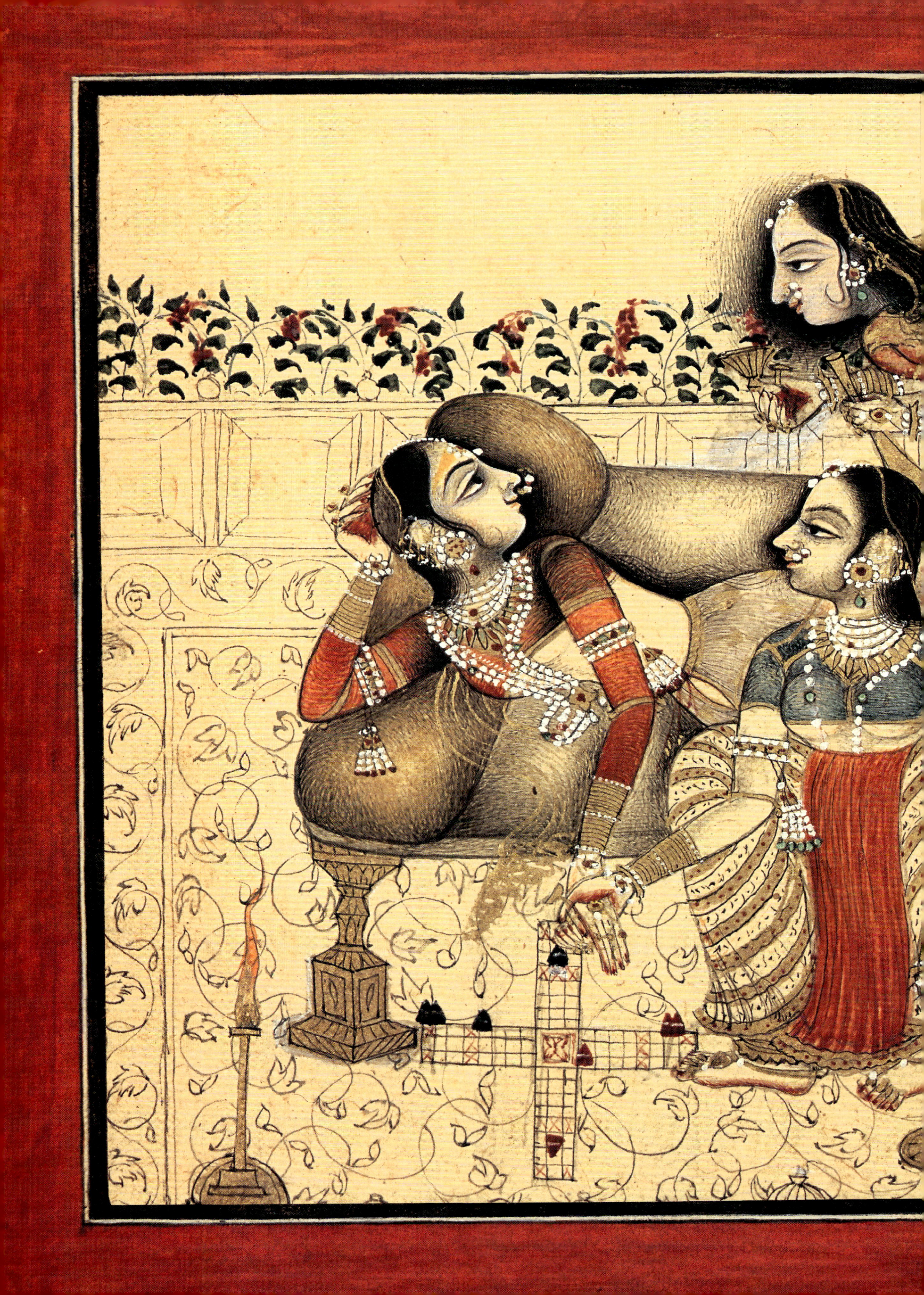

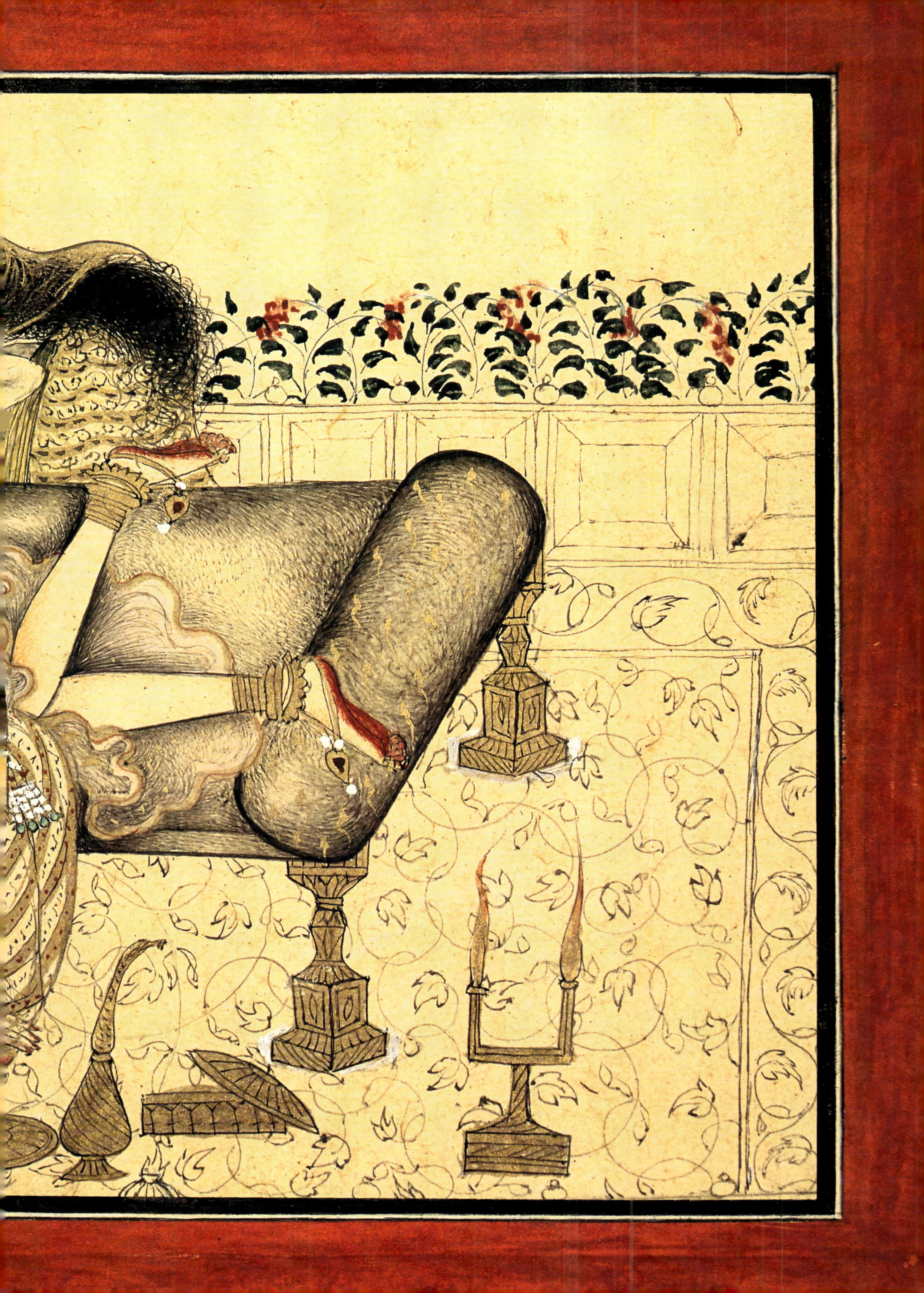

Die Technik der Aufzählung im *Kāma Sūtra*

In der Sanskrit-Literatur finden sich häufig Kataloge oder Verzeichnisse, die eine Idee oder eine Kategorie veranschaulichen sollen, im *Kāma Sūtra* beispielsweise »Arten der Liebesbisse«. Solche Kataloge listen das ganze Spektrum von Möglichkeiten auf und konkretisieren das Gemeinte an Beispielen. Der Katalog selbst verleiht dem Gesagten den Anstrich wissenschaftlicher Unanfechtbarkeit, und bei näherer Betrachtung erkennt man häufig, dass neben banalen Feststellungen (zum Beispiel »Reiben« als Mittel zur Steigerung der sexuellen Erregung) sehr spezielle Einträge stehen, wie etwa: »Der ›Eberbiss‹ besteht aus dicht gedrängten, recht langen und zahlreichen Zahnspuren mit dunkelroten Zwischenräumen; angebracht werden sie nur auf den Brüsten.« Als Form des expositorischen Schreibens berücksichtigen die Kataloge des *Kāma Sūtra* alle nur denkbaren Einzelfälle – das abstrakte Naturgesetz ebenso wie die peniblen Details. Der unten angeführte Katalog mit den vierundsechzig Künsten folgt dieser Logik. Zu den genannten Fertigkeiten gehören Tanz und Musizieren, aber auch die Fähigkeit, amüsante Wortspiele zum Besten zu geben, und die Beherrschung des Würfelspiels. Es soll jedoch angemerkt werden, dass selbst ein so unbedeutend scheinender Punkt wie »Geschick beim Würfelspiel« in der epischen Sanskrit-Dichtung von enormer Wichtigkeit ist. Ein Würfelspiel war nämlich der Auslöser für den verheerenden Krieg, der den Hintergrund des berühmten Gesprächs zwischen dem Gott Krishna und dem Krieger Arjun in der *Bhagavad-Gītā* bildet, einem religionsphilosophischen Gedicht, das in das Epos Mahābhārata eingeflochten ist.

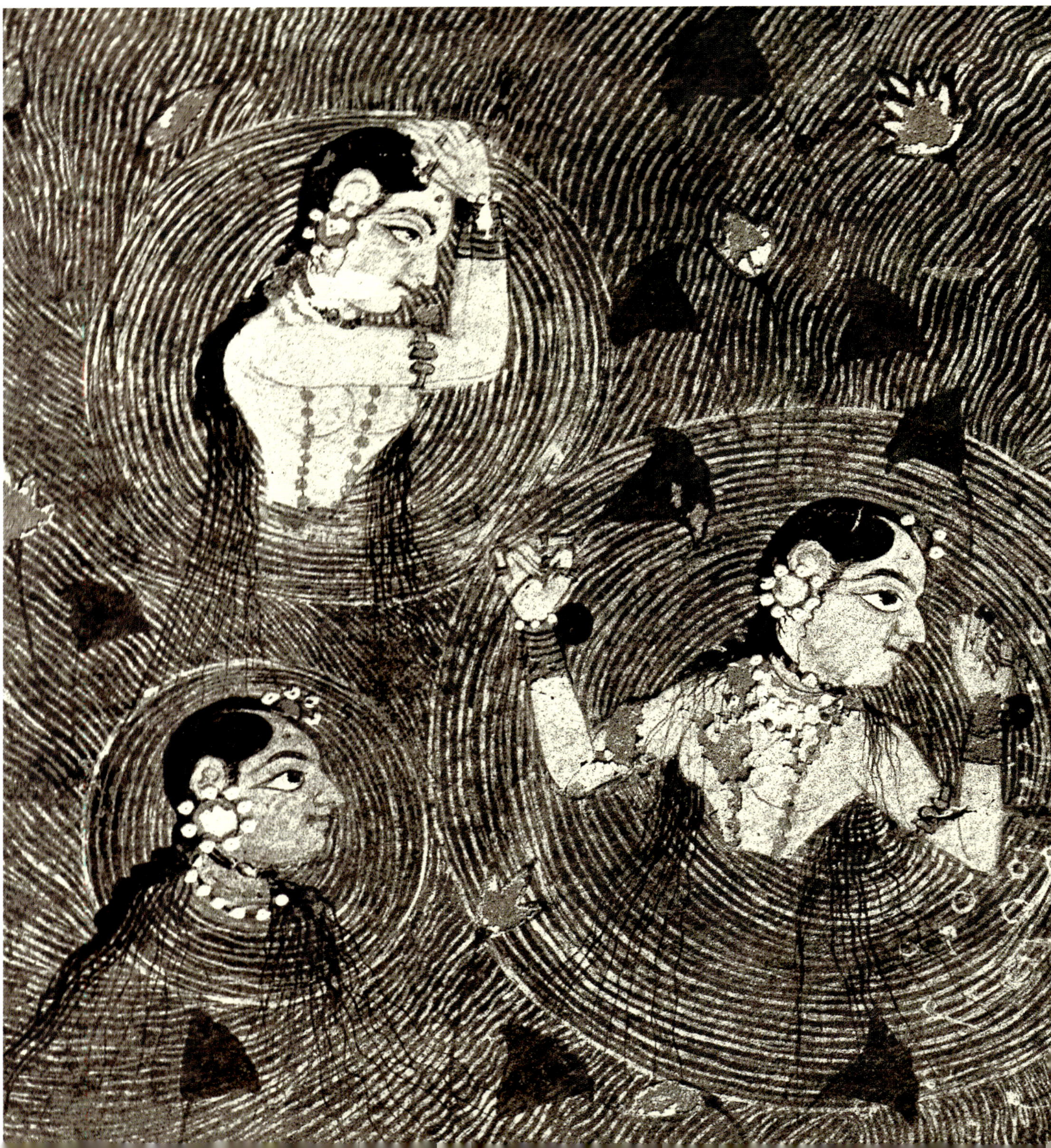

Vorgehende Doppelseite:

Sport und Muße
Bundi, Rajasthan
Spätes 18. Jahrhundert
Miniaturmalerei
Nationalmuseum Neu-Delhi

Das *Kāma Sūtra* empfiehlt alle möglichen Vergnügungen, die Bestandteil der vierundsechzig Künste sind (siehe Teil 1). Hierzu gehören Rätsel lösen, Verse rezitieren, Zungenbrecher erfinden, Geschichten lesen, Duftessenzen aus Kräutern und Blumen herstellen, bei Festen Spiele organisieren, Würfelspiele, Glücksspiel und anderes mehr. Ein Mann soll sich eine Ehefrau suchen, die in diesen Künsten bewandert ist. Sie wird immer seine Lieblingsfrau bleiben, selbst wenn er tausend Geliebte hat.

Ein in den Künsten bewanderter Mann gewinnt das Gemüt der Frauen

Männer und Frauen sollen sich diese Fertigkeiten aneignen, selbst wenn sie es nicht in allen Künsten zur Meisterschaft bringen. Das *Kāma Sūtra* rät seinen Zuhörern immer wieder, sich einen Partner zu suchen, der in diesen Künsten bewandert ist. Bei der Auswahl des Ehepartners sollte daher die Bildung des anderen eine maßgebliche Rolle spielen.

Das *Kāma Sūtra* empfiehlt, die eigene Attraktivität durch das Studium, durch die Aneignung von Wissen und durch Übung und Erfahrung zu erhöhen. Der weltgewandte Städter sollte von seiner Partnerin ein gewisses Maß an Kultiviertheit und Verfeinerung erwarten dürfen, aber auch selbst nach Vervollkommnung in diesen Künsten streben. Neben der Meisterschaft in den unten genannten vierundsechzig Künsten kann ein Stadtbewohner seine Erfolgsaussichten beim anderen Geschlecht auch dadurch verbessern, dass er die vierundsechzig Stellungen beim Geschlechtsverkehr beherrscht. Wenn möglich, sollte er das Mädchen dadurch beeindrucken, dass er zeigt, wie gut er im *kāma shāstra* bewandert ist.

Zu den vierundsechzig Künsten zählen so unverzichtbare Fertigkeiten wie die Täuschung und ganz spezifische Begabungen wie die Kunst, gelehrigen Vögeln das Sprechen beizubringen. Ein Mann oder eine Frau, die diese Fertigkeiten beherrschen, sind es wert, als Lebensgefährten gewonnen zu werden.

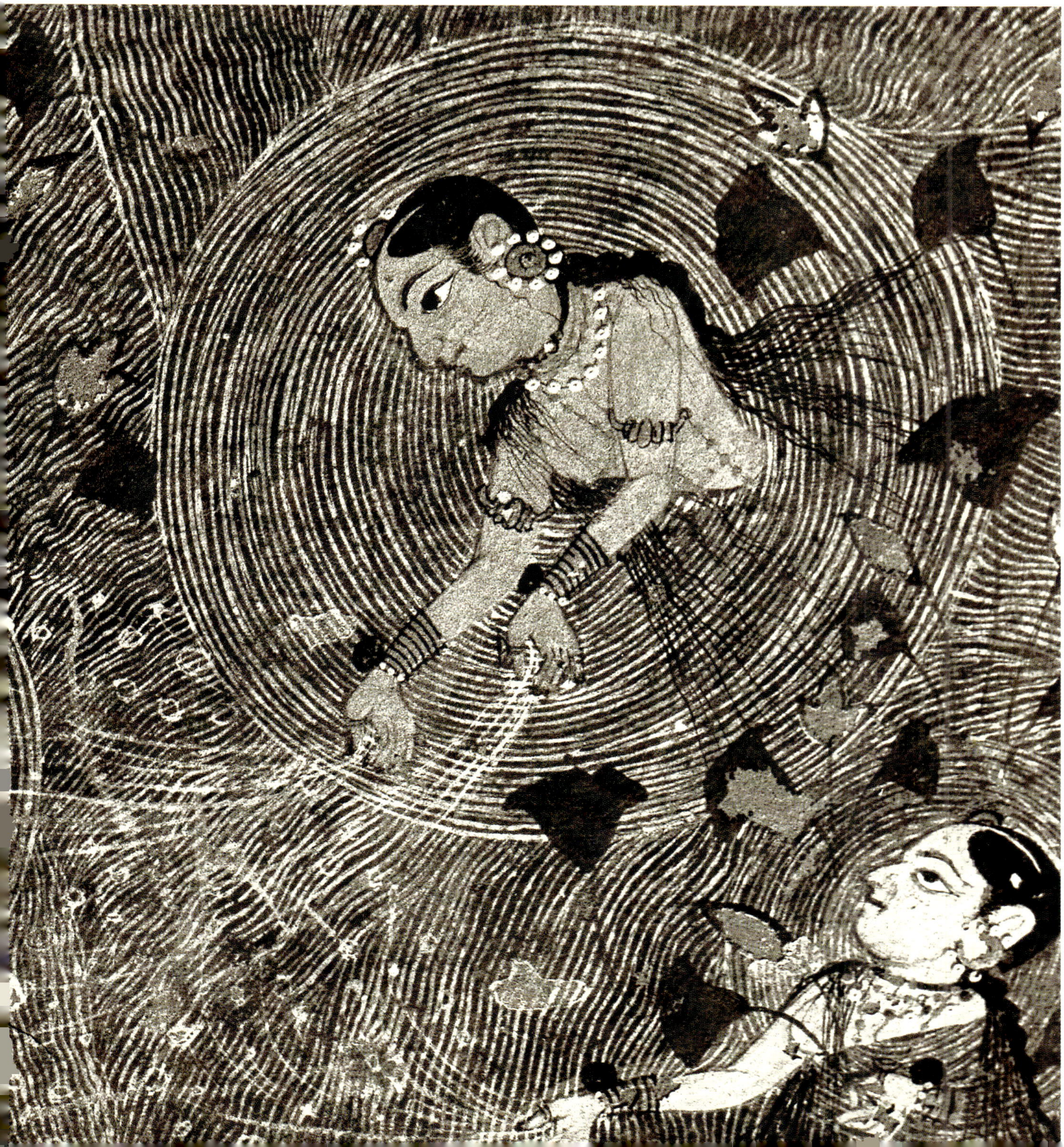

Links:

Wasserspiele (*jalakrida*)
Rajasthan
Frühes 17. Jahrhundert
Miniaturmalerei
Sammlung J. P. Goenka, Kalkutta, Westbengalen

Im ersten Teil des *Kāma Sūtra* (1.4.26) werden die Leser aufgefordert, im Sommer Wasserspiele zu gestalten. Liebesgedichte und andere Genres der Sanskrit-Literatur handeln von den Vergnügungen der Wasserspiele, wenn Männer und Frauen gemeinsam baden. Hier sind in Quellenbecken, deren Wasser mit duftenden Substanzen versetzt ist und in denen sich keine gefährlichen Wassertiere aufhalten, badende Frauen dargestellt. Unter anderem wird empfohlen, auf das Wasser zu schlagen, um rhythmische Geräusche zu erzeugen, zu tauchen oder Spiele im Wasser zu veranstalten.

Vierundsechzig Kennzeichen von Kultur:

1. Gesang
2. Instrumentalmusik
3. Tanz
4. Zeichnen
5. Ritzen von Umrissen in Blätter zum Bemalen des Körpers zu kosmetischen Zwecken
6. Anfertigen von floralem Fußbodenschmuck, auch mit gefärbtem Pulver
7. Blumenarrangements
8. Tätowieren zu kosmetischen Zwecken
9. Herstellen von Fußbodenmosaiken
10. Herrichten einer Tafel mit gefärbten Stoffen und Kissen
11. Musikmachen durch das Schlagen auf Schalen, die mit unterschiedlich viel Wasser gefüllt sind
12. Wassersport
13. Kenntnis von Zauberformeln, Amuletten und wundertätigen Praktiken
14. Kränze winden für Haus und Tempel
15. Herstellen von Stirn- und Kopfschmuck für besondere Gelegenheiten
16. Wahl der passenden Garderobe
17. Herstellen von Ohrschmuck aus Elfenbein oder Perlmutt
18. Parfümzubereitung
19. Anbringen von Schmuck
20. Erlernen von Zauberkunststücken
21. Aphrodisiaka
22. Maniküre
23. Zubereiten verschiedener Gerichte
24. Mixen von Getränken
25. Nähen
26. Fadenspiel
27. Spiel von *veena* (Saiteninstrument für die Melodie) und *damru* (Trommel für den Rhythmus)
28. Wiedergabe von Rätseln und Reimen
29. Rezitieren bekannter Verse
30. Hersagen von Zungenbrechern
31. Vorlesen aus Büchern
32. Geschichtenerzählen
33. Einfügen von auswendig gelernten klassischen Textpassagen ins Gespräch zur Veranschaulichung des eigenen Standpunktes

Rechts:

Schaukelndes Mädchen
Region Pahari, Himachal Pradesh
Frühes 19. Jahrhundert
Miniaturmalerei, Kangra-Stil
Nationalmuseum Neu-Delhi

Gartenfeste waren schon im 3. Jahrhundert beliebt, und die Raffinesse solcher Ausflüge wird im ersten Teil des *Kāma Sūtra* dargelegt. Die weltgewandten Männer und Frauen kleiden sich elegant und vertreiben sich bei einem Gartenausflug die Zeit mit allerlei vergnüglichen Spielen: mit Hahnen-, Wachtel- und Widderkämpfen, Würfelspiel und mit der Teilnahme an Tanzaufführungen und Schaukelspielen (*Kāma Sūtra* 1.4.25).

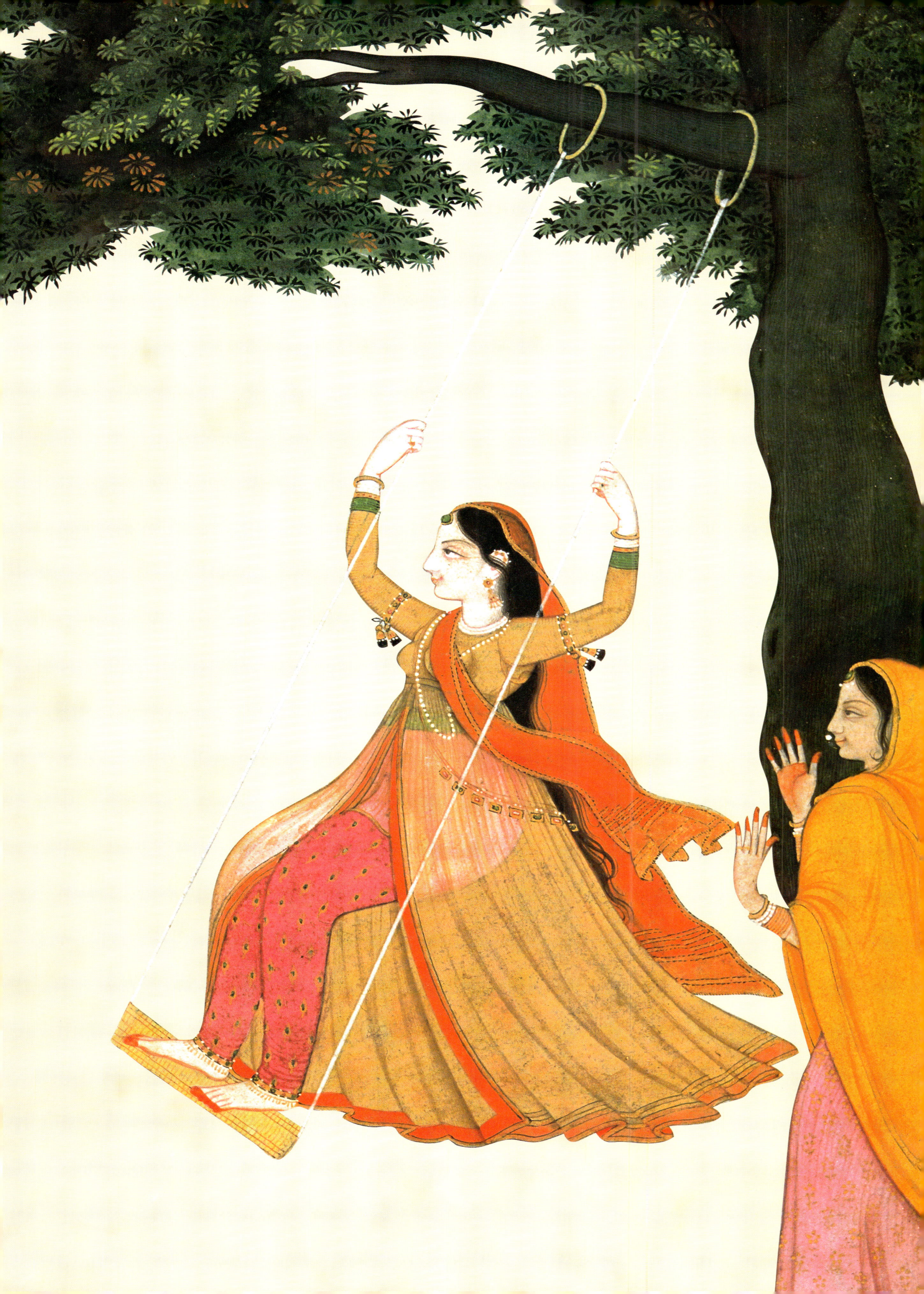

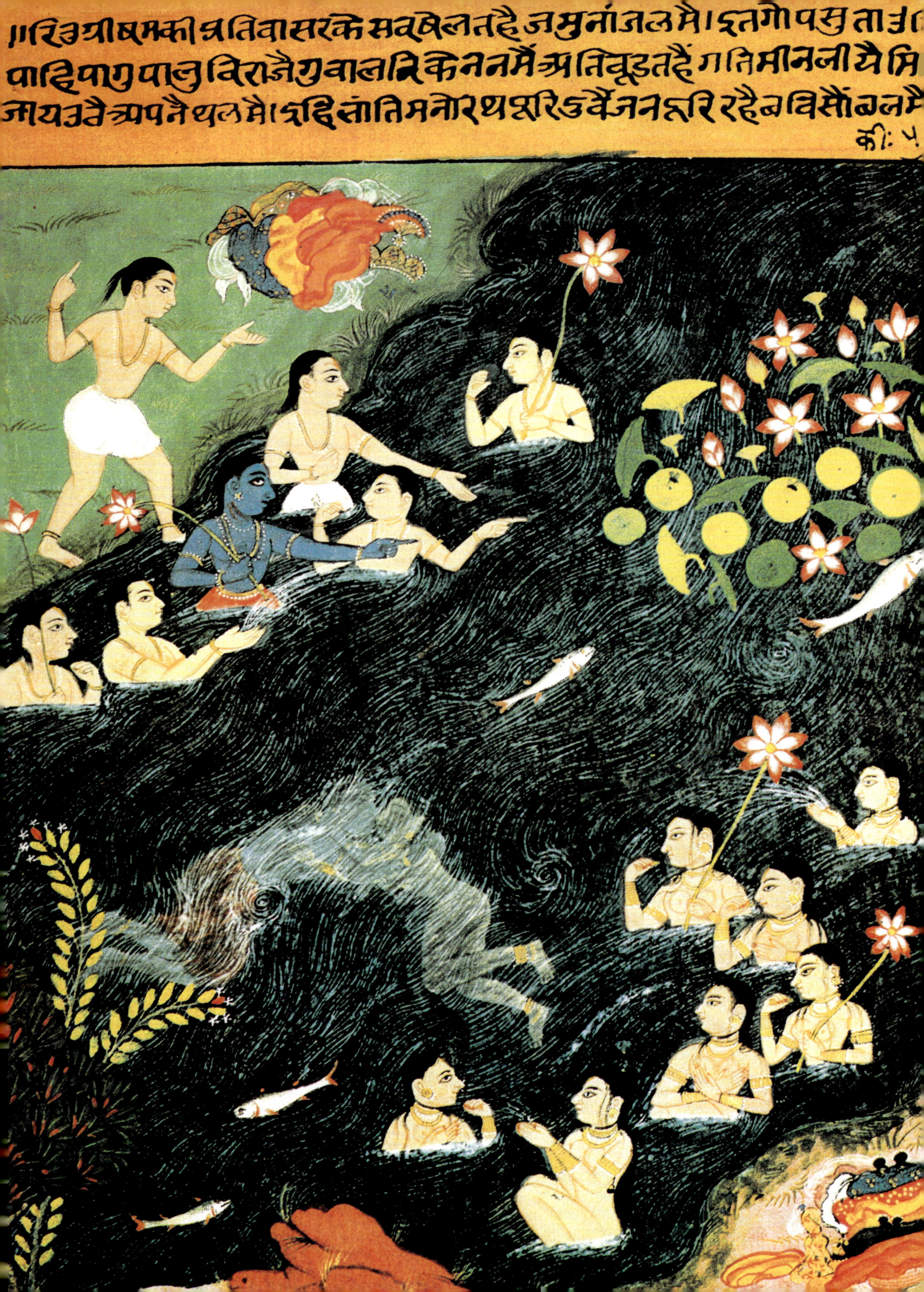
॥रितु ग्रीषम की अति वासर के सब खेलत है जमुनां जल मै। इत गोपसु ता उत
पाहि पाग पाग विराजै गुवालनि के ननन मैं अति बूडत हैं गति मीन नजी यै मि
जाय उठै अपनै थल मै। द्रहि तां ति मनोरथ पूरि कै जन नूरि रहै ब विसौं ब जल मै
की: ५

34. Gebrauch von leichten Materialien wie Tuch, Holz und Bambus
35. Drechseln
36. Zimmern
37. Innendekoration
38. Kenntnis wertvoller Metalle
39. Alchemie
40. Kenntnis von Juwelen
41. Praktiken der Baumpflege
42. Veranstalten von Widder-, Hahnen- und Wachtelkämpfen
43. Sprechdressur von Papageien und Predigerkrähen
44. Geschicklichkeit im Massieren und Frisieren
45. Kenntnis der Zeichensprache
46. Kenntnis von Fremdsprachen
47. Kenntnis von regionalen Dialekten
48. Herrichten von Blumenwagen
49. Kenntnis der Vorzeichen
50. Kenntnis der magischen Symbole
51. Kenntnis der Gedächtniskunst
52. Rezitieren memorierter Texte
53. Abfassen von Gedichten
54. Großer Wortschatz
55. Kenntnis der Metrik
56. Literaturkritik
57. Kunst der Verstellung
58. Kunst der Verkleidung
59. Kenntnis verschiedener Arten des Glücksspiels
60. Geschick im Würfelspiel
61. Kenntnis verschiedener Kinderspiele
62. Anstandsregeln
63. Erfolgsstrategien
64. Körperliche Ertüchtigung

(*Kāma Sūtra* 1.3.15)

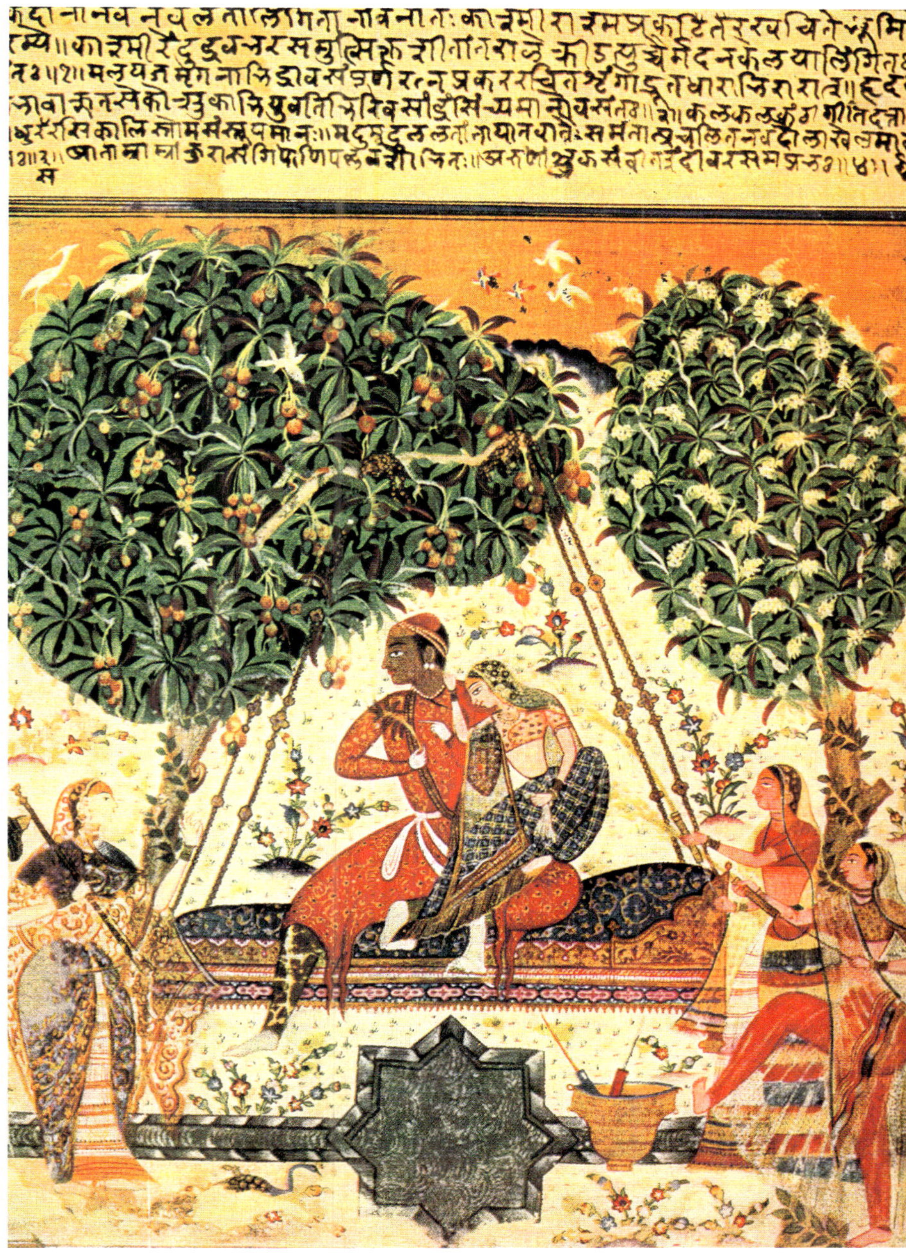

Links:

Krishna badet mit seinen Gespielinnen (*gopis*)
Mewar, Rajasthan
1630–40
Detail einer illuminierten Handschrift des *Rasikapriya* von Keshav
Das Rajasthan Oriental Research Institute, Jodhpur

Das *Kāma Sūtra* beschreibt unter anderem das Liebesspiel im Wasser, rät aber davon ab, den Samen ins Wasser zu ergießen. Auf diesem Gemälde ist ein Paar untergetaucht, damit es beim Liebesspiel unbeobachtet bleibt.

Oben:

Liebespaar auf einer Schaukel
Bijapur, Rajasthan
Mitte 16. Jahrhundert
Miniaturmalerei,
Dekkan-Schule
Nationalmuseum Neu-Delhi

Das *Kāma Sūtra* ermuntert die Liebenden zu Aktivitäten im Freien und rät ihnen, Festgelage zu Ehren des Liebesgottes *Kāma* abzuhalten. Außer dem Liebespaar sind hier junge Mädchen dargestellt. Sie symbolisieren Unschuld und Freundschaft, die diese Szene kennzeichnen.

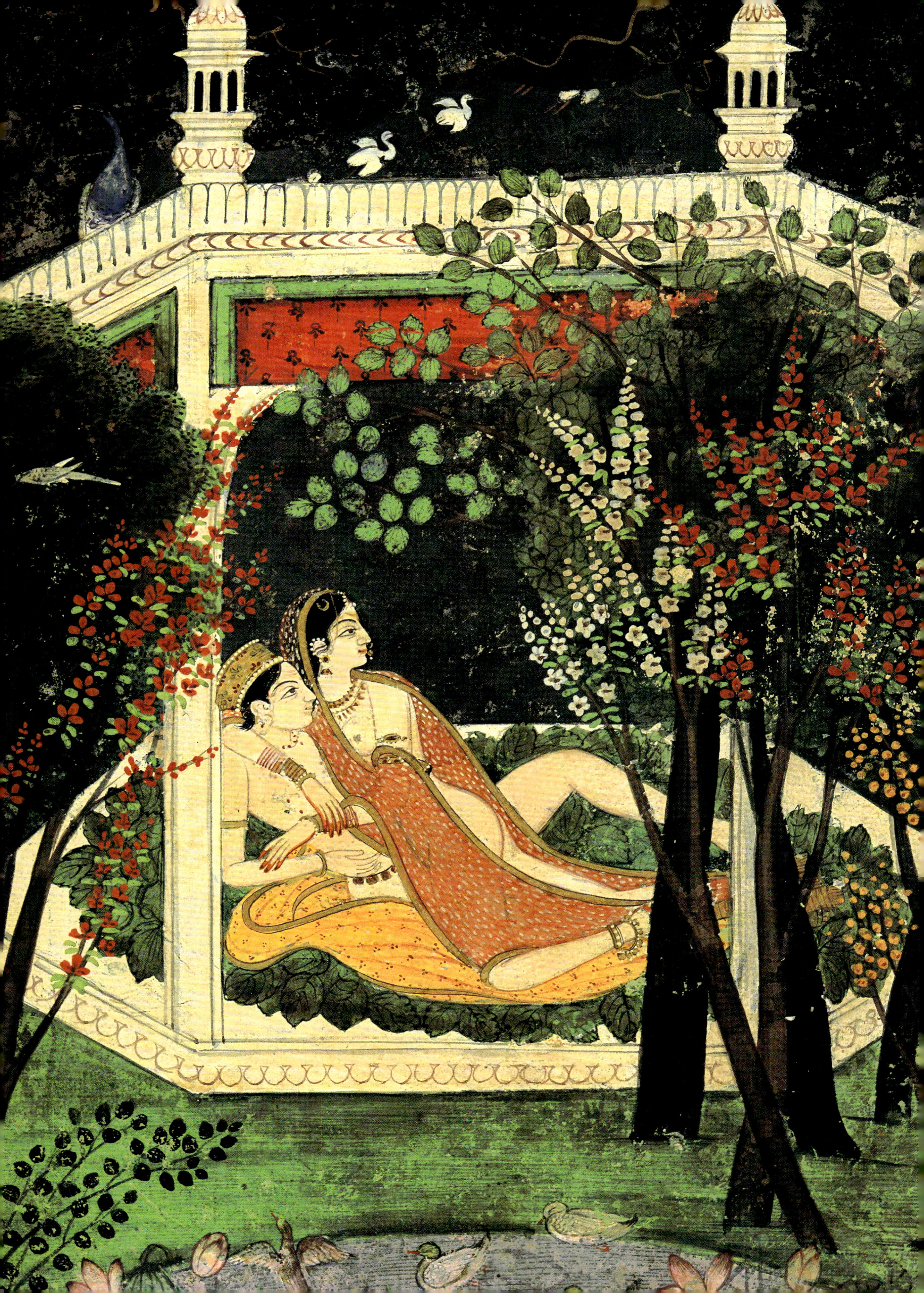

Hat man in der Beherrschung dieser Künste ausreichend Meisterschaft erreicht, um das Objekt seiner Zuneigung gehörig zu beeindrucken, ist es an der Zeit, einmal innezuhalten und zu überlegen, was es bedeutet, ein dem Sinnengenuss gewidmetes Leben zu führen. Das letzte Kapitel des letzten Teils des *Kāma Sūtra* warnt davor, sich dem sinnlichen Genuss ohne Einschränkungen hinzugeben. Es sei besser, die sexuellen Gelüste im Zaum zu halten. Auch wenn ihre Erfüllung als ein natürlicher Bestandteil des Menschseins betrachtet wird, der den größten Teil des Lebens durchdringt, wird geraten, Maß zu halten und den Liebesgenuss dem höchsten *puru shartha* unterzuordnen, dem *dharma*. Diese Differenzierung wird in folgender Definition des *kāma* deutlich, die Vātsyāyana gibt:

श्रोत्रत्वक्चक्षुर्जिह्वाघ्राणानामात्मसंयुक्तेन मनसाधिष्ठितानां
स्वेषु स्वेषु विषयेष्वानुकूल्यतः प्रवृत्तिः कामः ॥

śrotratvakcakṣurjihvāghrāṇānām ātmasaṃyuktena manasādhiṣṭhitānāṃ
sveṣu sveṣu viṣayeṣvānukūlyataḥ pravṛttiḥ kāmaḥ

***Kāma* bedeutet eine Erweiterung des geistigen Vergnügens durch die fünf Sinne: Hören, Tasten, Sehen, Schmecken und Riechen.**

(*Kāma Sūtra* 1.2.11)

स्पर्शविशेषविषयात्त्वस्याभिमानिकसुखानुविद्धा
फलवत्यर्थप्रतीतिः प्राधान्यात्कामः ॥

sparśaviśeṣaviṣayāt tvasyābhimānikasukhānuviddhā
phalavaty arthapratotiḥ prādhānyāt kāmaḥ

***Kāma* bedeutet das besondere Vergnügen an Dingen, das der Tastsinn hervorruft, wenn die Berührung mit dem Gegenstand, der das Vergnügen verursacht, erfolgt ist.**

(*Kāma Sūtra* 1.2.12)

Diese Betrachtungen über Erotik beziehen sich auf die Art und Weise des Lustgewinns und betonen, dass Erotik den Blick auf andere, weniger selbstbezogene Ziele wie Moral, Anstand und Sitte, die der eigenen sozialen Gruppe nützlich sind, nicht verstellen darf. *Kāma* wird damit als ein Gegenpol zur Ästhetik des asketischen Verzichts beschrieben. Der Asket bemüht sich um die Erkenntnis des wahren Wesens der Wirklichkeit, indem er durch das Spezifische und Konkrete hindurch auf das Absolute zu blicken versucht.

Man fragt sich vielleicht, wie diese Erörterungen des erotischen Genusses im Einzelnen aussehen. Im folgenden Teil werden neben anderem die intimsten Details der sexuellen Vereinigung von Mann und Frau dargestellt.

Links:

Paar in einer Gartenlaube
Region Pahari, Himachal Pradesh
Frühes 19. Jahrhundert
Miniaturmalerei, Kangra-Stil
Nationalmuseum Neu-Delhi

Diese Kangra-Malerei aus dem frühen 19. Jahrhundert zeigt Krishna, den ewigen Liebhaber, und seine Gattin Rādhā in der Umarmung nach einer Nacht ehelicher Glückseligkeit. Indische Miniaturmaler ließen sich schon immer von den Versen der indischen Lyrik inspirieren, die die Liebe dieser beiden Gottheiten besingen. Bei dem Dichter Jayadeva heißt es: »Ach! Bette dich voll Verlangen auf ein Lager aus zarten Blättern. Lass ihn dein Gewand teilen und biete ihm deine Lenden zur Wonne dar.« Darauf erwidert Rādhā: »Presse mich fest an deine Brust. Umschlinge mich mit deinen Armen wie Weinreben. Beiße mich mit deinen mitleidslosen Zähnen und erlege mir eine angemessene Strafe auf.«

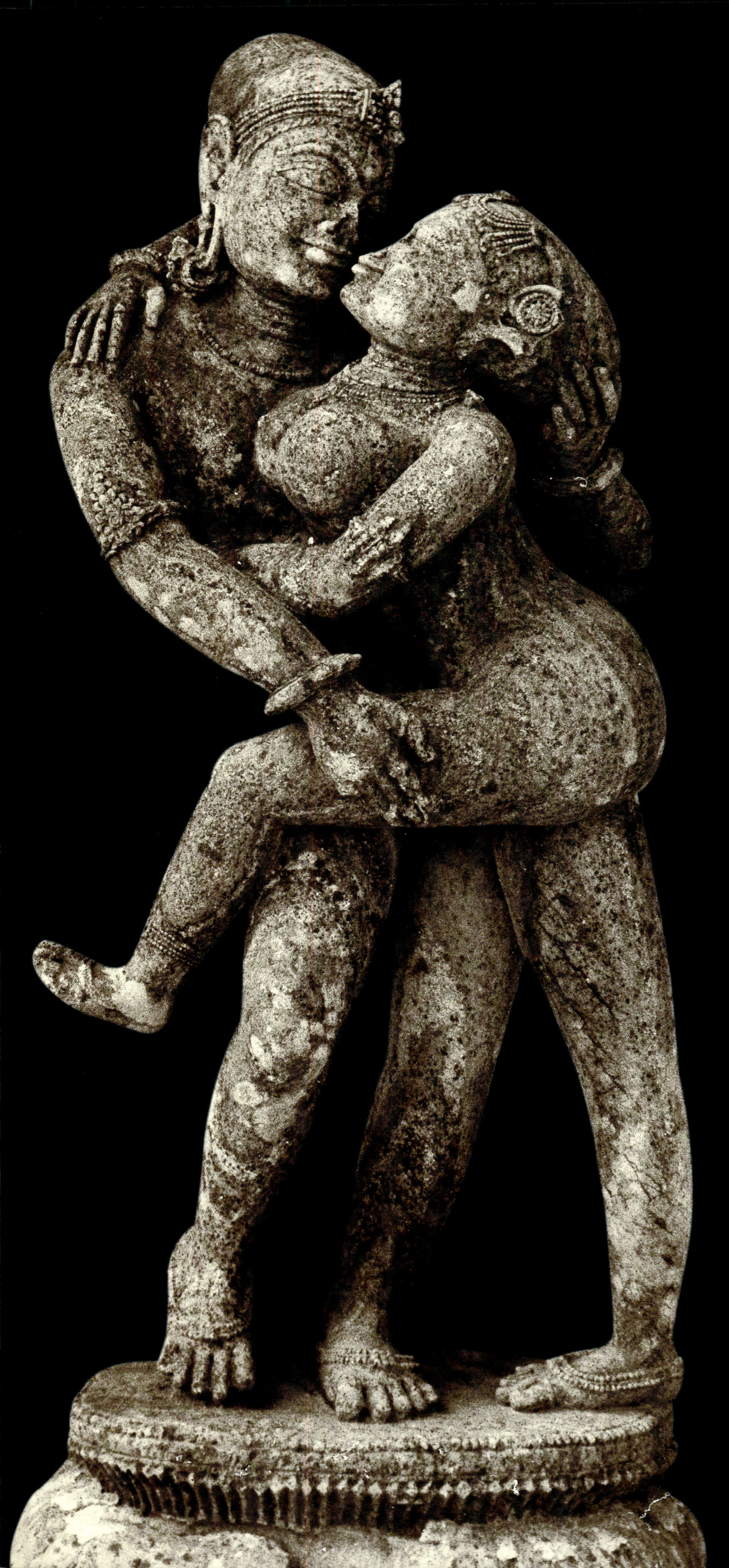

Die geschlechtliche Vereinigung von Mann und Frau

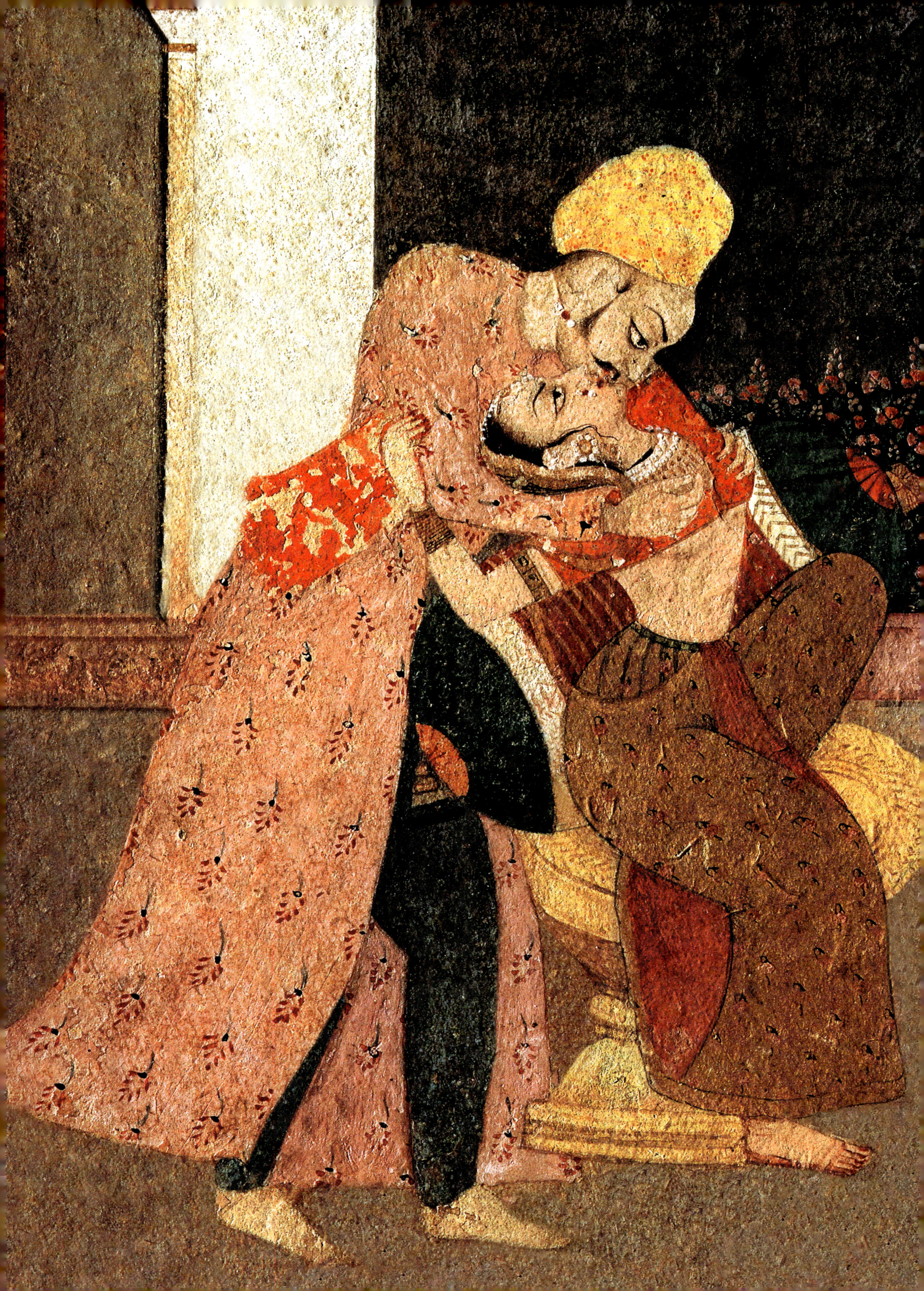

Die Maße der Körper, Zeitpunkt und Dauer

Die zweite Stufe in der Erziehung des jungen Hausvaters ist das bessere Verständnis der Abläufe während des Geschlechtsakts. Die in diesem Teil des *Kāma Sūtra* aufgelisteten Details decken zwar alle möglichen Spielarten der Leidenschaft ab, aber es wird kein Anspruch auf Vollständigkeit erhoben. Vātsyāyana räumt ein, dass der Liebesakt viele Möglichkeiten zur Improvisation bietet, doch der unverheiratete Neuling auf diesem Gebiet wird von den hier erörterten Details ganz gewiss profitieren, weil ihm ein Spektrum von Möglichkeiten dargelegt wird, die bis dahin nur in seiner Vorstellungskraft existierten.

Der zweite Hauptteil des *Kāma Sūtra* ist der längste von allen. In ihm werden die Spielarten des Liebesakts so dargelegt, als ob sie von Schauspielern vorgeführt werden. Die Bezeichnungen für die Schauspieler, die die Stellungen beim Geschlechtsverkehr vollführen, sind *nayaka* (eine traditionelle Figur, die den männlichen Part spielt und – entsprechend wohl bekannten rhetorischen Grundfiguren – in vier verschiedenen Rollen oder Kategorien auftritt) und *nayika* (den entsprechenden weiblichen Part, der drei Grundtypen verkörpert). Doch bevor Vātsyāyana diese Typen aufzählt, stellt er vier Themen vor, die er in diesem Textteil behandeln möchte. In der Vorrede teilt er Männer und Frauen entsprechend der Größe ihres Geschlechtsteils, ihrer sexuellen Ausdauer und sexuellen Disposition ein. Er spekuliert über die Unterschiede der erotischen Lust bei Männern und Frauen und widmet sich schließlich den vier Arten der Zuneigung zwischen den Geschlechtern. Je nach der Größe ihres Penis gibt es drei Typen von Liebhabern: Hase, Stier und Hengst.

शशो वृषोऽश्व इति लिङ्गतो नायकविशेषाः ।
नायिका पुनर्मृगी वडवा हस्तिनी चेति ॥

śaśo vṛṣo'śva iti liṅgato nāyakaviśeṣāḥ
nāyikā punar mṛgo vaḍavā hastino ceti

Die Partnerinnen hingegen sind Gazelle, Stute und Elefantenkuh.
(*Kāma Sūtra* 2.1.1)

Das *Kāma Sūtra* verwendet das Mittel der Taxonomie zur Darstellung der möglichen Kategorien. Die berühmteste dieser Kategorien – und diejenige, von der alles andere in höchstem Maße abhängt – ist der Sexualtypus entsprechend der Beschaffenheit des Geschlechtsorgans. Demzufolge beginnen die Erörterungen der sexuellen Praktiken im *Kāma Sūtra* auch mit der Klassifikation der männlichen und weiblichen Partner. Das Wichtigste ist, dass die Liebespartner in körperlicher Hinsicht zueinander passen. Grundsätzlich wird angeraten, sich einen Partner ähnlichen Typs für den Geschlechtsakt zu suchen, wenngleich auch eingeräumt wird, dass sich auch weniger gut zusammenpassende Partner mit allen möglichen Mitteln und Zaubertränken oder auch mit bestimmten Stellungen behelfen können. Von Verbindungen zwischen Partnern gegensätzlichen Typs wird jedoch abgeraten.

Vorhergehende Seite links:

Baumerklettern
(vrikshadhirudhakam)
Kalinga, Konarak, Orissa
Mitte 12. Jahrhundert
Stein
Privatsammlung

Die Frau legt ein Bein auf den Schenkel des Liebhabers, schlingt einen Arm um seine Schulter, den anderen als Stütze auf seinen Rücken. Dabei tut sie so, als wolle sie hinaufklettern, um ihn zu küssen, und stöhnt dabei laut.

Links:

Schräger Kuss *(tiryak)*
Dekkan
Frühes 17. Jahrhundert
Miniaturmalerei
Privatsammlung

Einer der Partner drückt die Lippen beim Küssen schräg auf die Lippen des anderen. Der Mann nähert sich der Frau von hinten und umfängt sie. Sie ist angenehm überrascht und dreht den Kopf, um ihm ihre Lippen darzubieten. Bei den ersten Begegnungen sollte das Küssen und Liebkosen behutsam geschehen und nicht zu lange ausgedehnt werden. Später ist dann keine Mäßigung mehr erforderlich. Um das Liebesverlangen zu entfachen, kann dieses Vorspiel lange dauern; alle Arten von Bewegungen können miteinander kombiniert werden.

Folgende Doppelseite:

Liebespaar
halb gedrängte Stellung
(maithuna)
Puri, Orissa
Frühes 20. Jahrhundert
Malerei auf Stoff
Privatsammlung

Dieses Detail zeigt, dass bei vielen im *Kāma Sūtra* beschriebenen Stellungen die Partner aktiv zusammenwirken müssen. Mit Hilfe des vom Mann ausgeübten Drucks kann die Frau ihre Beine so verbiegen, dass sie diese Stellung einnehmen kann.

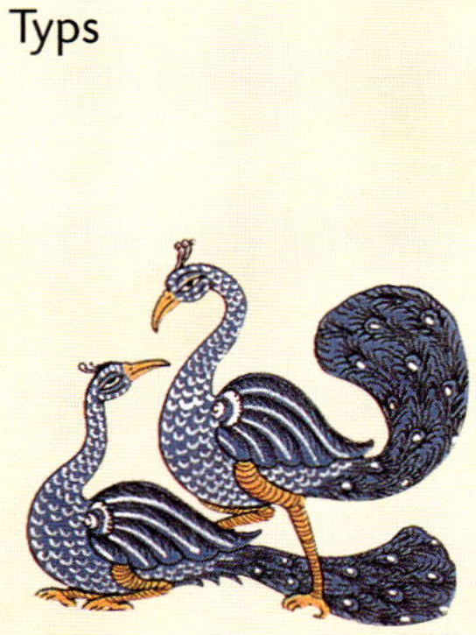

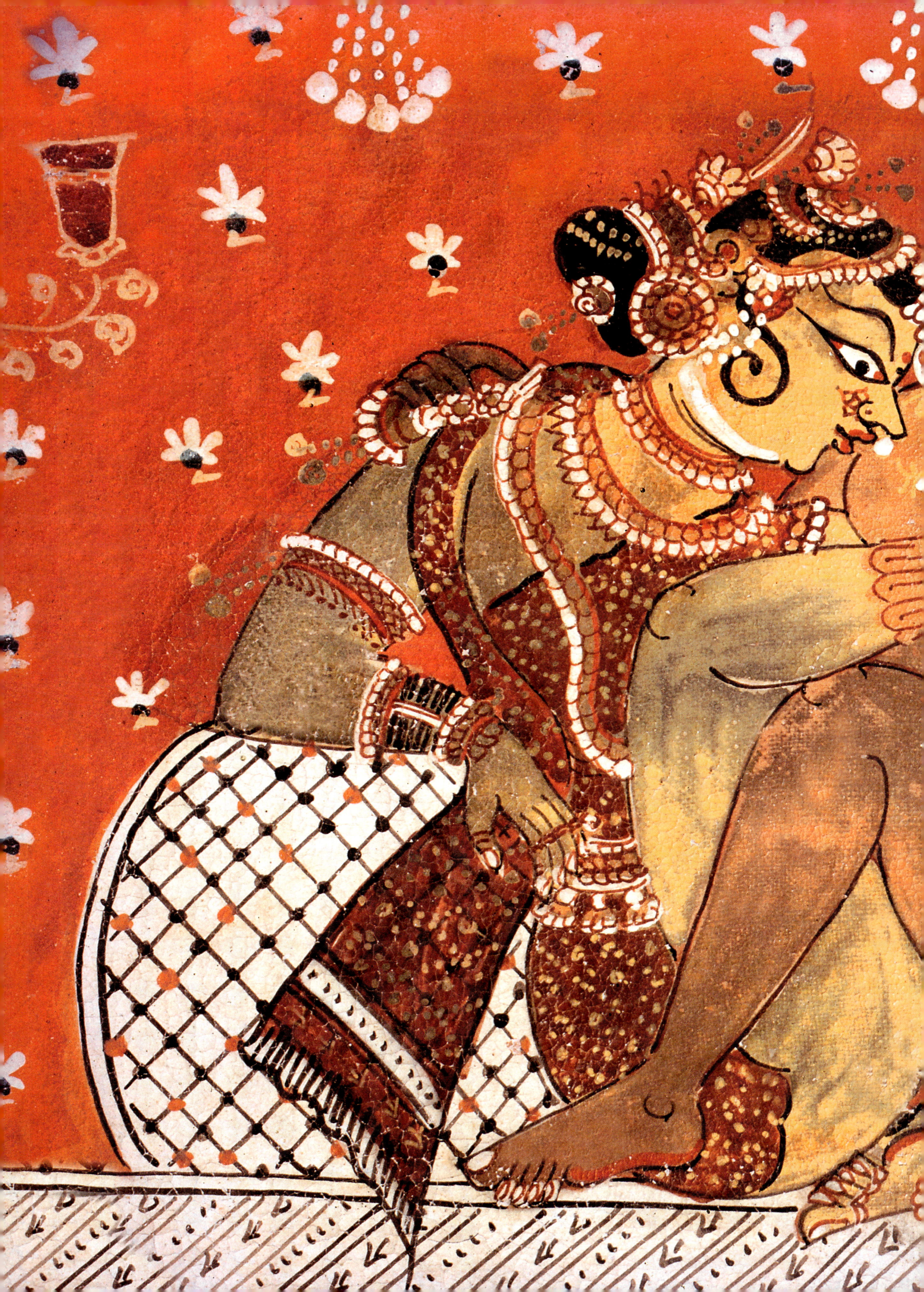

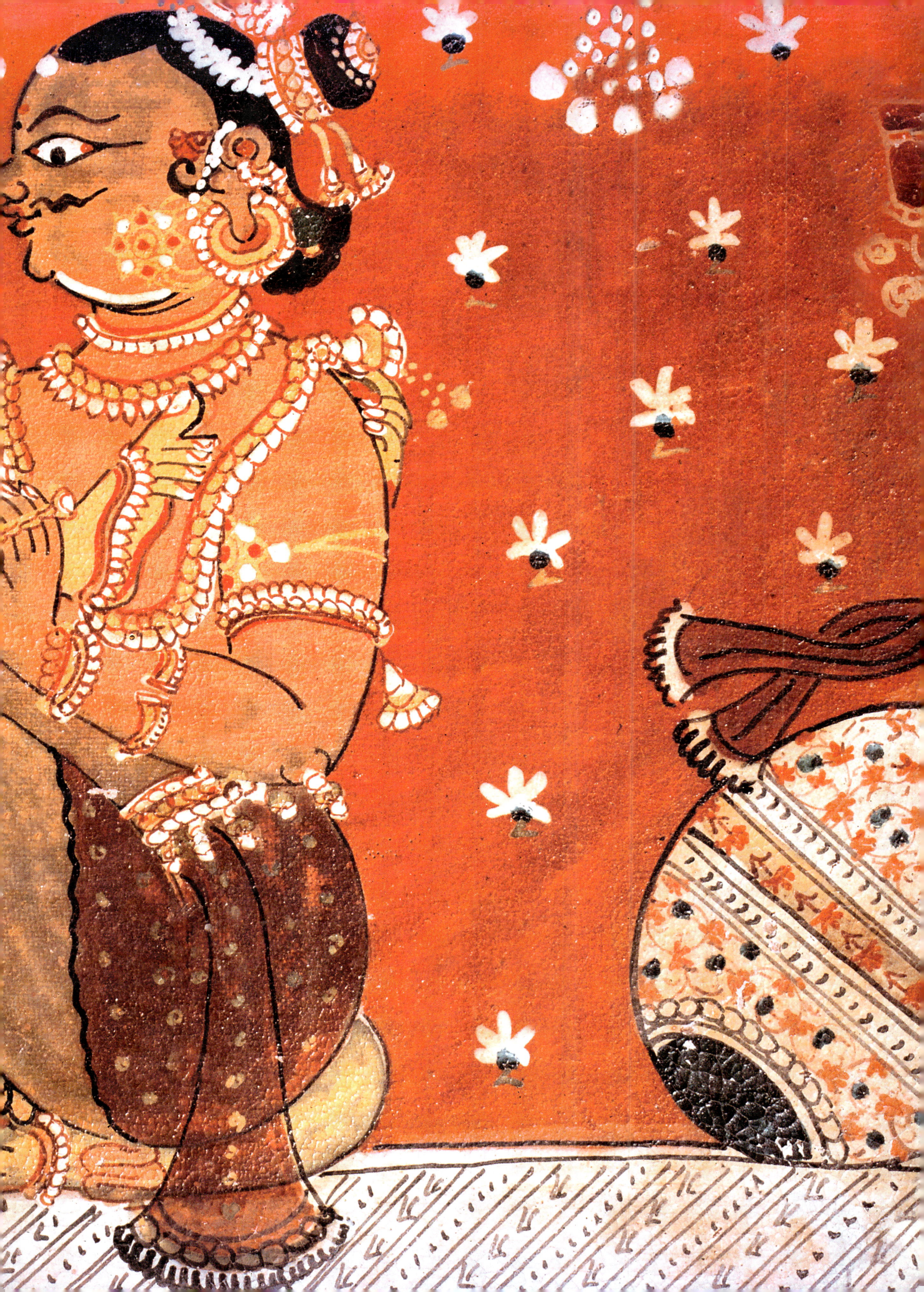

पषनिसुनीयोवतडी ॥ मोसोंपेलोनोक । ज्यानिथमोहिव (५)
तायदे ॥ २२ ॥ दोहा ॥ तबपंषनिमुषञ्रापनै ॥ सातमदईवता
य ॥ निरतेजपकरञ्राईयो ॥ ञ्रोबेञ्रमलवनाय ॥ २३ ॥
वारता ॥ तबकोकपंषणीनेकहै ॥ जिणदिनथेरोनांममोनै
वताय । जिणदिनसांमगरीतयारकरावो । तदपंषनीक

कोकनेयषणीवानांकरैछे:

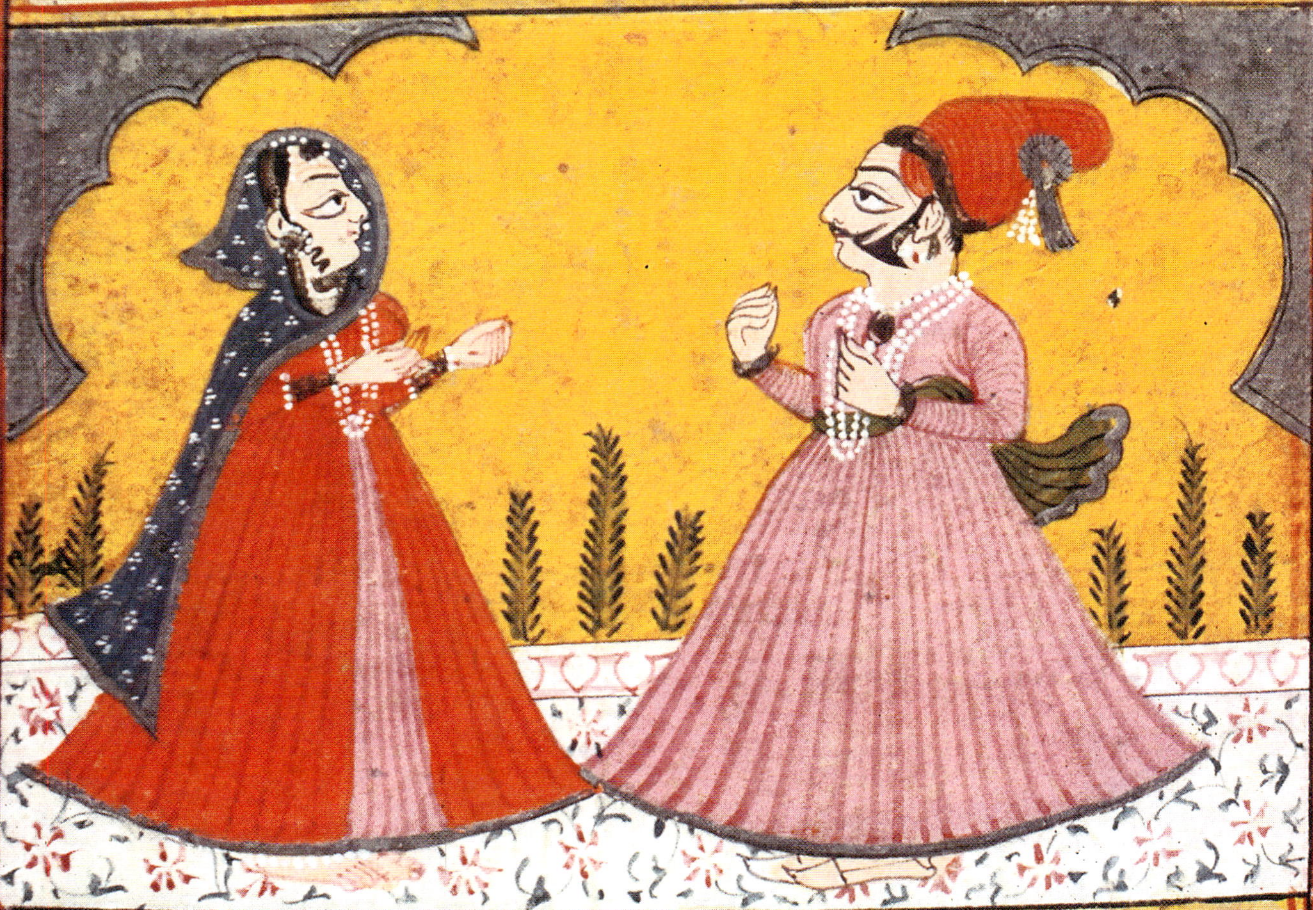

हो । सातमेरेदिनश्रीदेवीजीरीपूजाकरथारैमुहञ्रागल
तयारहूं ॥ कातोञ्रंमनेजीपेछे ॥ काम्हारीटांगतलैतनेका
ढूंबू ॥ तदसातमेरेदिनञ्रायो ॥ तबकोकपंषणीनेकहीयो
ञ्राजमससमीछे । तुसनाबवणवकरनेवेगीपरवारजे । ञ्र

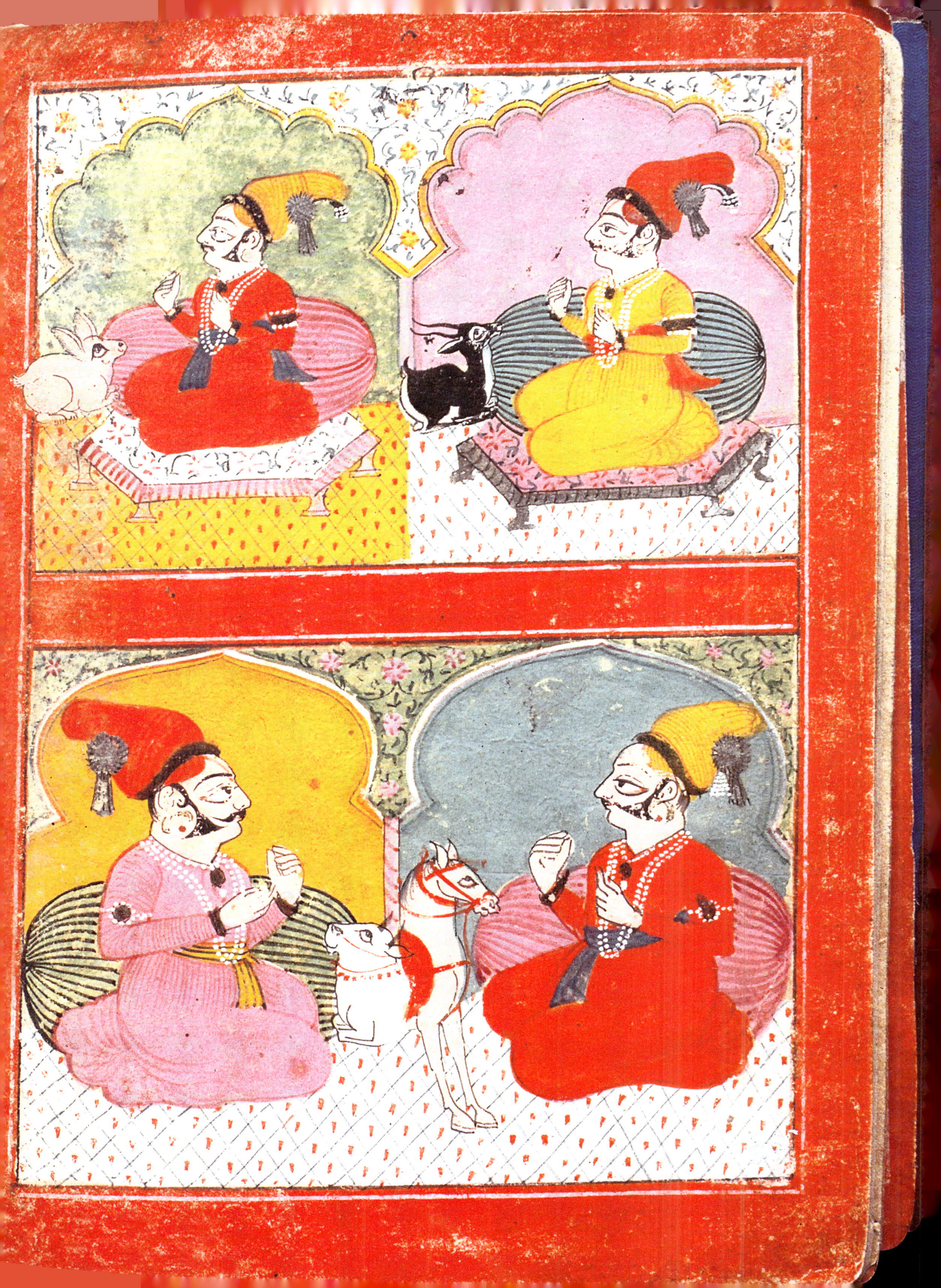

Vorhergehende Doppelseite:

Vereinigung von Partnern mit passenden Proportionen
Bikaner, Rajasthan
Mitte 18. Jahrhundert
Illuminierte Handschrift
Sammlung Lance Dane

Die Männer werden je nach Umfang und Länge des Penis in drei Klassen eingeteilt. Der Penis des Hasenmannes (*shasha*) ist sechs, der des Stiermannes (*vrisha*) acht und der des Hengstmannes (*ashva*) zwölf Fingerbreit lang. Auch die Frauen werden entsprechend der Tiefe und Weite ihrer Vagina klassifiziert: Gazellenfrau (*mrigī*), Stutenfrau (*vadavā*) und Elefantenfrau (*hastinī*). Es gibt drei optimale geschlechtliche Vereinigungen zwischen Partnern passender Organgröße und sechs Vereinigungen zwischen ungleichen Partnern, insgesamt also neun Paarungen.

Am befriedigendsten ist die geschlechtliche Vereinigung zweier gleichartiger Partner: Hengst und Elefantenkuh, Stier und Stute, Hase und Gazelle passen optimal zusammen. Auch wenn die beiden kein ideales Paar bilden, die Leidenschaft aber überwältigend ist, ist die Verbindung eines Mannes mit einem größeren Geschlechtsteil und einer Frau mit einem kleineren Geschlechtsteil möglich, solange die Frau dabei nicht verletzt wird. Einer Frau, die dem Typ der Gazelle oder Stute ähnelt, wird angeraten, beim Geschlechtsverkehr eine bestimmte Stellung einzunehmen, damit ihre (kleinere) Vagina den größeren Penis des Mannes aufnehmen kann. Zwar passen ein Hasenmann und eine Gazellenfrau sexuell ausgezeichnet zusammen, aber der Hase hat wenig Erfolg bei Frauen mit größeren Maßen. Von der Paarung mit einer Elefantenkuh wird ihm grundsätzlich abgeraten.

Ein weiterer bedenkenswerter Faktor ist die sexuelle Leidenschaft. Manche Menschen sind – ungeachtet der Größe ihres Geschlechtsorgans – sexuell sehr aktiv und ständig auf Geschlechtsverkehr aus, während andere ein extrem geringes sexuelles Verlangen besitzen. Entsprechend dem Grad der Leidenschaft gibt es drei Klassen: stark, mittel und gering. Menschen mit geringer sexueller Energie verabscheuen leidenschaftliche Kratz- und Bissmale und zeigen geringe Initiative beim Geschlechtsverkehr. Menschen mit einer starken Libido haben oft und gern Sex. Es dauert eine Zeit lang, bis sie sexuell befriedigt sind, und wenn sie sich unbefriedigt fühlen, sehnen sie sich nach Sex mit einem neuen Partner. Es ist allerdings ein Fehler, die sexuelle Leidenschaft mit der Größe der Genitalien gleichzusetzen. Auch ein schmächtiger Hasenmann beispielsweise kann eine große sexuelle Ausdauer und einen starken sexuellen Appetit haben.

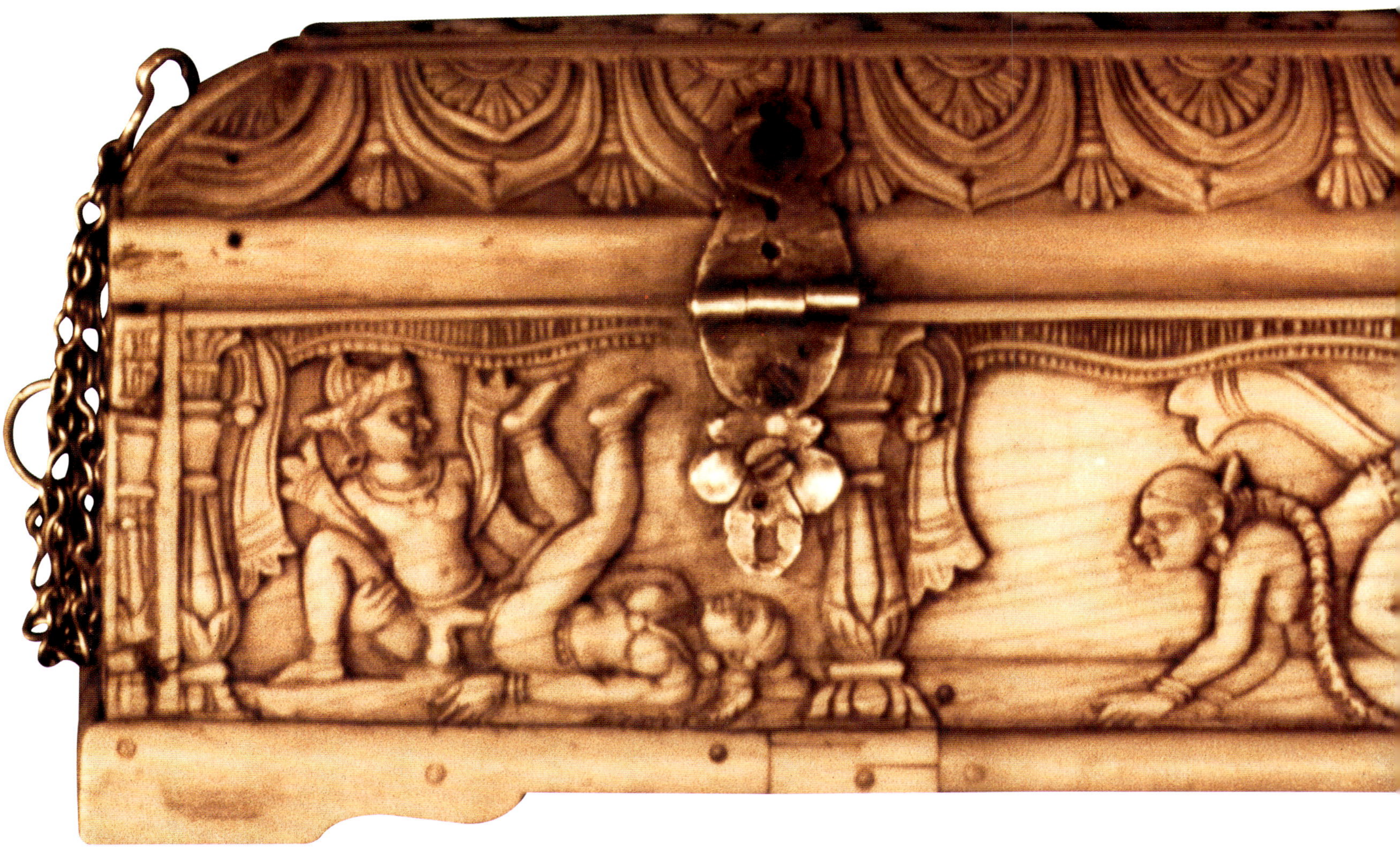

Zeitdauer und Intensität

Der dritte Faktor ist die Zeit, die zur Befriedigung benötigt wird. Das *Kāma Sūtra* stellt fest, dass manche Männer, unabhängig von der Größe ihres Organs und ihrer sexuellen Leidenschaft, schnell, andere eher langsam zur Ejakulation gelangen. Der Maßstab für die sexuelle Lust bemisst sich zwar grundsätzlich am Orgasmus des Mannes, aber im Text wird auch über den der Frau spekuliert. Auddalaki, einer der Kommentatoren vor Vātsyāyana, behauptete, dass die Frauen nicht auf dieselbe Weise wie die Männer Befriedigung finden. Bei Männern, die den Orgasmus erreicht haben, hört das Verlangen nach Sex auf; bei den Frauen ist dies anders. Vātsyāyana widerspricht jedoch dieser Behauptung und meint, dass Frauen solche Männer ablehnen, die schnell befriedigt sind, und diejenigen bevorzugen, die den Orgasmus lange hinauszuzögern vermögen – was wiederum Rückschlüsse auf den weiblichen Orgasmus erlaubt. Männer und Frauen haben zwar bei der Fortpflanzung unterschiedliche Aufgaben, aber sie gehören immerhin der gleichen Spezies an. Deshalb darf man, so Vātsyāyana, davon ausgehen, dass die Frauen in ähnlicher Weise wie die Männer Wollust empfinden. Vātsyāyana zufolge spielt beim Sex der Mann die aktive und die Frau die passive Rolle, und diese unterschiedlichen Rollen beeinflussen die Zeitdauer und die Intensität des Orgasmus. Doch dann betont Vātsyāyana, dass trotz der unterschiedlichen subjektiven Empfindungen während des Geschlechtsakts die Lust von beiden Partnern erfahren werden müsse. Deshalb empfiehlt er, die Dauer des Geschlechtsakts nach dem Typus der Genitalien und der Leidenschaft zu bemessen, damit die Frau ganz sicher den Höhepunkt erreicht. Wenn der Mann ein kleineres Organ und eine geringere sexuelle Energie besitzt, sollte er keinesfalls auf ein Vorspiel verzichten.

Unten:

Stellungen beim Sex
Nordbihar
Mitte 19. Jahrhundert
Schmuckkästchen aus Elfenbein
Privatsammlung

Dieses die Sinne anregende Kästchen stammt wahrscheinlich aus der indischen Kolonialzeit und befand sich im Boudoir eines Lebemanns, bevor es Teil einer Privatsammlung wurde. Vātsyāyana empfiehlt schon früh in seinem Text, ein Mann solle beiläufig alle möglichen Gegenstände mit erotischen Motiven aufstellen, um junge Mädchen zu verwirren und zu erregen. Ein Schmuckkästchen wie dieses, aufgestellt im Gemach eines Verführers, mag einst die Sinne einer jungen Besucherin verwirrt haben.

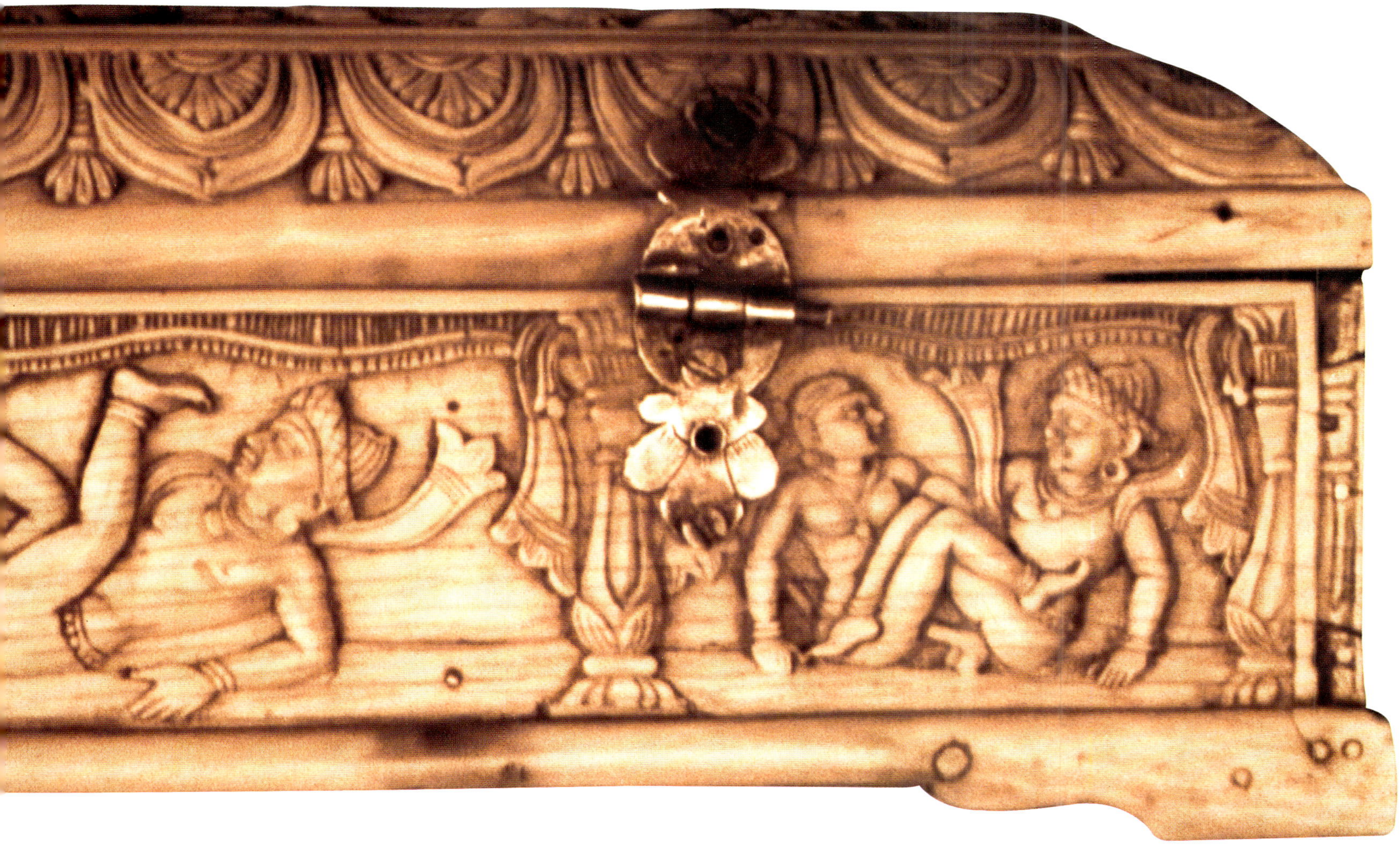

Die vierundsechzig Stellungen

॥ सुरतसंख्या न शक्यते कर्तुम् । अतिबहुत्वात् ॥

suratasaṅkhyā na śakyate kartum atibahutvāt

Es ist unmöglich, alle Arten der sexuellen Wollust anzugeben. Dafür gibt es einfach zu viele.

(*Kāma Sūtra* 2.1.33)

Und dann folgt ein Verzeichnis der möglichen Stellungen beim Geschlechtsverkehr. Die Zahl vierundsechzig ist eher symbolisch und hat damit zu tun, dass auch andere wichtige Verzeichnisse vierundsechzig Punkte haben, beispielsweise die vierundsechzig Künste (siehe S. 52) sowie weithin bekannte liturgische Sanskrit-Texte. Doch Vātsyāyana stellt klar, dass es unzählige Stellungen beim Geschlechtsverkehr gibt und unzählige Möglichkeiten, die sexuelle Leidenschaft auszuleben. Die Zahl vierundsechzig entspricht lediglich einer Konvention.

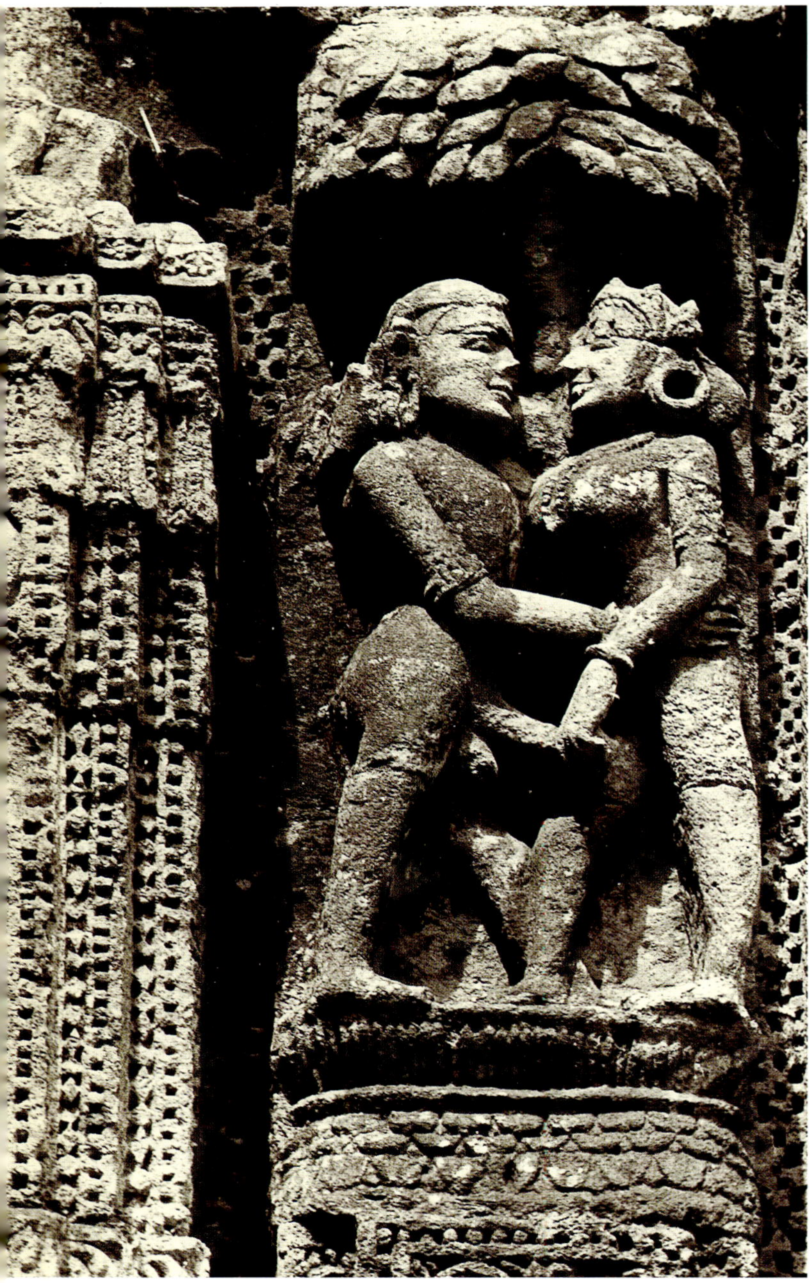

तत्रासमागतयोः प्रीतिलिङ्गद्योतनार्थम्
आलिङ्गनचतुष्टयम् ।
स्पृष्टकम्, विद्धकम्, उद्घृष्टकम्,
पीडितकमिति ॥

tatrāsamāgatayoḥ protiliṅgadyotanārtham
āliṅganacatuṣṭayam
spṛṣṭakam viddhakam udghṛṣṭakam poḍitakam iti

Ein Mann und eine Frau, die noch keine Erfahrung miteinander haben, sollen ihre Zuneigung durch vier Arten von Umarmungen zeigen: die berührende, die durchbohrende, die reibende und die pressende Umarmung.

(*Kāma Sūtra* 2.2.6)

Wenn ein Mann unter irgendeinem Vorwand an die Frau herangetreten ist, berührt er ihren Körper beiläufig, aber absichtsvoll. Dies ist die »berührende« Umarmung. Die »durchbohrende« Umarmung sollte an einem abgeschiedenen, menschenleeren Ort stattfinden. Dabei tut die Frau, als würde sie nach etwas greifen, und »durchbohrt« den Mann dabei mit dem Busen, woraufhin ihr Liebhaber sie festhält und drückt. Die »reibende« Umarmung findet ebenfalls an einem abgelegenen Ort statt: Mann und Frau reiben langsam und gemächlich ihre Körperteile aneinander. Drückt er ihren Körper gegen eine Mauer oder eine Säule, so spricht man von der »pressenden« Umarmung.

Links:

Brust an Brust
Kalinga, Konarak, Orissa
Mitte 13. Jahrhundert
Stein
Archaeological Survey of India

Wenn ein Mann seine Brust an die Brustwarzen einer Frau presst, spricht das *Kāma Sūtra* von der »Umarmung der Brüste«. Hier spazieren die Liebenden langsam im Dunkeln. Unter einem ausladenden Baum halten sie inne und reiben ihre Körper aneinander; dies nennt man die »reibende Umarmung«. Die sinnliche Erregung wird durch den erigierten Penis des Mannes zum Ausdruck gebracht, den die Frau glückselig umfasst. Diese Handlung soll nur von Partnern ausgeführt werden, die ihre gegenseitigen Absichten sehr genau kennen.

Rechts:

Die Frau in der Rolle des Mannes
Orissa
Spätes 19. Jahrhundert
Palmblatthandschrift
Sammlung Lance Dane

»Mit dem Thema der Umarmungen verhält es sich derart, dass bei denjenigen, die darüber Fragen stellen und zuhören, oder bei denjenigen, die darüber berichten, ein Verlangen nach dieser Wonne erwächst. Auch andere Umarmungen, die nicht im *Kāma Sūtra* beschrieben werden, sollten je nach den Gegebenheiten praktiziert werden, um die Lust zu steigern. Die Schriften über die Wirksamkeit des *kāma* sind nur von Nutzen, solange die Leidenschaft nicht überschäumt. Ist aber das Rad der Leidenschaft erst einmal in vollem Schwung, gibt es kein *shāstra* und keine Regeln mehr« (Burton, 99).

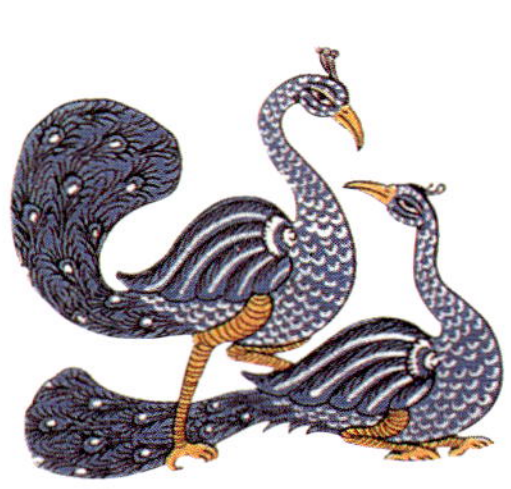

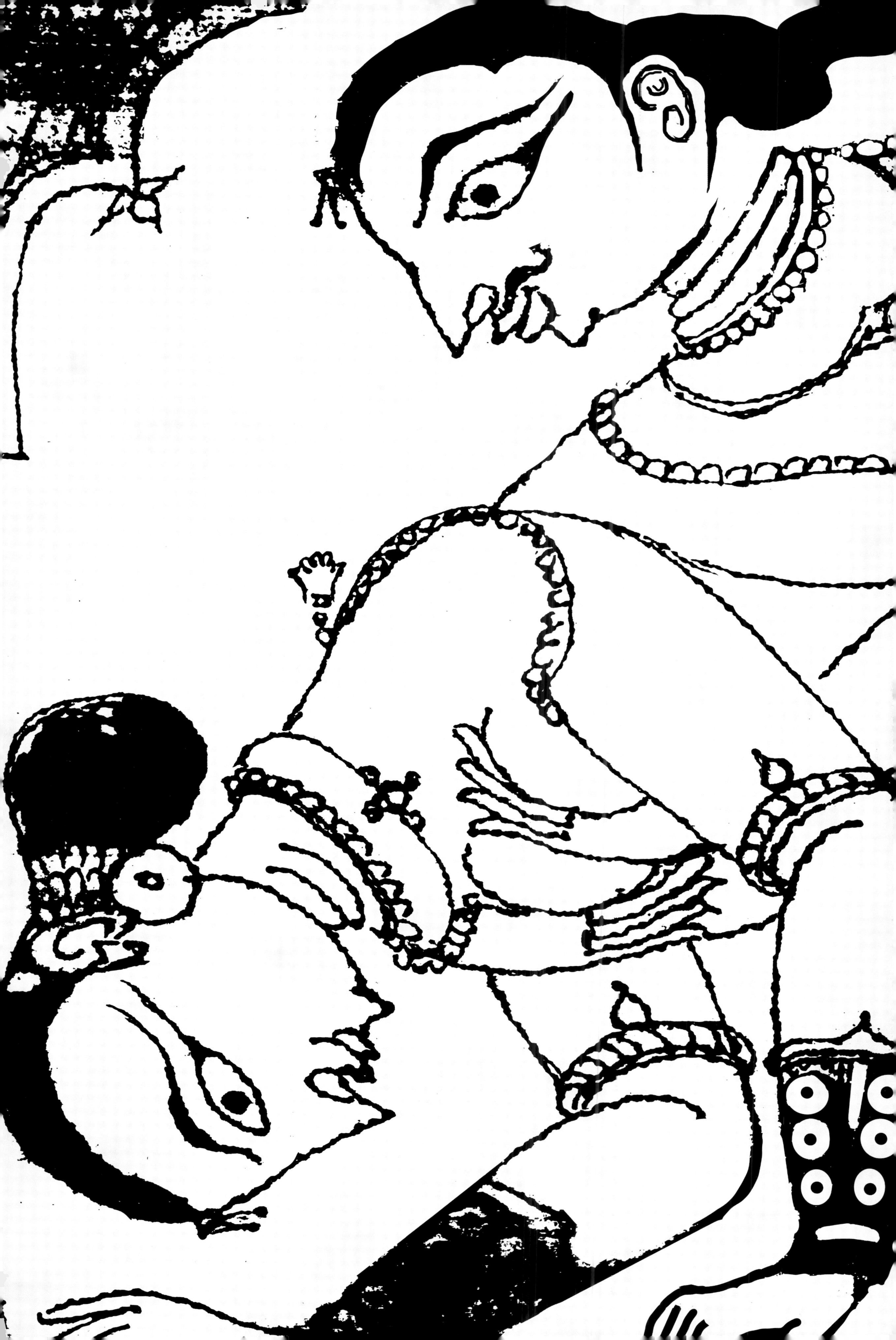

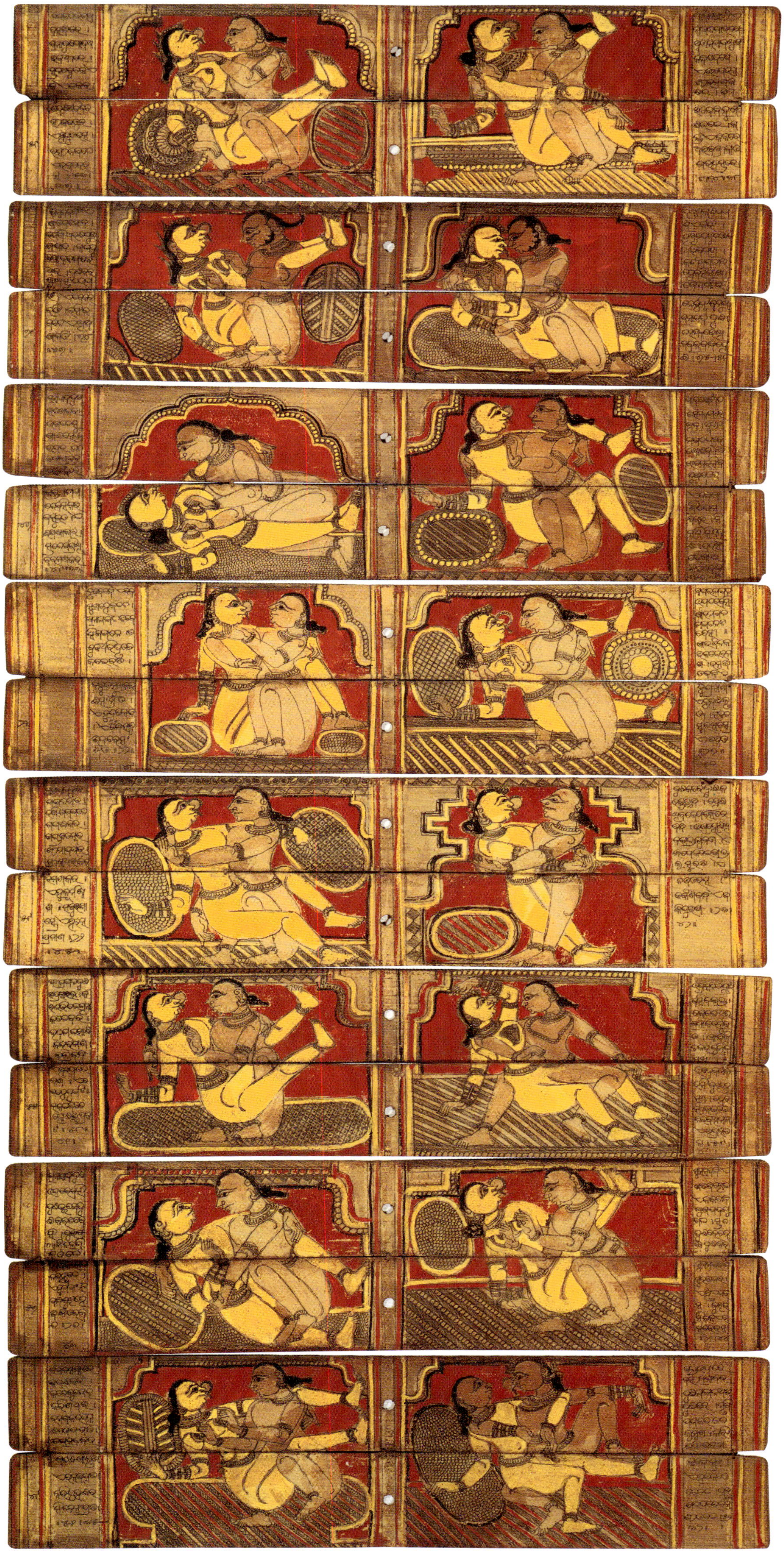

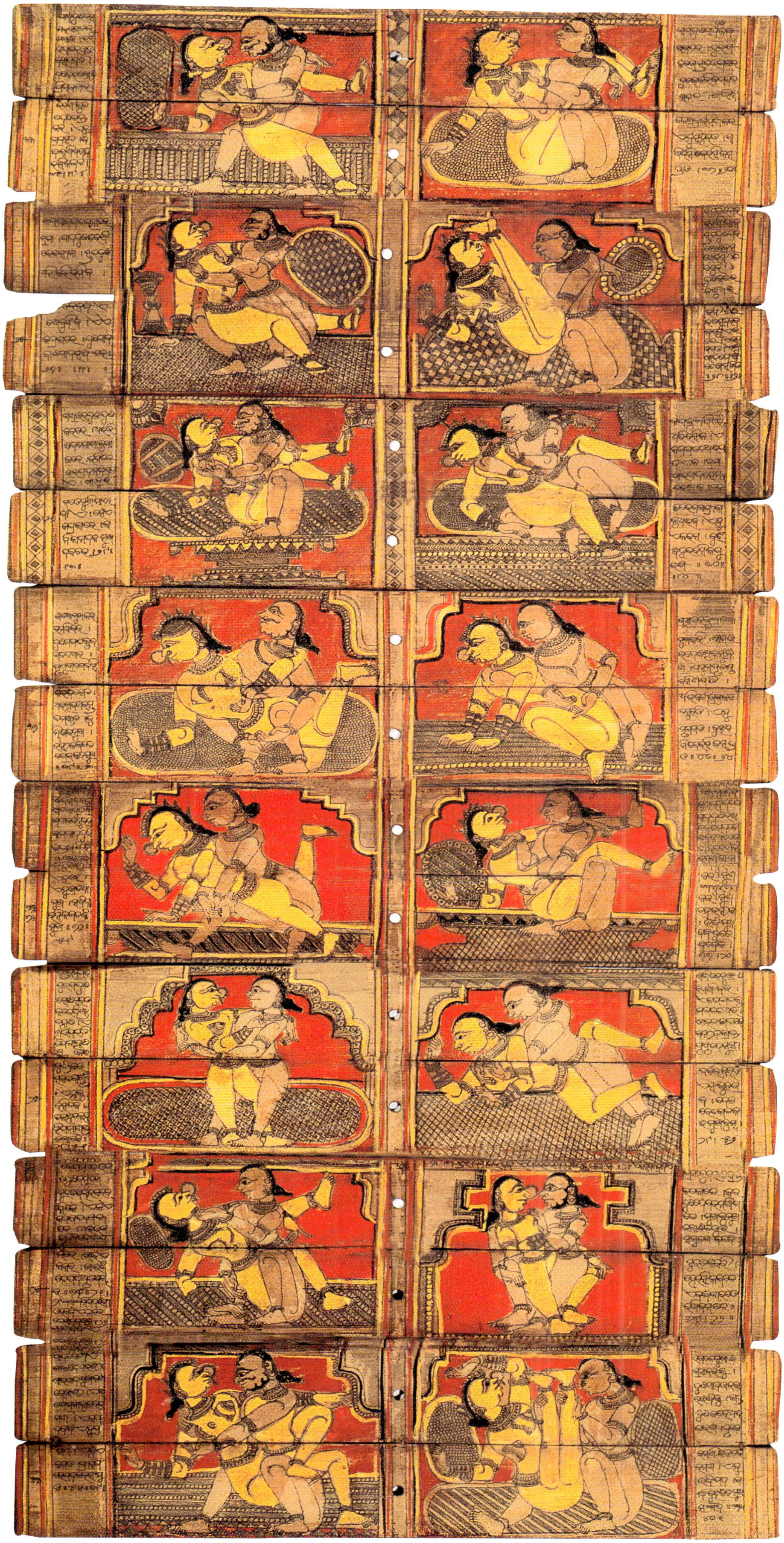

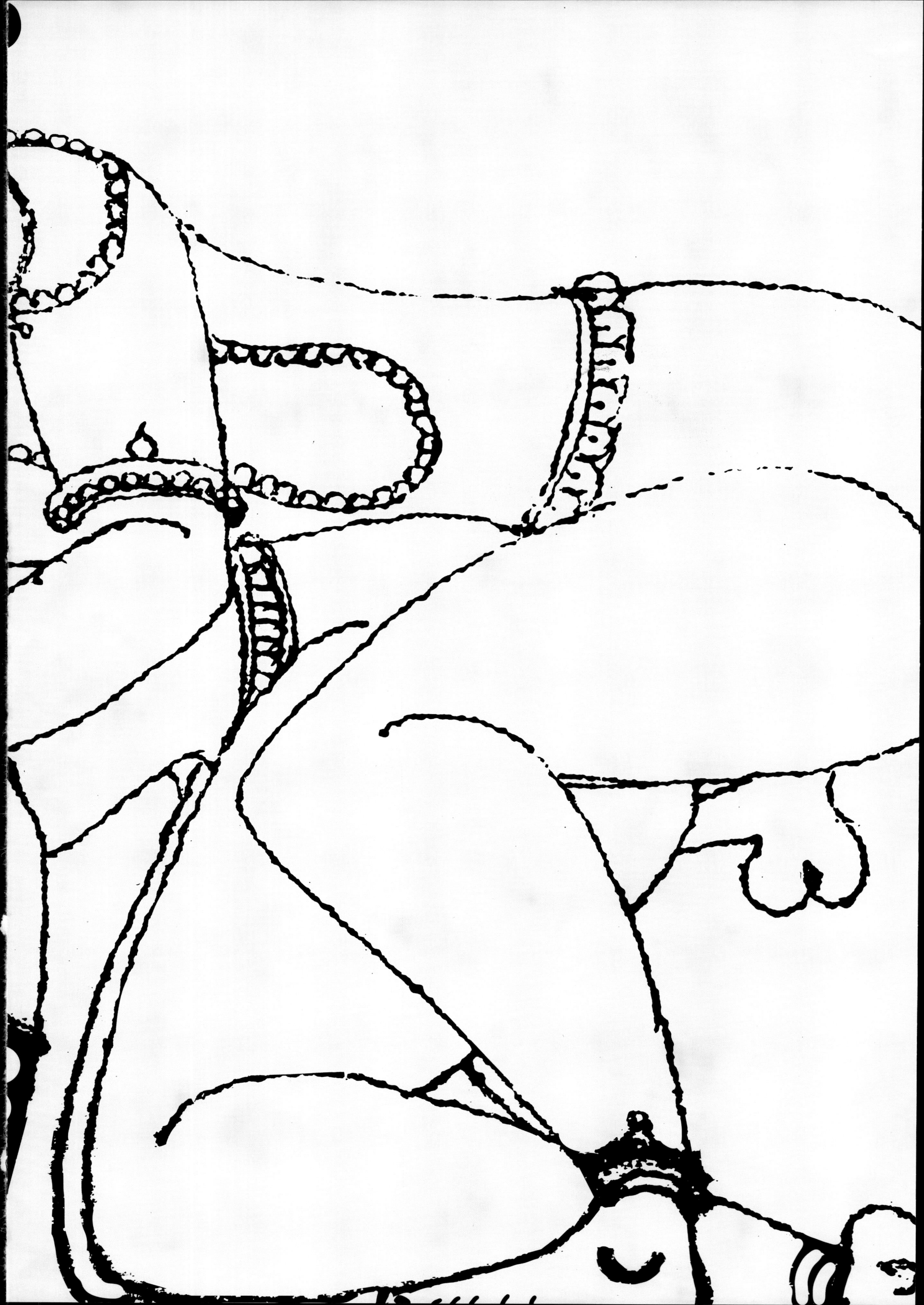

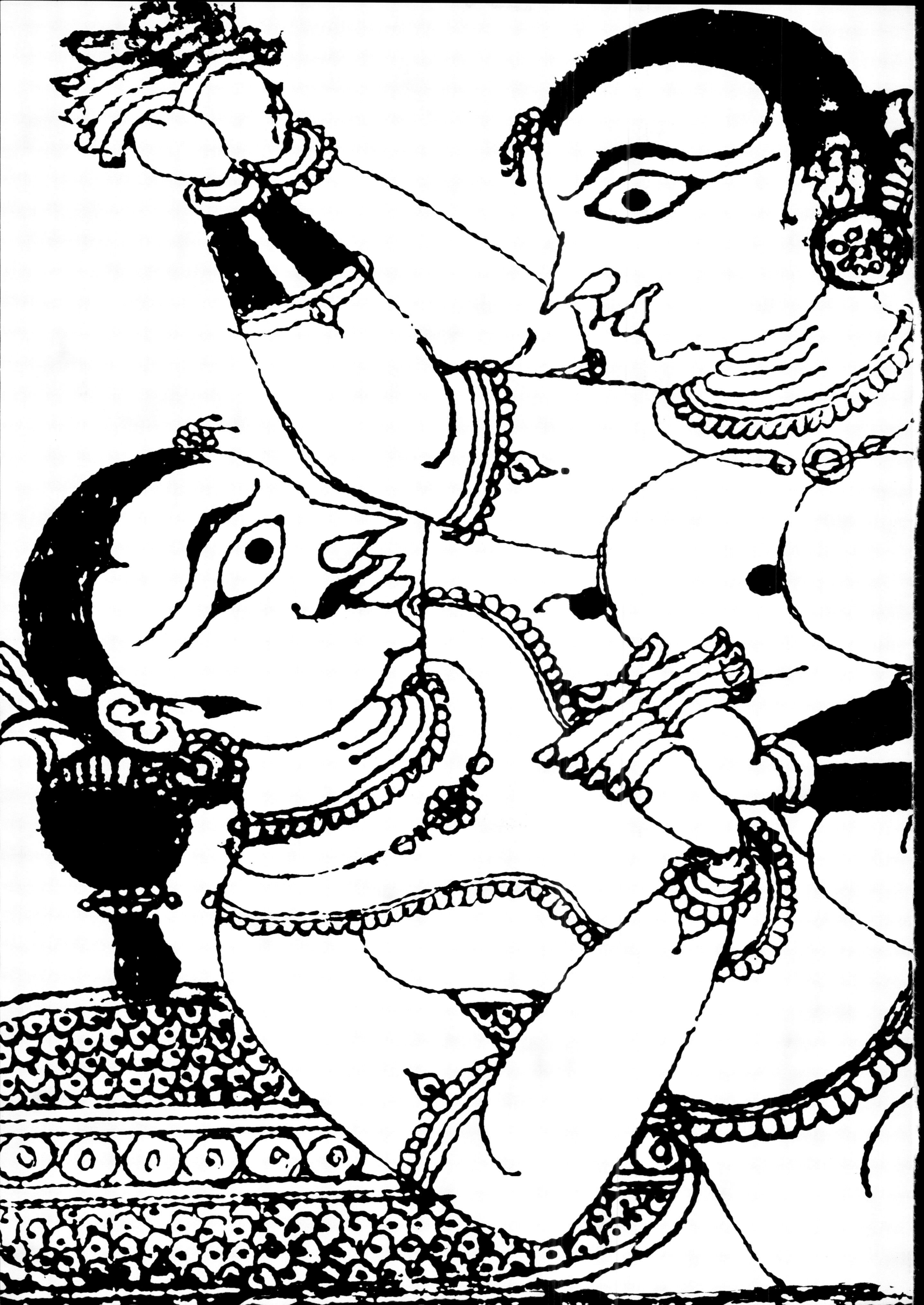

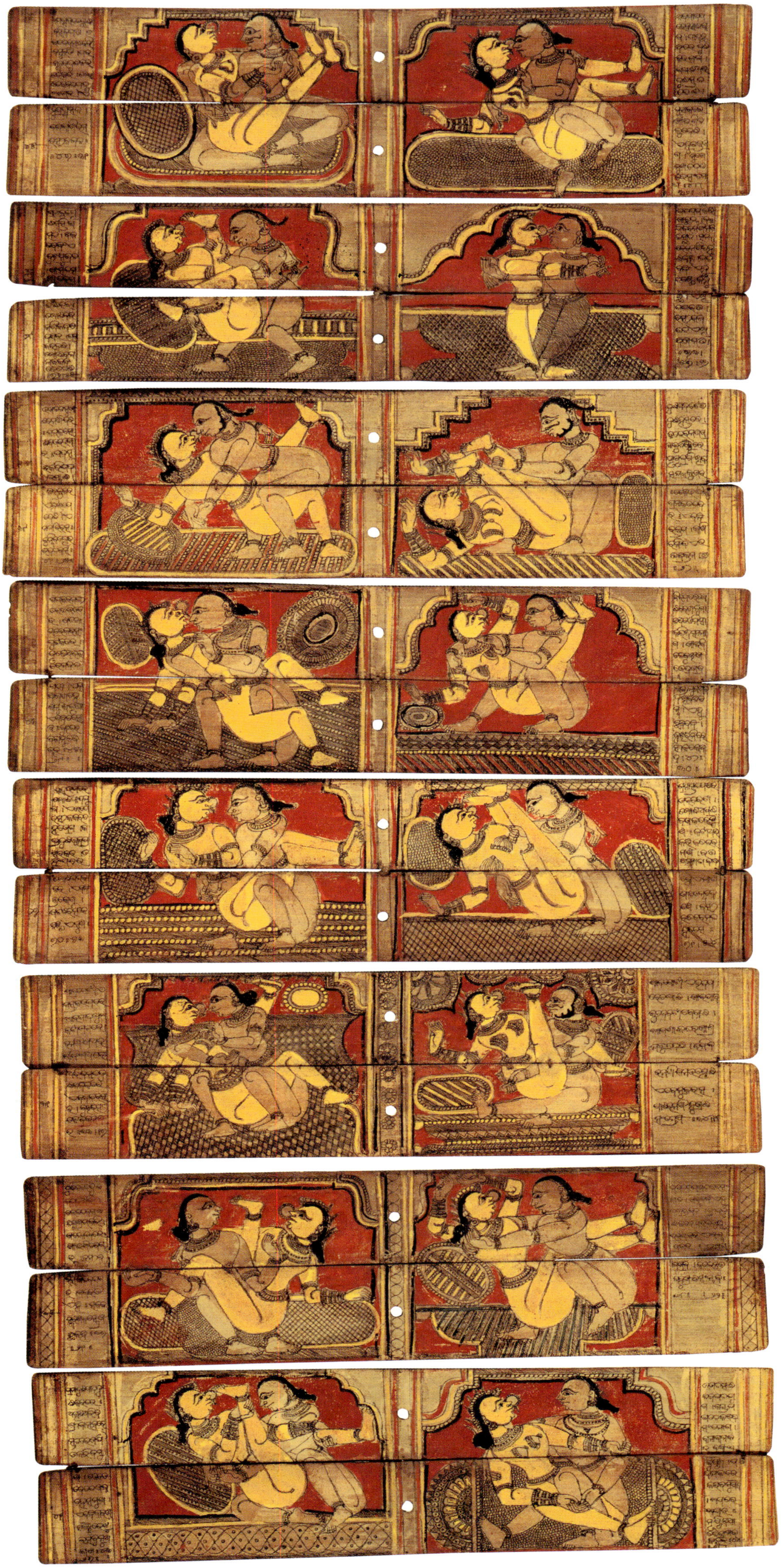

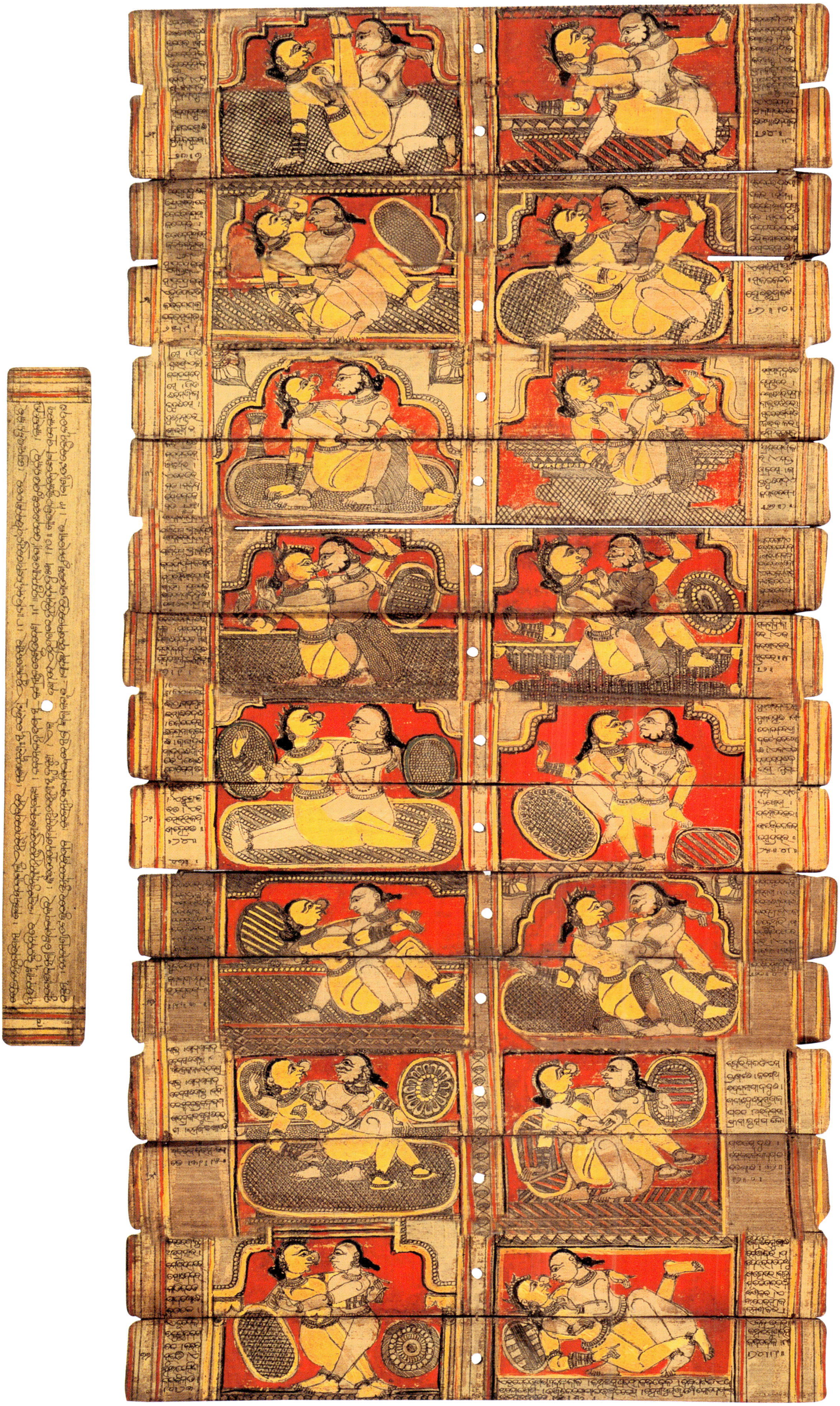

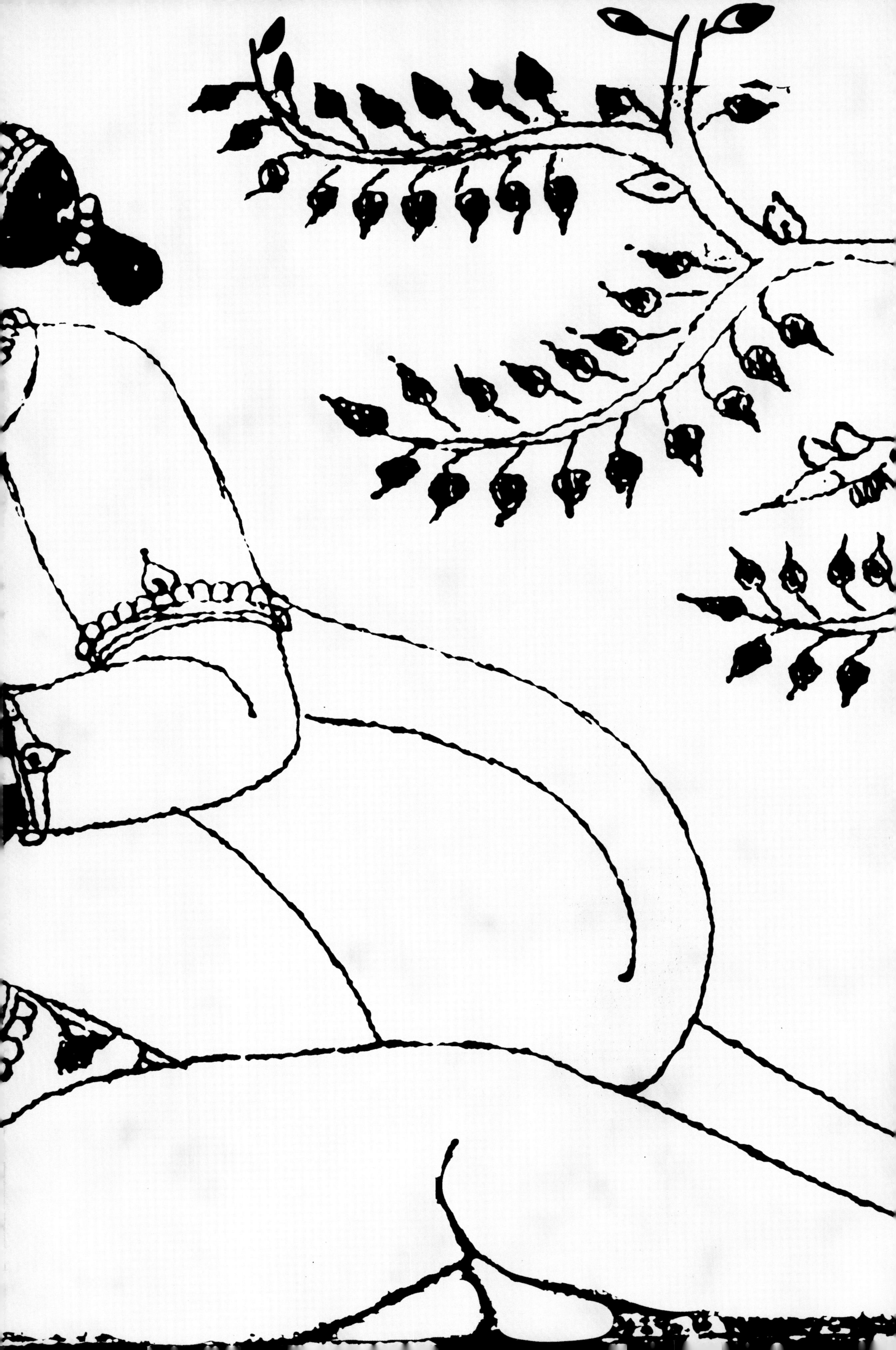

Bei größerer Vertrautheit ...

॥ लतावेष्टितकं वृक्षाधिरूढकं तिलतण्डुलकं
क्षीरनीरकमिति चत्वारि संप्रयोगकाले ॥

latāveṣṭitakaṃ vṛkṣādhirūḍhakaṃ tilataṇḍulakaṃ
kṣoranorakam iti catvāri saṃprayogakāle

Dies sind die vier Umarmungen während des Geschlechtsverkehrs: Lianenschlingen, Baumerklettern, Reis und Sesam sowie Milch und Wasser.

(*Kāma Sūtra* 2.2.14)

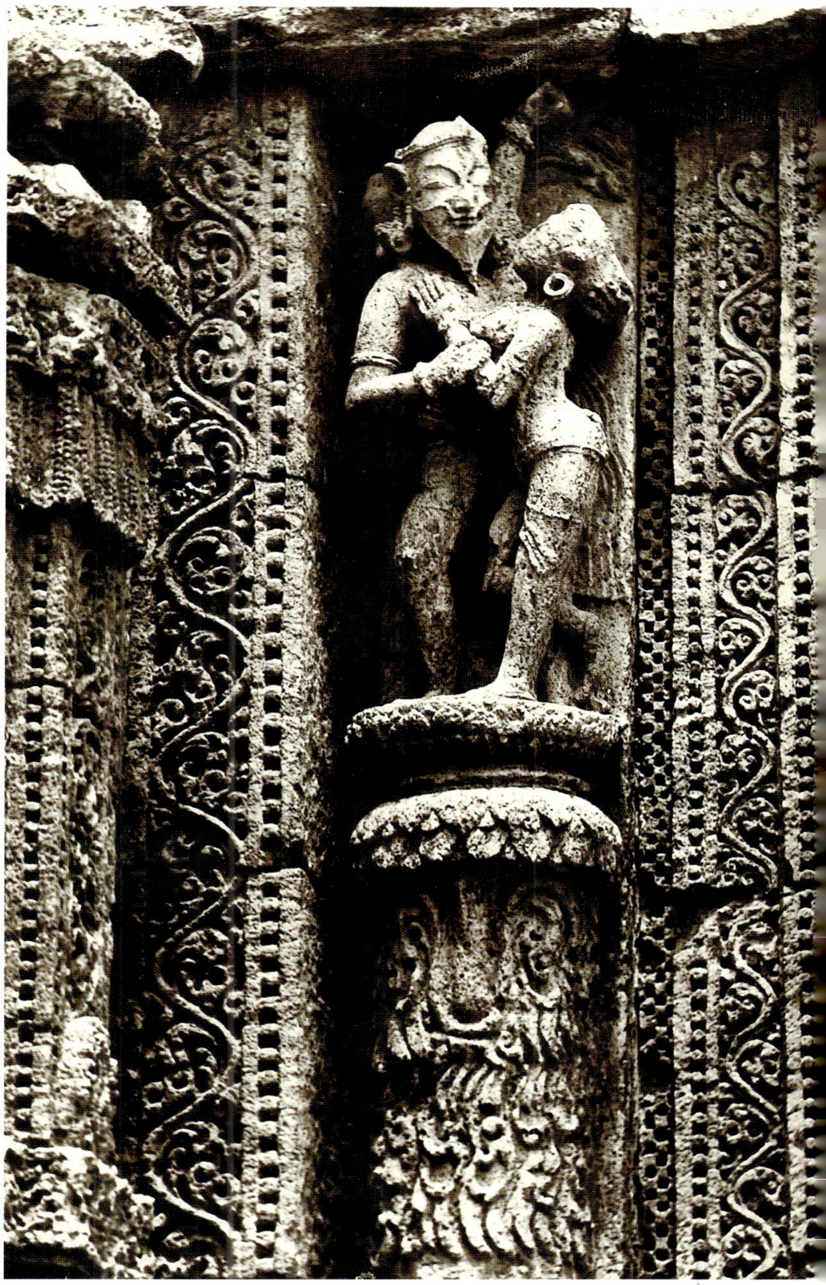

Wenn das Paar eine gewisse Vertrautheit im Umgang miteinander erreicht hat, sind die folgenden Umarmungen beim Geschlechtsakt geeignet. Die ersten beiden Umarmungen finden im Stehen statt, die anderen beiden im Liegen.

– Lianenschlingen (*latāveshtitaka*): Die Frau umschlingt mit ihrem Körper den Körper des Mannes so, wie eine Liane den Baum umschlingt und sich immer weiter den Baumstamm hinaufwindet. Sie zieht sein Gesicht zu dem ihren hinab, als wolle sie einen Kuss, keucht aber dabei und blickt ihn liebevoll an.

– Baumerklettern (*vrikshādhirūdhaka*): Auch diese Umarmung findet im Stehen statt. Die Frau tritt mit einem Fuß auf den des Liebhabers, drückt den anderen Fuß gegen seine Schenkel oder schlingt das Bein um seinen Oberkörper. Einen Arm legt sie um seine Schulter, den anderen als Stütze auf seinen Rücken. Dabei tut sie so, als wolle sie hinaufklettern, um ihn zu küssen, und stöhnt dabei laut.

– Reis und Sesam (*tilatandulaka*): Diese Umarmung findet statt, wenn die beiden im Bett liegen. Sie schlingen Arme und Beine so eng wie möglich umeinander, wie Sesam, der mit Reis vermischt wird.

– Milch und Wasser (*kshiraniraka*): Im Gegensatz zur vorigen Umarmung, bei der die Liebenden getrennt bleiben, ist hier die Leidenschaft so stark, dass sie sich gleichsam ineinander hinein umarmen und ihre Körper ununterscheidbar werden. Ohne auf körperliche Beschränkungen und mögliche Verletzungen zu achten, setzt sich die Frau auf seinen Schoß, und sie verschmelzen miteinander.

Links:

Stellung der Kuh
Orissa
Spätes 19. Jahrhundert
Palmblatthandschrift
Sammlung Lance Dane

»Wenn eine Frau sich auf Händen und Füßen niederlässt und die Haltung eines Tieres einnimmt, während ihr Liebhaber sie wie ein Stier besteigt, spricht man von der ›Vereinigung der Kuh‹. Die verschiedenen Zärtlichkeiten, die gewöhnlich auf den Brüsten verwirklicht werden, sollen hier auf dem Rücken geschehen« (Burton, 114).

Rechts:

Sich umarmendes Paar
Kalinga, Konarak, Orissa
Mitte 13. Jahrhundert
Stein
Archaeological Survey of India

Dies ist die Darstellung einer Umarmung im Stehen, bei der sich die Frau abwendet, um dem zärtlichen Blick ihres Liebhabers auszuweichen. Der Mann drückt sein Verlangen nach ihr aus und versucht zu bewirken, dass sie die Arme um ihn schlingt. Ähnliche Darstellungen finden sich überall an den Wänden des großartigen Sonnentempels in Konarak.

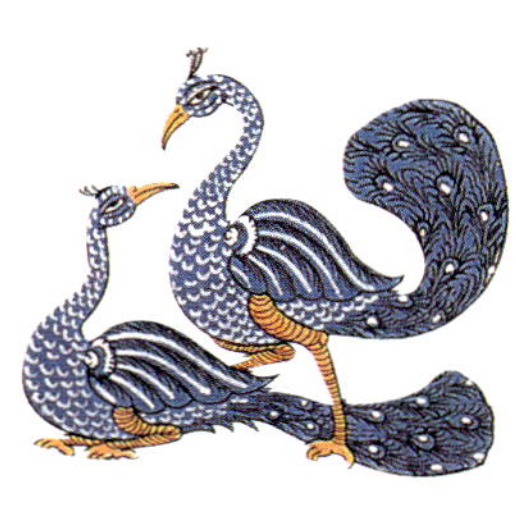

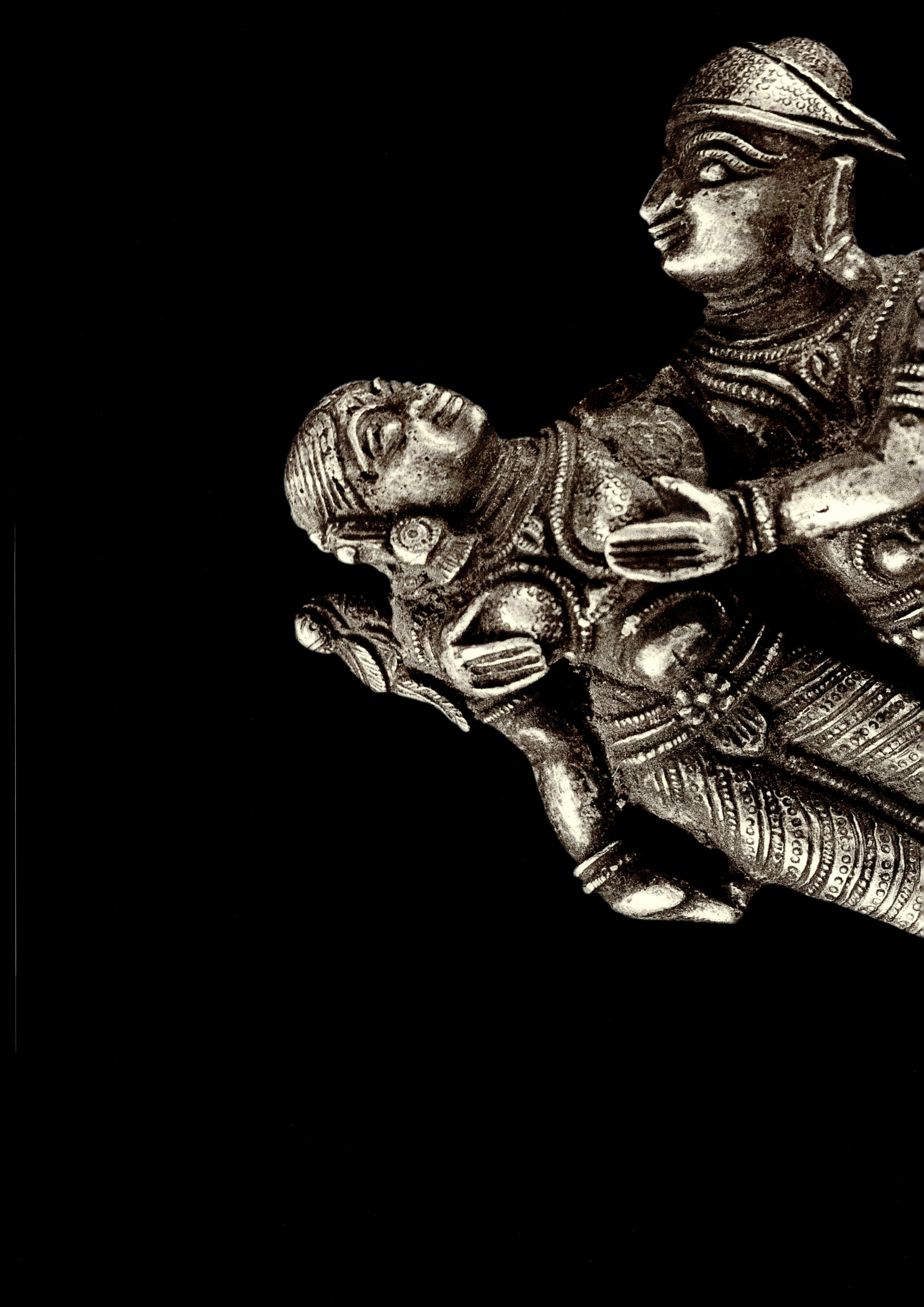

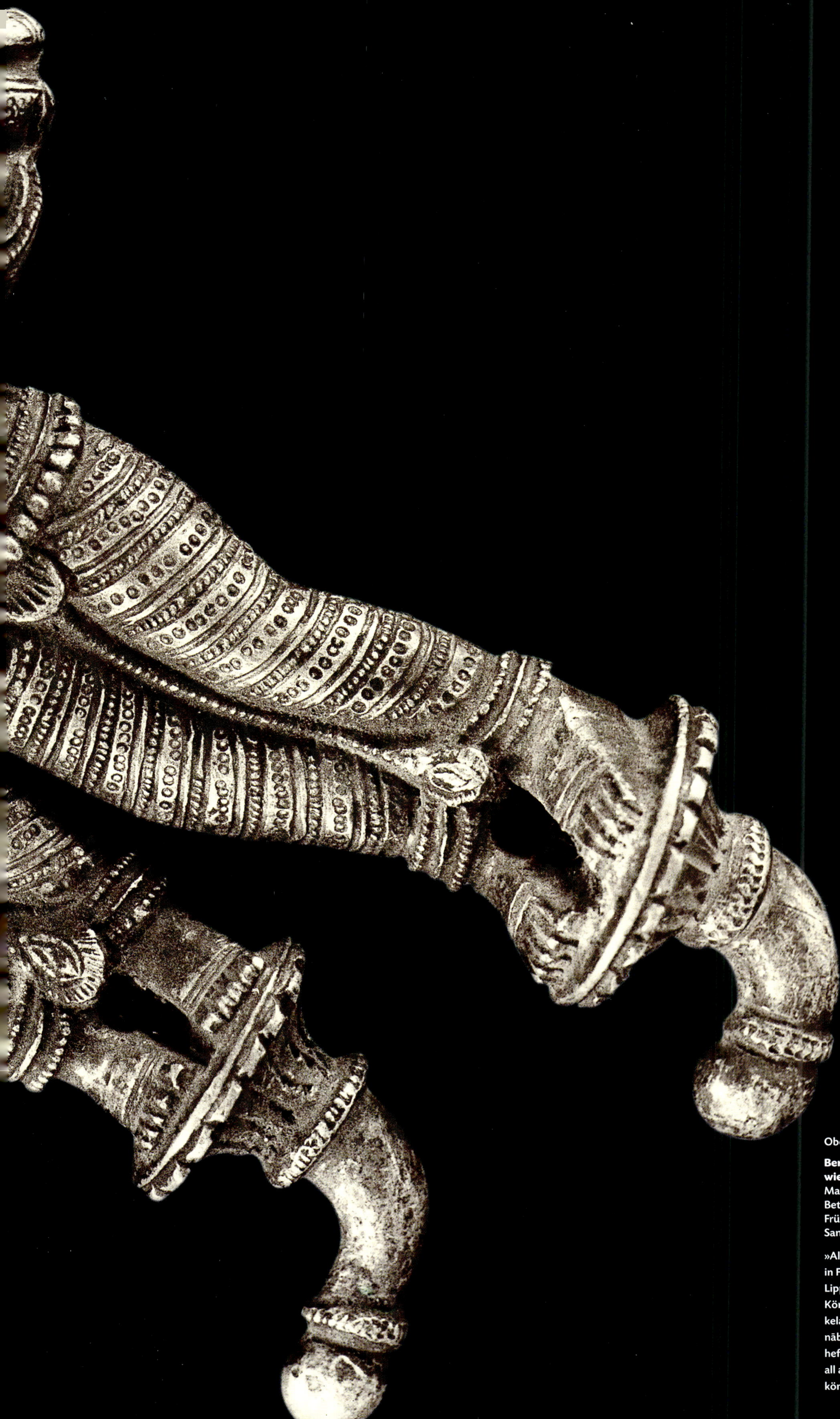

Oben:

Berührung der Brust wie mit einer Zange
Maharashtra
Betelnussknacker aus Bronze
Frühes 19. Jahrhundert
Sanskrit Museum

»Als Stellen für Nagelmale kommen in Frage: Achselhöhlen, Hals, Brüste, Lippen, *jaghana* oder Mittelteil des Körpers zwischen Nabel und Schenkelansatz sowie Schenkel. Suvarnanâbha jedoch behauptet, dass bei heftiger Leidenschaft die Male überall am Körper eingeprägt werden können« (Burton, 104f.).

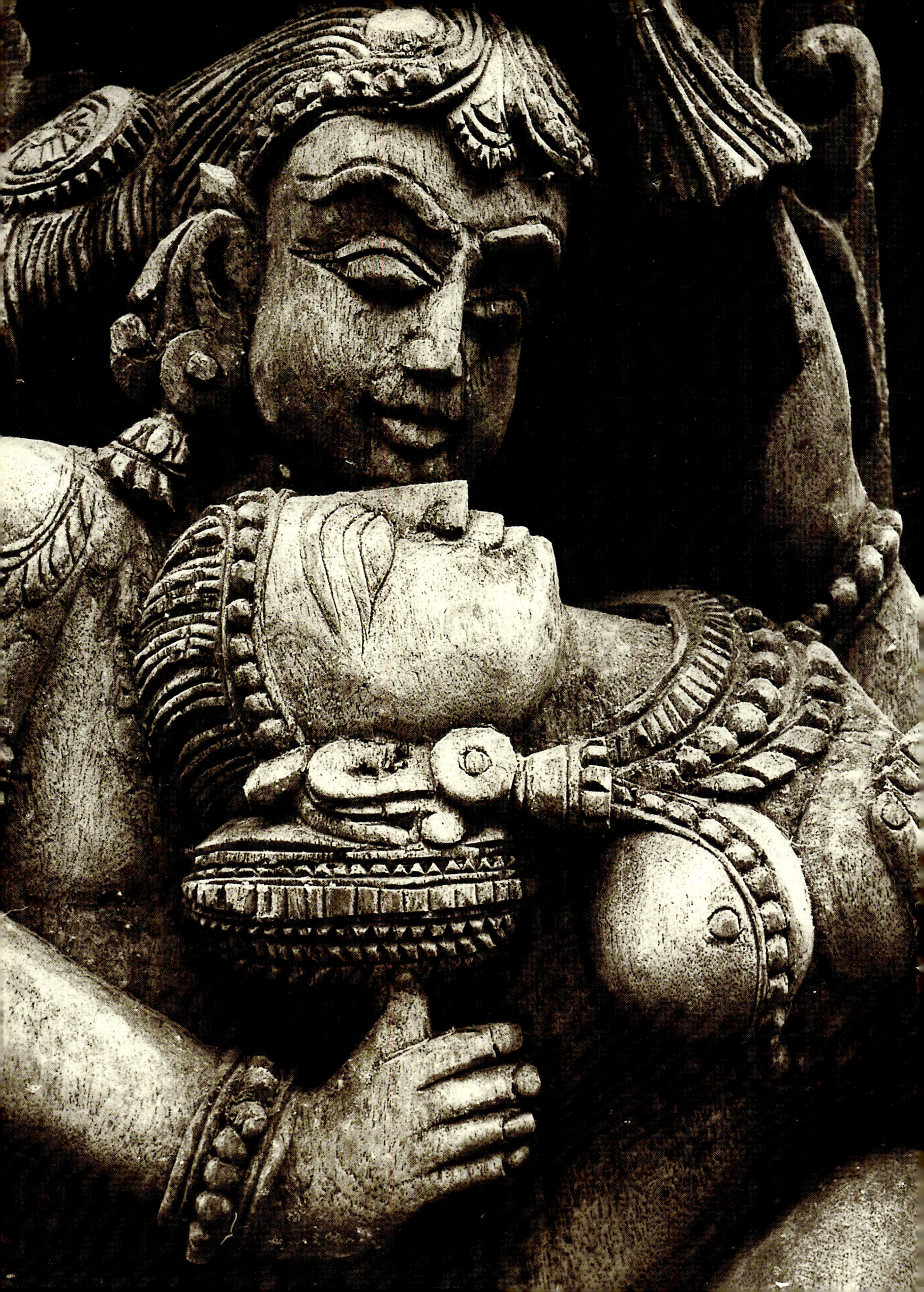

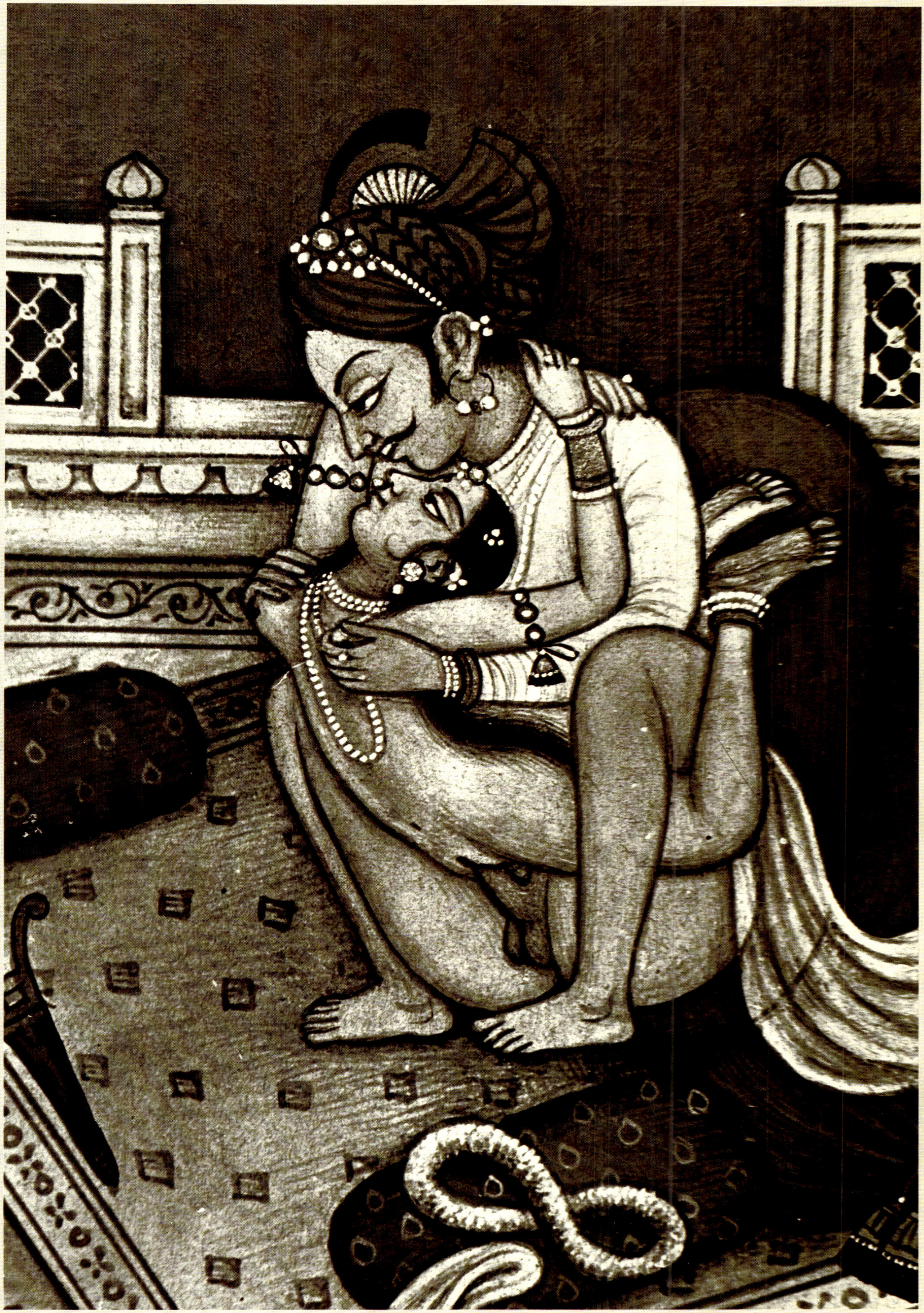

Küsse

॥ सर्वं सर्वत्र । रागस्यानपेक्षितत्वात् । इति वात्स्यायनः ॥

sarvaṃ sarvatra rāgasyānapekṣitatvāt iti vātsyāyanaḥ

Alles ist möglich. Weil die Leidenschaft ohne Rücksicht ist. So sagt Vātsyāyana.
(*Kāma Sūtra* 2.3.2)

Zusätzlich zu den Stellungen beim eigentlichen Geschlechtsverkehr erörtert das *Kāma Sūtra* verschiedene Arten des Vorspiels, angefangen mit drei grundlegenden Verhaltensweisen, die dem Akt vorausgehen: Kuss, Biss und Kratzer. Alle drei sollten abwechselnd angewandt und durch Geräusche, wie zum Beispiel leidenschaftliches Stöhnen oder gelegentliches, leichtes Schlagen mit der Hand verstärkt werden. Die Möglichkeiten des Küssens werden zwar nacheinander vorgestellt, aber keine sollte der anderen übergeordnet sein. Allerdings sollten die Partner bereits eine gewisse Vertrautheit im Umgang miteinander haben. Mit wachsender Intimität der Partner steigert sich auch die Intensität des Vorspiels. Vātsyāyana empfiehlt, bei der ersten Begegnung sehr behutsam vorzugehen.

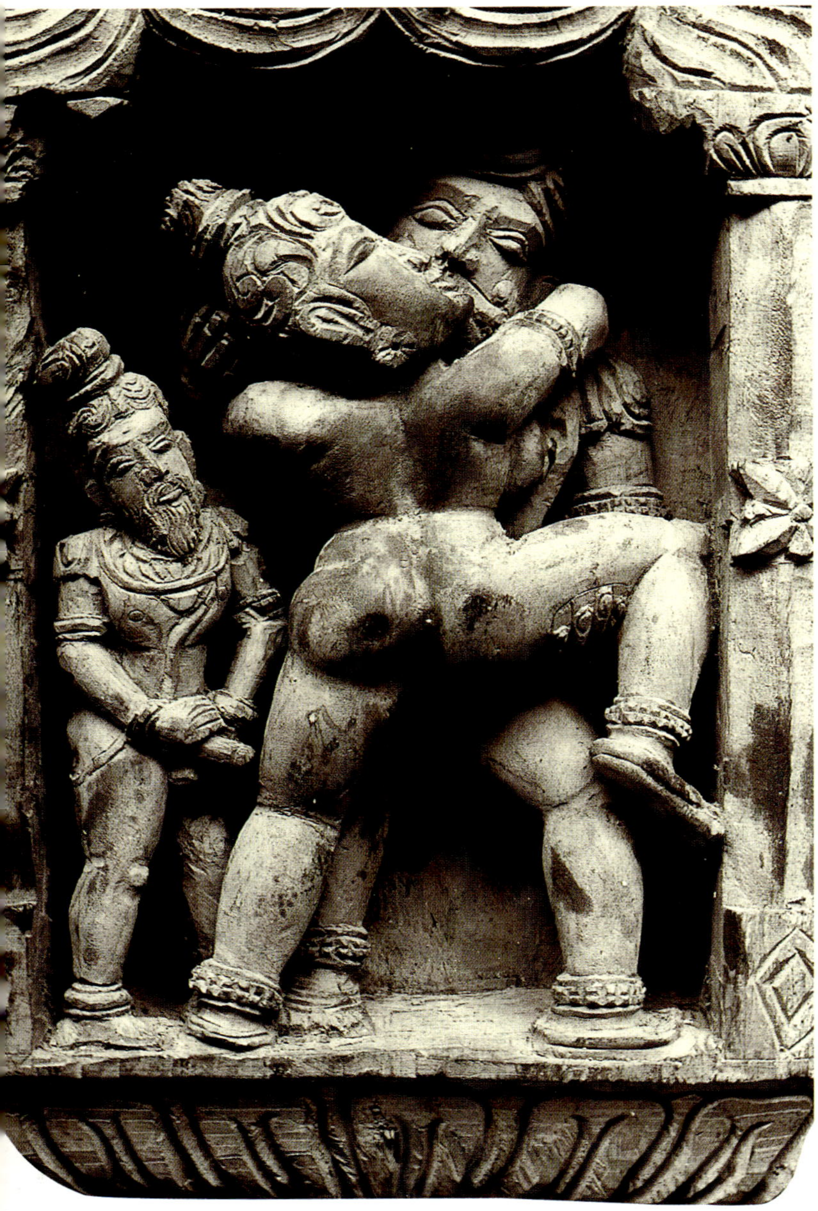

Wie bei den anderen Typologien des *Kāma Sūtra* stehen die einzelnen Punkte auch dieses Katalogs stellvertretend für ein ganzes Spektrum von Möglichkeiten. Jede Art von Kuss entspricht einem ganz bestimmten Augenblick im Verlauf der intimen Begegnung. Wie in den folgenden Teilen seines Lehrbuchs stellt Vātsyāyana auch hier die Gepflogenheiten anderer Regionen vor, die er jedoch ablehnt. Die Bewohner des Bezirks Lat zum Beispiel sind bekannt dafür, dass sie in übersteigerter Leidenschaftlichkeit auch die Intimteile (*jaghana*) küssen, also oralen Sex praktizieren. Vātsyāyana räumt ein, dass diese Praktik in jener Region ganz normal, in seiner Gegend jedoch vollkommen inakzeptabel ist. Zu den zulässigen Arten des Küssens gehören zunächst jene, die der Frau Vergnügen bereiten. Ist sie noch unerfahren, sind drei Arten des Küssens am besten geeignet: der gemessene Kuss (*nimittaka*), der vibrierende Kuss (*sphuritaka*) und der berührende Kuss (*ghattika*). Beim *nimittaka*-Kuss umarmt der Junge das Mädchen leidenschaftlich und versucht, seine Lippen auf die ihren zu drücken. Sie lässt es zu, bewegt aber dabei die Lippen nicht.

Vorhergehende Seite links:

Umarmung und Kuss von hinten
Tamil Nadu
Spätes 19. Jahrhundert
Holzschnitzerei eines Wagens
Sammlung Madame Florence du Surmont

Küssen, Petting und Liebkosen können nacheinander mit wachsender Leidenschaft oder auch gleichzeitig ausgeführt werden. Wenn die Leidenschaft zunimmt, ist nicht mehr nur der Mann aktiv. Die Frau reagiert auf die Handlungen des Geliebten. Wenn ihre Liebessehnsucht (*vāsanās*) entfacht ist, umarmt sie den Mann. In dieser Darstellung sitzt der Mann hinter der Frau, umfasst ihren Kopf und dreht ihn zu sich, um sie zu küssen, während er gleichzeitig ihre Brüste liebkost und mit den Händen umfasst.

Vorhergehende Seite rechts:

Die gedrehte Stellung
Jajpur, Rajasthan
Spätes 18. Jahrhundert
Miniaturmalerei
Privatsammlung

Dies ist die Darstellung einer sehr schwierigen Position, die im *Kāma Sūtra* als gedrehte Stellung (*paravrittaka*) bezeichnet wird (*Kāma Sūtra* 2.6.33). Der Mann umarmt die Frau von hinten, während sie sich gleichzeitig dreht und ihre Beine um seine Taille schlingt. Der Mann fasst ihre Brüste von hinten und dringt tief in sie ein, während sie ihre Arme um seinen Nacken schlingt. Nach einer Weile dreht sich der Mann, ohne sie zu verlassen. Diese Stellung erfordert viel Yoga-Erfahrung und Training. Andere Verrenkungen beim Geschlechtsverkehr können in einem Wasserbecken vollführt werden; dies ist die »Wonne im Wasser« (*jalasambhoga*) (*Kāma Sūtra* 2.6.34).

Links:

Hängende Vereinigung
(*avalambitaka*)
Andhra Pradesh
Mitte 19. Jahrhundert
Holzschnitzerei
Privatsammlung

»Wenn die Frau den gegen eine Wand gestützten Mann umarmt, indem sie auf seinen ineinander verschränkten Händen sitzt, die Arme um seinen Nacken schlingt und ihre Schenkel um seine Hüfte klammert, dabei die Füße gegen die Wand drückt, an der der Mann lehnt, und hin und her schaukelt, so spricht man von der »hängenden Vereinigung« (Burton, 114, *Kāma Sūtra* 2.6.38).

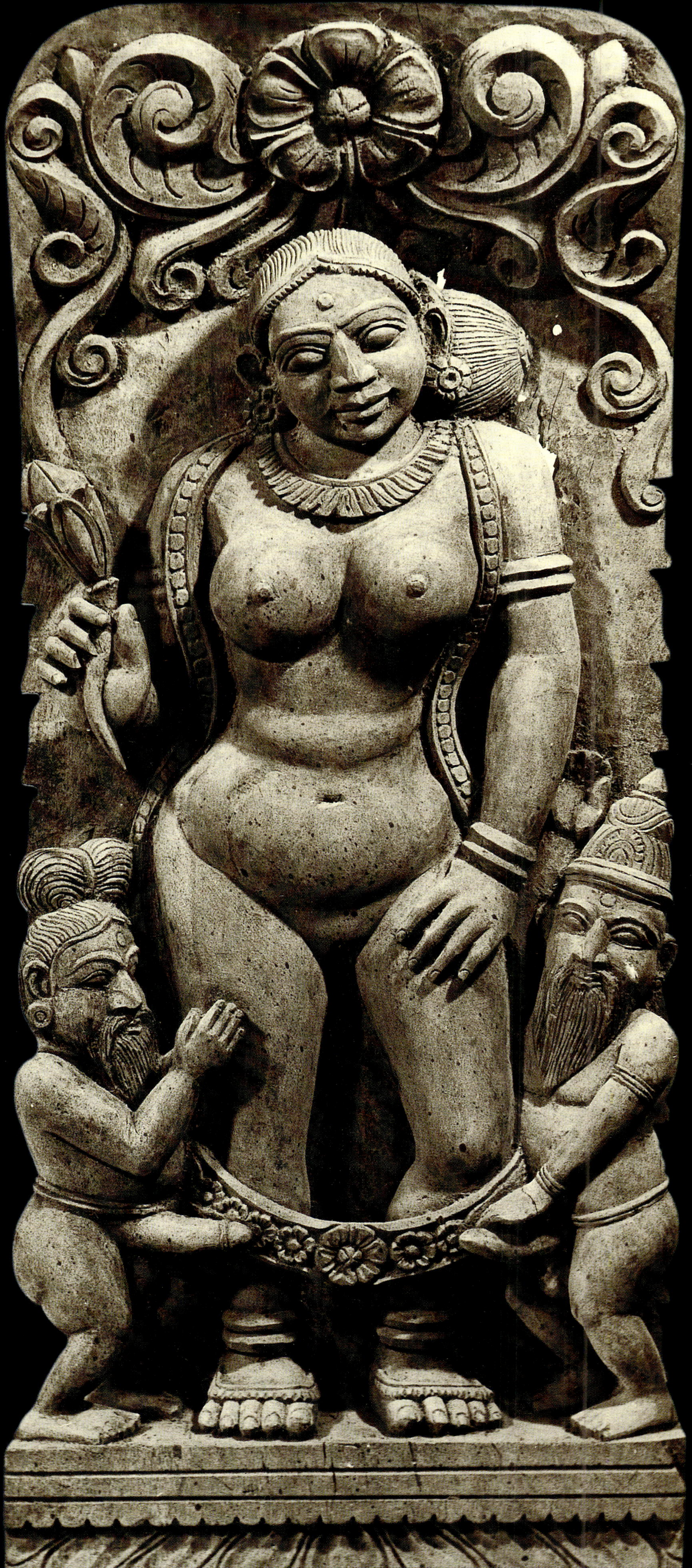

Elefantenfrau (hastinī)
Andhra Pradesh
Mitte 19. Jahrhundert
Holzschnitzerei
Privatsammlung

Die Elefantenfrau ist keine leichtgewichtige Liebhaberin. Nur ein starker und robuster Partner ist in der Lage, sie zu befriedigen. Der Geschlechtsakt mit mäßig ausgestatteten Liebhabern ist für sie nicht ratsam, ebenso wenig die Heirat mit einem Mann, der nur eine bescheidene sexuelle Potenz besitzt. Diese Problematik ist auch Thema des Abschnitts, in dem die Vorgehensweise einer Vermittlerin erörtert wird: »Die Vermittlerin sollte mit der Frau über die schwache Leidenschaftlichkeit ihres Ehemanns sprechen, über seine Eifersucht, seine Schurkerei, seine Undankbarkeit, seine Abneigung gegen Genuss, seine Dumpfheit, seine Durchschnittlichkeit und über alle seine anderen Fehler, mit denen die Ehefrau vertraut ist. Insbesondere sollte die Vermittlerin jene Fehler hervorheben, die der Ehefrau am meisten zu schaffen machen. Ist die Ehefrau eine Gazellenfrau und der Ehemann ein Hasenmann, wird sie keine Fehler an ihm finden, wenn er aber ein Hasenmann und sie eine Stuten- oder eine Elefantenfrau ist, soll die Vermittlerin den Fehler des Mannes hervorheben« (Burton, 186f.).

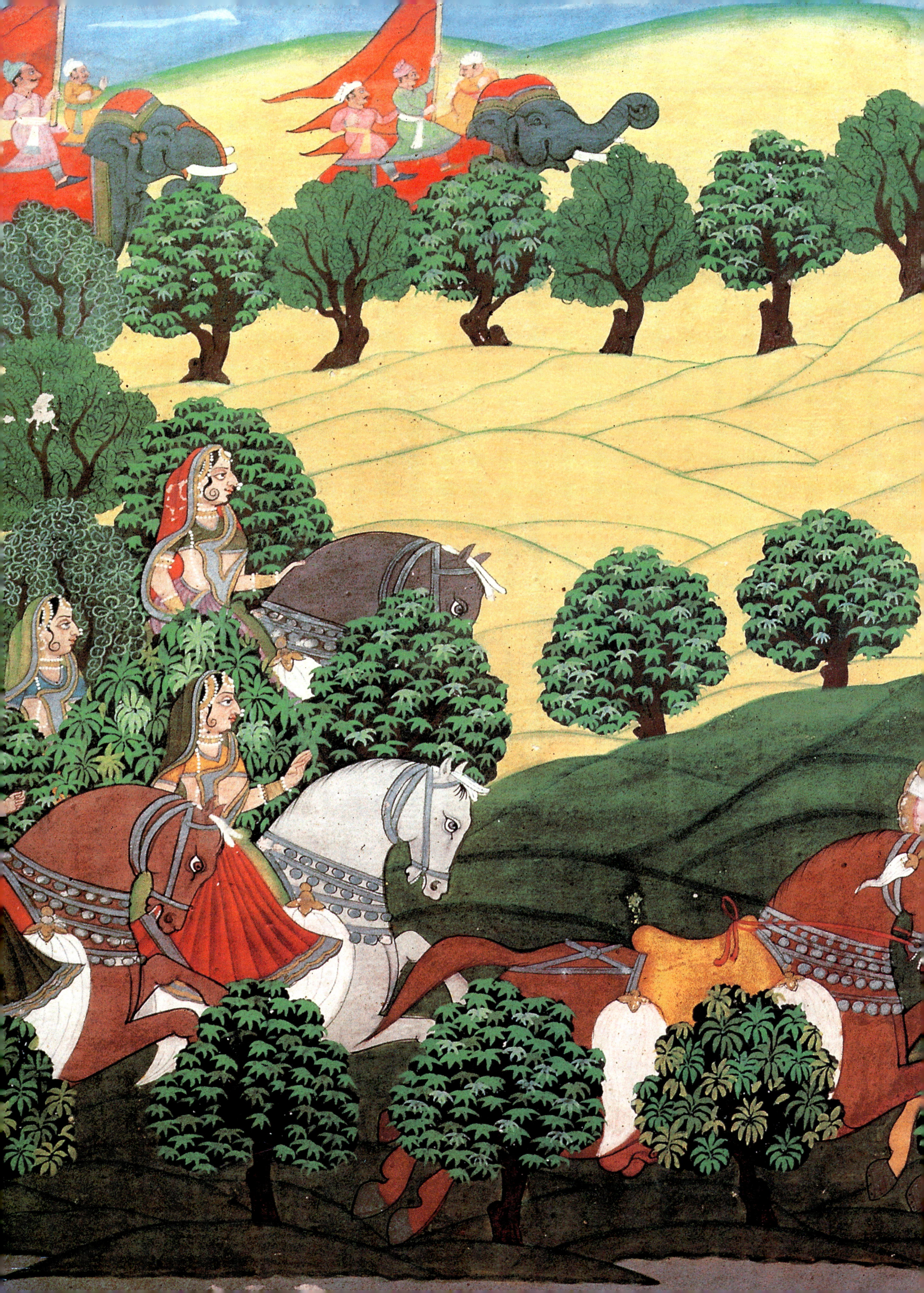

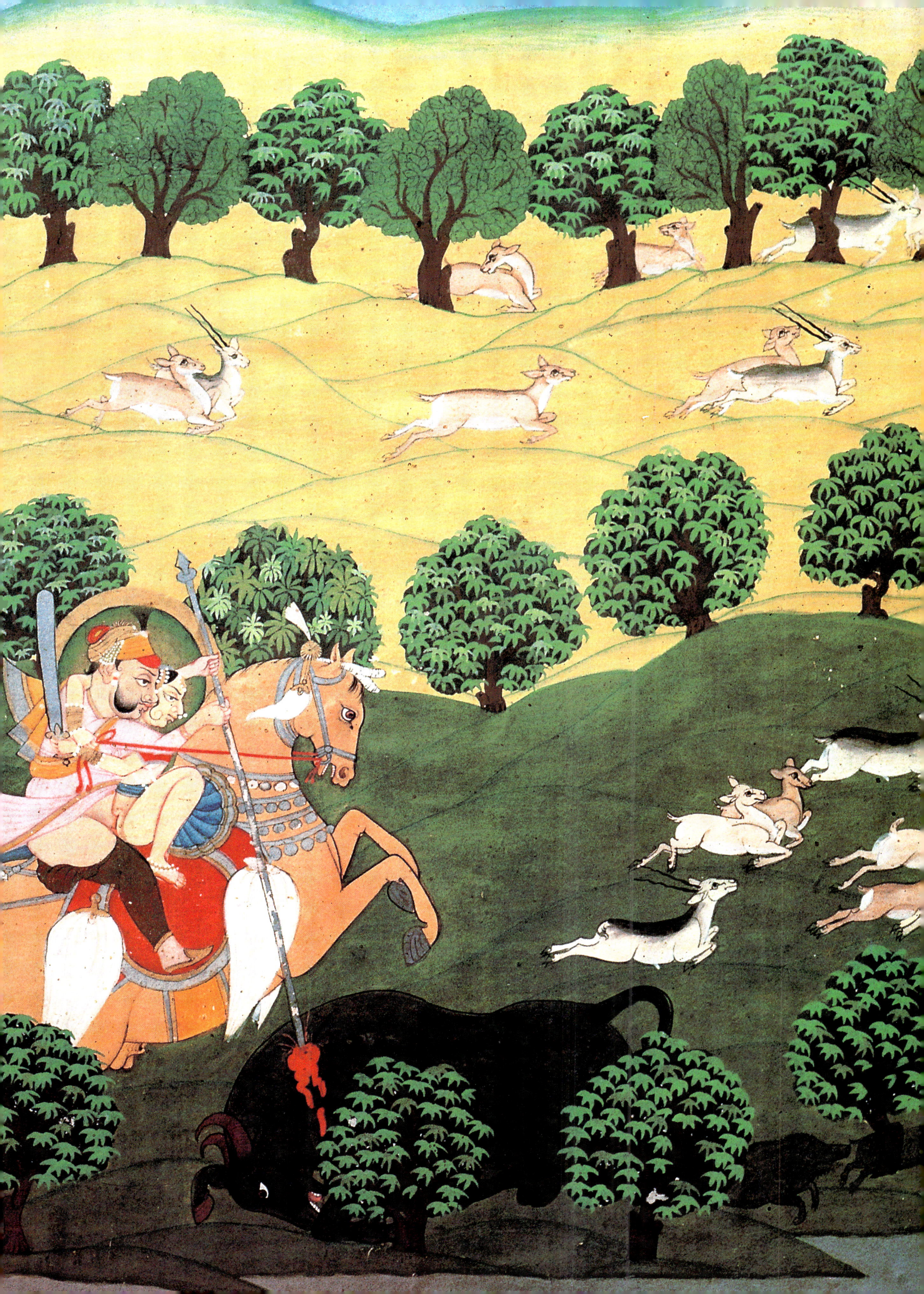

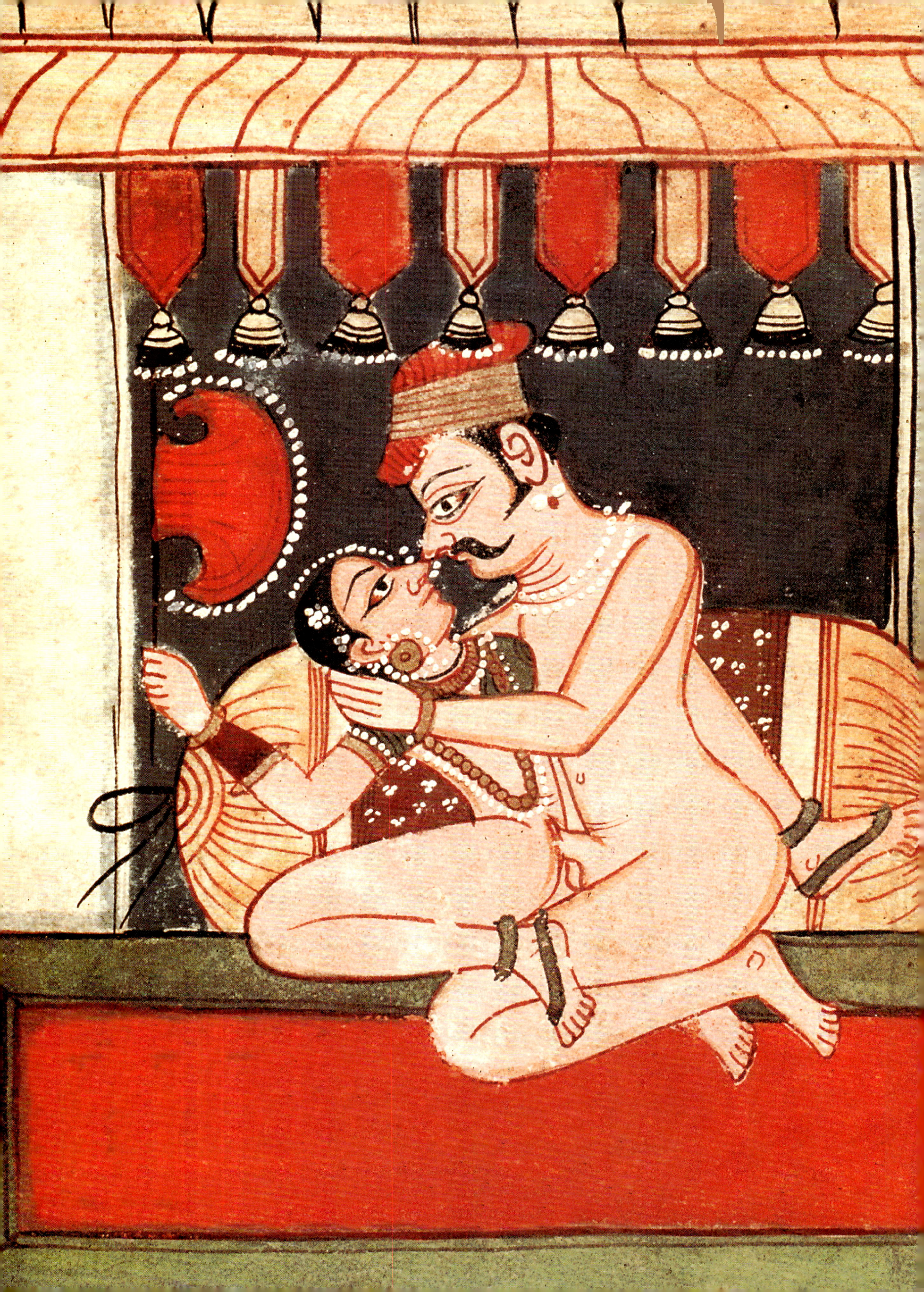

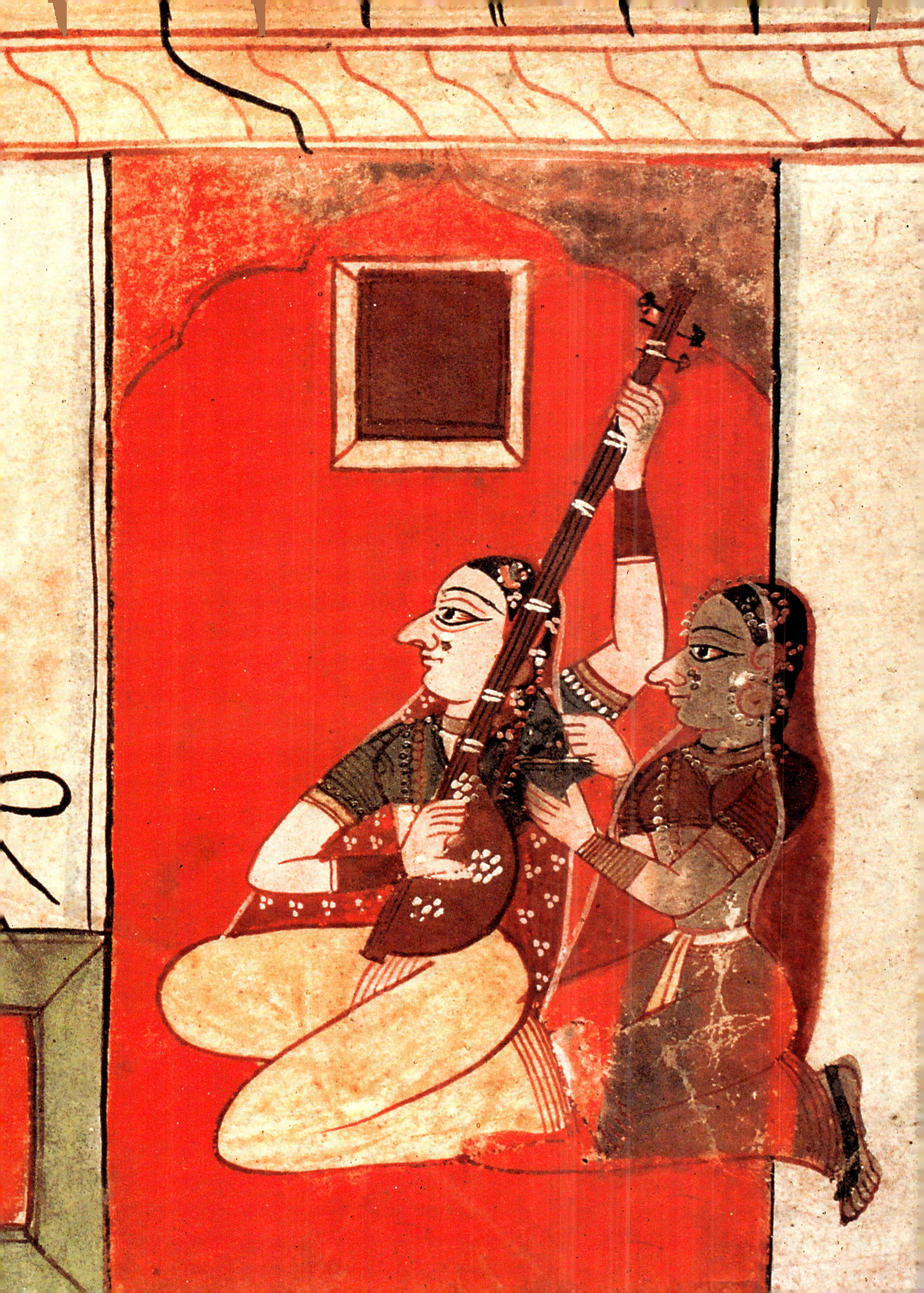

Legt sie ihre Zurückhaltung ein klein wenig ab und versucht der Mann erneut, ihre Lippen zu berühren, wird sie seinen Kuss erwidern. Sie bewegt die Unterlippe, aber nicht die Oberlippe. Dieser Kuss wird daher »vibrierend« genannt. Der *ghattika*-Kuss ist von größerer Hingabe gekennzeichnet: Das Mädchen schließt die Augen, bedeckt mit der Hand die Augen ihres Liebhabers und drückt dann ihre Zungenspitze gegen seine Lippen.

- Gerader Kuss (*sama*): Dieser Kuss ergibt sich, wenn Junge und Mädchen einander gegenüberstehen und ihre Lippen sich unmittelbar und mit einem leichten Druck berühren.

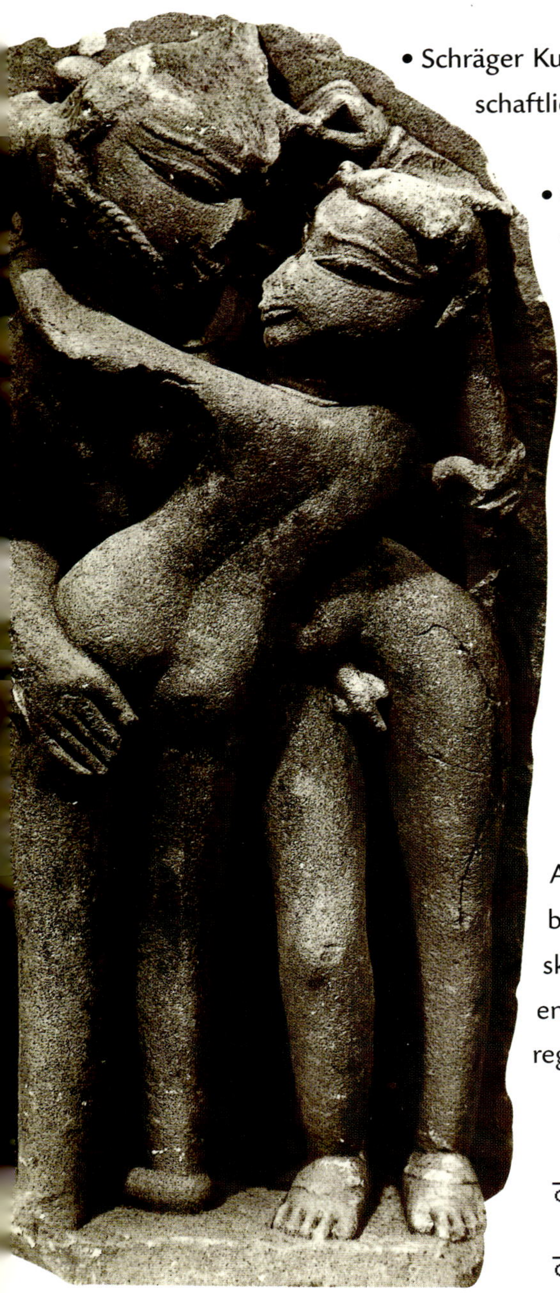

- Schräger Kuss (*tiryak*): Dabei legen die Partner den Kopf schräg und sind leidenschaftlich erregt.

- Gedrehter Kuss (*udbhranta*): Der Junge oder das Mädchen heben jeweils das Gesicht des anderen mit der Hand am Kinn empor und küssen ihn auf den Mund.

- Pressender Kuss (*avapiditaka*): Hierbei wird einer der drei vorher beschriebenen Küsse mit größerer Heftigkeit ausgeführt. Mit anderen Worten, der pressende Kuss ist eine intensivere Variante der drei vorigen Arten des Küssens.

- Extrem pressender Kuss (*avapiditaka II*): Dieser Kuss wird zwar mit derselben Heftigkeit wie die vierte Variante ausgeführt, ist aber dennoch abgewandelt. Man hält die Lippen des Partners mit den Fingern fest, drückt sie zurecht, schürzt die eigenen Lippen und drückt sie ohne Zuhilfenahme der Zähne auf den Mund des Partners.

Alle diese Arten des Küssens sind lediglich Vorschläge, die die Liebenden beflügeln sollen. Ein Neuling muss darauf achten, dass er sich nicht allzu sklavisch einer bestimmten Vorgehensweise unterwirft und dabei einen entscheidenden Augenblick verpasst. Er sollte daher stets auf die Anregungen seiner Partnerin eingehen. Grundsätzlich gilt:

कृते प्रतिकृतं कुर्यात्ताडिते प्रतिताडितम् ।
करणेन च तेनैव चुम्बिते प्रतिचुम्बितम् ॥

kṛte pratikṛtaṃ kuryāt tāḍite pratitāḍitam
karaṇena ca tenaiva cumbite praticumbitam

Was getan wurde, erwidere man mit einer Tat –
einen Schlag mit einem Schlag.
Und aus eben diesem Grund erwidere man
einen Kuss mit einem Kuss.

(*Kāma Sūtra* 2.3.32)

Seiten 84–85:

Jagdszene
Kota, Rajasthan
Frühes 19. Jahrhundert
Miniaturmalerei
Privatsammlung

Wie ein Pferd in vollem Galopp und im Rausch der Geschwindigkeit weder auf Gräben noch auf Dämme achtet, so wird auch das Paar beim Liebesakt blind vor Liebe und Lust. Das Paar wird von Frauen auf Pferden begleitet, die der König später vielleicht brauchen wird. Wahrscheinlich dachten sich die Künstler solche Motive aus, um den Monarchen zu ergötzen oder sich bei ihm einzuschmeicheln.

Vorhergehende Doppelseite:

Indrani-Stellung (*vijrmbhitaka*)
Sirohi, Rajasthan
Frühes 19. Jahrhundert
Miniaturmalerei
Privatsammlung

In dieser Position liegt die Frau auf dem Rücken, hebt die weit gespreizten Schenkel und ermöglicht in dieser »klaffenden Stellung« (*Kāma Sūtra* 2.6.11) das Eindringen des Penis. Die Frau ist auf ein Kissen gebettet und legt einen Arm um die Schultern des Mannes, um die körperliche Vereinigung zu erleichtern. Das hier dargestellte Mädchen muss eine Gazellenfrau sein, denn diese Stellung vergrößert die Öffnung der Vagina.

Links:

Stehende Umarmung
Chandela, Khajuraho
11. Jahrhundert
Steinskulptur

»Manche sind der Ansicht, es gebe keine feste Reihenfolge des Küssens, Pressens, Kratzens mit Nägeln oder Fingern, aber alle diese Zärtlichkeiten sollten grundsätzlich vor der körperlichen Vereinigung geschehen. Das Schlagen oder Erzeugen von Lauten dagegen begleitet die Vereinigung. Vātsyāyana jedoch ist der Meinung, dass alle diese Handlungen in jedem Augenblick möglich sind, da sich die Liebe nicht um Zeit und Ordnung bekümmert« (Burton, 100).

Rechts:

Oraler Sex
Tamil Nadu, Südindien
19. Jahrhundert
Holzschnitzerei eines Wagens
Sammlung Lance Dane

Dies ist eine Darstellung der Position der »Krähe«, bei der Mann und Frau im Stehen Mundverkehr praktizieren. Der Körper der Frau muss ganz besonders geschmeidig sein, der Mann dagegen stark und kräftig, damit sich keiner der beiden verletzt (*Kāma Sūtra* 2.9.38).

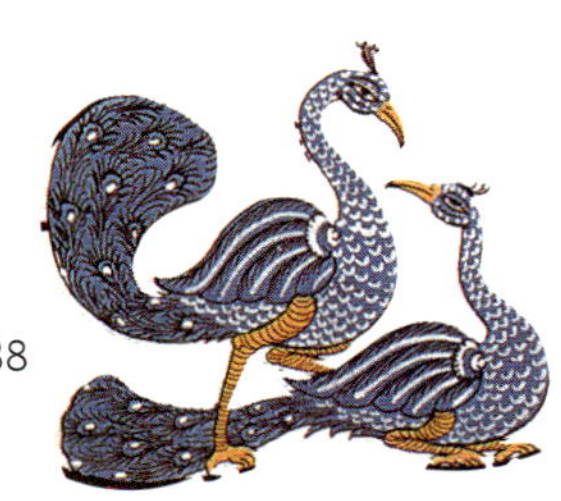

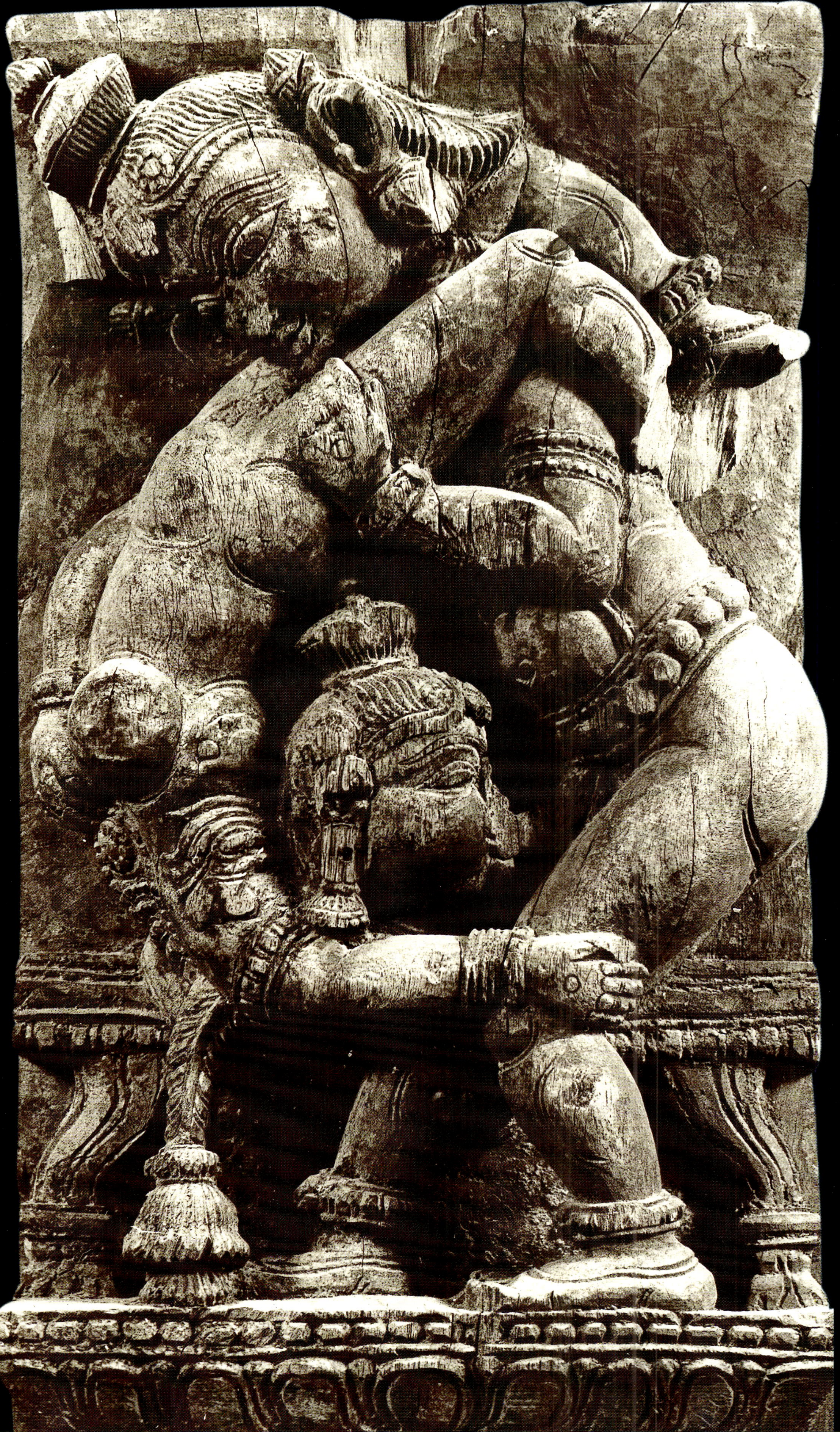

Der höher stehende Mann und die Frau als Objekt der Begierde

Männer, die eine große Autorität verkörpern, brauchen, wie man annimmt, ethische Verhaltensregeln nicht im selben Maß wie Personen von niedrigerem Rang. Aber als Persönlichkeiten des öffentlichen Lebens sollten sie darauf achten, ihren unzulässigen Leidenschaften nur in aller Stille und Heimlichkeit zu frönen, um anderen kein schlechtes Beispiel zu geben. Das *Kāma Sūtra* erörtert die korrekte Art und Weise des unmoralischen Verhaltens – man darf sich nur nicht erwischen lassen.

Dorfbürgermeister, Landsteuerbeamte und Feldaufseher üben ihre Machtstellung gegenüber den Dorffrauen dadurch aus, dass sie sie unumwunden umwerben. Die Frau ist solchen Annäherungen gegenüber machtlos, denn aufgrund ihres niedrigeren sozialen Rangs ist sie für lüsterne Beamte eine leichte Beute. Die Männer missbrauchen ihre Autorität oft, indem sie Frauen, mit denen sie beruflich zu tun haben, sexuell belästigen. Ein Kuhhirte zum Beispiel wird versuchen, sich an die Mädchen heranzumachen, die zum Melken kommen oder die gemolkene Milch weiterverarbeiten. Ist die begehrte Frau verheiratet, geht ein Beamter bisweilen so weit, dass er den Ehemann unter irgendeinem Vorwand verhaften und ins Gefängnis werfen lässt; so hat er bei der Frau leichteres Spiel.

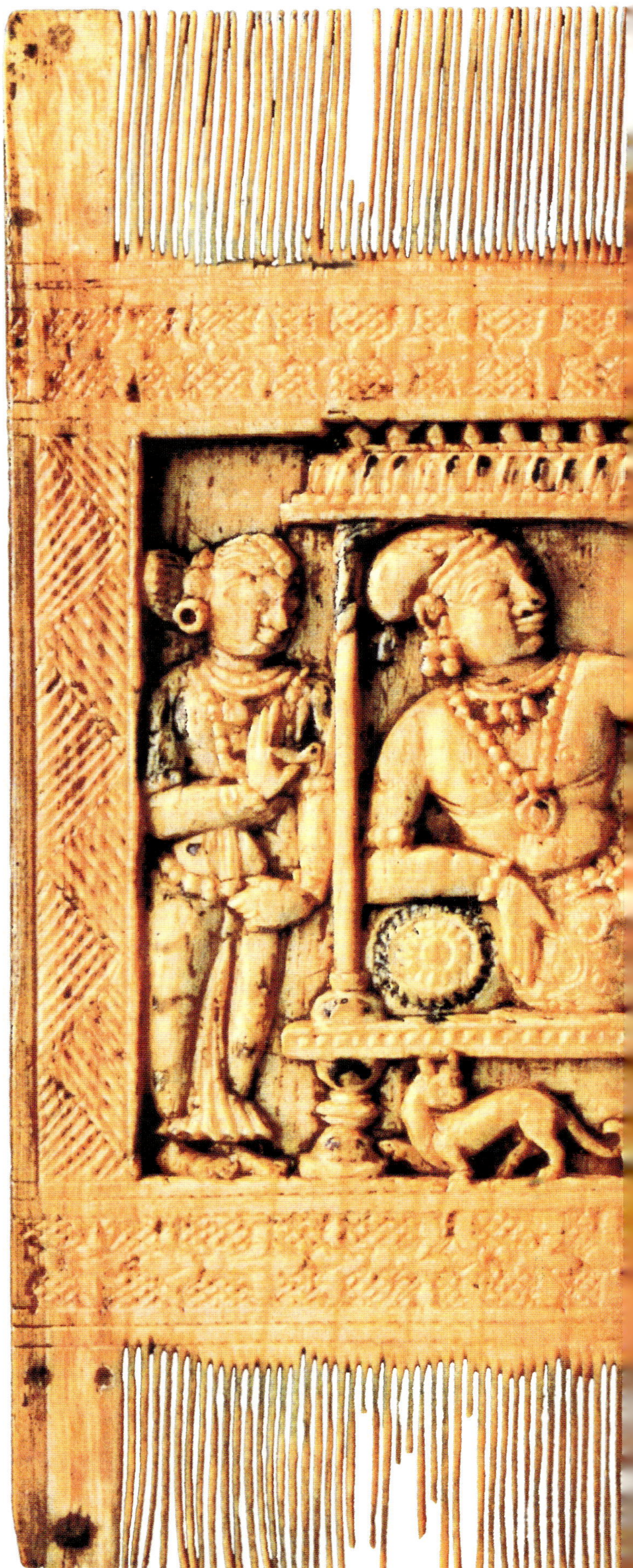

Rechts:

Herrscher in seinem Palast
Südindien
18. Jahrhundert
Elfenbeinkamm
Sammlung D. Natesan

Diesen Kamm – ein großartiges Beispiel eines mit erotischen Motiven geschmückten Gegenstands – benutzt der Verführer, um die Haare seiner Geliebten zu entwirren. Während er zärtlich seine Finger durch ihr Haar gleiten lässt, die Knoten auskämmt und dabei beruhigende Worte spricht, kann er es wagen, ihr beiläufig den Kamm zu zeigen, sobald sie sich wohl fühlt und entspannt ist. In diesem Augenblick stellen sich ihr die Haare auf – eine Reaktion vieler Heldinnen in der Sanskrit-Liebesdichtung.

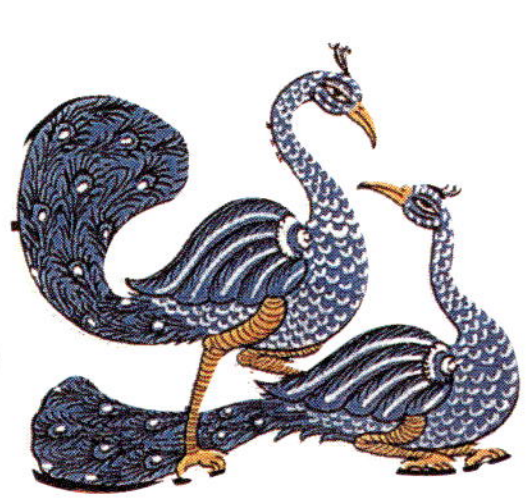

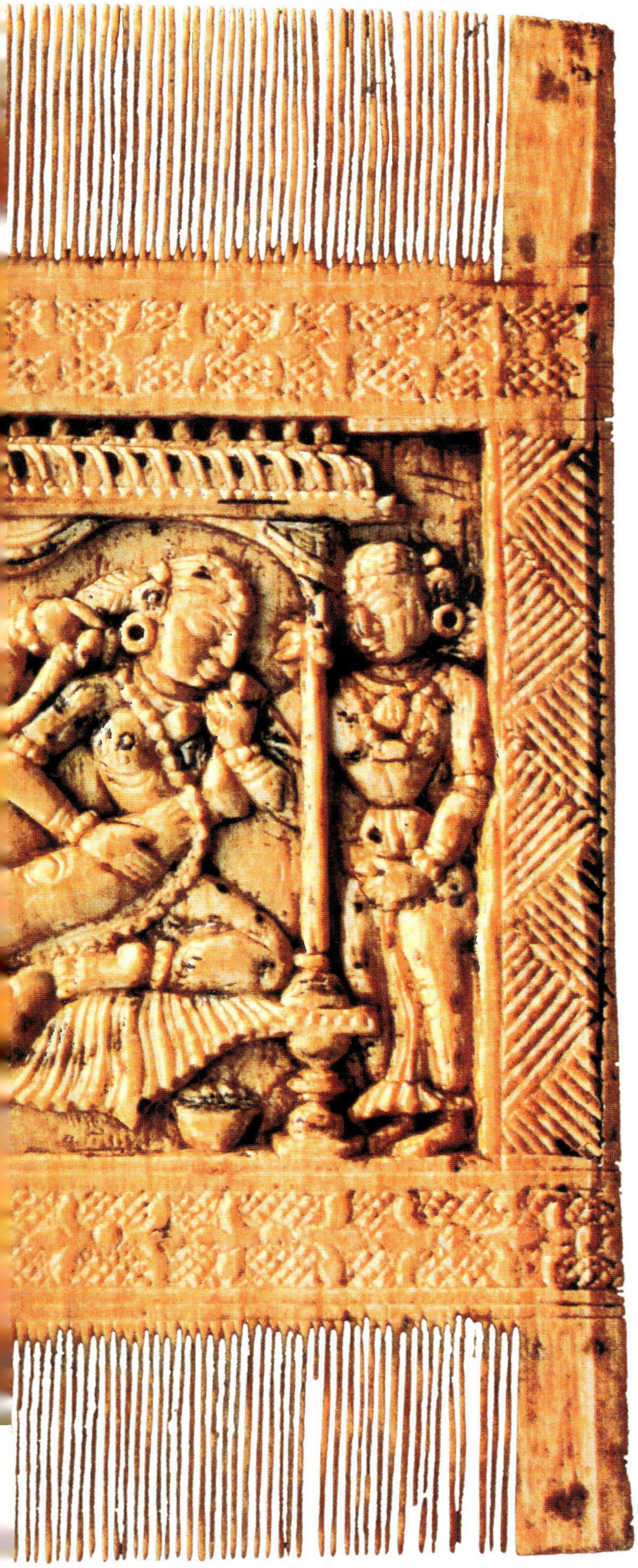

Für den König und andere hohe Beamte sind Frauen aller Schichten ein Objekt der sexuellen Begierde. Bei manchen religiösen Zeremonien erhalten nichtadelige Frauen Zutritt zu den inneren Gemächern des königlichen Harems. Hat der König ein Auge auf eine Frau geworfen, gibt er einer Haremsdame den Auftrag, sich mit ihr anzufreunden und sie dadurch zu blenden und zu verwirren, dass sie ihr die Pracht des Palastes zeigt. An Alkohol soll sie nicht sparen. Im rechten Augenblick sagt dann die Haremsdame der nichtadeligen Frau, dass der König sie begehrt, und empfiehlt ihr, sich zu fügen und niemandem etwas davon zu erzählen. Die derart eingeschüchterte und beeindruckte Frau wird dem Wunsch des Königs Folge leisten. Hat der König seine Lust befriedigt, wird sie aus dem Palast geschickt (*Kāma Sūtra* 5.5.1–37).

Der sexuellen Frustration im Wettstreit um die Gunst des Königs wurde traditionell dadurch abgeholfen, dass im Harem Rollenspiele stattfanden und Obst und Gemüse als Hilfsmittel verwendet wurden. Vātsyāyana schreibt, der Mann mit mehreren Ehefrauen könne gar nicht alle seine Frauen sexuell befriedigen. Sie befriedigen sich deshalb selbst, indem sie die Kunst des Liebesspiels mit allen möglichen Hilfsmitteln perfektionieren. Karotten, Auberginen und Bananen dienen als künstlicher Penis, und auch die Statue eines Mannes mit ausgeprägten Geschlechtsmerkmalen findet Verwendung. Der König selbst nutzt die Möglichkeit eines Dildo oder ähnlicher Hilfsmittel, um der erlahmenden Lendenkraft neuen Schwung zu geben und die Frauen in seinem Harem zu befriedigen (*Kāma Sūtra* 5.6.1–5).

Folgende Doppelseiten:

Gedrehter Kuss
Sirohi, Rajasthan
Frühes 19. Jahrhundert
Miniaturmalerei
Privatsammlung

»Beim Küssen soll ein spielerischer Wettstreit begonnen werden, bei dem derjenige der Sieger ist, der zuerst die Unterlippe des anderen erfasst. Wenn die Frau verliert, soll sie sich stellen, als wolle sie in Tränen ausbrechen, mit der Hand abwinken, wenn sich ihr der Liebhaber nähert, sich von ihm abwenden und sagen: ›Beginnen wir einen neuen Wettstreit‹. Verliert sie ein zweites Mal, soll sie die Unterlippe ihres Partners zwischen den Zähnen festhalten, so dass er ihr nicht entwischen kann; dann soll sie laut lachen, sich über ihn lustig machen, ihre Glieder recken, scherzhaft alles Mögliche zu ihm sagen und dabei die Augenbrauen bewegen und mit den Augen rollen. Dies ist der Wettstreit beim Küssen, aber einen ähnlichen spielerischen Wettstreit können die Liebenden veranstalten, indem sie mit Nägeln und Fingern kratzen, indem sie beißen und schlagen. Allerdings ist diese Art von Wettstreit nur Partnern zu empfehlen, die heftige Leidenschaft empfinden« (Burton, 101f.).

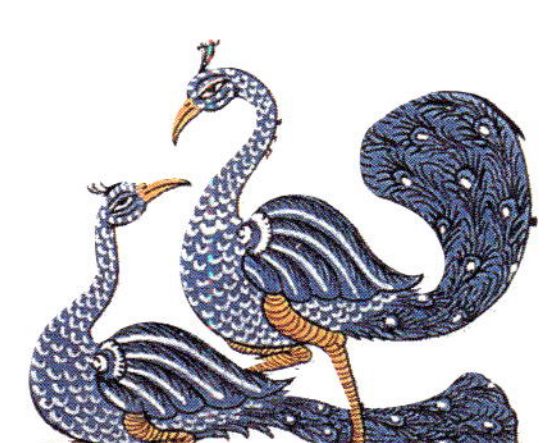

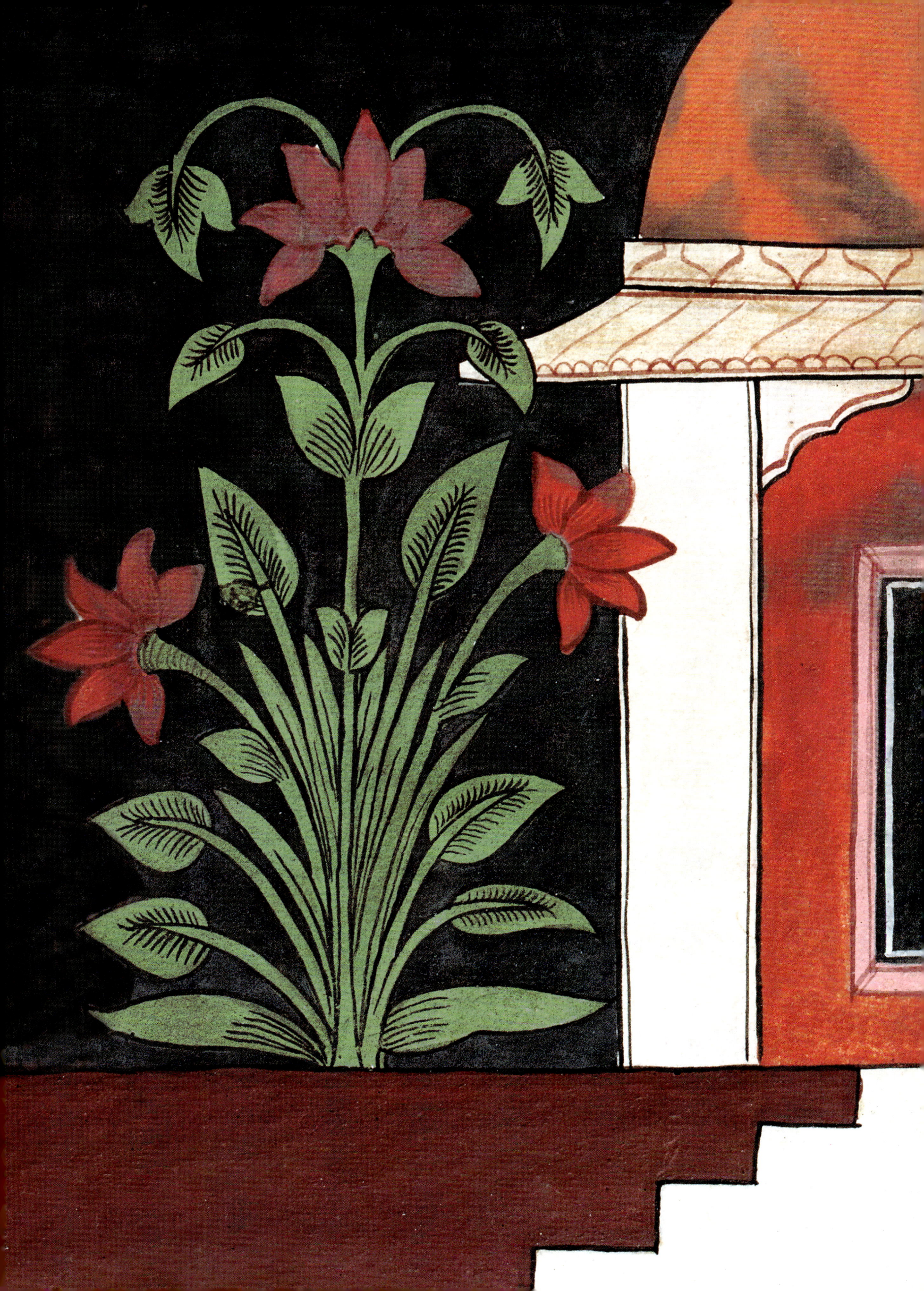

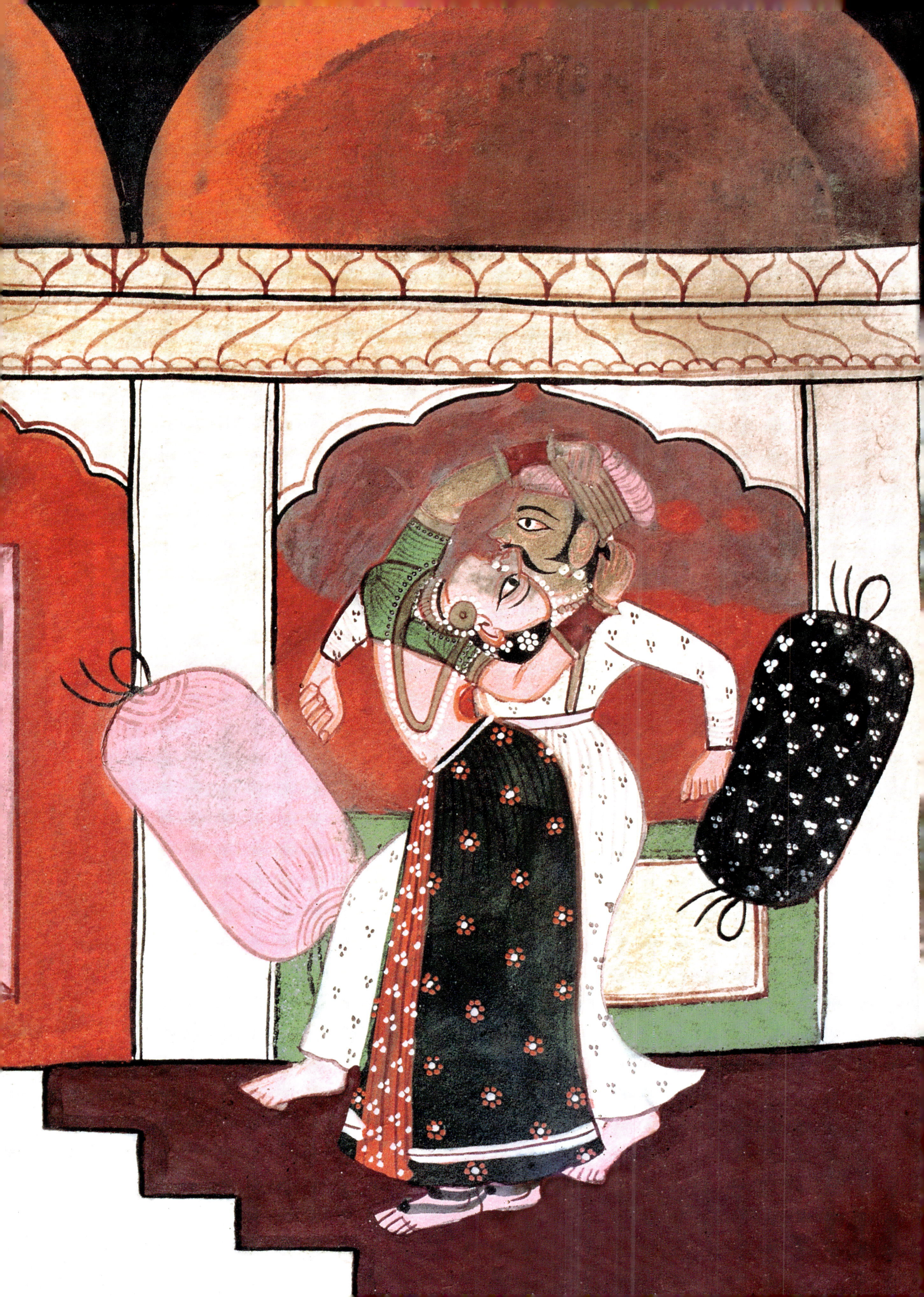

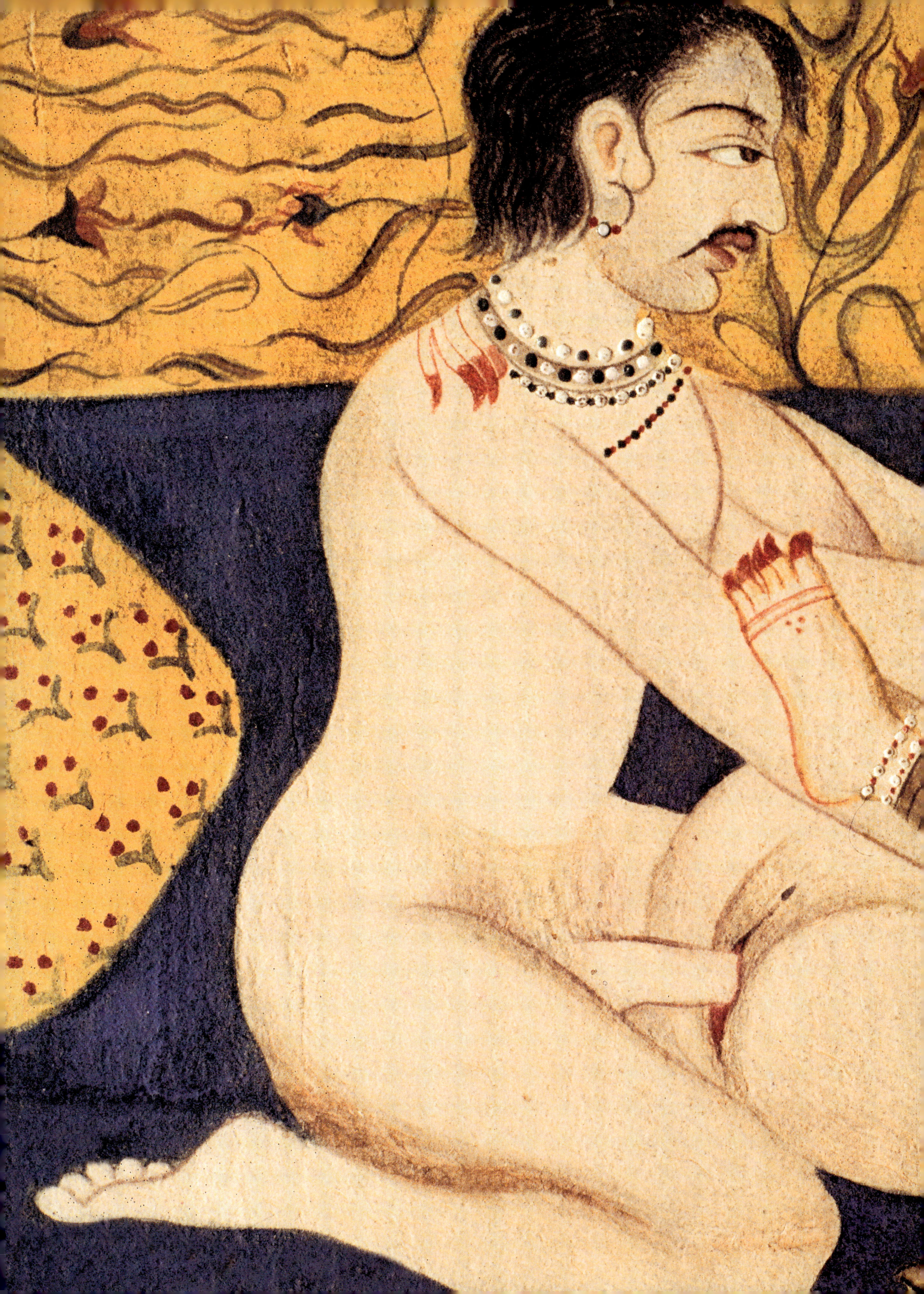

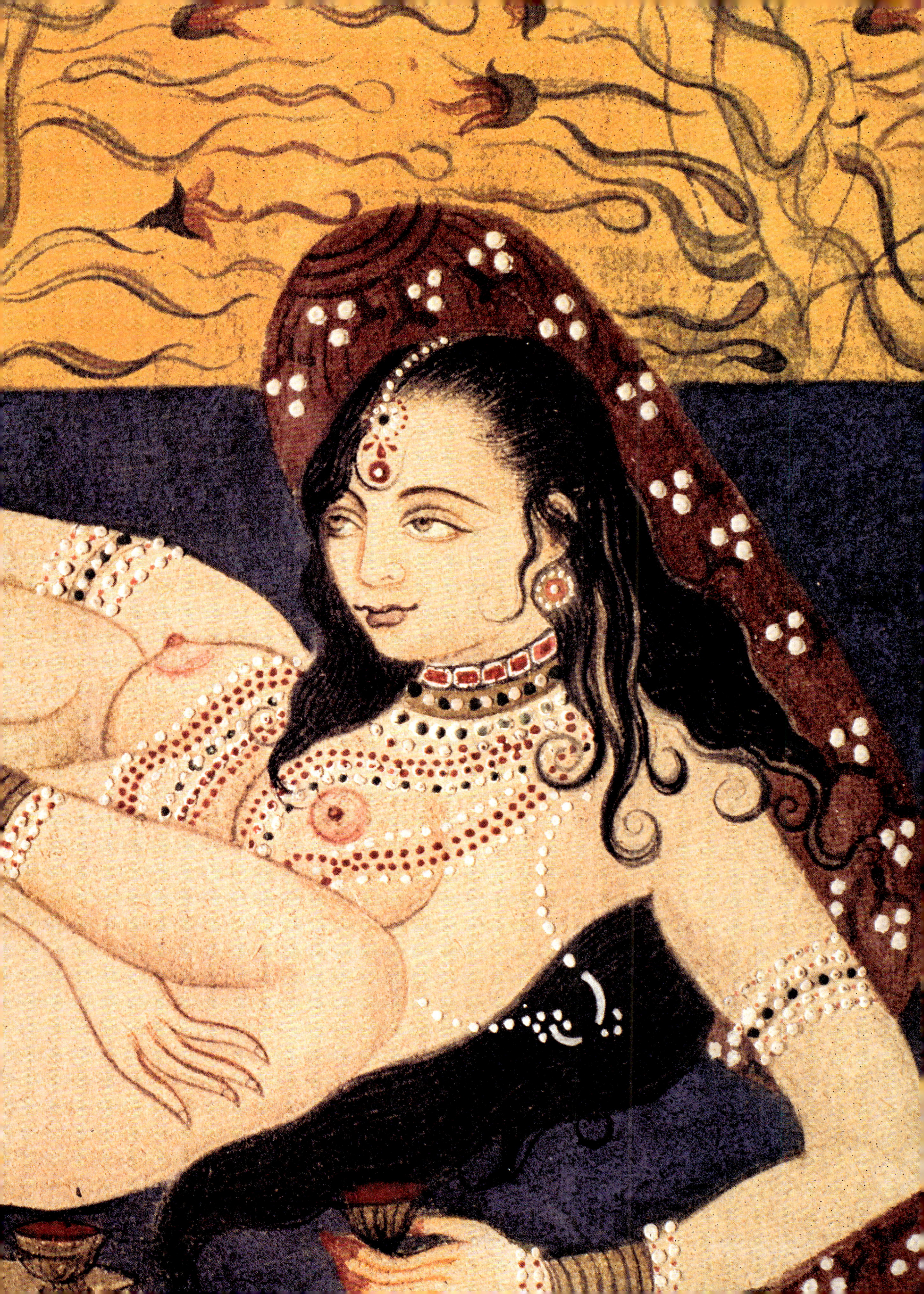

Den Liebespartner verletzen

॥ रागवृद्धौ संघर्षात्मकं नखविलेखनम् ॥

rāgavṛddhau saṅgharṣātmakaṃ nakhavilekhanam

Flammt die Ekstase auf, erfolgt das Kratzen mit den Fingernägeln.
(*Kāma Sūtra* 2.4.1)

Wächst die sexuelle Leidenschaft und haben sich die Partner bereits ausgiebig geküsst, sollten sie zu einer anderen Art des Vorspiels übergehen: dem Kratzen. Das Kratzen wird nicht im täglichen Geschlechtsverkehr empfohlen; es sollte vielmehr den Augenblicken vorbehalten sein, in denen man der Leidenschaft Nachdruck verleihen möchte. Zu den Situationen, in denen das Kratzen empfohlen wird, zählen:

1. Die erste geschlechtliche Vereinigung
2. Vor Beginn einer Reise
3. Bei der Rückkehr von einer Reise
4. Wenn die Frau nach einem Streit besänftigt werden soll
5. Wenn die Frau betrunken ist

Ritzt man seine Partnerin beim Liebesspiel mit den Fingernägeln, wird man, wenn man später die Male sieht, kurzzeitig wieder in diese lustvolle Situation zurückversetzt. Als Zwischenstufe zwischen Kuss und Biss kann das Kratzen auf vielfältige Art und Weise ausgeführt werden.

Es werden acht bevorzugte Arten des Kratzens genannt:

1. Mild eingeprägt (*acchuritaka*): Die Fingernägel werden in drei Standardlängen eingeteilt: kurz, mittel und lang. Um den mild eingeprägten Kratzer richtig auszuführen, braucht man mittellange Fingernägel, wie sie die Bewohner von Maharashtra im westlichen Indien haben. Man sollte mit den Fingernägeln über das Kinn, die Unterlippe oder die Brüste der Partnerin ritzen und dabei nur leichten Druck ausüben, damit keine Spuren auf der Haut hinterlassen werden.

2. Halbmondförmig (*ardhachandra*): Ein einfaches, aber scharfes Ritzen mit dem messerscharfen halbmondförmigen Fingernagel hinterlässt auf der Haut der Geliebten einen »Halbmond«. Dieses Nagelmal wird gewöhnlich an Hals oder Brust angebracht.

3. Kreisförmig (*mandala*): Wenn zwei halbmondförmige Male so angebracht sind, dass sie einander zugekehrt sind, spricht man von einem kreisförmigen Nagelmal. Dieser hübsch aussehende Kratzer schmückt Hüften, Schenkel oder Schamgegend.

4. Linienförmig (*rekha*): Hiermit wird jeder Kratzer bezeichnet, der auf der Haut eine nicht allzu lange, gerade Linie hinterlässt.

Vorhergehende Doppelseite:
Gähnende Stellung
Rajasthan
Frühes 20. Jahrhundert
Miniaturmalerei
Sammlung Lance Dane

Beim Geschlechtsakt mit einem ungleichen Partner muss eine Gazellenfrau bestimmte Stellungen einnehmen, um dem Mann das Eindringen mit dem Penis zu erleichtern. Sie spreizt die Schenkel weit, während der Mann zunächst behutsam, dann mit immer schnelleren Stößen in sie eindringt. Zur Stütze legt er ihr ein Kissen unter den Rücken, schlingt seine Schenkel um ihre Taille und drückt mit den Händen ihre Schenkel so weit wie möglich auseinander. Dies ist eine von drei Stellungen, die für die Gazellenfrau empfohlen werden.

Rechts:
Spaß-Stellung
Marwar, Rajasthan
Mitte 18. Jahrhundert
Illuminiertes Manuskript
Sammlung Lance Dane

Die verschiedenen Möglichkeiten des Liebesgenusses sind nicht für alle Paare in jeder Situation praktikabel. Sie sollten vielmehr zur richtigen Zeit und am richtigen Ort angewandt werden. In dieser extravaganten Position genießen Mann und Frau während des Geschlechtsaktes die sinnliche Berührung ihrer Fußsohlen, während sie sich gleichzeitig vom Körper des jeweiligen Partners abstoßen, um die sexuelle Lust zu steigern.

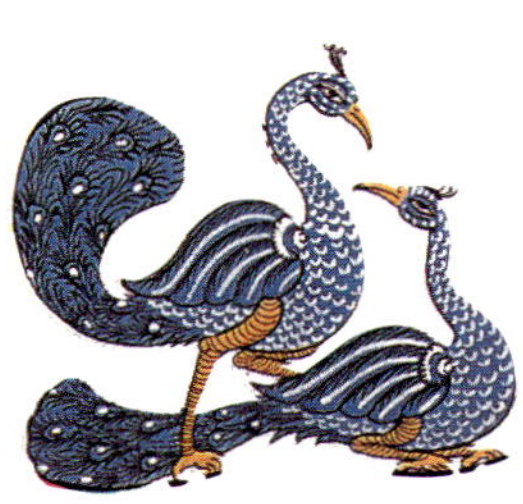

थपरस्परआसन॥ ॥चारोकरियीवपराकरहे॥द
ङ्चरनपरस्परगहे॥दंपतिकेलकौरंअभिराम॥अ
नामपरस्परधाम॥३५॥ ॥श्री॥ ॥

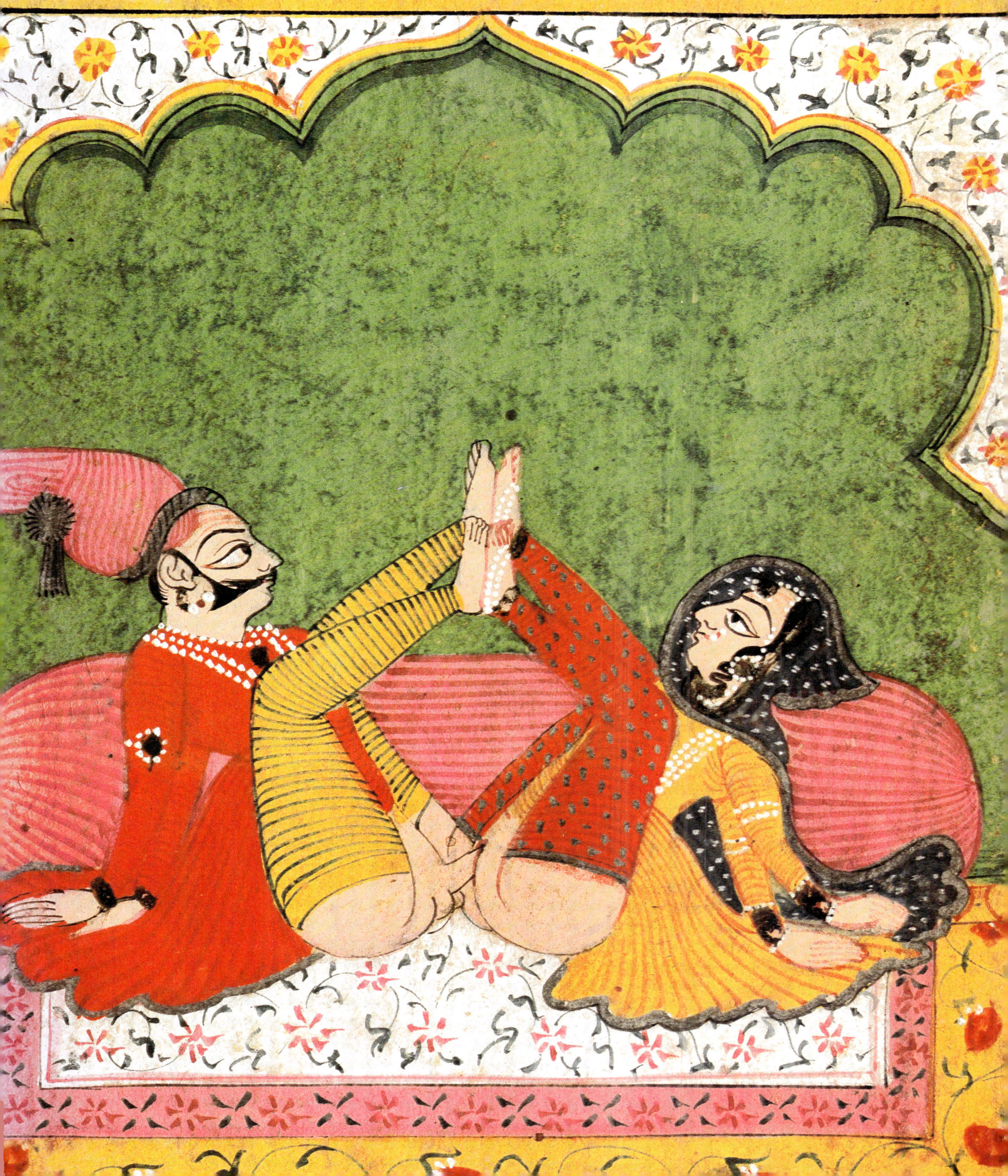

Es werden außerdem vier ganz besondere Kratzer genannt:

5. Tigerkralle (*vyaghranakha*): Dieser Kratzer ist eine Abwandlung des vorigen, so genannten linienförmigen Kratzers und ist gekennzeichnet durch eine gekrümmte Linie. Er wird auf der Brust der Geliebten oberhalb der Brustwarzen angebracht.

6. Pfauenfuß (*mayurapadaka*): Dies ist eine weitere komplizierte Abwandlung des linienförmigen Kratzers. Er wird mit allen fünf Fingernägeln erzeugt und erfordert eine gewisse Präzision.

7. Hasensprung (*shashaplutaka*): Wenn fünf Pfauenfuß-Kratzer um die Brustwarzen herum angebracht werden, ähneln sie dem Bild eines hüpfenden Hasen.

8. Lotusblatt (*utpalapatraka*): Dieses Fingermal erinnert in seiner Form an ein Lotusblatt und wird im Allgemeinen an Brüsten und Hüften angebracht.

(*Kāma Sūtra* 2.4.4ff.)

Die idealen Fingernägel sind dem *Kāma Sūtra* zufolge sauber und frisch geschnitten und haben keine scharfen Kanten. Sie sind nicht abgebissen, sind gleichmäßig gewachsen und glänzen wie poliert. Die Bengalis aus den östlichen Regionen des indischen Subkontinents haben Vātsyāyana zufolge besonders schöne Hände und Fingernägel. Frauen, so heißt es, lassen sich durch den Anblick solch eleganter Hände und Fingernägel betören.

Der Kommentar des *Kāma Sūtra* zum Katalog der Kratzer erscheint besonders zurückhaltend, vielleicht weil sich Vātsyāyana der Unmöglichkeit bewusst war, alle während der geschlechtlichen Vereinigung möglichen Spielarten von Liebesspuren zu berücksichtigen.

Und da das Kratzen mit den Fingernägeln von der Intensität der sexuellen Leidenschaft abhängig ist, kann niemand mit Bestimmtheit sagen, wie viele Arten von Nagelmalen es tatsächlich gibt. So wie bei der Liebe eine gewisse Mannigfaltigkeit nötig ist, so sollte durch Mannigfaltigkeit die Liebe geweckt werden, meint Vātsyāyana. Aus diesem Grund sind Kurtisanen gefragt, die in den vielfältigen Spielarten der Liebe bewandert sind. Denn wenn Mannigfaltigkeit in allen Künsten und Vergnügungen als notwendig erachtet wird, beispielsweise im Bogenschießen, um wie viel mehr sollte dann in der Liebeskunst nach ihr gestrebt werden (Burton, 106).

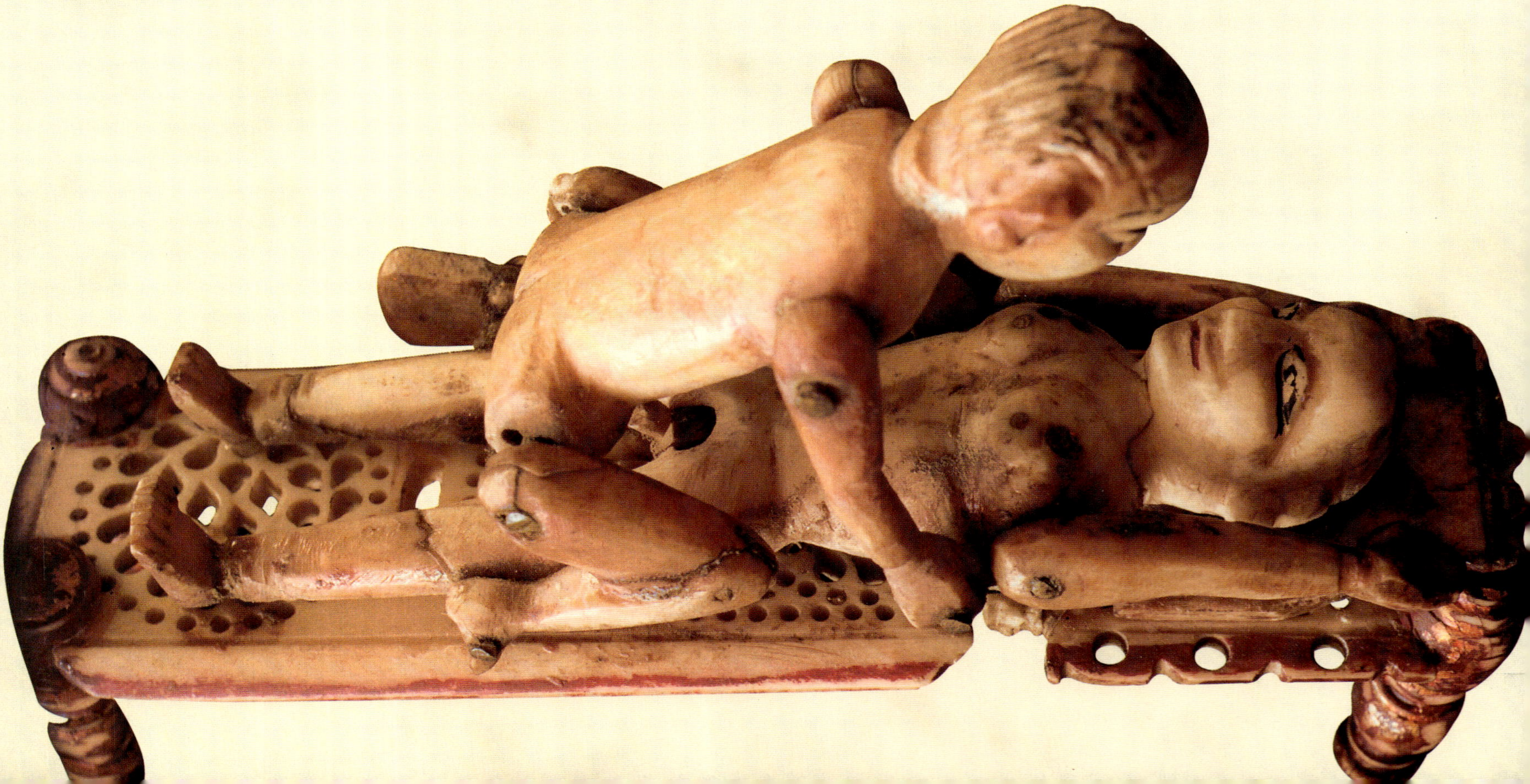

Mechanische Stellung
Jaipur, Udyog-Schule
Frühes 17. Jahrhundert
Sammlung Lance Dane

Dieses winzige Spielzeug zeigt eine Position, die jedem vertraut ist, der sexuell aktiv ist. Sie ist auch für diejenigen geeignet, deren erotische Möglichkeiten durch Schwangerschaft, Dickleibigkeit etc. eingeschränkt sind. Das hier dargestellte Liebespaar ruht auf einem Diwan. Wahrscheinlich war dieses Objekt Teil eines größeren erotischen Tableaus.

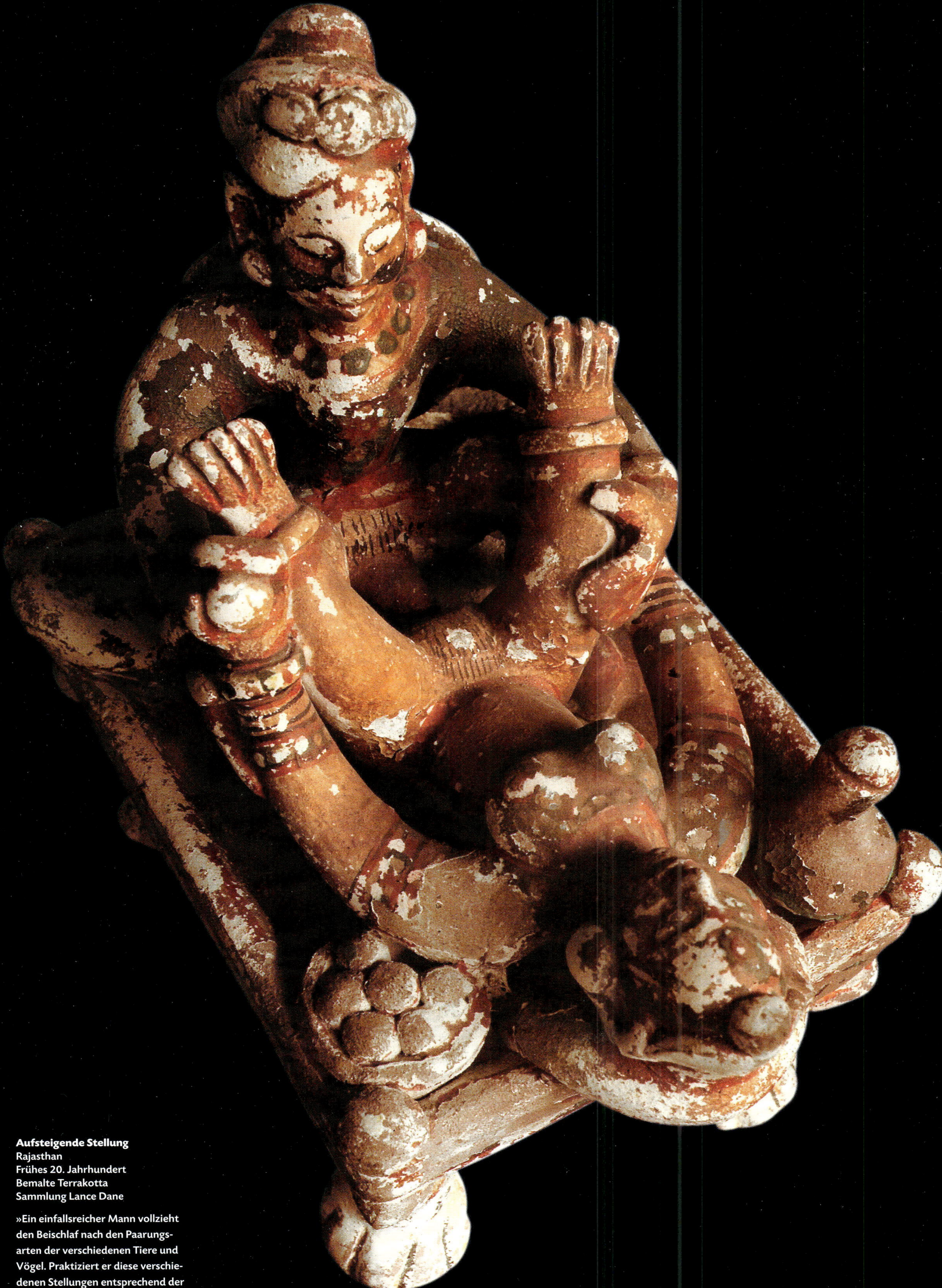

Aufsteigende Stellung
Rajasthan
Frühes 20. Jahrhundert
Bemalte Terrakotta
Sammlung Lance Dane

»Ein einfallsreicher Mann vollzieht den Beischlaf nach den Paarungsarten der verschiedenen Tiere und Vögel. Praktiziert er diese verschiedenen Stellungen entsprechend der jeweiligen Landessitte und dem individuellen Geschmack, gewinnt er die Liebe, Freundschaft und Achtung der Frauen« (Burton, 115).

Oraler Sex

तस्या वदने जघनकर्म ।
तदौपरिष्टकमाचक्षते ॥

tasyā vadane jaghanakarma
tad auparișṭakam ācakṣate

Wenn es im Mund und nicht im *jaghana* geschieht, nennen wir es Mundverkehr.

(*Kāma Sūtra* 2.9.3)

Der Akt selbst wird im *Kāma Sūtra* ganz unverblümt beschrieben, aber die Identität derer, die ihn vollführen, bleibt merkwürdig im Dunkeln. Die Rede ist von Personen, die weder männlichen noch weiblichen Geschlechts sind, sondern von »dritter Natur«. Sie kleiden sich entweder als Mann oder als Frau, und ihr Gestus ist dementsprechend entweder maskulin oder feminin. Menschen von »dritter Natur« sind entweder als Kurtisanen tätig, wenn sie sich weiblich geben, oder als Masseure, wenn sie sich männlich geben wollen. Die soziale Differenzierung vollzieht sich in der indischen Gesellschaft nicht selten auf der Basis ritueller Reinheitsgebote. Diese religiösen Verbote fallen für hochrangige Persönlichkeiten relativ streng aus, ansonsten sind sie weniger rigoros. In manchen Gegenden ist der Mundverkehr zwar zulässig, aber Vātsyāyana betrachtet diese Technik des Geschlechtsverkehrs eher mit Skepsis und rät hochrangigen Männern dringend davon ab, da die Berührung des Gesichts mit den Genitalien unrein ist. Angehörige der »dritten Natur« dagegen haben in der überkommenen religiösen und sozialen Rangordnung keinen Platz. Für sie bestehen daher auch keine moralischen Vorbehalte gegenüber oralem Sex.

Die Fellatio vollzieht sich in acht Stufen. Auf jeder neuen Stufe soll die Frau mangelndes Interesse vortäuschen und so tun, als würde sie am liebsten aufhören. Der Mann wiederum soll sie drängen weiterzumachen, auch wenn sie Scham und Zurückhaltung zeigt. Nach einer diskreten Pause geht es dann weiter zur nächsten Stufe.

Fellatio in acht Schritten:

1. Eröffnung (*nimita*): Dabei wird der Penis mit der Hand in den Mund geführt und dann zwischen den Lippen hin und her bewegt.

2. Biss in die Seiten (*parshvatodashta*): Hierbei entblößt die Frau die Eichel von der Vorhaut und berührt sie an den Seiten mit den Lippen; dabei sagt sie: »Das ist genug, nicht mehr.«

3. Außenzange (*bahisandamsha*): Nach einer gewissen Zeit wird die Frau aufgefordert fortzufahren. Sie schließt die Lippen fest um die Spitze des Penis, drückt mit ihrem Mund die Eichel und saugt daran, als wolle sie den Penis in ihren Mund hineinziehen.

Oraler Sex
Kalinga, Konarak, Orissa
Mitte 13. Jahrhundert
Steinskulptur
Archaeological Survey of India

»Die Diener mancher Männer betreiben Mundverkehr mit ihren Herren. Auch manche Männer, die untereinander gut bekannt sind, vollziehen ihn miteinander. Manche Frauen des Harems praktizieren den Mundverkehr mit der *yoni* einer anderen Frau, wenn sie in lustvoller Stimmung sind. In einigen Fällen tun Männer dasselbe mit einer Frau. Dabei (beim Küssen der *yoni*) wird in derselben Weise verfahren wie beim Küssen auf den Mund. Wenn Mann und Frau umgekehrt nebeneinander liegen und jeweils das Organ des anderen küssen, so nennt man das ›Vereinigung der Krähe‹« (Burton, 127).

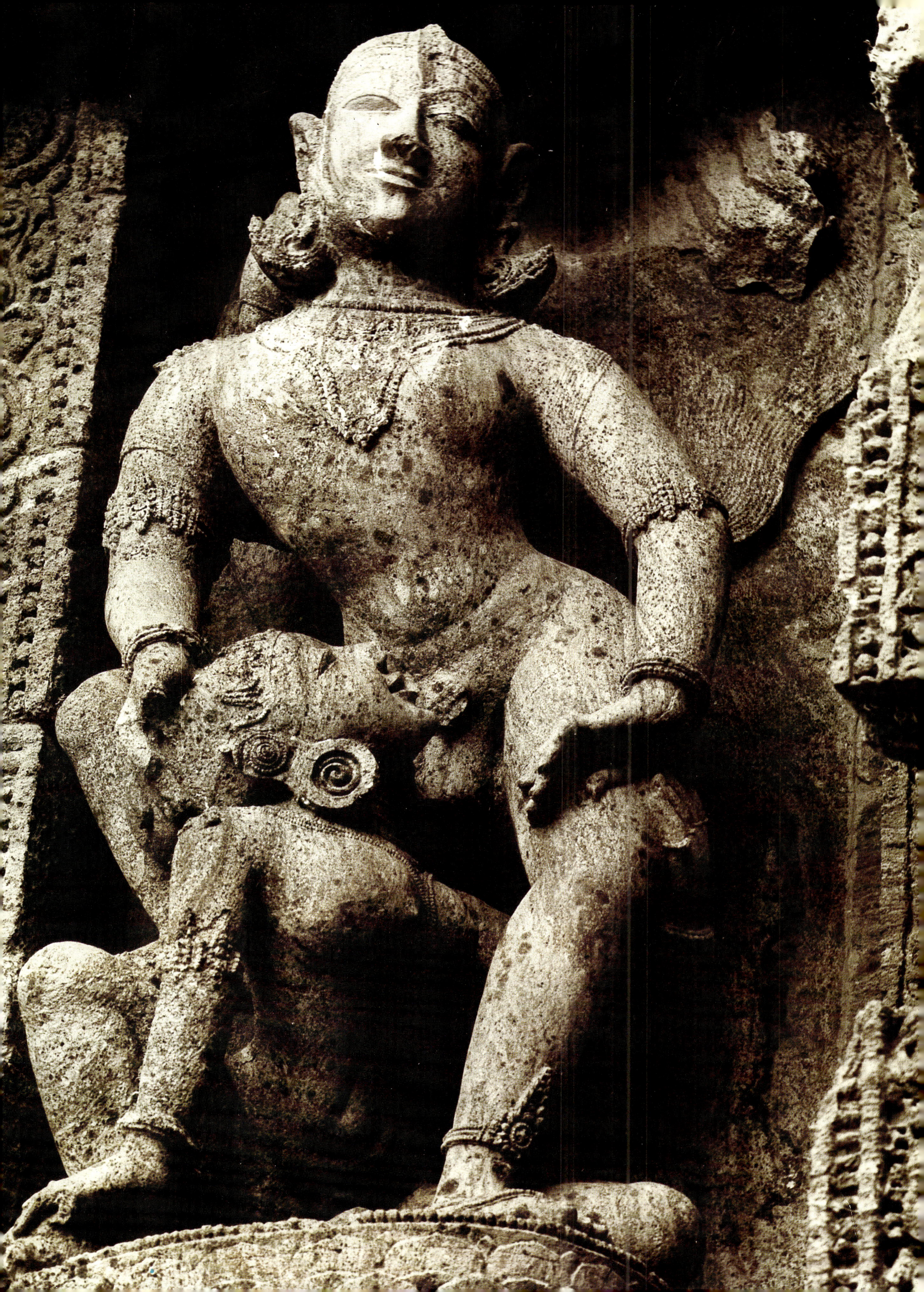

4. Innenzange (*antahsandamsha*): Der Mann drängt die Frau, den Penis noch etwas weiter in den Mund zu nehmen, die Eichel zu drücken und immer wieder hinauszustoßen.

5. Küssen des Penis (*chumbitaka*): Die Betätigungen, die unter Punkt zwei beschrieben werden, werden mit gesteigerter Leidenschaft wiederholt. Hat die Frau mit der Spitze des Penis bisher nur gespielt, soll sie jetzt die Eichel mit den Lippen umschließen und ungestüm küssen, als wäre es der Mund.

6. Schlecken und Polieren (*parimrshtaka*): Jetzt wird der Penis von allen Seiten geleckt, dazwischen immer wieder zwischen die Lippen genommen.

7. Mangosaftaugen (*amrachushitaka*): Erfolgt das Lecken und Saugen in immer kürzeren Abständen aufeinander, befindet sich der Penis mindestens zur Hälfte im Mund. Der Penis wird rundum gedrückt und dann wieder freigegeben.

8. Schlucken (*sangara*): Wenn der Mann darum bittet, den Akt zu vollenden, nimmt die Frau den Penis ganz in den Mund und drückt ihn, bis der Orgasmus erfolgt.

Welcher aktive Partner ist wünschenswert?
Dieser Teil des *Kāma Sūtra* widmet sich ausführlich der Frage, ob oraler Sex für Frauen empfehlenswert ist. Ein Kommentator wischt alle Bedenken fort und meint, die Frauen seien aufgrund ihrer Unreinheit geradezu dafür prädestiniert. Traditionelle Vorbehalte gegenüber dieser Art des Lustgewinns machten jedoch den Rückzug in die Heimlichkeit notwendig. Dieses Kapitel des *Kāma Sūtra* stellt daher auch nur nüchtern fest, dass es unmöglich sei, hinter einen geschlossenen Vorhang zu blicken. Mutmaßungen darüber, was zwischen Liebespartnern im Augenblick der Leidenschaft tatsächlich vor sich geht, sind daher müßig beziehungsweise notgedrungen unvollständig. Aus demselben Grund können auch die sexuellen Praktiken, die in verschiedenen Regionen als normal gelten, nur unvollständig verzeichnet werden.

अर्थस्यास्य रहस्यत्वाच्चलत्वान्मनसस्तथा ।
कः कदा किं कुतः कुर्यादिति को ज्ञातुमर्हति ॥

arthasyāsya rahasyatvāc calatvān manasas tathā
kaḥ kadā kiṃ kutaḥ kuryād iti ko jñātum arhati

Da diese Dinge im Geheimen getan werden und da der Sinn der Liebenden manchmal unbeständig ist ...
Wer vermag da zu sagen, wie, wann oder warum etwas getan wird?
(*Kāma Sūtra* 2.9.45)

Bogenstellung
Tamil Nadu
Spätes 19. Jahrhundert
Holzschnitzerei eines Prozessionswagens
Sammlung Lance Dane

Diese fantasievolle Stellung erfordert Yoga-Erfahrung. Der Mann führt seinen Penis mit der Hand in die Vagina der Frau ein und bewegt ihn darin. Die Frau beugt ihren Körper nach rückwärts, so dass er einen Bogen bildet und sich die Vagina ungehindert nach oben ausweiten kann. Die Penetration erfolgt von oben nach unten.

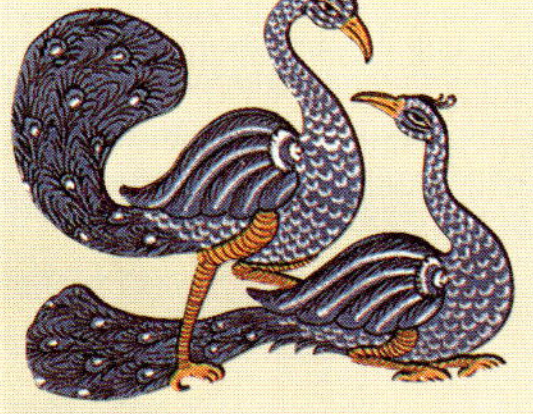

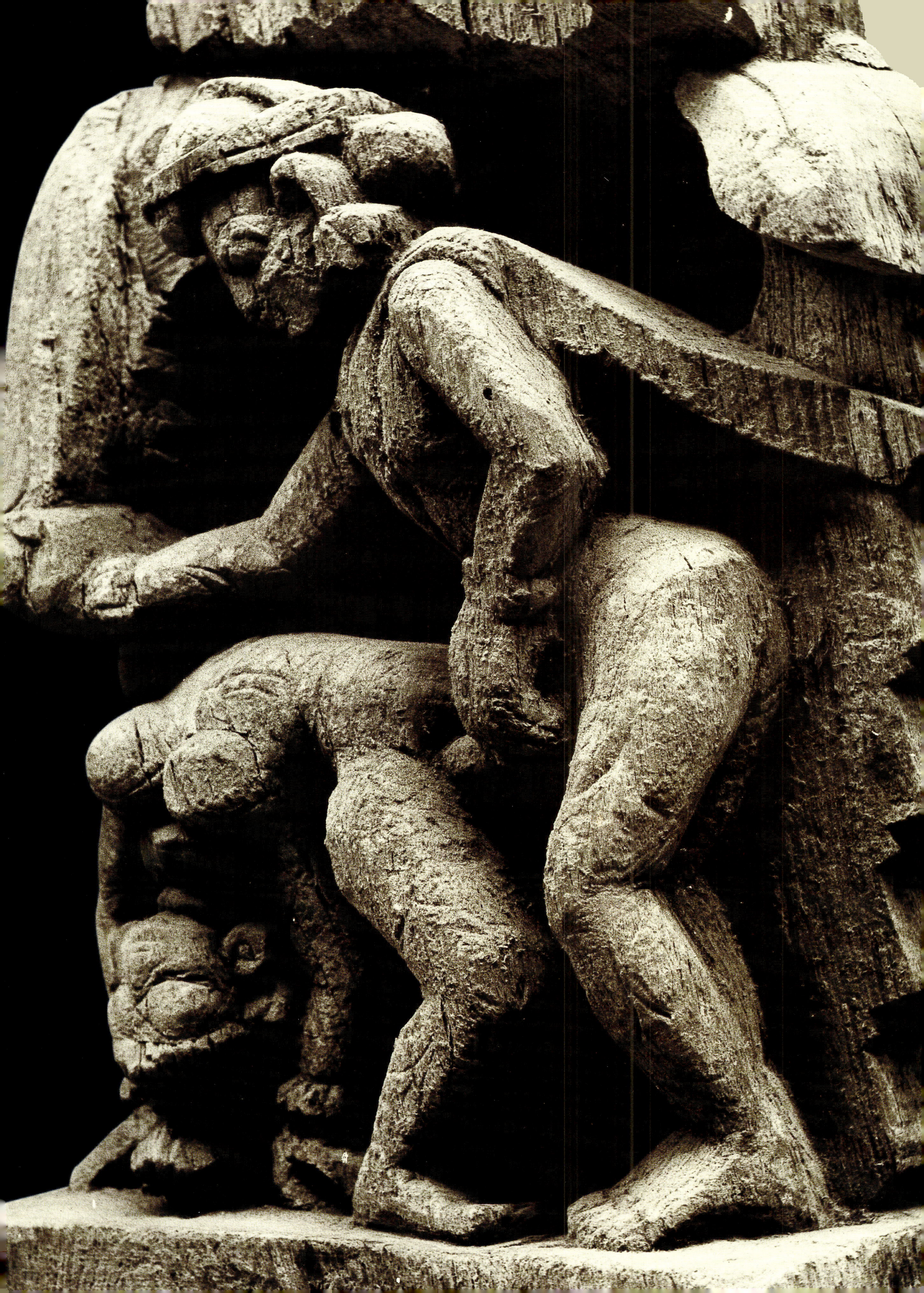

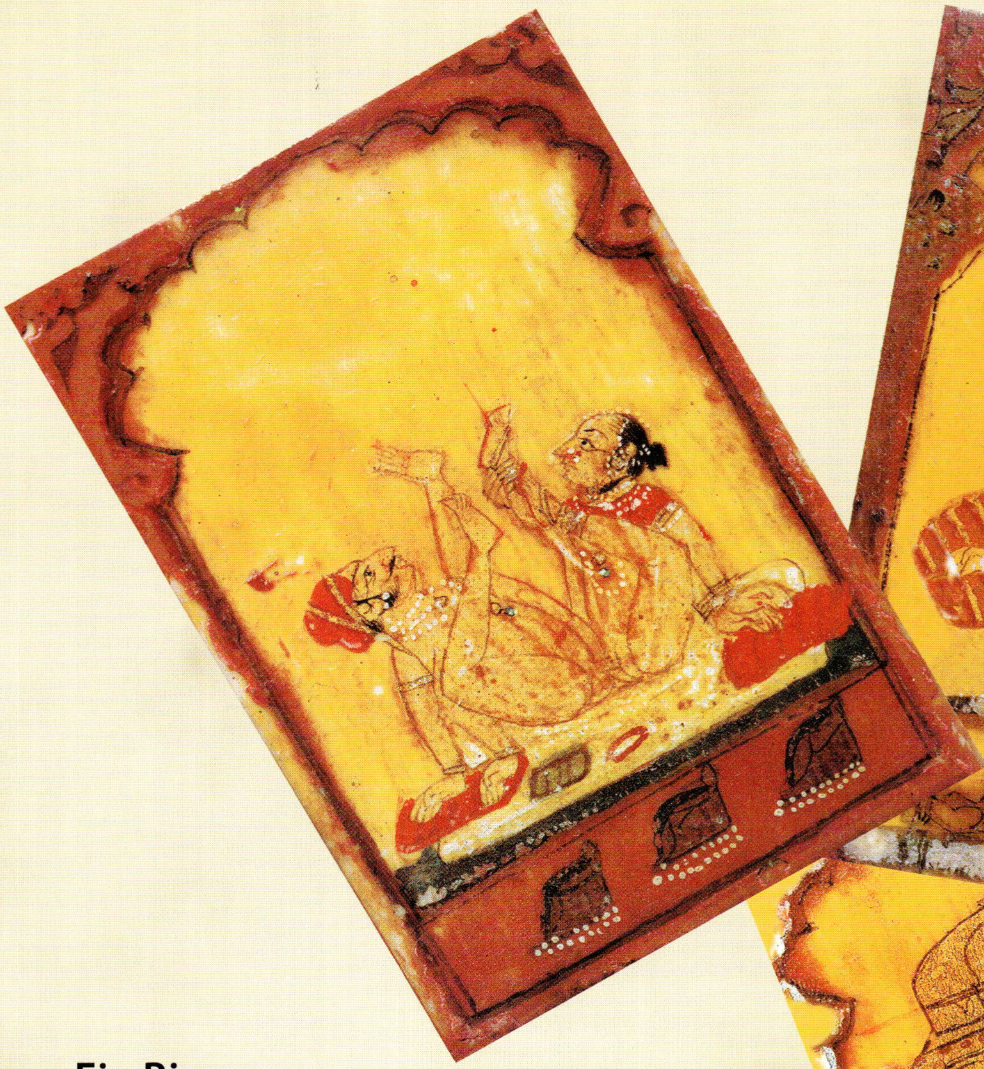
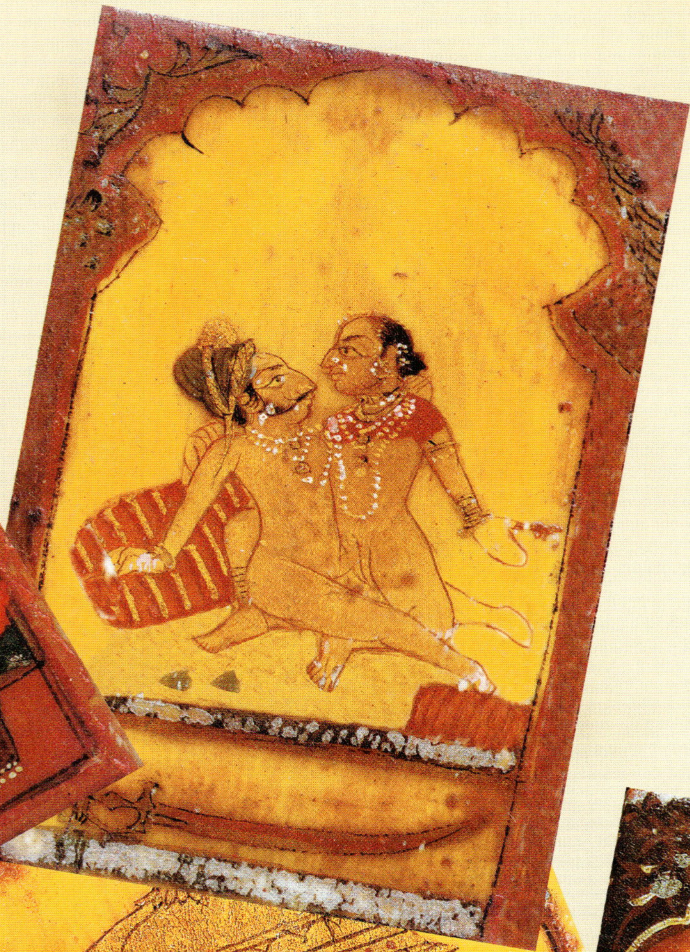
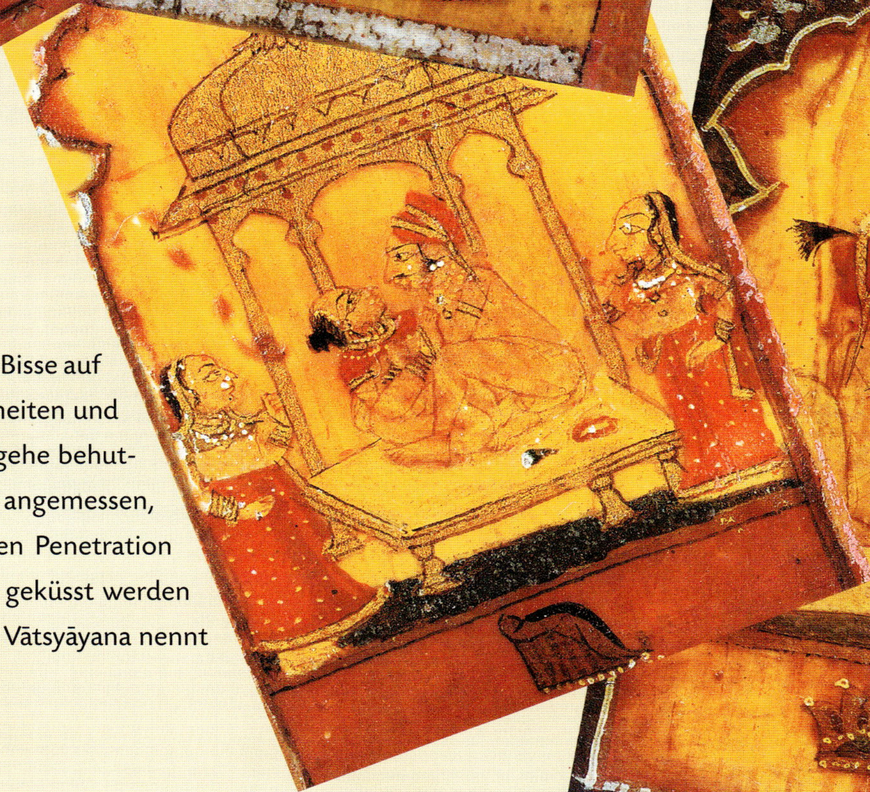
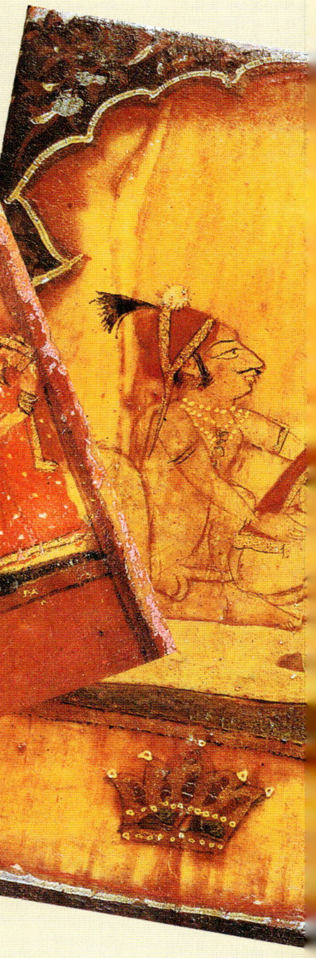

Ein Biss,
zwei Bisse und so weiter ...

Wie bei vielen Feinheiten des Liebesspiels sollten auch die Bisse auf die Erwartungen des Partners, die regionalen Gepflogenheiten und den persönlichen Geschmack abgestimmt werden. Man gehe behutsam vor: ein leichtes Kauen ist dem erweiterten Vorspiel angemessen, ein Kneifen oder Nagen eher dem Augenblick der ersten Penetration usw. Grundsätzlich gilt, dass die Stellen des Körpers, die geküsst werden können, auch für den Biss mit den Zähnen geeignet sind. Vātsyāyana nennt drei Ausnahmen.

॥ उत्तरौष्टमन्तर्मुखं नयनमिति मुक्त्वा
चुम्बनवद्दशनरदनस्थानानि ॥

uttarauṣṭam antarmukhaṃ nayanam iti muktvā
cumbanavad daśanaradanasthānāni

Mit Ausnahme von Oberlippe, Augen und Mundhöhle können alle Stellen, die zum Küssen geeignet sind, auch mit den Zähnen gebissen werden.
(*Kāma Sūtra* 2.5.1)

Kartenspiel
Rajasthan
Spätes 19. Jahrhundert
Elfenbeinmalerei
Privatsammlung

Man kann sich gut vorstellen, dass bei diesem Kartenspiel alle Beteiligten gewinnen. Das Spiel wurde nicht in einem größeren gesellschaftlichen Kreis, sondern in intimerem Rahmen gespielt, vielleicht als Auftakt, bevor den Kartenspielerinnen Avancen gemacht wurden. Raffiniert geschnitzte Kämme, Kosmetikkästchen und andere wertvolle und dekorative Gegenstände hatten den Zweck, den potenziellen Geschlechtspartner zu erregen und zu verführen.

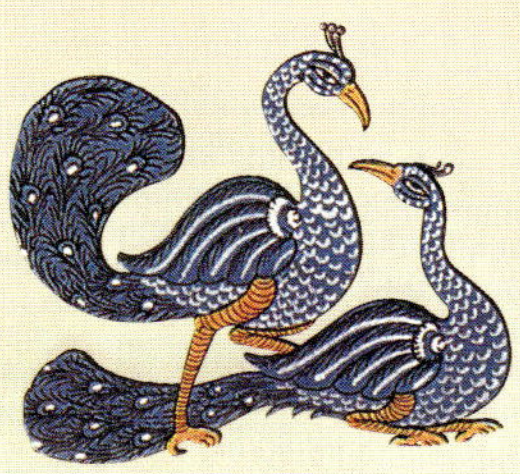

Gute und gepflegte Zähne sind nicht nur schön anzusehen, sondern auch wirkungsvoller, um Bissmale zu erzeugen. Ungleichmäßige und ungepflegte Zähne mit großen Lücken erzeugen ungleichmäßige Bisse. Den unattraktiven Liebhaber erkennt man an seinen breiten und ungleichmäßigen Zähnen.

समाः स्निग्धच्छाया रागग्राहिणो
युक्तप्रमाणा निश्छिद्रास्तीक्ष्णाग्रा इति दशनगुणाः ॥

samāḥ snigdhacchāyā rāgagrāhiṇo
yuktapramāṇā niśchidrās tokṣṇāgrā iti daśanaguṇāḥ

Gute Zähne sollen folgende Eigenschaften haben:
gleichmäßig,
blank,
von angenehmer Farbe,
von angemessener Größe,
lückenlos,
spitz.

(*Kāma Sūtra* 2.5.2)

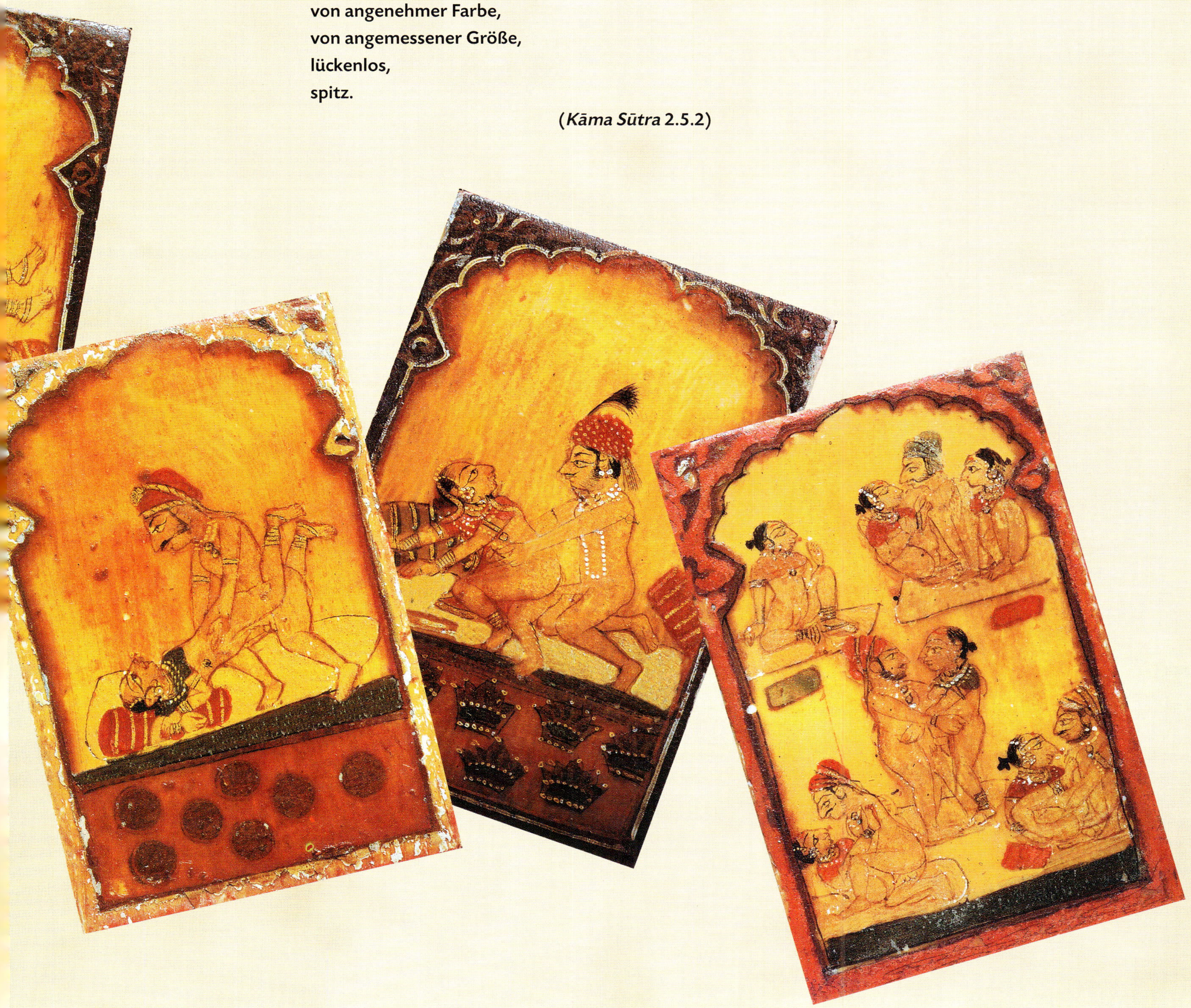

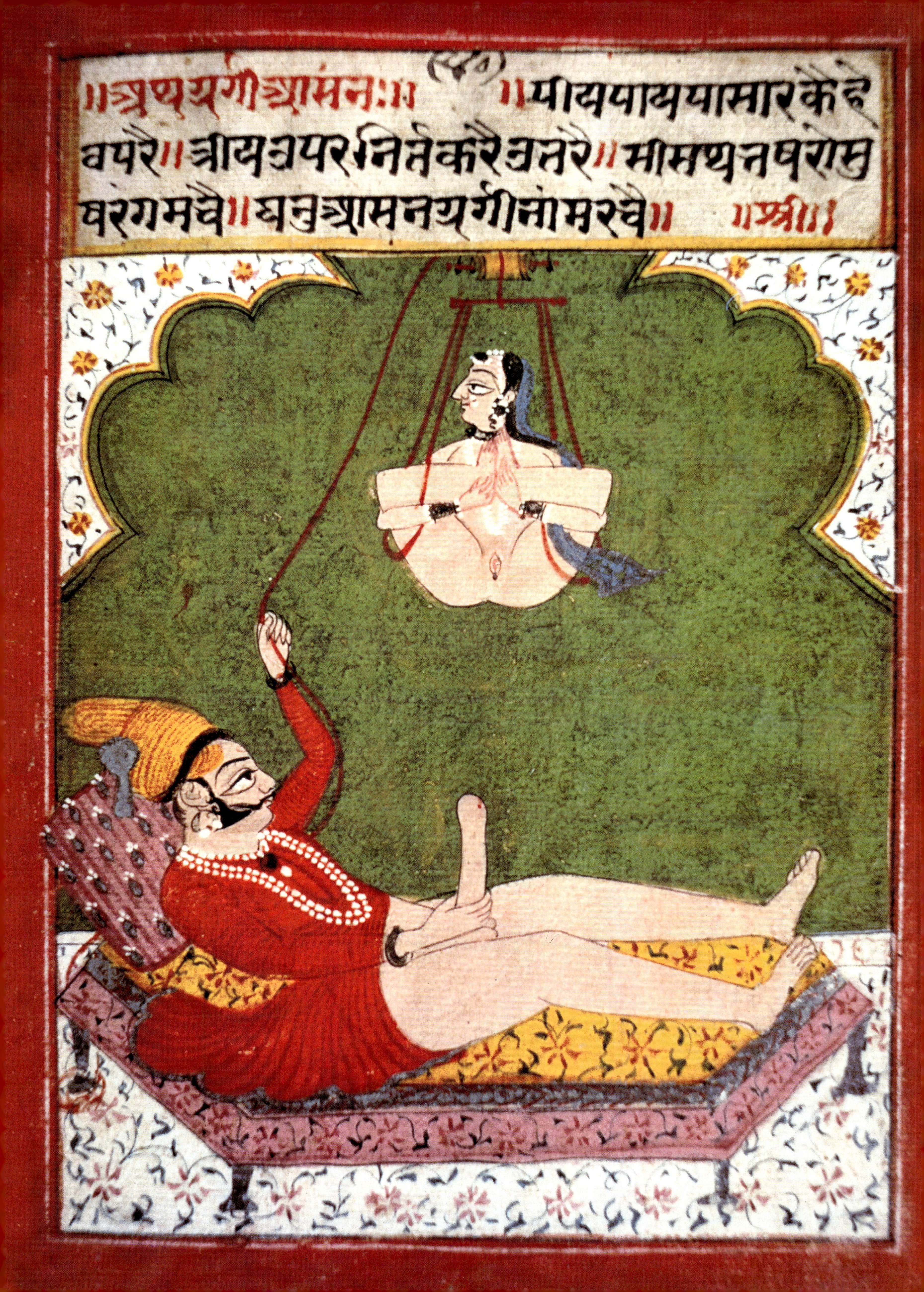
॥ अथ यगी आसन ॥ ॥ पीयपायपासार के ह
वपरै ॥ आय उपर निते करै उतरै ॥ मीमथन परास
परगमचै ॥ यनुआसनयगीनांमरवै ॥ ॥ श्री ॥

Links:

Von der Decke hängend
Marwar, Rajasthan
Mitte 18. Jahrhundert
Illuminierte Handschrift
Sammlung Lance Dane

Die Maharajas beauftragten ihre Hofkünstler, Miniaturen mit der Darstellung interessanter Spielarten des Geschlechtsverkehrs zu schaffen. Der Künstler dieses Bildes stattete den König mit einem enormen Penis aus, die Frau verschränkt die Beine zum Lotussitz und hebt die Hüfte, falls sie nach unten fallen sollte. Der König zieht wie ein Puppenspieler die Fäden, um die Frau in die exakte Position zu manövrieren.

Rechts:

Stehende Position
Marwar, Rajasthan
Mitte 18. Jahrhundert
Illuminierte Handschrift
Sammlung Lance Dane

Wasser war seit jeher ein rares Gut in Rajasthan. Dichter und Sänger haben daher immer wieder das Motiv des Dorfmädchens variiert, das in sexuell aufreizender Weise einen Wassereimer auf dem Kopf balanciert. Der Anblick soll den männlichen Betrachter erregen. Es ist eine Aufforderung, sich an das Mädchen in dieser prekären Situation heranzumachen.

Folgende Seite links:

Variante der hängenden Stellung
Marwar, Rajasthan
Mitte 18. Jahrhundert
Illuminierte Handschrift
Sammlung Lance Dane

In dieser Spielart der hängenden Vereinigung trägt der stehende Mann die Frau, die auf seinen Händen sitzt. Sie umfasst ihre Beine mit den Händen, während sie den Duft einer Blume oder einen Schluck aus einem Becher genießt. Die Stellung ist so gut wie unmöglich nachzuahmen, weil sie von Seiten des Mannes enorme Kraft verlangt. Dieser kräftig gebaute Mann ist sogar in der Lage, seine Geliebte mit einer Hand zu tragen, mit der anderen führt er den Penis in die Vagina ein.

Folgende Seite rechts:

Umgekehrte Stellung
Marwar, Rajasthan
Mitte 18. Jahrhundert
Illuminierte Handschrift
Sammlung Lance Dane

Diese Miniatur zeigt eine der schwierigsten Positionen, die im *Kāma Sūtra* beschrieben sind, die *bhramaraka* oder »Biene«. Verzehrt von brennender Leidenschaft, will die Frau dem Mann ihre Liebe demonstrieren. Sie vereinigt sich mit ihm, indem sie sich auf ihn setzt. Ist die Penetration vollzogen, hebt sie ihren Körper an, verschränkt die Beine, hebt den Unterleib und dreht sich, den Penis noch in der Vagina, auf die andere Seite. Der Künstler ist sich bewusst, wie schwierig es ist, diese Position auszuführen. Deshalb verleiht er der Szene etwas Spielerisches. Die Frau hat er mit einem Fächer in der Hand dargestellt, um einen Hauch von Unbeschwertheit zu erzeugen.

Spielarten von Bissspuren

Hat man gelernt, die Qualität der Zähne des Liebespartners zu beurteilen, erfährt man als Nächstes, wie man sie mit Raffinesse benutzt. Zwar sind im Feuer der Leidenschaft alle möglichen Bissarten erlaubt, aber nur acht Arten werden namentlich angeführt.

1. Versteckter Biss (*gudhaka*): Dieser Biss hinterlässt nur eine leichte Rötung auf der Haut und erfordert Zurückhaltung. Er entsteht durch scharfes Zubeißen mit einem einzigen Zahn und schmückt die Unterlippe des Partners.

2. Geschwollener Biss (*ucchunaka*): Wird der versteckte Biss mit mehr Kraft ausgeführt, kommt es zu einer Schwellung und Rötung. Dieser Biss wird auf der Unterlippe, aber auch auf der Wange angebracht.

3. Punktbiss (*bindu*): Auf einer höheren Stufe des leidenschaftlichen Liebesspiels kann auf der Unterlippe des geliebten Partners gezielt ein geschwollener Biss angebracht werden. Er sieht aus wie ein Wassertropfen und entsteht durch festes Zubeißen mit der Zahnspitze.

4. Punktgirlande (*bindumala*): Diese Bissgirlande kann zum Schmuck von Stirn und Oberschenkeln angebracht werden.

5. Korallen- und Juwelenstein (*pravalamani*): Der Biss hat seinen Namen vom Zusammenwirken von Lippen (Korallen) und Zähnen (Juwelen). Wie der geschwollene wird auch dieser Biss auf die Wange gesetzt.

6. Juwelenkette (*manimala*): Wenn der *pravalamani* mehrmals nebeneinander eingeprägt wird, entsteht eine Girlande oder Kette auf der Haut des Liebespartners. Dieser komplizierte Biss wird am Hals, in der Achselhöhle oder auch in der Leistengegend gesetzt.

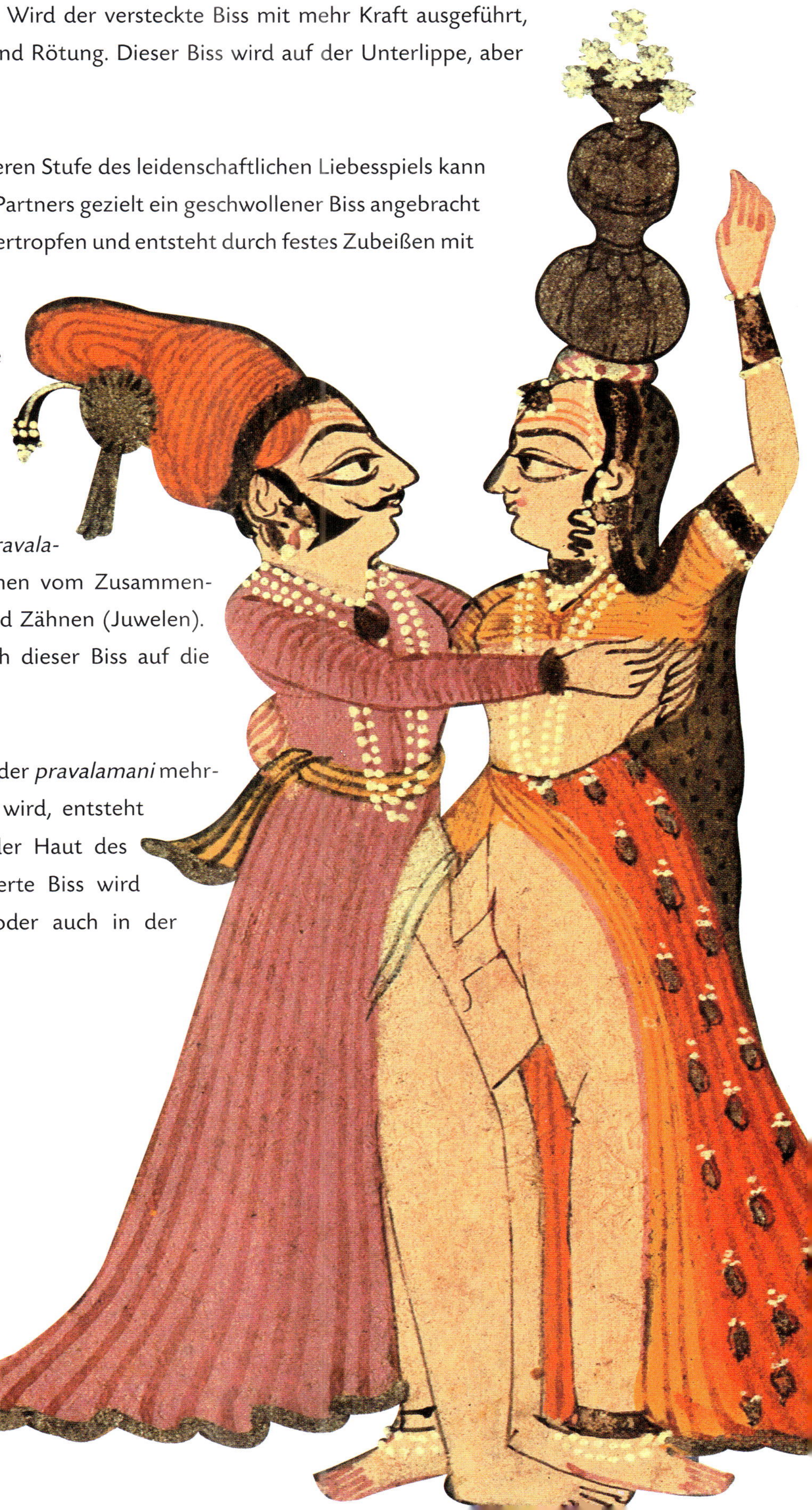

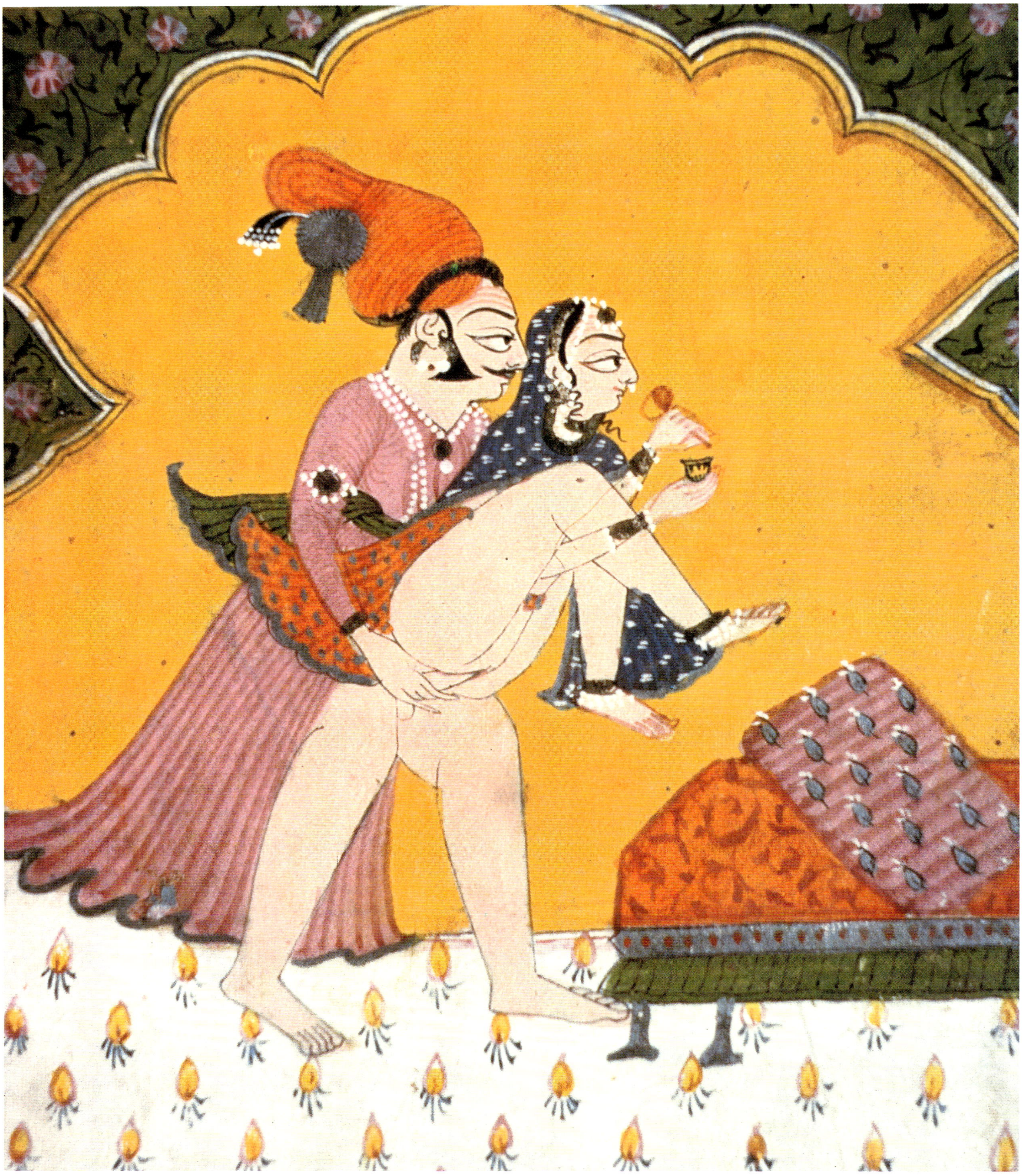

(५६)

॥अथलोलआसन:॥ ॥नामनकेकदलीपगहे
कटिमारकैं॥कामीकरैकिलोलसरूपनिहारकैं॥ग
हेपरस्परअंगमैनसुषमांनही॥परिहांलोलसुआस
ननामसषीसबजांनही॥२६॥ ॥श्री॥ ॥श्री॥

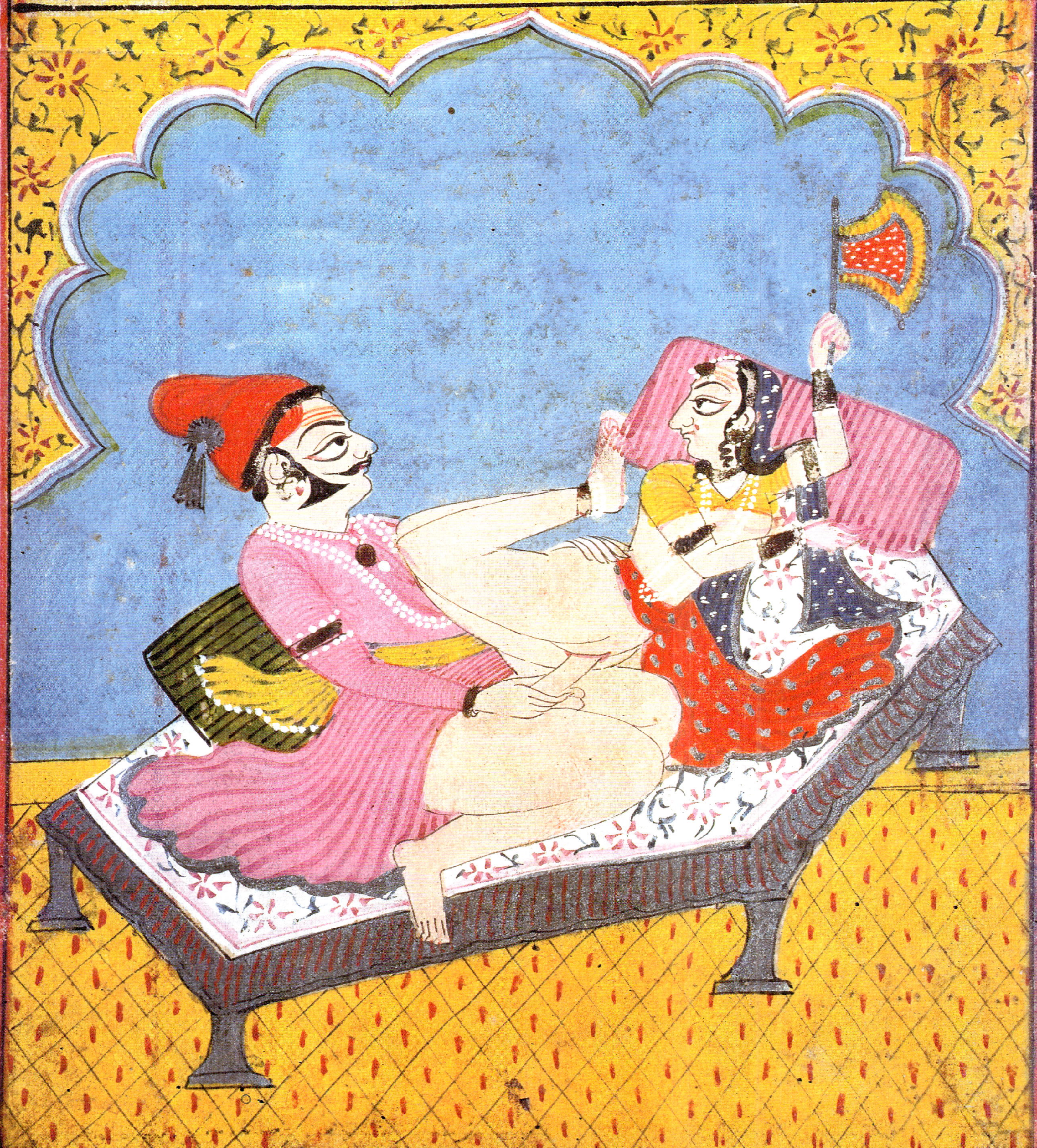

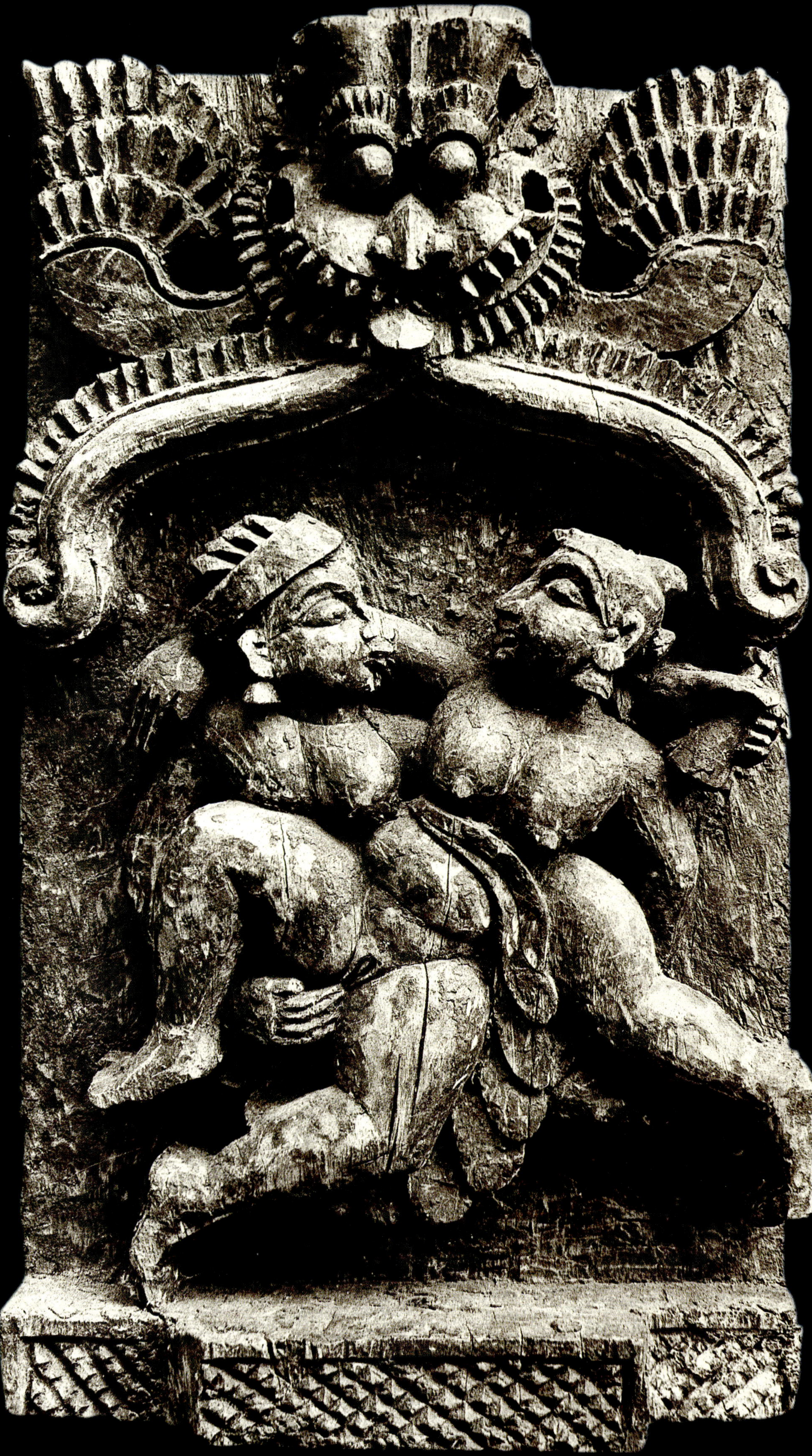

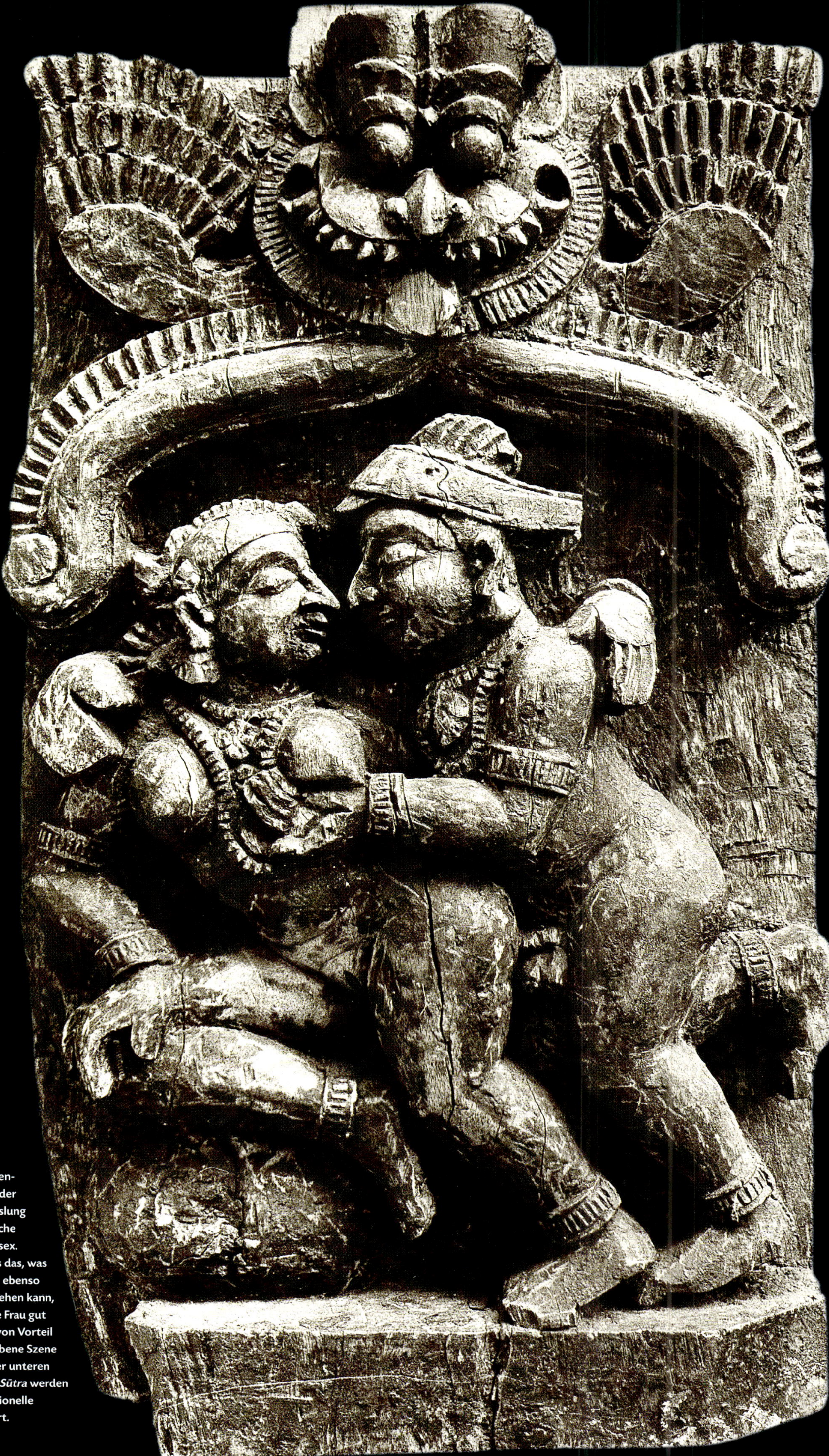

Analverkehr
Mysore, Karnataka
19. Jahrhundert
Holzschnitzerei eines Wagens
Privatsammlung

Aufgrund regionaler Besonderheiten, der Intensität der Leidenschaft oder einfach um der Abwechslung willen praktizieren manche Paare gelegentlich Analsex. Vātsyāyana gibt zu, dass das, was in der Vagina geschieht, ebenso gut auch im Anus geschehen kann, und dass das, was für die Frau gut ist, auch für den Mann von Vorteil ist. Die hier wiedergegebene Szene zeigt zwar die Frau in der unteren Position, aber im *Kāma Sūtra* werden auch andere unkonventionelle Geschlechtsakte erörtert.

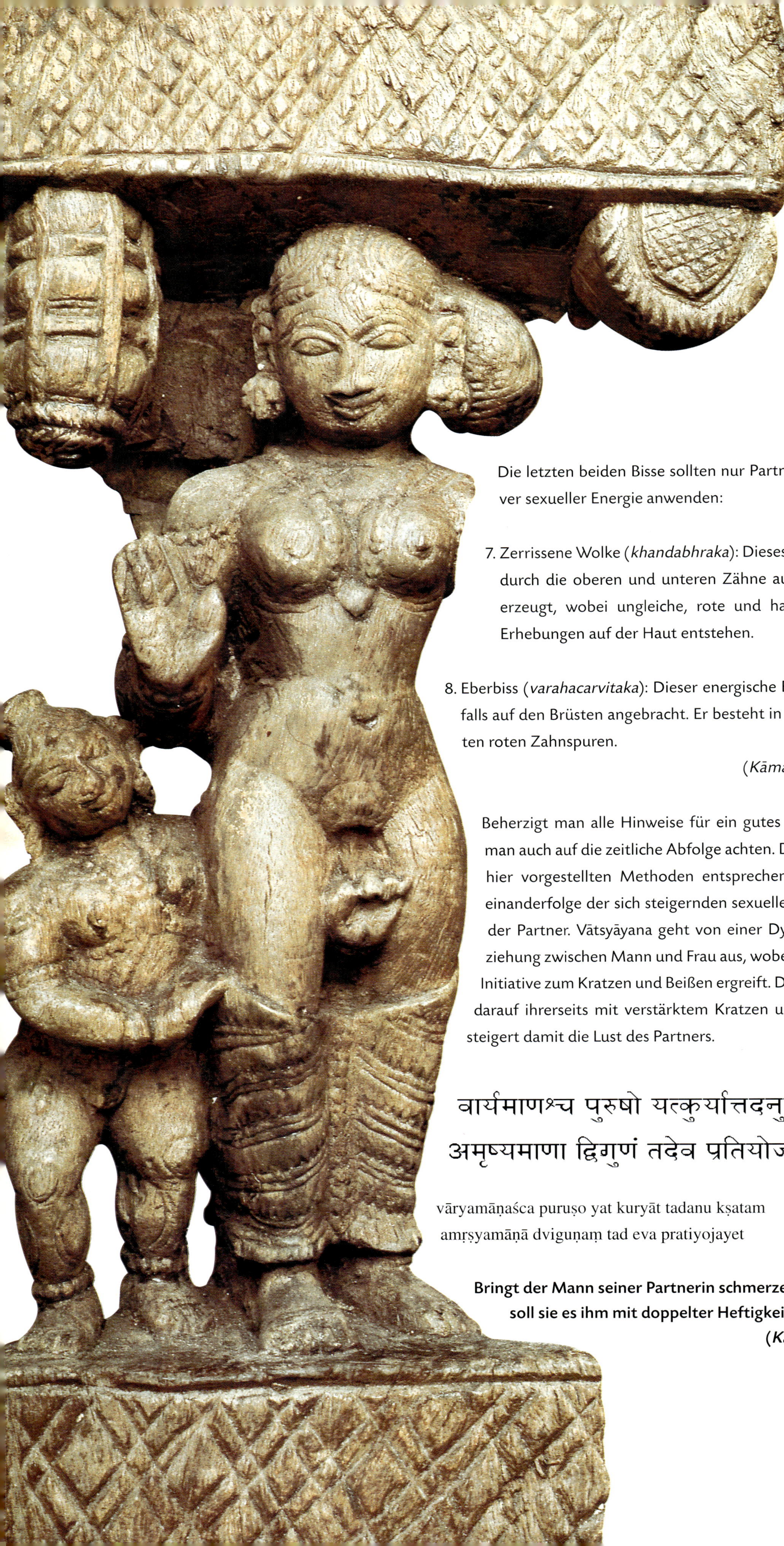

Die letzten beiden Bisse sollten nur Partner mit intensiver sexueller Energie anwenden:

7. Zerrissene Wolke (*khandabhraka*): Dieses Zahnmal wird durch die oberen und unteren Zähne auf den Brüsten erzeugt, wobei ungleiche, rote und halbkreisförmige Erhebungen auf der Haut entstehen.

8. Eberbiss (*varahacarvitaka*): Dieser energische Biss wird ebenfalls auf den Brüsten angebracht. Er besteht in dicht gedrängten roten Zahnspuren.

(*Kāma Sūtra* 2.5.4ff.)

Beherzigt man alle Hinweise für ein gutes Vorspiel, muss man auch auf die zeitliche Abfolge achten. Die meisten der hier vorgestellten Methoden entsprechen in ihrer Aufeinanderfolge der sich steigernden sexuellen Leidenschaft der Partner. Vātsyāyana geht von einer Dynamik der Beziehung zwischen Mann und Frau aus, wobei der Mann die Initiative zum Kratzen und Beißen ergreift. Die Frau reagiert darauf ihrerseits mit verstärktem Kratzen und Beißen und steigert damit die Lust des Partners.

वार्यमाणश्च पुरुषो यत्कुर्यात्तदनु क्षतम् ।
अमृष्यमाणा द्विगुणं तदेव प्रतियोजयेत् ॥

vāryamāṇaśca puruṣo yat kuryāt tadanu kṣatam
amṛṣyamāṇā dviguṇaṃ tad eva pratiyojayet

Bringt der Mann seiner Partnerin schmerzende Wunden bei, soll sie es ihm mit doppelter Heftigkeit heimzahlen.

(*Kāma Sūtra* 2.5.37)

Vorhergehende Seite links:

Der Frau Lust bereiten
Mysore, Karnataka
19. Jahrhundert
Holzschnitzerei eines Wagens
Privatsammlung

Vātsyāyana gibt dem Mann Ratschläge, der seiner Partnerin beim Sex keine Befriedigung verschaffen kann. Der weibliche Orgasmus war den Männern seit jeher ein Rätsel. Vātsyāyana beschreibt seinen Schülern, woran sie merken können, dass die Partnerin nicht voll befriedigt ist: »Die Zeichen der Lust und der Befriedigung der Frau sind folgende: Ihre Glieder sind entspannt, sie schließt die Augen, legt alle Schüchternheit ab und zeigt eine zunehmende Bereitschaft, die beiden Organe so eng wie möglich zu vereinen. Die Zeichen, dass sie keine Lust empfindet und unbefriedigt ist, sind folgende: Sie schüttelt die Hände, hindert den Mann daran aufzustehen, fühlt sich niedergeschlagen, beißt den Mann, versetzt ihm Tritte und bewegt sich weiter, nachdem der Mann schon aufgehört hat. In diesem Fall reibt der Mann die *yoni* der Frau mit den Fingern (wie der Elefant, der alles mit seinem Rüssel reibt) und bereitet dadurch die Einung vor, dann führt er seinen *lingam* ein« (Burton, 12). Wenn die Frau die Klimax nicht erreicht, hilft er mit den Fingern nach, um diesen Mangel auszugleichen.

Links:

Im Stehen
Tamil Nadu
Spätes 19. Jahrhundert
Holzschnitzerei
Privatsammlung

Diese Schnitzerei zeigt den Fall eines Liebhabers, der nicht in der Lage ist, seine Partnerin zu befriedigen. Aufgrund der Ungleichheit der Körpermaße des Paares darf man annehmen, dass es sich um eine unglückliche Verbindung zwischen einem Hasenmann und einer Elefantenfrau handelt.

Rechts:

Meditationen über den weiblichen Orgasmus
Gujarat
Spätes 19. Jahrhundert
Holzschnitzerei
Privatsammlung

»Im Hinblick auf die Frauen gibt es Meinungsverschiedenheiten, die hier nicht unerwähnt bleiben sollen. Auddalika lehrt: ›Die Frau findet nicht in derselben Weise Befriedigung wie der Mann. Der Mann stillt sein Verlangen durch die Vereinigung mit der Frau, während die Frau aus dem Bewusstsein des Verlangens Vergnügen zieht, aber sie vermag nicht zu beschreiben, was das für ein Vergnügen ist. Dies zeigt sich daran, dass der Mann nach dem Koitus von selbst aufhört, nicht aber die Frau.‹ Diese Ansicht wird jedoch in Zweifel gezogen, denn es ist eine Tatsache, dass die Frau bei einer verlängerten Vereinigung mehr Lust empfindet, während sie mit einem Mann, der die Einung rasch vollzieht, unzufrieden ist. Dies scheint zu beweisen, dass auch die Frau Befriedigung empfindet« (Burton, 91).

Das Vorspiel

Vātsyāyana vermerkt in seiner Aufzählung der eher körperlich orientierten Arten des Vorspiels, wie Küssen, Beißen, Kratzen und Schlagen, gewissenhaft regionale Unterschiede und trifft verallgemeinernde Feststellungen über die Vorlieben von Frauen in verschiedenen Teilen Indiens. Die Frauen von Maharashtra zum Beispiel lieben derbe, unanständige Reden beim Sex; die Frauen von Bengalen (*Gauda*) verlieben sich leicht; die Bewohnerinnen des Pandschab (*Bahlika*) mögen es, wenn man ihnen leichte Schläge versetzt. Die Frauen aus Patna (*Pataliputra*), Vātsyāyanas Heimat, sind denen von Maharashtra ähnlich, obwohl sie ihr Ungestüm nicht in aller Öffentlichkeit zeigen. Alle antiken Kommentatoren sind sich jedoch darin einig, dass individuelle Eigenheiten, wie beispielsweise die Vorliebe für das Beißen, wichtiger zu nehmen sind als verallgemeinernde regionale Besonderheiten.

Das *Kāma Sūtra* rät Angehörigen bestimmter oberer Kasten zwar von oralem Sex als Vorspiel ab, empfiehlt ihnen aber andere Arten der gegenseitigen sexuellen Erregung, auch solche, die sichtbare Zeichen auf der Haut hinterlassen. Bei gesellschaftlichen Anlässen soll der Mann die Liebesspuren, die ihm seine Verehrerin beigebracht hat, zur Schau stellen, damit die Intimität, die zwischen ihnen herrscht, nicht unbemerkt bleibe. Wenn die Frau diese Male entdeckt, beispielsweise die »Juwelenkette« auf seiner Wange, soll sie ihre Freude darüber zum Ausdruck bringen und ihn unauffällig anlächeln. Sie entblöße ihrerseits die Zeichen, die er auf ihrem Körper eingeprägt hat, und trage dabei eine gemessen verschämte, zugleich aber leidenschaftliche Miene zur Schau. Dadurch wird die Lust, die das Paar im Augenblick der Leidenschaft beim Kratzen oder Beißen empfunden hat, später immer wieder in Erinnerung gerufen.

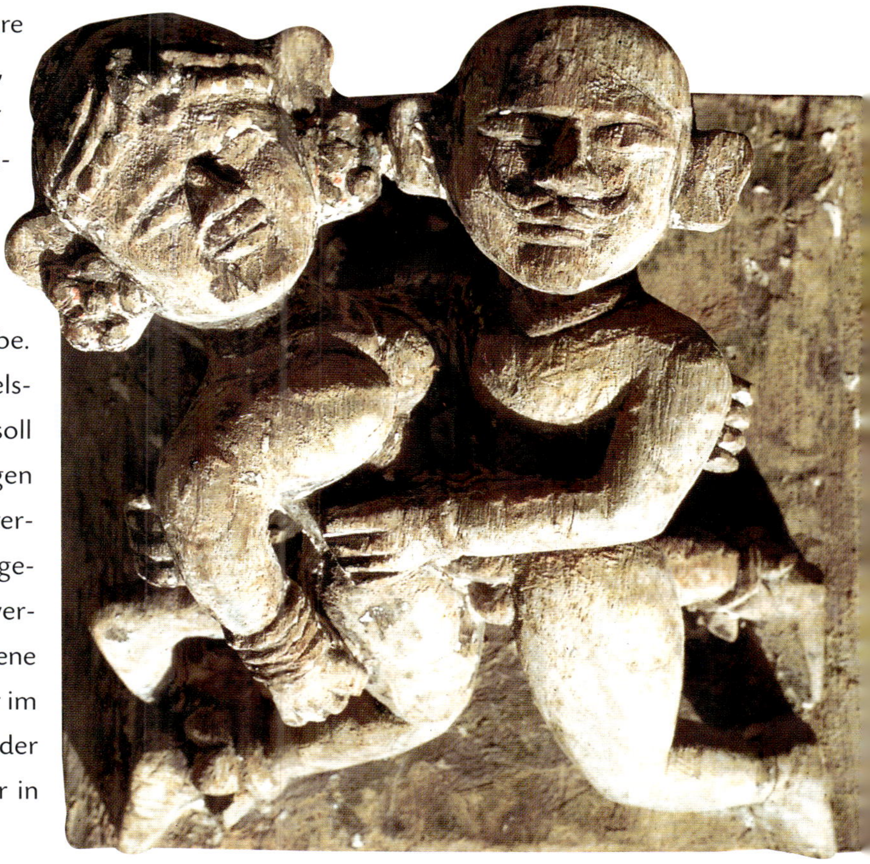

नान्यत्पटुतरं किंचिदस्ति रागविवर्धनम् ।
नखदन्तसमुत्थानां कर्मणां गतयो यथा ॥

nānyat paṭutaraṃ kiṃcid asti rāgavivardhanam
nakhadantasamutthānāṃ karmaṇāṃ gatayo yathā

Kein anderes Mittel ist besser geeignet, die Leidenschaft zu steigern, als die von Zähnen und Fingernägeln bewirkten Male.

(*Kāma Sūtra* 2.4.31)

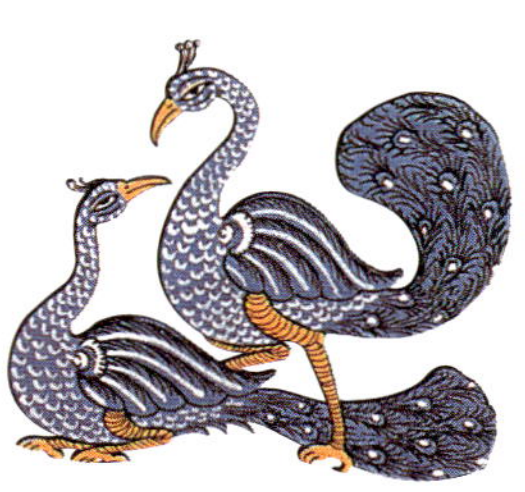

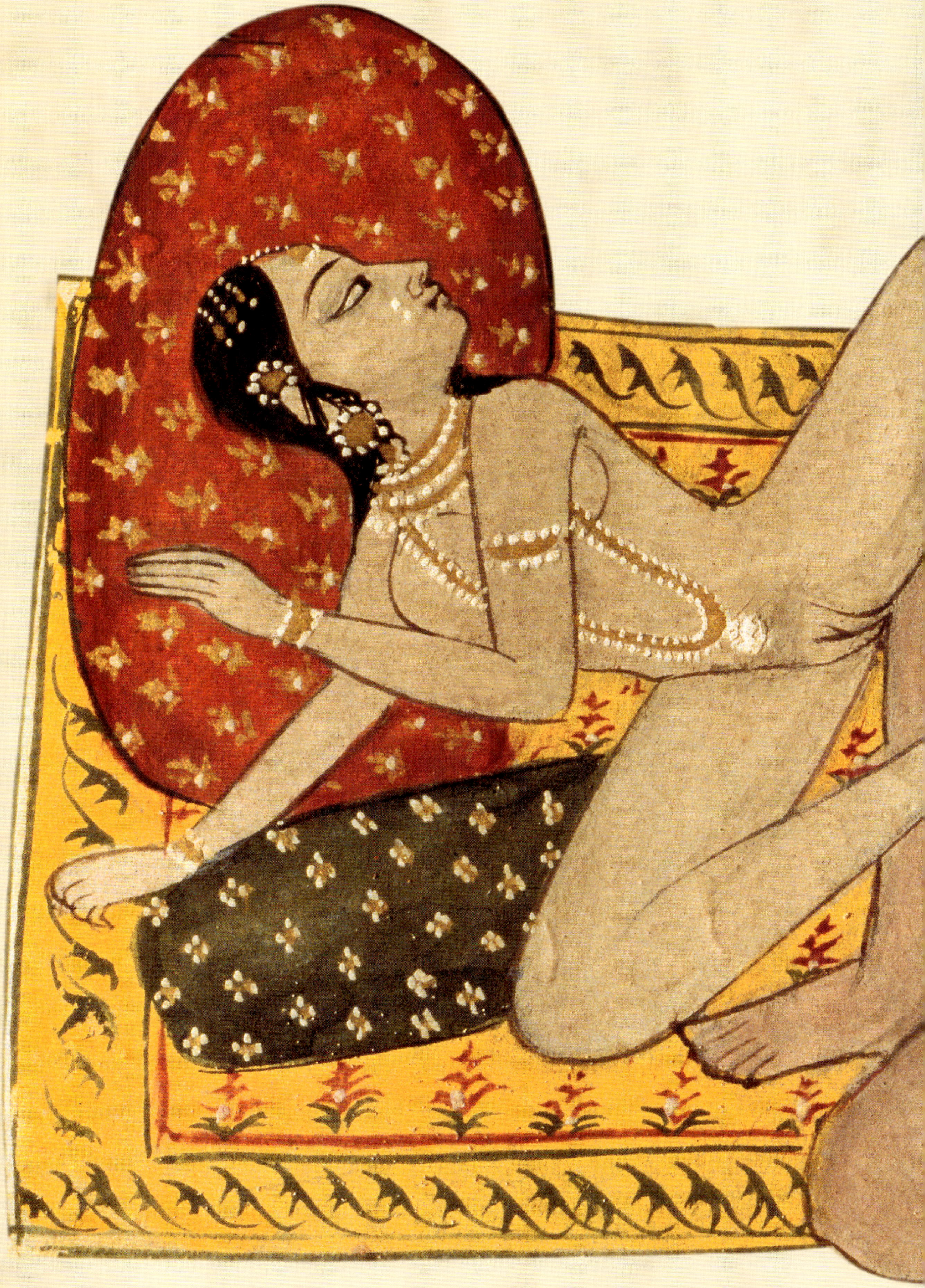

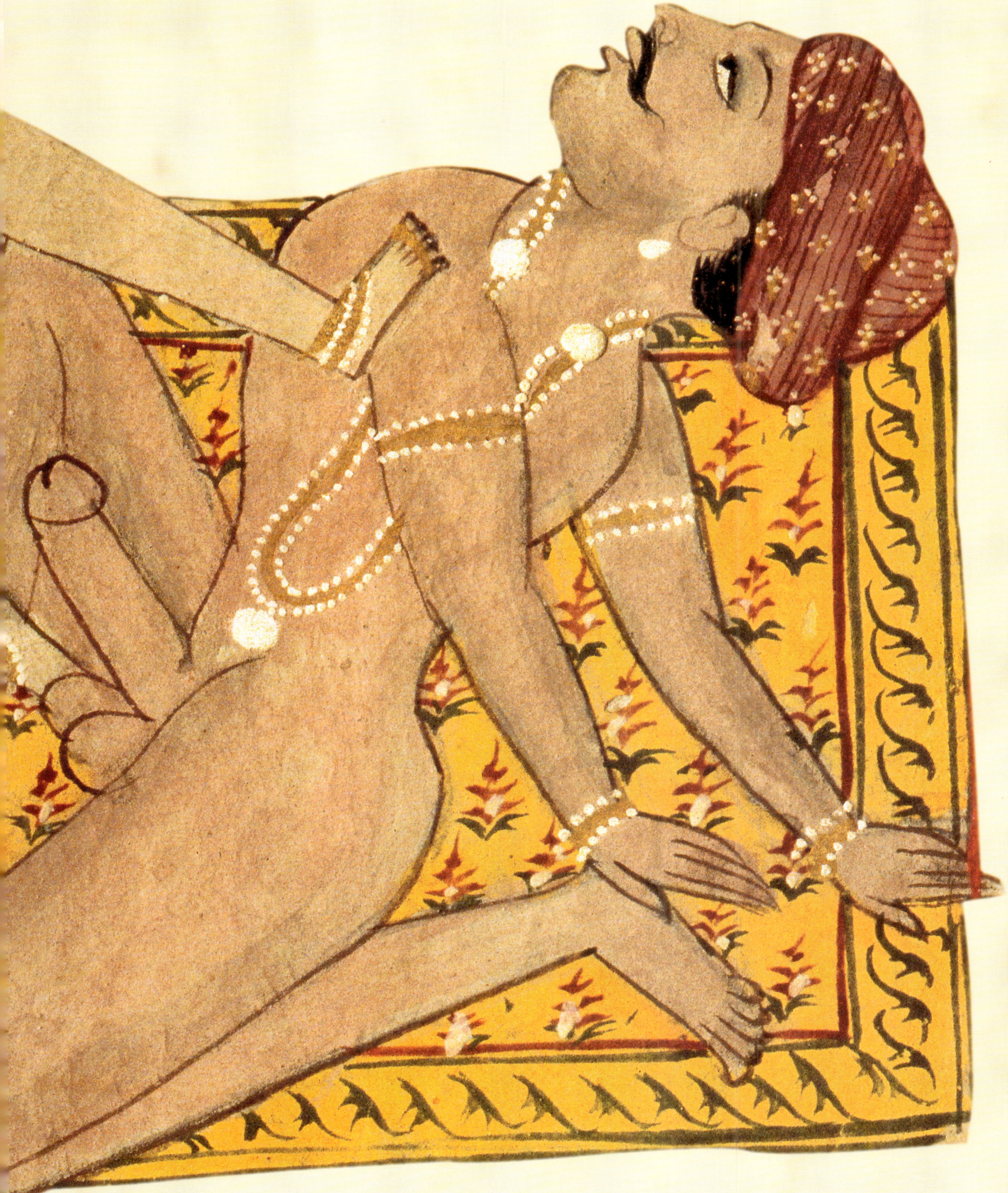

Die Stellungen beim Geschlechtsverkehr

॥ एकः शिरस उपरि गच्छेद् द्वितीयः प्रसारित
इति शूलाचितकमाभ्यासिकम् ॥

ekaḥ śirasa upari gacched dvitoyaḥ prasārita
iti śūlācitakam ābhyāsikam

Wenn das eine Bein oberhalb des Kopfes zu liegen kommt
und das andere ausgestreckt ist,
ist dies das Speerdurchbohren (*shūlāchitaka*),
das nur durch Übung zu erlernen ist.

(*Kāma Sūtra* 2.6.29)

Männer und Frauen sollten je nach Größe ihrer Geschlechtsorgane beim Sex die geeigneten Stellungen einnehmen. Passt das Paar körperlich, in seiner Libido und Ausdauer gut zusammen, sind keine besonderen Stellungen nötig, denn guter Sex ist auch dann möglich, wenn die Frau flach liegt. In allen anderen Fällen können verschiedene Techniken angewandt werden, um das Problem zu lösen. Die Elefantenfrau zum Beispiel sollte eine Position einnehmen, in der sich die Vagina zusammenzieht und der Penis eine bessere Berührung hat, die Gazelle dagegen sollte so liegen, dass die Vagina sich ausdehnen kann.

Neben bestimmten Stellungen, die bei der Überwindung körperlicher Ungleichheiten helfen können, gibt es andere, die das Paar rein zu seinem Vergnügen ausprobieren kann. Die nachfolgende Aufzählung ist von den Paarungsgewohnheiten bestimmter Tiere inspiriert.

॥ एतेनैव योगेन शौनमेणयं छागलं गर्दभाक्रान्तं मार्जारललितकं
व्याघ्रावस्कन्दनं गजोपमर्दितं वराहघृष्टकं तुरगाधिरूढकमिति
यत्र यत्र विशेषो योगोऽपूर्वस्तत्तदुपलक्षयेत् ॥

etenaiva yogena śaunam eṇayaṃ chāgalaṃ gardabhākrāntaṃ mārjāralalitakaṃ
vyāghrāvaskandanaṃ gajopamarditaṃ varāhaghṛṣṭakaṃ turagādhirūḍhakam iti
yatra yatra viśeṣo yogo'pūrvas tat tad upalakṣayet

Ein Mann kann die Stellungen nachahmen, die bestimmten Tieren eigen sind,
etwa dem Hund, dem Antilopen- und dem Ziegenbock;
– der »Angriff auf einem Esel« (*gardabhākrānta*)
– das »Katz-und-Maus-Spiel« (*mārjāralalita*)
– der »Tigersprung« (*vyāghrāvaskandana*)
– das »Elefantendrücken« (*gajopamardita*)
– das »Eberreiben« (*varāhaghrshtaka*)
– das »Stutenbesteigen« (*turagādhirūdhaka*)

(*Kāma Sūtra* 2.6.41)

Vorhergehende Doppelseite:

Streit der Liebenden
Frühes 19. Jahrhundert
Bijapur, Rajasthan
Miniaturmalerei
Sammlung Lance Dane

»Eine Frau, die in einen Mann sehr verliebt ist, kann es nicht ertragen, dass er die Namen ihrer Rivalinnen erwähnt, dass er mit ihr über diese spricht oder sie versehentlich mit dem Namen einer anderen Geliebten ruft. Geschieht dies, so kommt es zum Streit, die Frau erhebt ein Geschrei, wird wütend, schüttelt den Kopf, bis sich ihr Haar löst, schlägt ihren Liebhaber, lässt sich vom Bett oder vom Stuhl fallen, reißt sich Blumen und Schmuckstücke vom Leib und wirft sich auf den Boden. Der Mann soll versuchen, sie mit tröstenden Worten zu beruhigen, er hebt sie hoch und lässt sie behutsam auf dem Bett Platz nehmen. Sie dagegen reagiert nicht auf seine Fragen, und mit zunehmender Wut zieht sie ihn an den Haaren, versetzt seinen Armen, seinem Kopf, seiner Brust oder seinem Rücken wiederholt Schläge und begibt sich schließlich zur Tür. Dattaka mahnt, dass die Frau wütend neben der Tür sitzen und Tränen vergießen, aber auf keinen Fall das Zimmer verlassen darf, da diese Geste falsch verstanden werden könnte. Nach einer Weile, wenn sie das Gefühl hat, die versöhnlichen Worte und Zärtlichkeiten des Liebhabers seien ausreichend, soll sie ihn umarmen, ihre Verärgerung mit vorwurfsvollen und strengen Worten zum Ausdruck bringen, gleichzeitig aber ihr Verlangen nach der körperlichen Vereinigung kundtun« (Burton, 131f.).

Rechts:

Der Schubkarren
Sirohi, Rajasthan
Frühes 19. Jahrhundert
Miniaturmalerei
Privatsammlung

Diese Darstellung ist eine weitere fantasievolle Variante des Themas. Das Liebespaar ist mit seinen bisher praktizierten Positionen unzufrieden und verlangt nach Abwechslung. Zu diesem Zweck bestellen die beiden eine Trommelspielerin zur musikalischen Begleitung des Geschlechtsverkehrs. Die Frau stimmt ihre Bewegungen auf die Trommelschläge ab, ihre Bewegungen und ihr Tanz ähneln der Bewegung eines Schubkarrens. Der rote Pavillon bildet eine vollendete Kulisse, die die Bildwirkung steigert.

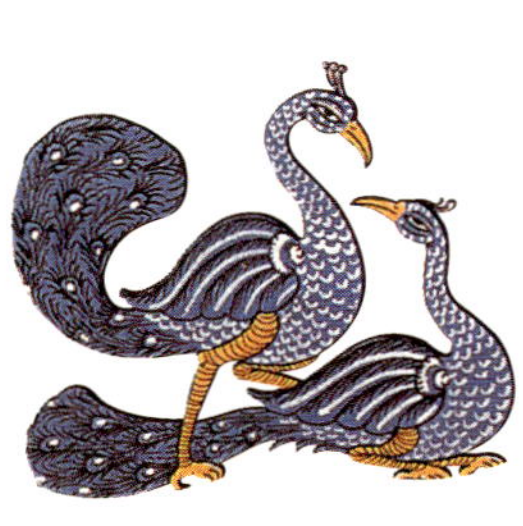

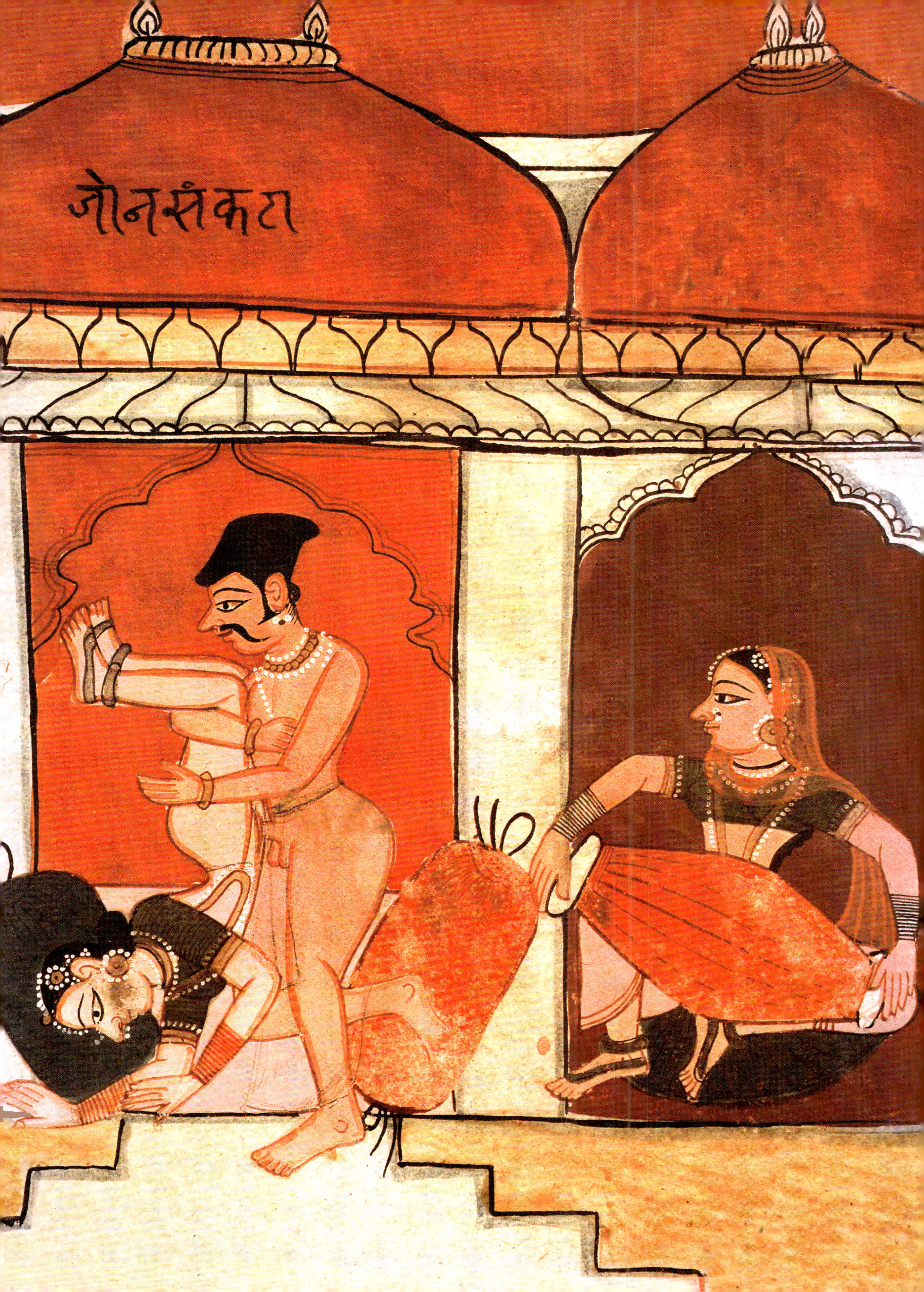
जौनसंकटा

Die religiöse Orthodoxie und die höherrangige Frau

॥ ग्रामनारीविषये स्त्रीराज्ये च बाह्लीके
बहवो युवानोऽन्तःपुरसधर्माण
एकैकस्याः परिग्रहभूताः ॥

grāmanārovișaye strorājye ca bāhloke
bahavo yuvāno'ntaḥpurasadharmāṇa
ekaikasyāḥ parigrahabhūtāḥ

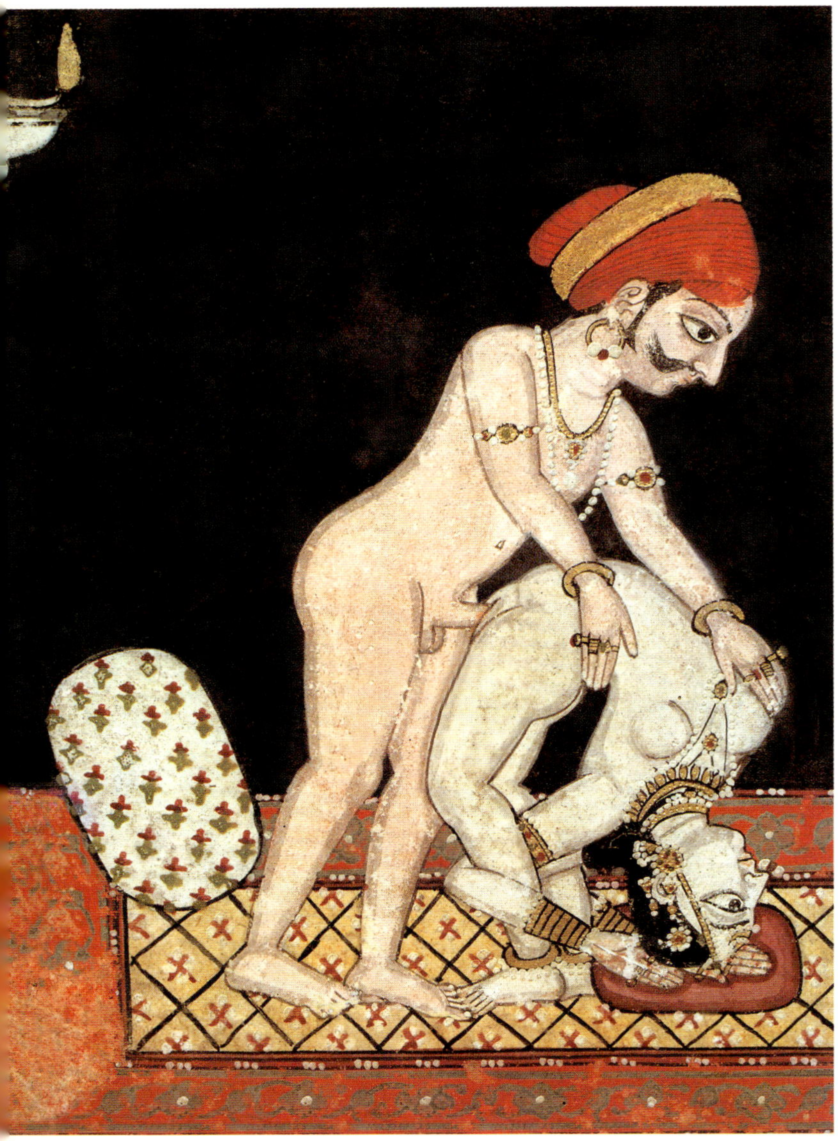

In bestimmten Dörfern und dort, wo die Frauen das Regiment führen, sowie in der Region Bahlika beglücken mehrere Männer gleich Haremsmännern zusammen eine Frau.

(*Kāma Sūtra* 2.6.45)

Obwohl das *Kāma Sūtra* von der Vorstellung geprägt ist, der Mann spiele in der Gesellschaft die Führungsrolle, existieren gleichzeitig andere Wertvorstellungen. In Teil fünf, bei der Erörterung des Verhaltens von Männern in führenden Verwaltungs- und Regierungspositionen, legt Vātsyāyana dar, wie der verheiratete Alpha-Mann seine Gunst auf alle von ihm abhängigen Frauen verteilt. In diesen Abschnitten sowie dort, wo die Verunreinigung von Männern aus höheren Kasten durch oralen Sex erörtert wird, zeigt sich die Bedeutung des von der religiösen Orthodoxie geprägten Kastensystems und des Patriarchats. Andererseits verweisen Bemerkungen wie die obige darauf, dass der Autor durchaus Orte kannte, wo die von ihm befürwortete religiöse Orthodoxie die gesellschaftliche Ordnung sehr viel weniger prägte.

Vātsyāyana stellt sich zwar ganz bewusst in eine altehrwürdige Überlieferung, aber er gibt immer wieder Hinweise auf eine kulturelle Tradition, die sich der Magie und der Zauberei bedient, um sich andere gefügig zu machen. Diese esoterisch geprägte Tradition fügt sich nicht den gängigen ethischen Normen der verschiedenen sozialen Klassen und Geschlechter, die Vātsyāyana als selbstverständlich akzeptiert.

Links:

Bogenstellung
Jodhpur, Rajasthan
Spätes 19. Jahrhundert
Miniaturmalerei
Privatsammlung

Vātsyāyana rät dem Mann, seine eigene Kraft ebenso wie die Kraft und Leidenschaft seiner Partnerin richtig einzuschätzen, bevor er bestimmte schwierige Stellungen ausprobiert. Dieses Bild gibt eine Variante des *jrmbhitaka* wieder, eine Position, für die höchste körperliche Geschmeidigkeit erforderlich ist. Zugrunde liegt die Vorstellung eines ungespannten, stark gekrümmten Bogens.

Rechts:

Eine Frau, fünf Männer
Jodhpur, Rajasthan
Spätes 19. Jahrhundert
Miniaturmalerei
Privatsammlung

»In Gramaneri beglücken mehrere junge Männer eine Frau, die mit einem von ihnen verheiratet ist, und zwar entweder einer nach dem anderen oder alle auf einmal. Einer hält sie, ein anderer genießt sie, ein Dritter küsst sie, ein Vierter hält ihre Hüften, und auf diese Weise genießen sie sie abwechselnd. Auf dieselbe Weise kann eine Kurtisane von mehreren Männern beglückt werden. Ähnlich auch die Frauen des königlichen Harems, wenn sie einen Mann in ihrer Nähe haben« (Burton, 115).

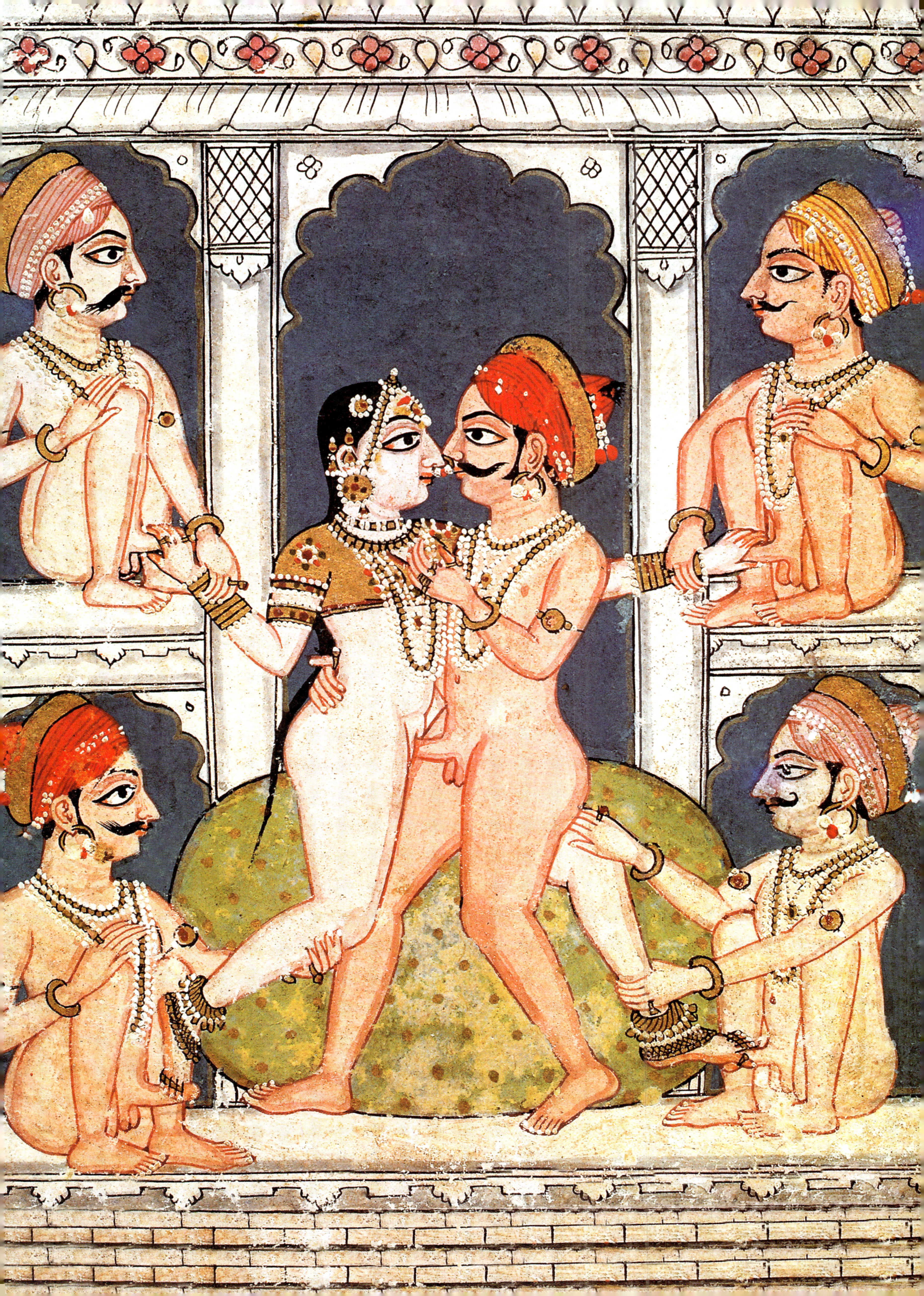

Tantrische Praktiken und das *Kāma Sūtra*

Eine andere Disziplin der Sanskrit-Tradition, die außerhalb der religiösen Orthodoxie steht, ist das Tantra. Es ist unmöglich, diese Lehre hier ausführlich darzulegen. Sie bedient sich jedoch zahlreicher esoterischer Rituale und Formeln, die helfen sollen, das wahre Wesen der Wirklichkeit zu durchschauen und aus dem Kreislauf von Geburt, Tod und Wiedergeburt, dem *samsāra*, auszubrechen. Von den vier Lebenszielen (*puru shastras*), die im ersten Teil erörtert wurden, steht *moksha*, das vierte Ziel, im Zentrum der tantrischen Lehre. Die vier Lebensstufen (*āshramas*) müssen der tantrischen Lehre zufolge auch nicht aufeinander folgen. In den frühen Texten der Sanskrit-Literatur ist die religiöse Autorität auf Männer aus den oberen Kasten beschränkt, Frauen und Männer von niedrigerem sozialen Rang sind aus dem religiösen Ritual ganz ausgeschlossen. Auch den Zustand des *moksha* können der orthodoxen Lehre zufolge nur sehr wenige Auserwählte erreichen. Das Tantra dagegen entzieht sich den Beschränkungen der religiösen Orthodoxie und steht Männern und Frauen offen, ungeachtet ihrer sozialen Stellung. Der tantrischen Lehre zufolge erreicht der Kundige Fähigkeiten und Einsichten, wenn er die herkömmlichen Grenzen des vorgeschriebenen Verhaltens übersteigt. Dann er-

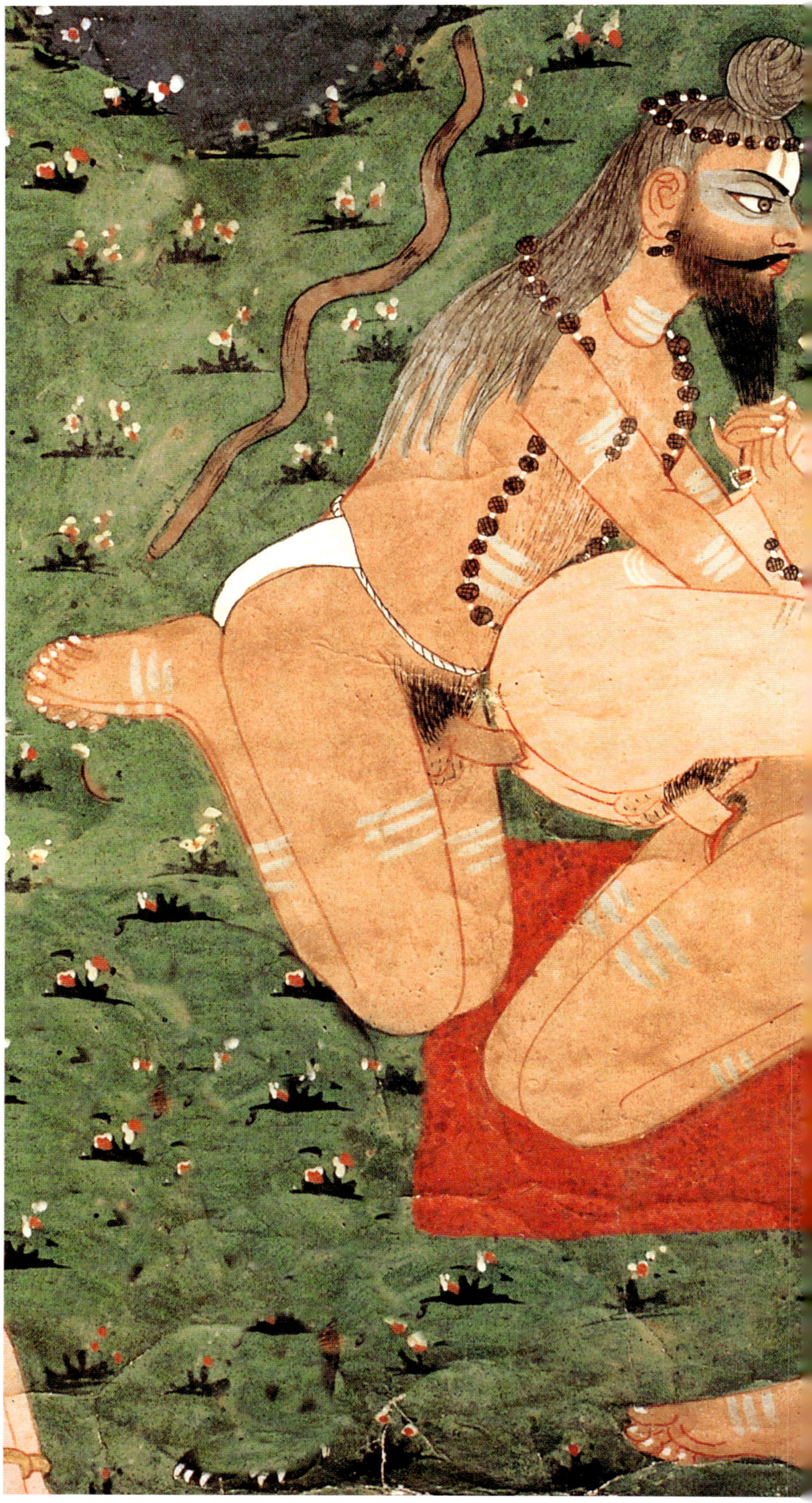

Gruppensex
Nepal
Frühes 20. Jahrhundert
Miniaturmalerei
Privatsammlung

»Mag die Frau auch zurückhaltend sein und ihre Gefühle verbergen, so zeigt sie dem Mann dennoch ihre Liebe und ihr Verlangen, wenn sie in Leidenschaft entbrannt ist. Der Mann muss das Verhalten der Frau sehr genau beobachten, um herauszufinden, ob sie bereit ist und in welcher Stellung sie genossen werden will« (Burton, 123).

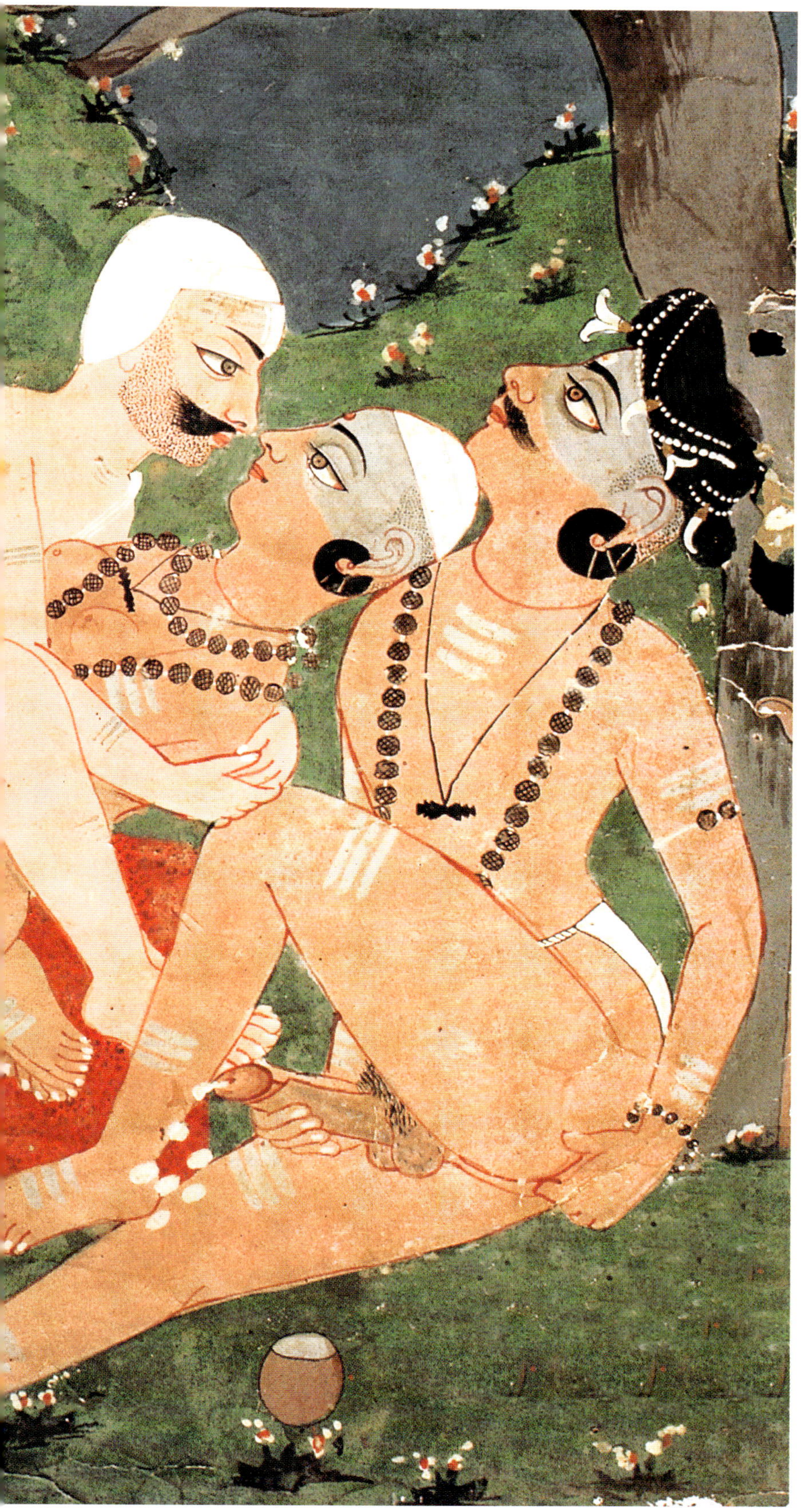

reicht er den Zustand des *moksha* schneller. Der Weg zu *moksha* schließt bisweilen auch den Geschlechtsakt ein. Die volkstümlichen Ursprünge des Tantra lassen sich in den alten und orthodoxen religiösen Texten zurückverfolgen, etwa im *Atharvaveda* sowie auch in *kāma-shāstra*-Texten, besonders im siebten und letzten Teil, der die »geheimen« Lehren erörtert. Hier werden die volkstümlichen Varianten esoterischer Mittel zur Potenzsteigerung zum Nutzen des Hausvaters und anderer sexuell aktiver Personen beschrieben. Will der Hausvater seine Erfolgsaussichten in der Liebe erhöhen, kann er zu magischen Mitteln greifen, um das Objekt seiner Begierde zu verzaubern (*vashikarana*). Andere Rezepte steigern die Potenz und Ausdauer beim Sex oder dienen der Vergrößerung des Penis. Die meisten Ratschläge des *Kāma Sūtra* müssen geduldig und genau befolgt werden und erfordern eine tiefe Kenntnis des Wesens der menschlichen Beziehungen. Die »geheimen« Lehren dagegen bieten Abkürzungen, um bestimmte sexuelle Ziele kurzfristig zu erreichen. Zu den essbaren Produkten, die unter dem Stichwort *Kāma Sūtra* heute im Internet zum Kauf angeboten werden, zählt »*Kāma-Sūtra*-Honigstaub«, der nur eine schwache Reminiszenz der von Vātsyāyana beschriebenen Aphrodisiaka darstellt.

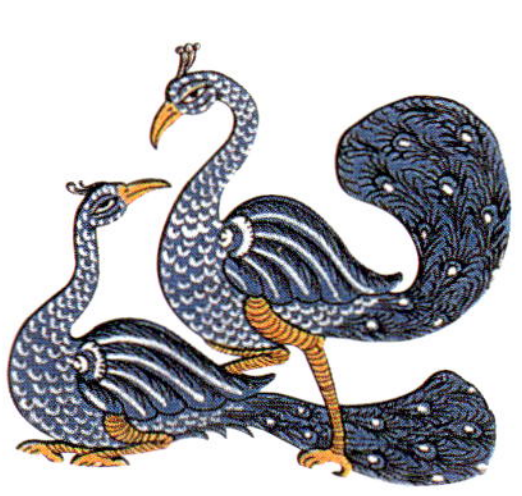

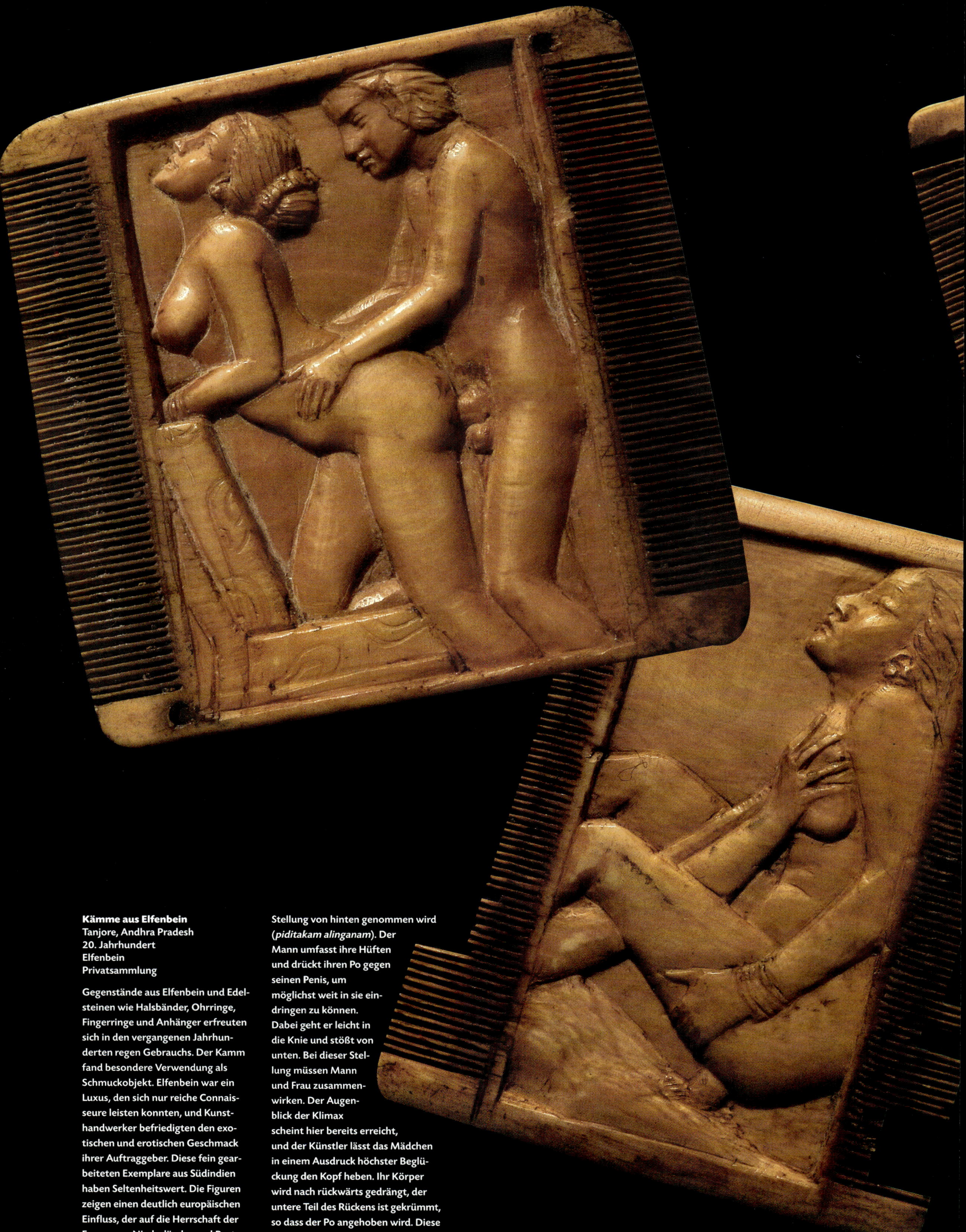

Kämme aus Elfenbein
Tanjore, Andhra Pradesh
20. Jahrhundert
Elfenbein
Privatsammlung

Gegenstände aus Elfenbein und Edelsteinen wie Halsbänder, Ohrringe, Fingerringe und Anhänger erfreuten sich in den vergangenen Jahrhunderten regen Gebrauchs. Der Kamm fand besondere Verwendung als Schmuckobjekt. Elfenbein war ein Luxus, den sich nur reiche Connaisseure leisten konnten, und Kunsthandwerker befriedigten den exotischen und erotischen Geschmack ihrer Auftraggeber. Diese fein gearbeiteten Exemplare aus Südindien haben Seltenheitswert. Die Figuren zeigen einen deutlich europäischen Einfluss, der auf die Herrschaft der Franzosen, Niederländer und Portugiesen in Südindien während der vergangenen dreihundert Jahre zurückzuführen ist. Eine der Abbildungen zeigt ein Mädchen, das in gedrehter Stellung von hinten genommen wird (*piditakam alinganam*). Der Mann umfasst ihre Hüften und drückt ihren Po gegen seinen Penis, um möglichst weit in sie eindringen zu können. Dabei geht er leicht in die Knie und stößt von unten. Bei dieser Stellung müssen Mann und Frau zusammenwirken. Der Augenblick der Klimax scheint hier bereits erreicht, und der Künstler lässt das Mädchen in einem Ausdruck höchster Beglückung den Kopf heben. Ihr Körper wird nach rückwärts gedrängt, der untere Teil des Rückens ist gekrümmt, so dass der Po angehoben wird. Diese Stellung erfordert eine gute körperliche Kondition und viel Übung, damit beide Partner größtmögliche Befriedigung erreichen.

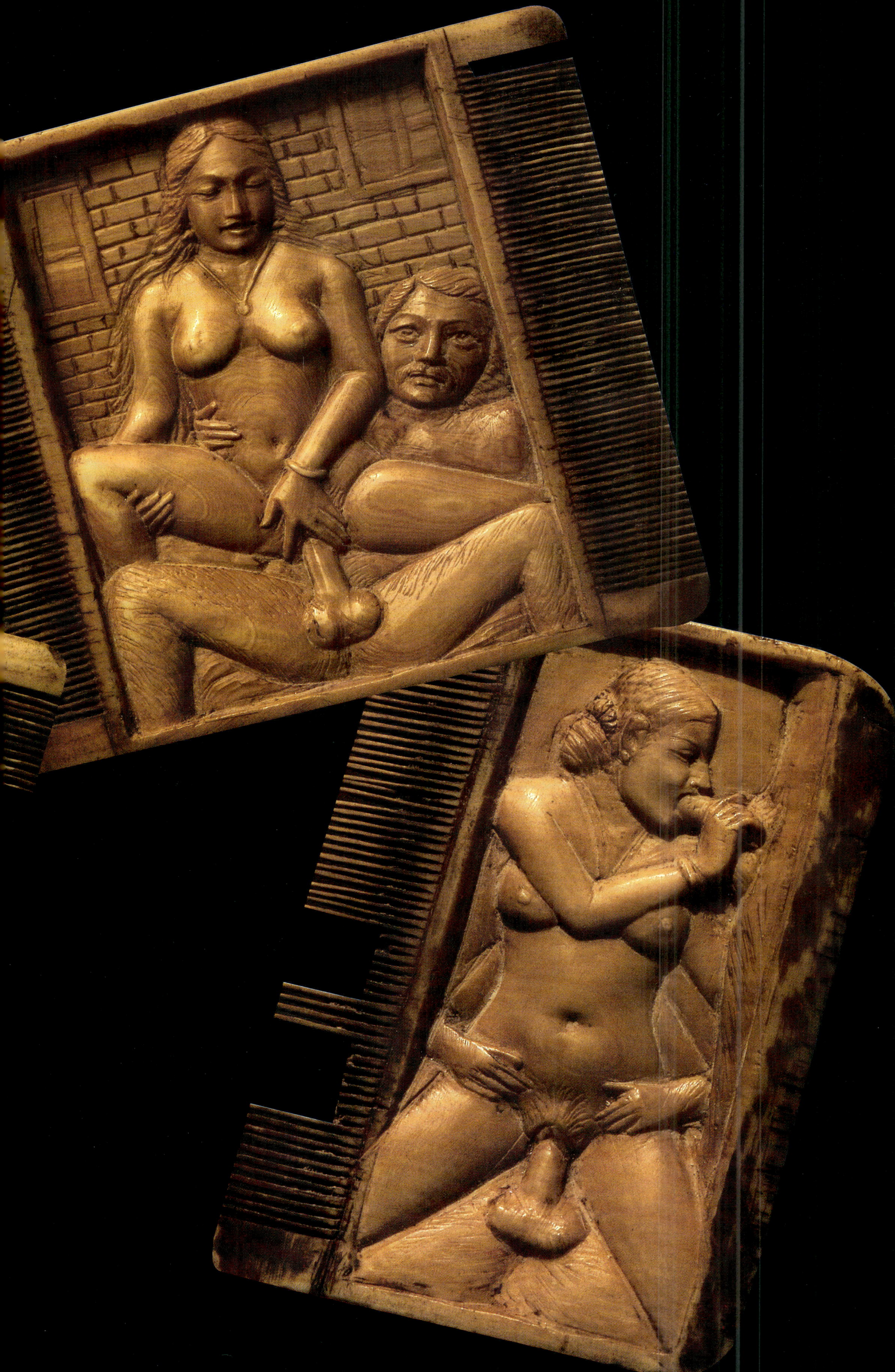

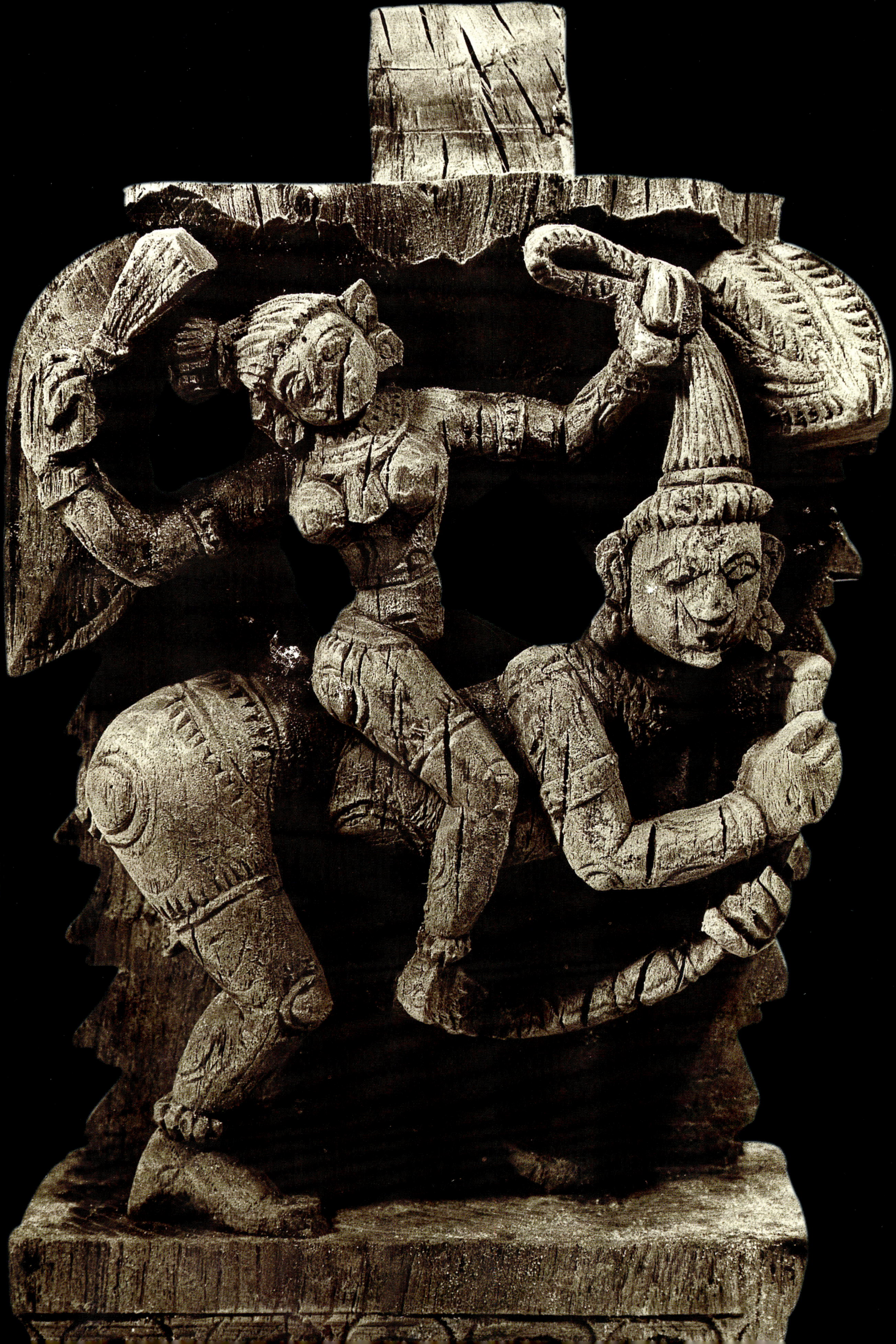

Die volkstümlichen magischen Mittel des Tantra und die »geheimen« Rezepte des *Kāma Sūtra* sind jedermann zugänglich, unabhängig von Geschlecht und sozialem Rang. Aber die Zutaten, die zur Herstellung vieler Zaubermittel benötigt werden, sind keineswegs leicht zu beschaffen. Sie bestehen aus obskuren Ingredienzen, die dem allgemeinen Geschmacksempfinden eher zuwiderlaufen. Das folgende Rezept ist geeignet, den Willen der geliebten Person zu brechen. Die Zutaten sind Ekel erregend, doch gerade darin liegt das Geheimnis der Wirkungskraft dieser Salbe.

॥ स्वयं मृताया मण्डलकारिकायाश्चूर्णं मधुसंयुक्तं
सहामलकैः स्नानं वशीकरणम् ॥

svayaṃ mṛtāyā maṇḍalakārikāyāś cūrṇaṃ madhusaṃyuktaṃ
sahāmalakaiḥ snānaṃ vaśokaraṇaṃ

1. Beschaffe dir einen Geier – den Vogel, der am Himmel Kreise zieht –, der ein natürliches Ende gefunden hat.
2. Bereite eine Paste aus Honig, dem Saft der Amalaka-Pflanze und zerstoßenem Geierfleisch.
3. Bestreiche damit den Körper der Geliebten, und sie wird dir gehören.
(Die Wirkung des Zaubermittels dauert auch nach dem Baden an.)

(*Kāma Sūtra* 7.1.26)

Die Vorschriften müssen genau beachtet werden, damit das erwünschte Ergebnis erzielt wird. Der Verfasser des *Jayamangala* beispielsweise ergänzt zu obigem Rezept, der Tod des Geiers dürfe nicht auf unnatürliche Weise beschleunigt worden sein. Andere Stellen im *Kāma Sūtra* beziehen sich auf die Möglichkeit, sich Zutritt zum königlichen Harem zu verschaffen. Eine bestimmte Mixtur befähigt dazu, unbemerkt den Harem zu betreten und sich darin zu bewegen, ohne sogar einen Schatten zu werfen. Dazu mischt man das Herz eines Mungo und Schlangenaugen mit Kräutern und streicht den daraus hergestellten Sud wie ein kosmetisches Mittel auf die Augen. Auf diese Weise wird man unsichtbar.

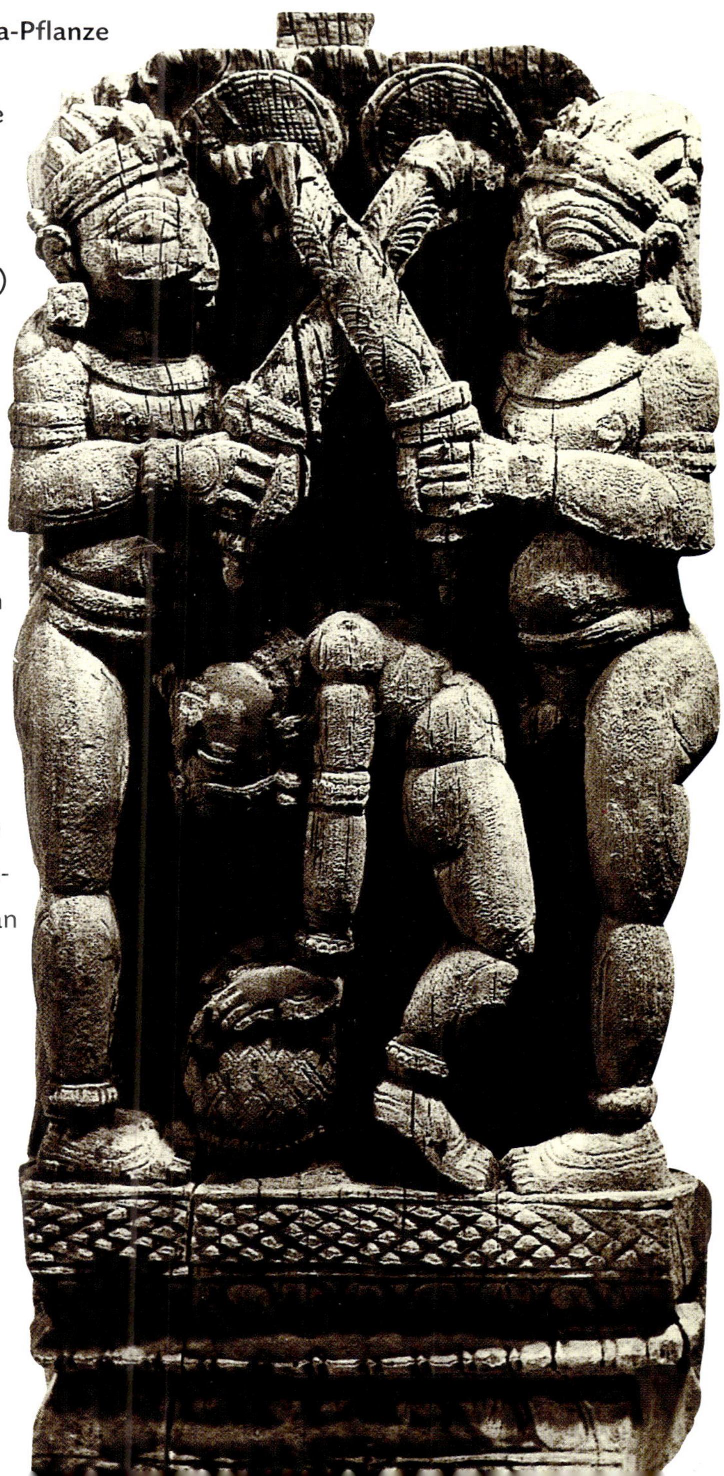

Links:

Der von der Frau beherrschte Mann
Bezirk Nord-Arcot, Chidambaram, Tamil Nadu
Spätes 19. Jahrhundert
Holzschnitzerei eines Wagens
Sammlung Lance Dane

Dies ist eine ungewöhnliche Darstellung des männlichen Verhaltens einer Frau und des Liebesspiels als Wettstreit. Die von Leidenschaft entflammte Frau sitzt breitbeinig auf dem Rücken des Mannes wie auf einem Pferd und treibt ihn an, versetzt ihm Schläge mit der Faust und mit einem Seil. Sie macht sich über den Mann her, der sich in der schwächeren Position befindet.

Rechts:

Gruppensex mit Soldaten
Tanjore, Andhra Pradesh
Spätes 19. Jahrhundert
Holzschnitzerei eines Wagens
Privatsammlung

Schlachten um die territoriale Vorherrschaft boten den Soldaten stets willkommenen Anlass, ihre Aggressionen an den Frauen des besiegten Landes auszulassen. Für Prostituierte war dies eine Gelegenheit, ihren Kundenkreis zu erweitern. Hier vollzieht eine Frau Geschlechtsverkehr mit dem einen und oralen Sex mit einem anderen Mann und befriedigt so beide gleichzeitig.

Ein betörender Liebhaber

कलहरूपं सुरतमाचक्षते ।
विवादात्मकत्वाद्वामशीलत्वाच्च कामस्य ॥

kalaharūpaṃ suratam ācakṣate
vivādātmakatvād vāmaśolatvāc ca kāmasya

Der Liebesgenuss ist seinem Wesen nach ein Kampf,
der für Auseinandersetzungen im Zuge
heftiger Leidenschaften ein weites Feld bietet.
(*Kāma Sūtra* 2.7.1)

Das letzte Mittel, den Liebespartner zu erregen, ist das Schlagen, von dem es vier grundlegende Arten gibt: Schlagen mit dem Handrücken, mit der ausgestreckten Hand, mit der Faust und mit der flachen Hand. Prinzipiell sind alle Körperstellen zum Schlagen geeignet, doch bestimmte erogene Zonen eignen sich in besonderer Weise: Schultern, Kopf, die Stelle zwischen den Brüsten, Rücken, Schamgegend, Hüfte und Seiten. Mit dem Schlagen verbunden ist das Ausstoßen von Lauten, die mit onomatopoetischen Sanskrit-Silben (u. a. *sut* und *phut*) beschrieben werden. Auch Schreie sind möglich, wenn der Schlag während des Liebesaktes ausgeführt wird, um die Dramatik der Erregung zu steigern. Auf jeden Schlag des Mannes reagiert die Frau mit einem doppelt so heftigen Gegenschlag. Zwar sollte der Mann beim Geschlechtsverkehr seine größere körperliche Kraft einsetzen, aber auch die Frau kann gelegentlich die Führungsrolle übernehmen, die Rollen tauschen und dem Körper des Geliebten einen leichten Schlag versetzen. Dann sollte der Mann stöhnen und sie bitten aufzuhören, was sonst eher der Part der Frau ist.

Trotz lauterster Absichten kann es passieren, dass man von seinen Leidenschaften mitgerissen wird. Leidenschaftliche Exzesse, die mit dem Tod enden, werden selbstverständlich als barbarisch abgelehnt (sollen aber Vātsyāyanas Auskunft zufolge in manchen Teilen Südindiens durchaus vorkommen). Vātsyāyana schildert mehrere Verbrechen aus Leidenschaft, bei denen der Mann sich nicht mehr in der Gewalt hatte und seine Partnerin unabsichtlich tötete. Der als »Keil« bezeichnete Schlag wird auf der Brust ausgeführt. Der König des südindischen Chola-Reiches verschuldete den Tod der Kurtisane Chitrasena, indem er diesen »Keil«-Schlag anwandte. Shatakarni Shatavahana, ein anderer König im Süden Indiens, tötete die Königin Malayavati beim Sex, als er den »Scheren«-Schlag ausführte. Diese Fälle schildert Vātsyāyana ausdrücklich, um zu zeigen, wozu heftige Leidenschaft beim Sex führen kann. Vātsyāyana betrachtet das Liebesspiel zwar als Kampf um die Herrschaft, aber er lehnt alles ab, was eine Verletzung der Frau zur Folge haben könnte. Trotzdem nimmt er derartige Praktiken ins *Kāma Sūtra* auf, um zu zeigen, wozu menschliches Verhalten fähig ist.

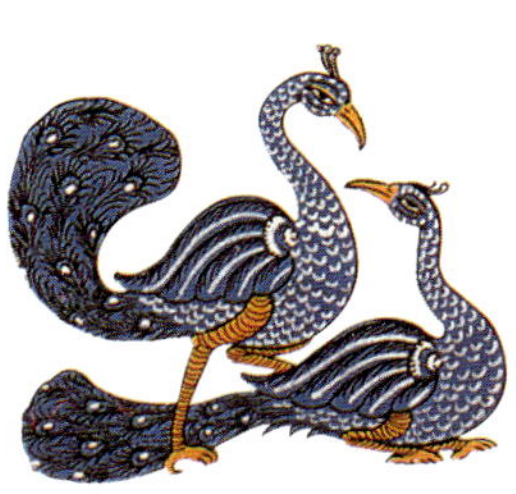

Zum Schluss noch ein paar Sätze über die Arten des Vorspiels und anderer Handlungen beim Liebesakt:

Nicht alle leidenschaftlichen Handlungen, Gesten und Bewegungen, die einer Regung des Augenblicks während des Geschlechtsverkehrs entspringen, können exakt beschrieben werden, denn sie sind so unstet wie Träume. Ein Pferd, das die fünfte Bewegungsstufe erreicht hat, gerät in einen rasenden Galopp, ohne auf Vertiefungen, Gräben und Hindernisse auf seinem Weg zu achten. In gleicher Weise wird ein Liebespaar in der Hitze der Vereinigung blind vor Leidenschaft und drängt mit heftigem Ungestüm immer weiter voran, ohne dass es aufhören kann. Einer, der in der Liebeskunst bewandert ist, sollte seine eigene Kraft sowie die Zartheit, das Ungestüm und die Kraft der jungen Frau richtig einschätzen und sein Verhalten dementsprechend ausrichten. Die verschiedenen Arten des Liebesgenusses sind nicht für alle Zeiten und alle Menschen gleichermaßen gültig, sondern sollten nur zur geeigneten Zeit und in geeigneten Ländern und Orten angewandt werden (Burton, 119).

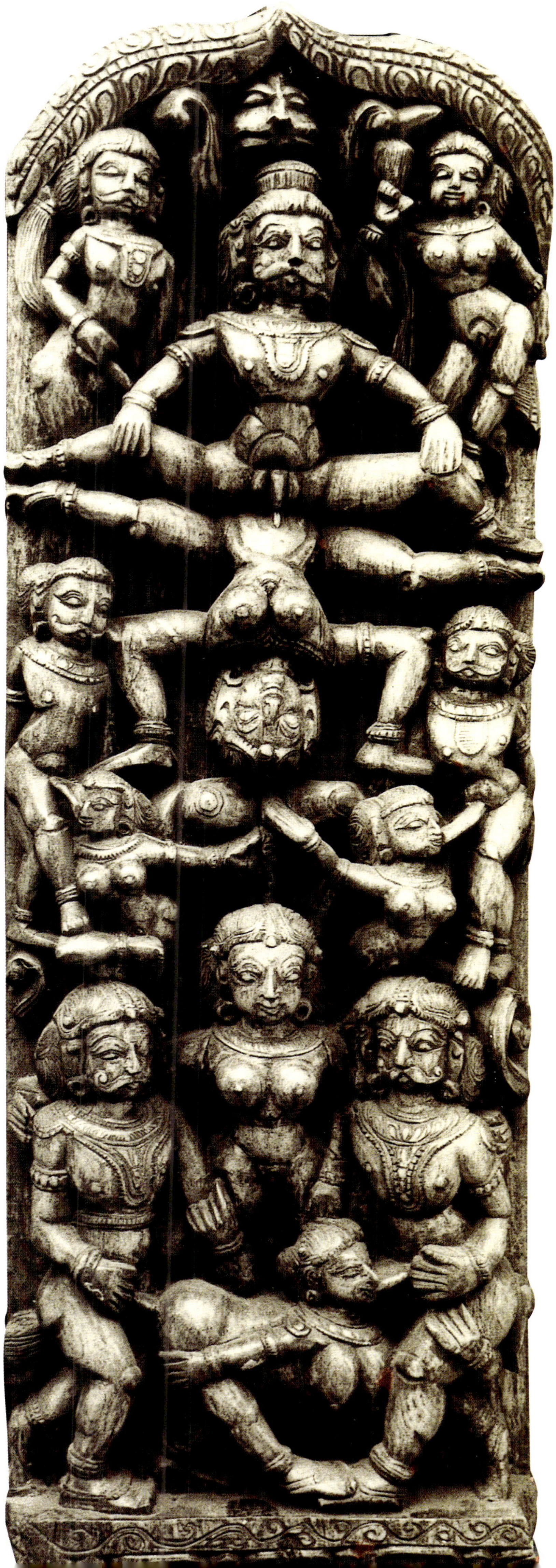

Gruppensex
Chettinad, Tamil Nadu
Frühes 20. Jahrhundert
Holzschnitzerei
Privatsammlung

Diese außergewöhnliche Schnitzarbeit zeigt eine Gruppensex-Szene. Der König vollzieht den Akt mit einer Frau, die einen Kopfstand macht. Auch Geübten wird es schwer fallen, diese Stellung nachzuahmen. In dieser Gruppe steht einer über dem anderen. Das Kunstwerk zeigt, dass der Fantasie beim Geschlechtsakt wie auch bei dessen künstlerischer Darstellung keine Grenzen gesetzt sind.

Oraler Sex wird auf Tempelwänden und in der indischen Malerei und Skulptur immer wieder dargestellt, so dass wir davon ausgehen, dass diese Form des Beischlafs weit verbreitet, wenngleich nicht offiziell erlaubt war. »*Auparishtaka* wird auch von unzüchtigen und sittenlosen Frauen praktiziert, von Dienerinnen und Masseusen. Die *acharyas* (die alten, ehrwürdigen Autoren) sind der Ansicht, *auparishtaka* sei das Werk des Hundes, nicht aber des Mannes, denn es ist eine niedere Praktik und steht im Gegensatz zu den Regeln der heiligen Schriften (*dharma shāstras*). Darüber hinaus wird der Mann selbst darunter leiden, wenn er zulässt, dass sein *lingam* mit dem Mund von Eunuchen und Frauen in Berührung kommt. Vātsyāyana allerdings meint, dass der Mann, der eine Kurtisane aufsucht, die Gebote der heiligen Schriften nicht verletzt, denn das Gesetz verbietet die Praktik des *auparishtaka* ja lediglich mit verheirateten Frauen. Die Verletzungen, die sich aus der Berührung mit dem Mund für den Mann ergeben, können leicht geheilt werden« (Burton, 126).

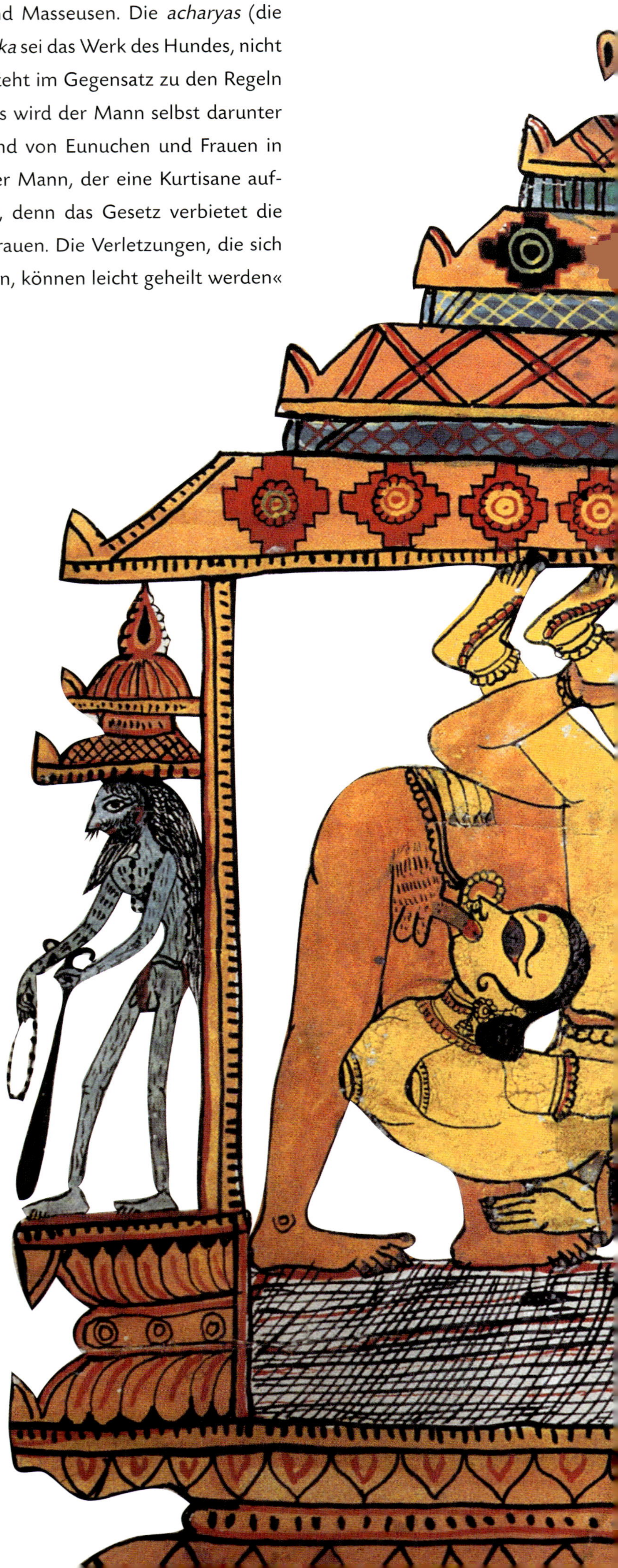

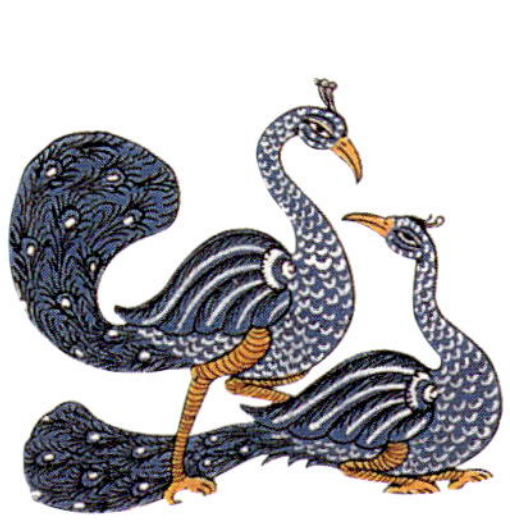

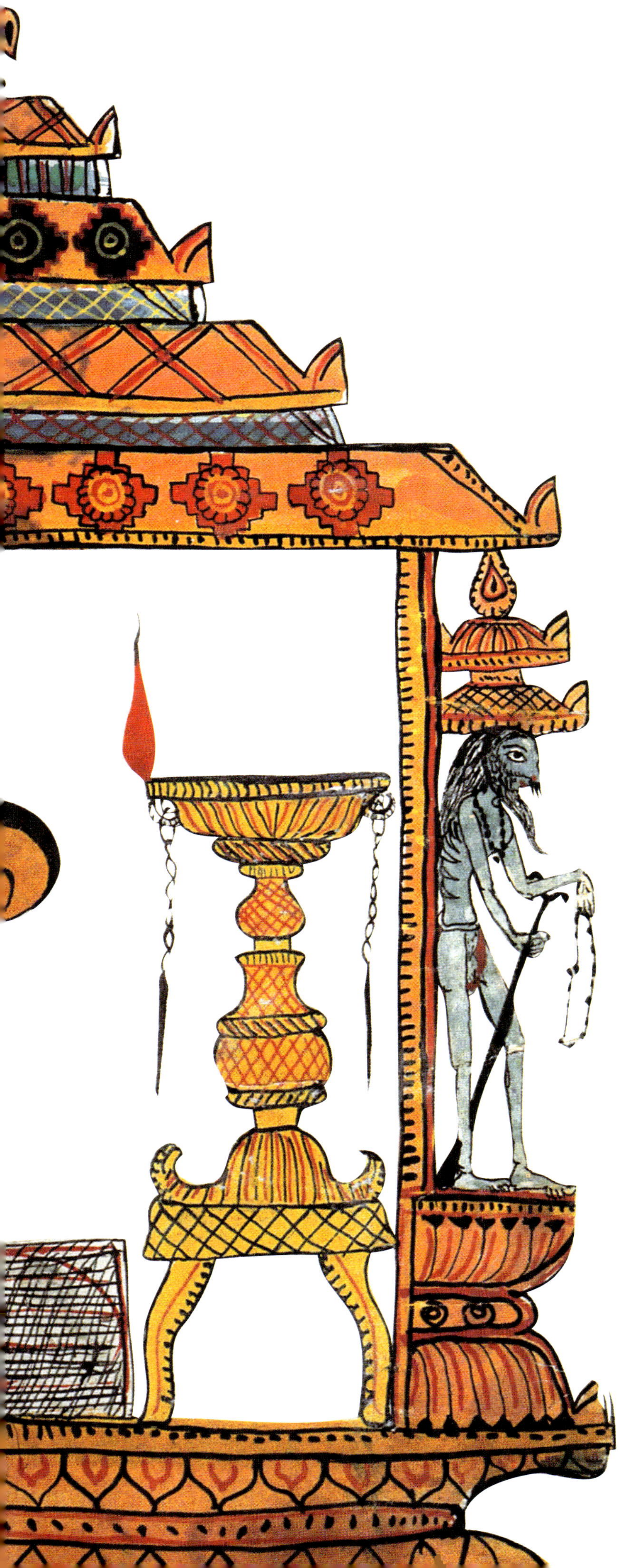

Oraler Sex
Orissa
Frühes 19. Jahrhundert
Malerei auf Papier
Sammlung Lance Dane

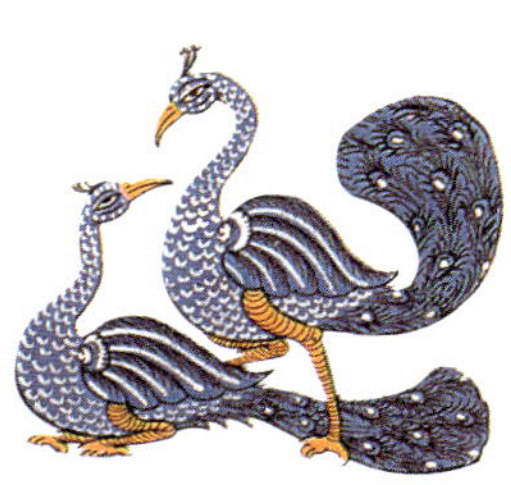

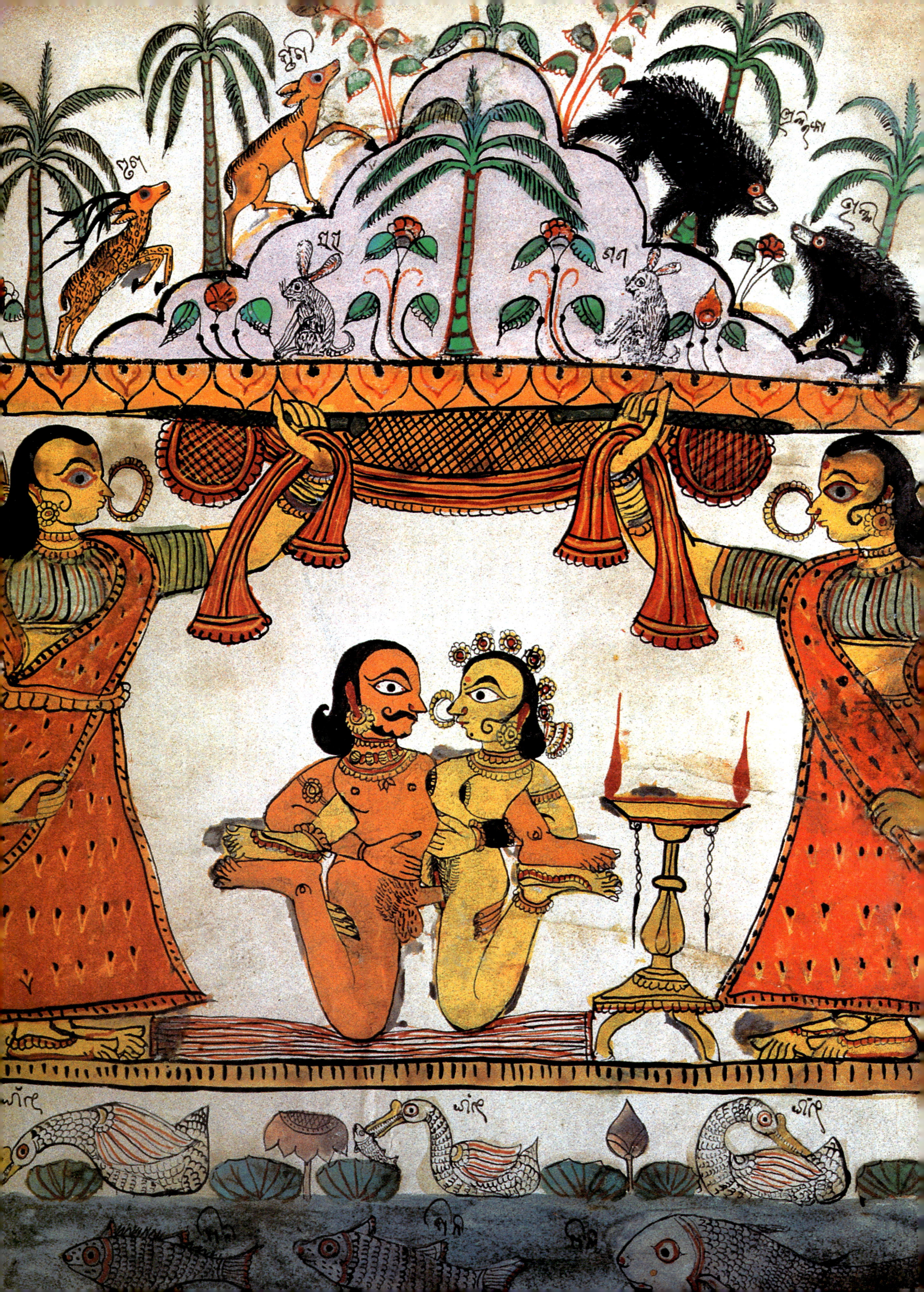

»Diese Umarmung findet statt, wenn die beiden im Bett liegen. Sie schlingen Arme und Beine so eng wie möglich umeinander, wie Sesam, der mit Reis vermischt wird« (Burton, 98).

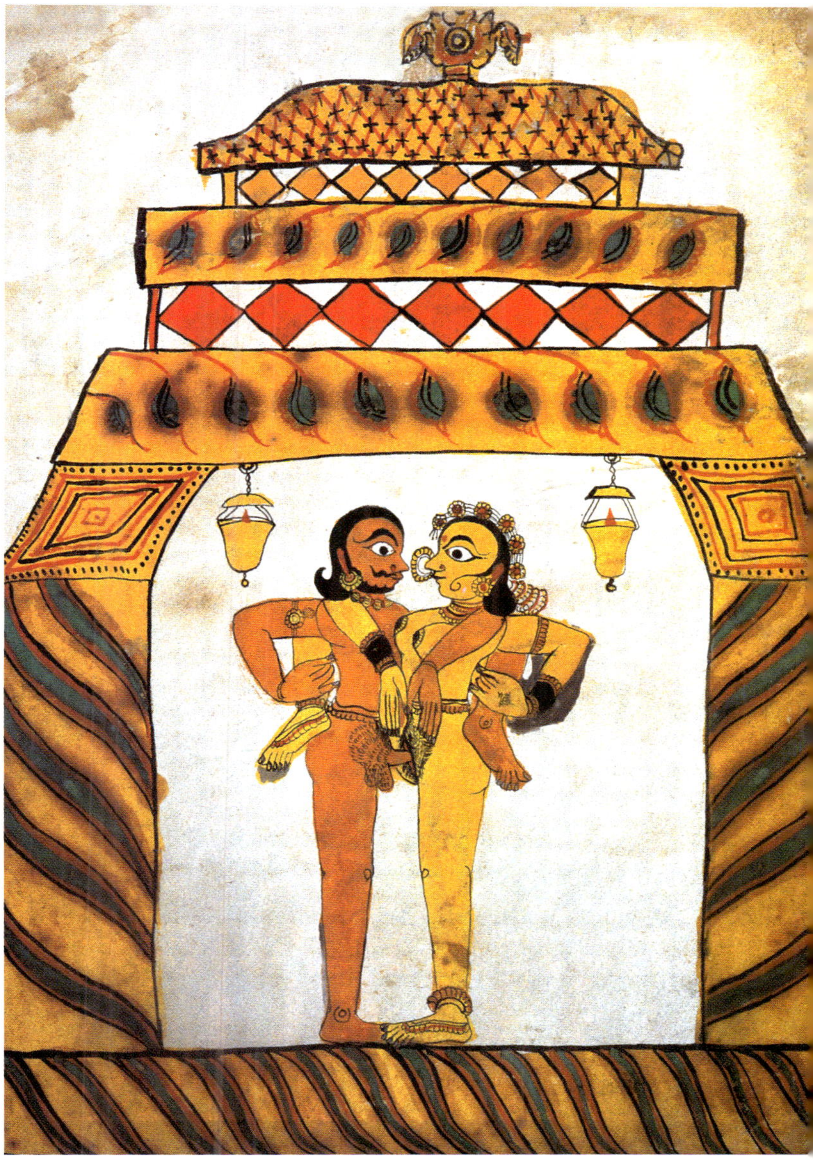

»Sesam und Reis«
Orissa
Frühes 19. Jahrhundert
Malerei auf Papier
Sammlung Lance Dane

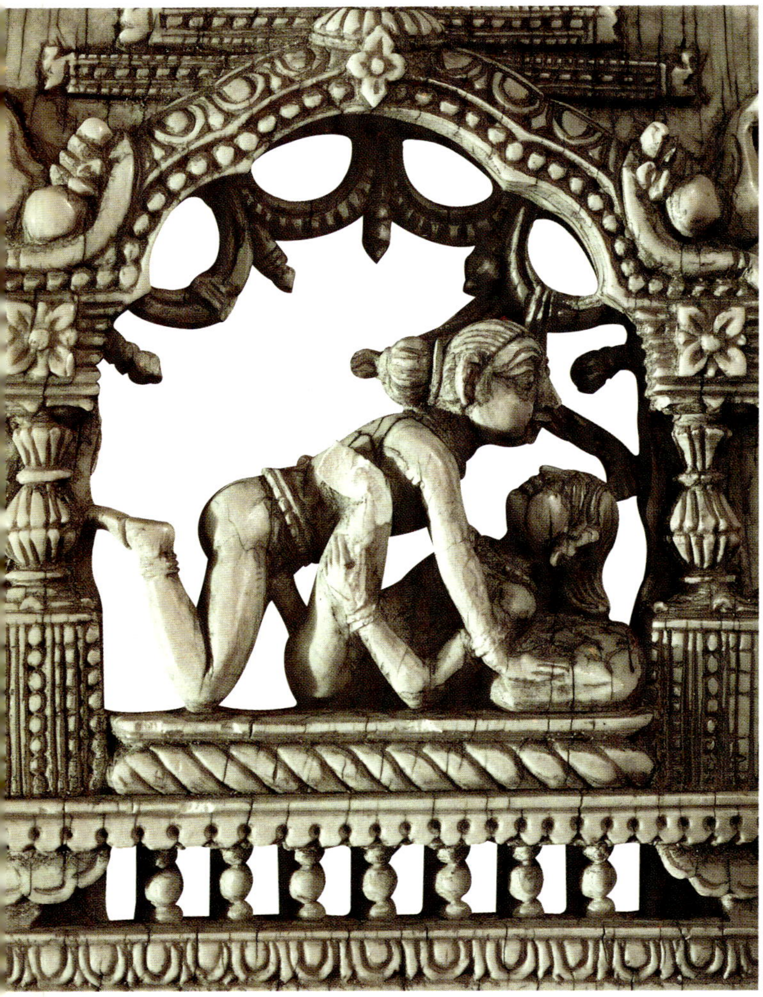

Links:

Die auf dem Mann liegende Frau
Orissa
Frühes 20. Jahrhundert
Elfenbein auf Holz
Privatsammlung

»Bemerkt die Frau während des Geschlechtsverkehrs, dass ihr Liebhaber ermüdet ist, ohne dass seine Leidenschaft gestillt ist, kann sie sich auf ihn legen und seine Rolle übernehmen, um ihm zu helfen. (...) Diese Einung kann auf zweierlei Weise geschehen: entweder indem sie sich während der Einung umdreht, den Mann auf den Rücken dreht und auf diese Weise den Geschlechtsakt fortsetzt oder indem sie von Anfang an die Rolle des Mannes übernimmt. In diesem Fall lösen sich die Blumen aus ihrem Haar, ihr Lachen wird von heftigem Atemholen unterbrochen; sie presst ihre Brust auf die Brust ihres Liebhabers, beugt den Kopf immer wieder hinunter und vollzieht alle Kunstgriffe, die zuvor ihr Geliebter bei ihr angewendet hat, zum Beispiel Schläge und Püffe.« (Burton, 120).

Seiten 133, 134 und 139, 140

Oraler Sex und Akrobatik
Orissa
20. Jahrhundert
Malerei auf Stoff
Mit freundlicher Genehmigung
David Abraham, Kanada

Diese Malerei aus Orissa zeigt eine Vielzahl von Stellungen: die funktionelle oder »aufsteigende« (S. 133) und die Fantasieposition der »Krähe« (S. 139), bei der ein umgekehrt nebeneinander liegendes Paar oralen Sex praktiziert. Im zweiten Teil des *Kāma Sūtra* wird die Krähe als rituell unreiner Vogel bezeichnet. »Ein Vogel ist rein, wenn die Frucht vom Baum fällt, indem der Vogel sie anpickt; was Krähen und andere Vögel fressen, wird jedoch als unrein betrachtet« (Burton, 127). Die Auffassung, dass oraler Sex rituell unrein ist, führte dazu, dass Männern von hohem sozialem Rang in den heiligen Schriften Verbote auferlegt wurden: »*Auparishtaka* oder der Mundverkehr soll niemals von einem gelehrten Brahmanen praktiziert werden, auch nicht von einem regierenden Beamten oder von einer Person, die einen guten Ruf genießt. Denn obwohl diese Praktik von den *shāstras* erlaubt ist, soll sie niemals durchgeführt werden, und wenn, dann nur in besonderen Fällen. So wird beispielsweise Hundefleisch in medizinischen Abhandlungen als schmackhaft und verdauungsfördernd empfohlen, aber daraus folgt doch nicht, dass ein kluger Mann es essen soll. In gleicher Weise gibt es Personen, Orte und Gelegenheiten für diese Praktik. Ein Mann muss also den richtigen Ort und den richtigen Zeitpunkt kennen, um die Vorschriften seiner Natur und Neigung entsprechend zu befolgen, und je nach den gegebenen Umständen wird er handeln. (Burton, 127f.).

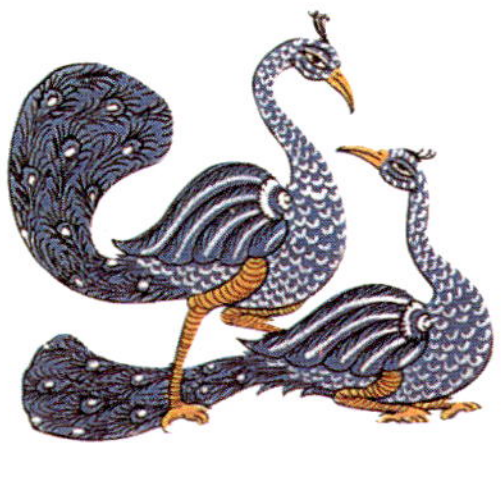

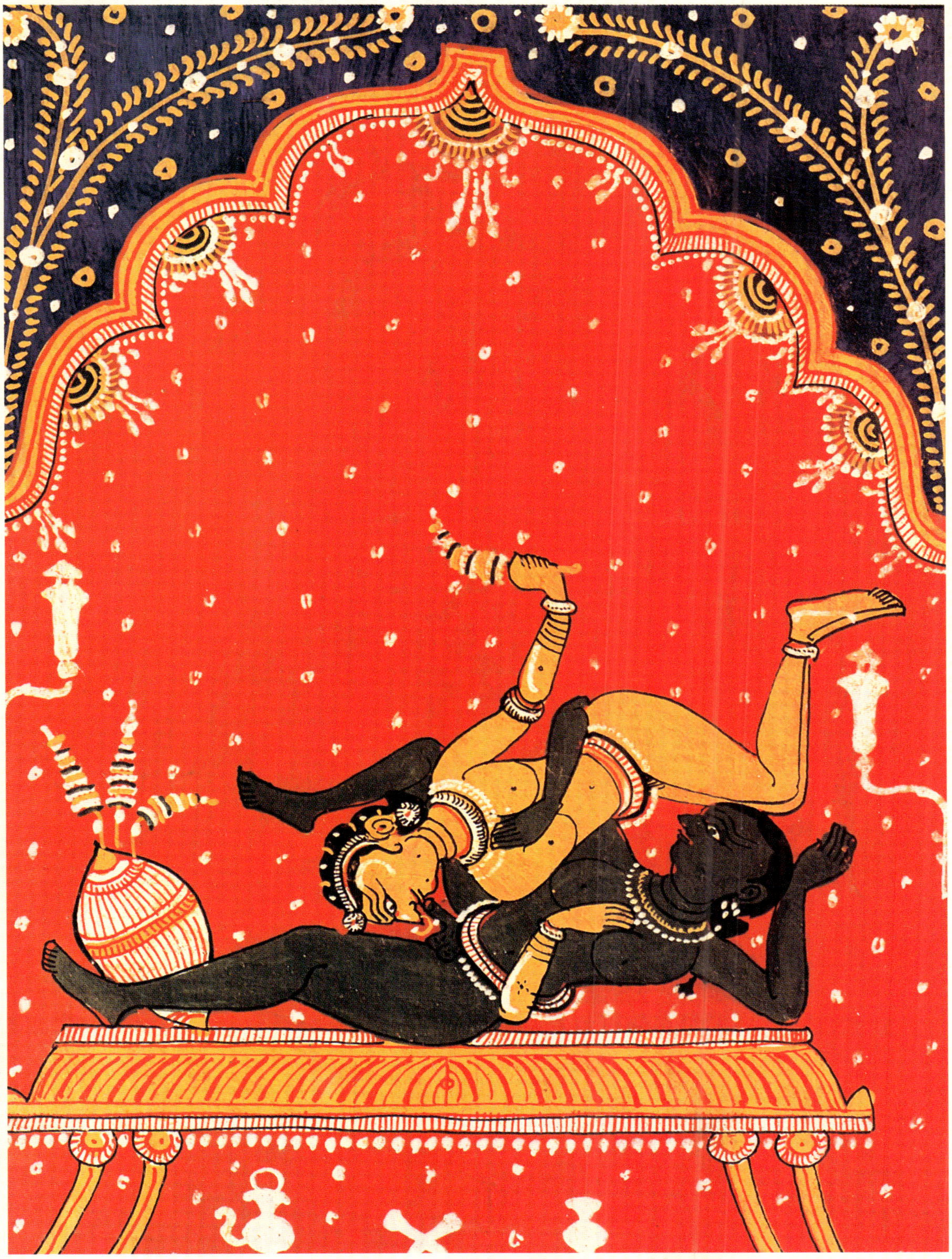

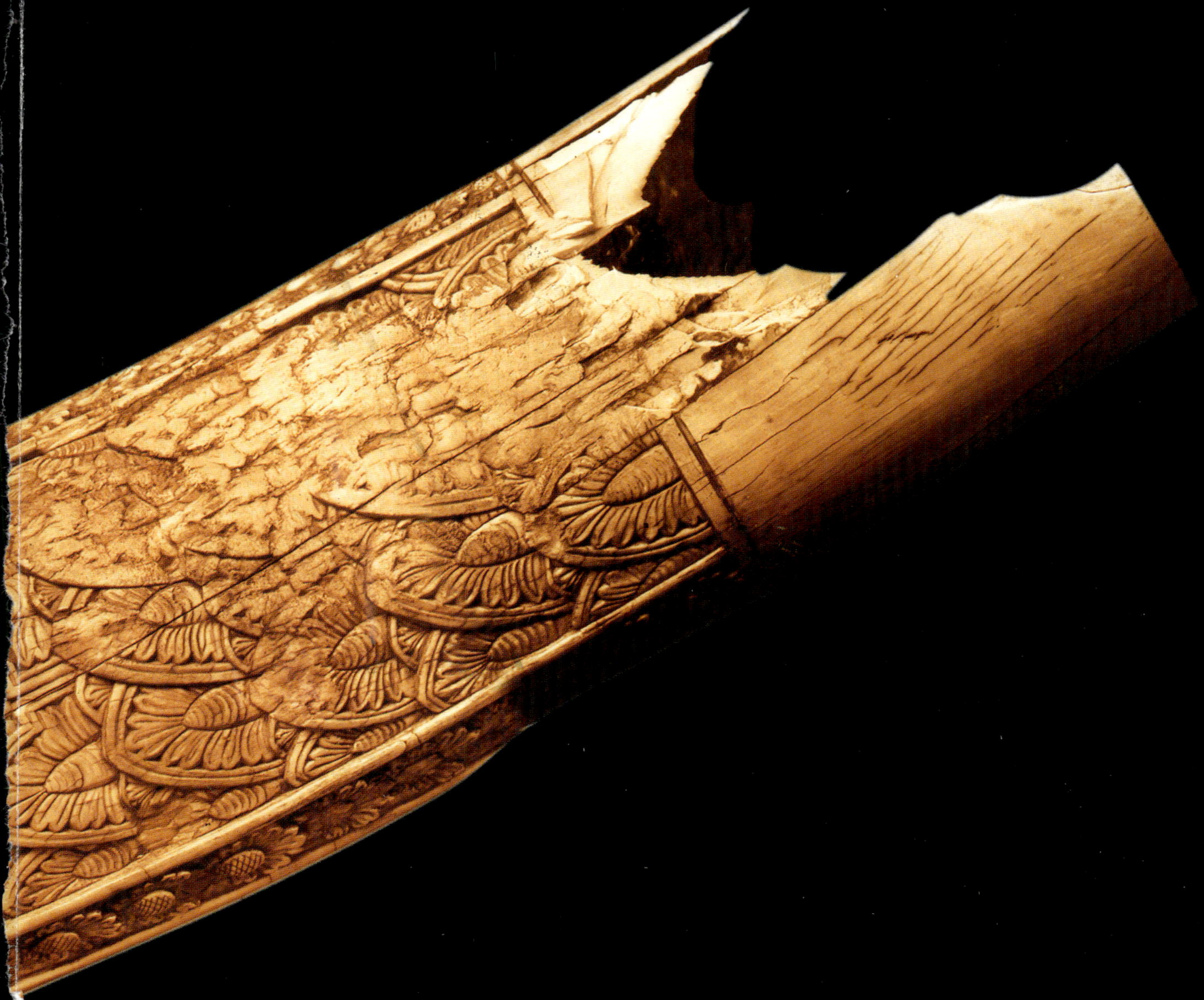

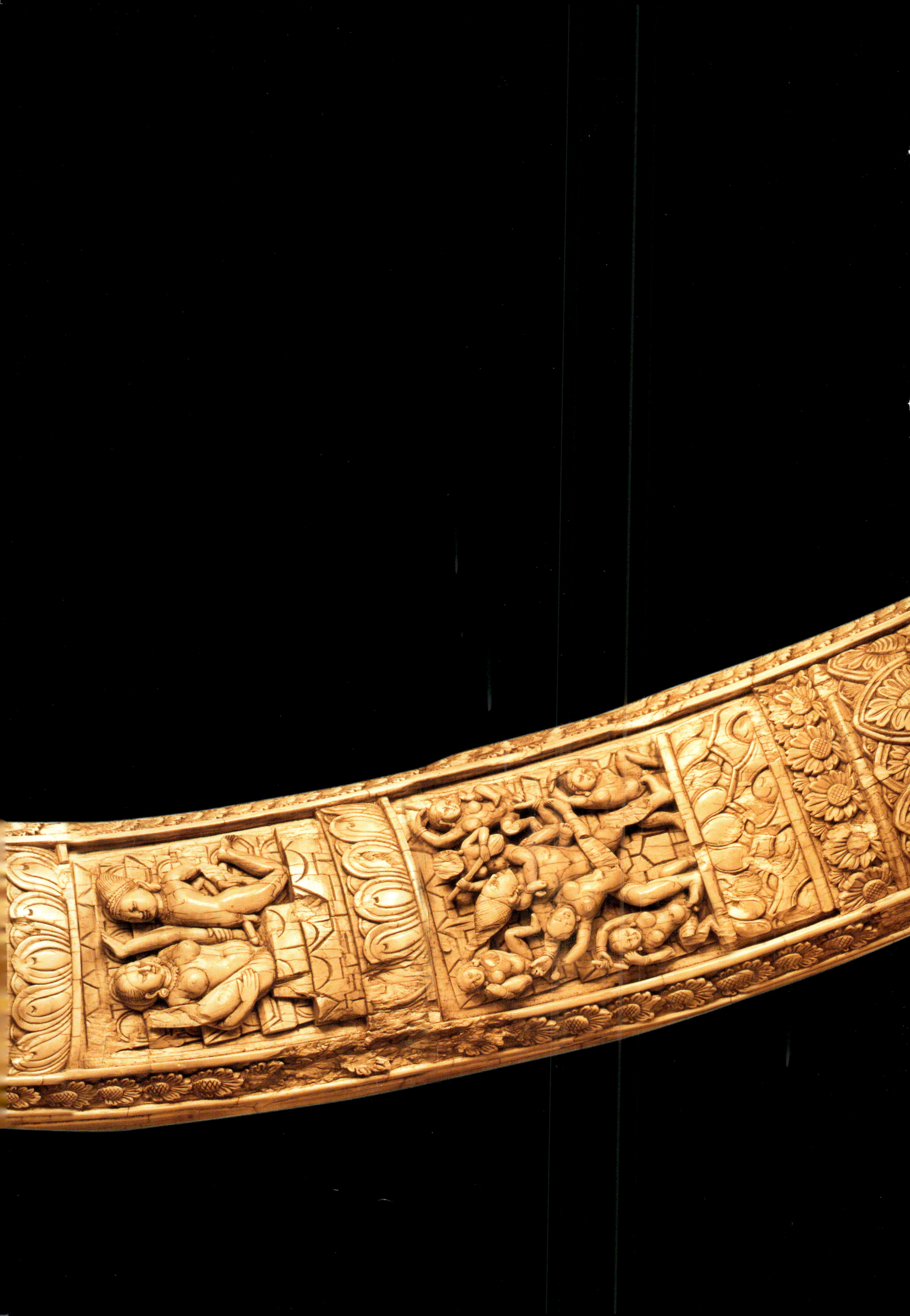

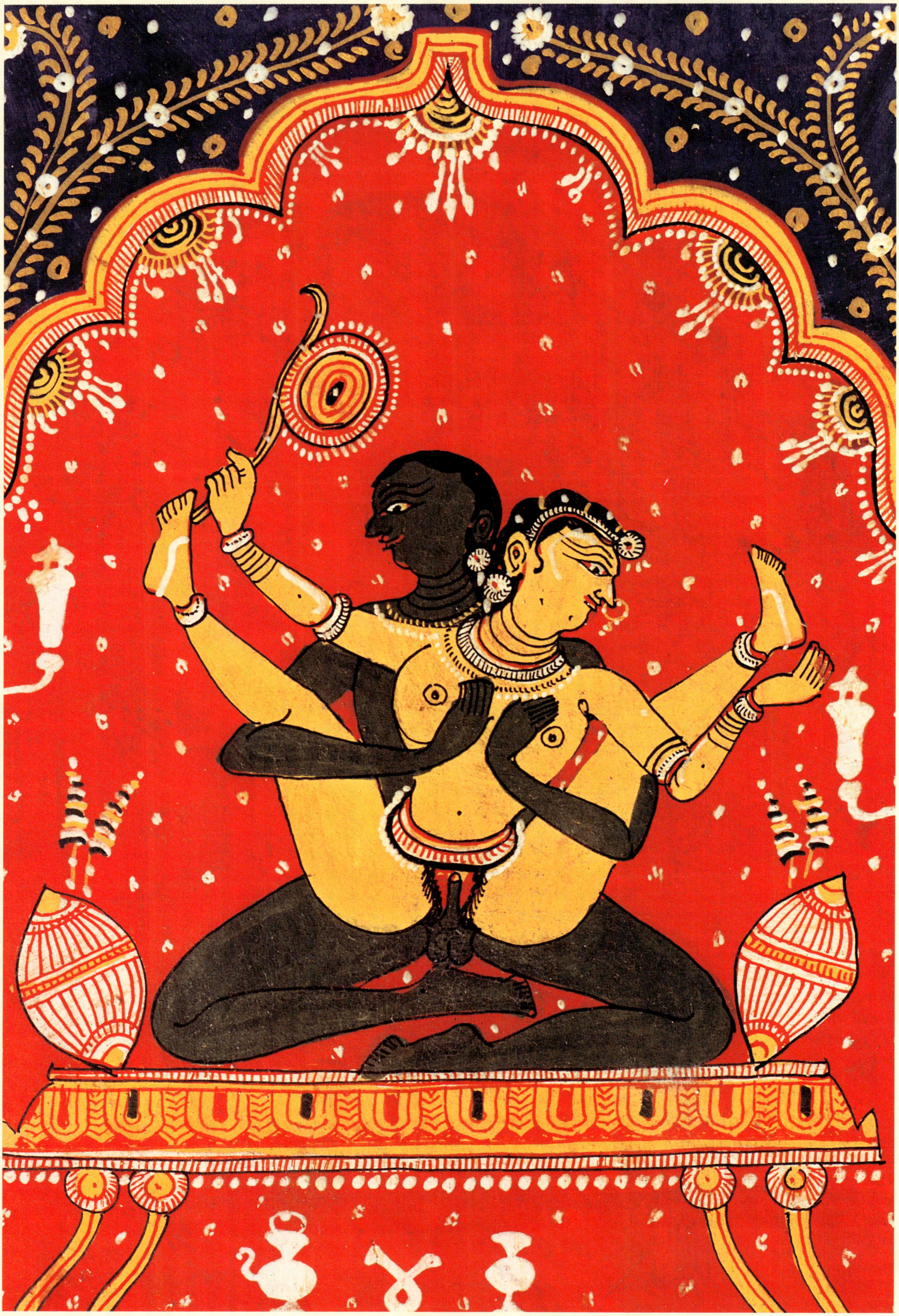

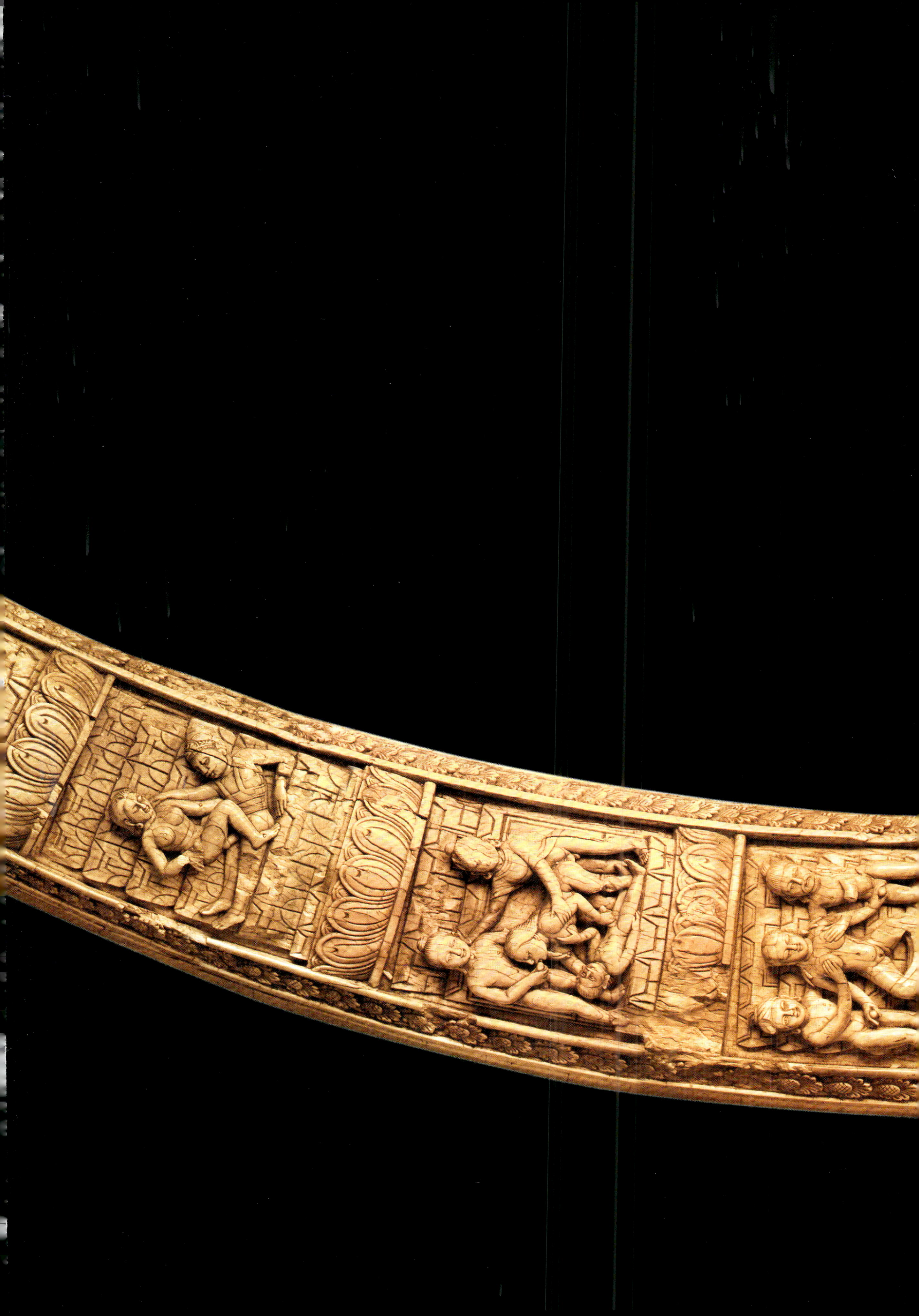

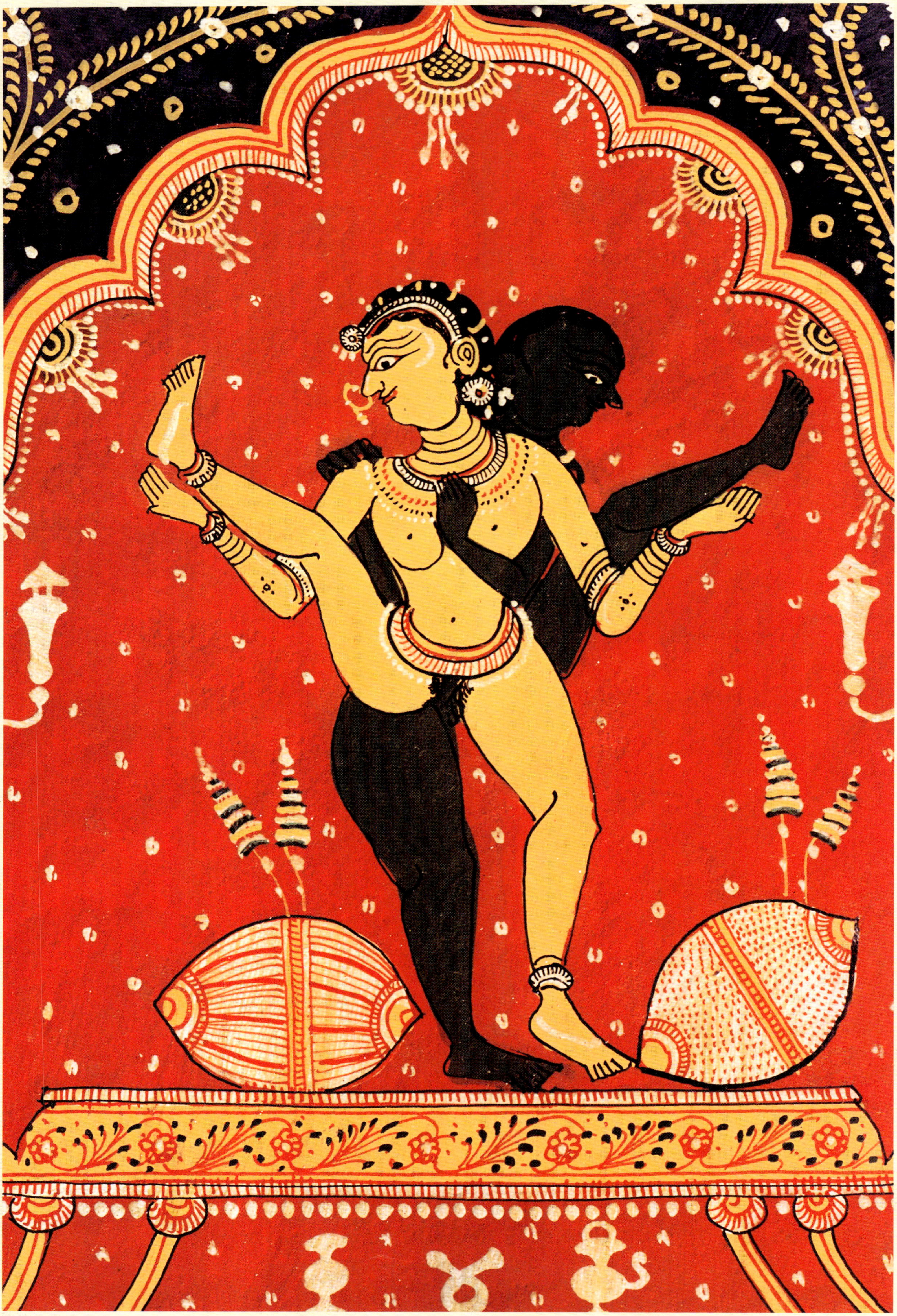

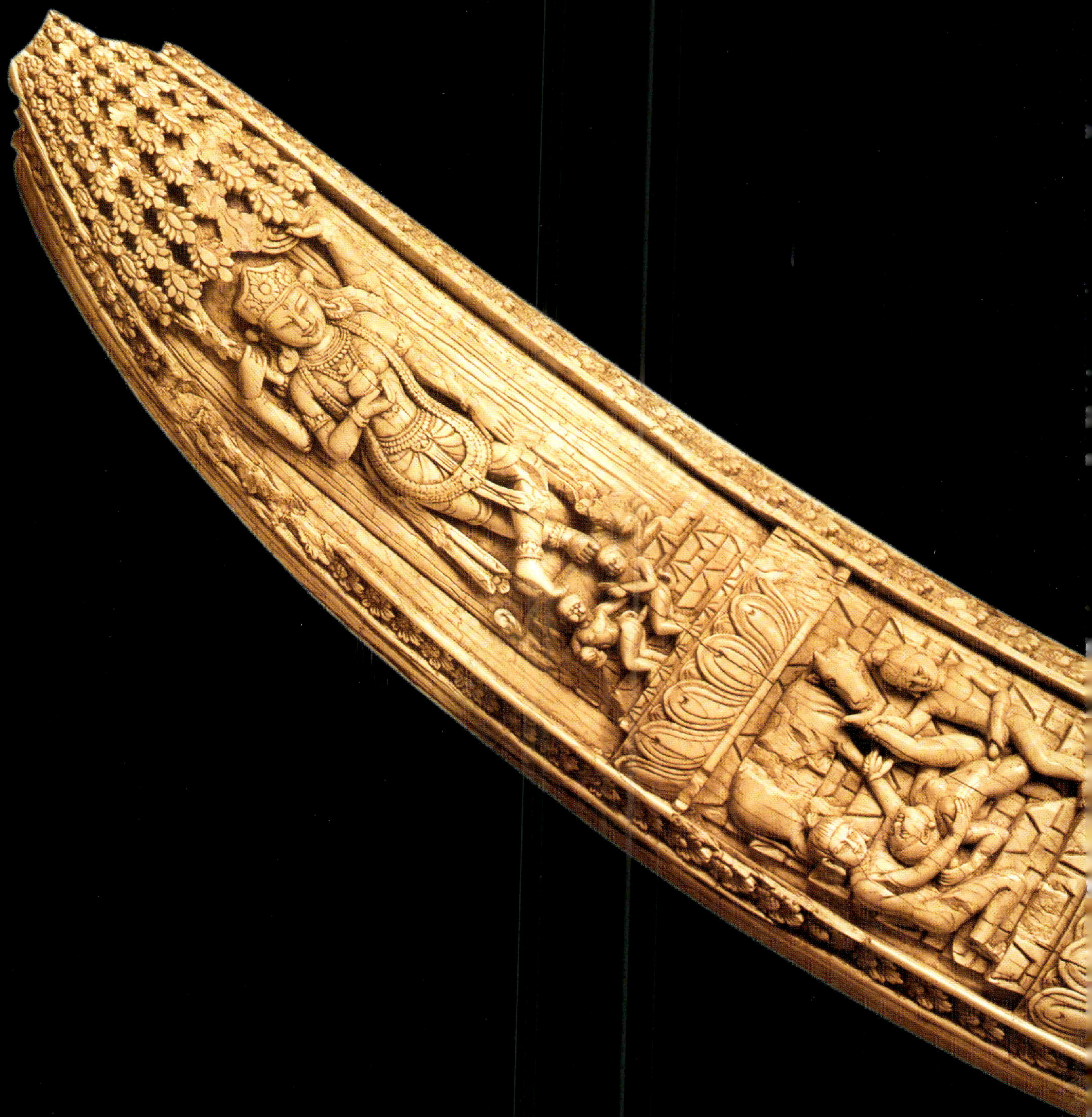

Geschnitzter Stoßzahn
Nepal
Mitte 19. Jahrhundert
Elfenbein
Privatsammlung

Dieses Werk erinnert an die längst vergangene Zeit, als man den Sinn der wild lebenden Tiere des indischen Subkontinents darin sah, sie auf Jagdausflügen zu erlegen. Der Künstler dieser Elfenbeinschnitzerei bezog die natürliche Form des Elefantenstoßzahns in seine Darstellung der physischen Varianten der Liebe zwischen bereitwilligen Partnern ein.

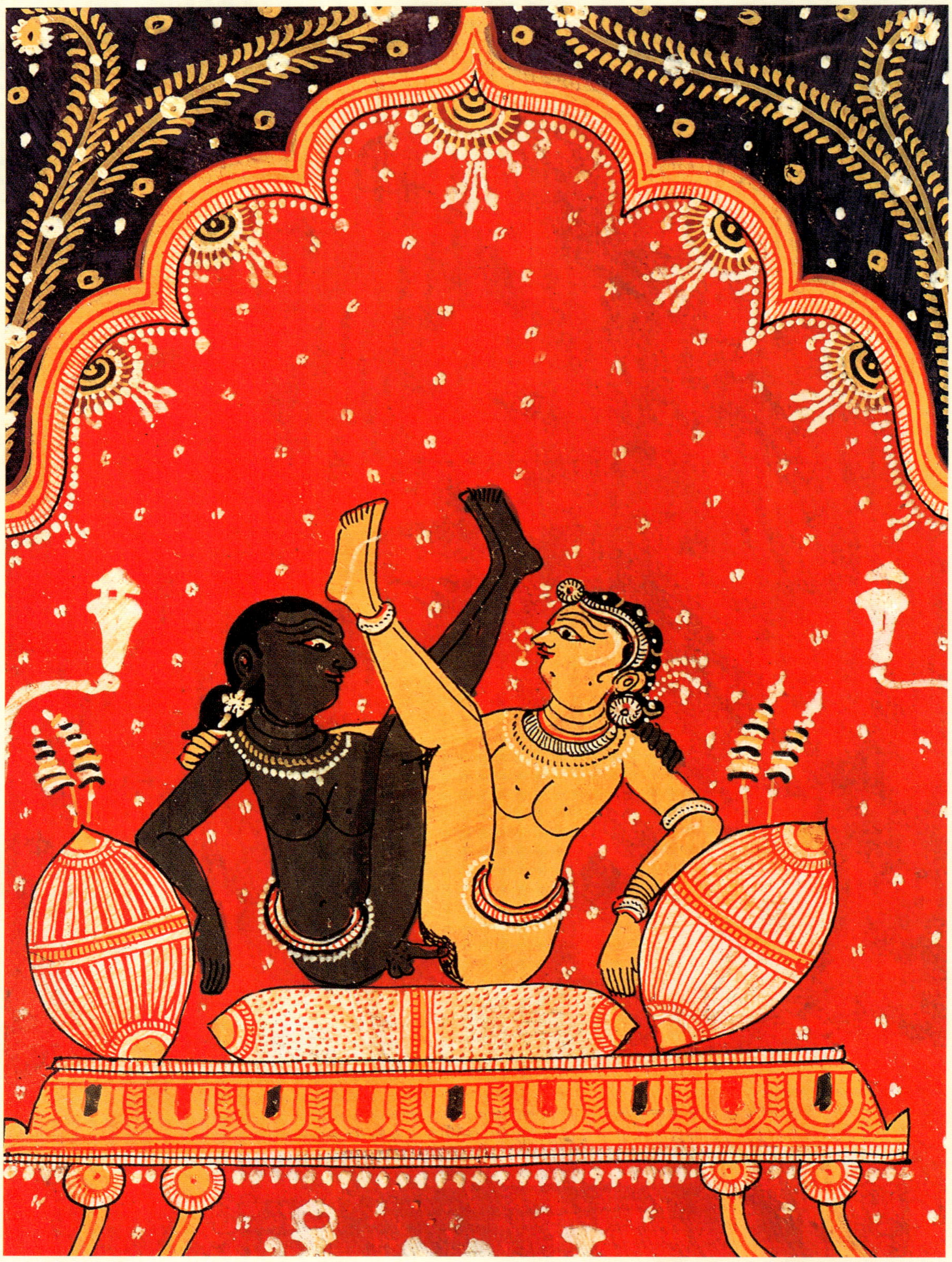

Rechts:

Den Mann necken
Orissa
Frühes 20. Jahrhundert
Elfenbein
Privatsammlung

Die der Männlichkeit eigenen Merkmale sind Schroffheit und Ungestüm, die Kennzeichen der weiblichen Natur dagegen Hilflosigkeit, Sensibilität und die Neigung, Unannehmlichkeiten zu meiden. In der Hitze der leidenschaftlichen Erregung und aufgrund gewisser Angewohnheiten kann das Gegenteil als wahr erscheinen; aber dieser Zustand währt nicht lange, und bald endet alles wieder in den naturgegebenen Verhältnissen« (Burton, 118).

Folgende Doppelseite:

Bambusspalten
Jodhpur, Rajasthan
19. Jahrhundert
Miniaturmalerei
Privatsammlung

Diese Miniaturmalerei ist die großartige Darstellung einer aufregenden Stellung, die im *Kāma Sūtra* beschrieben wird. Die Frau zieht das eine Bein an und drückt es gegen die Brust ihres Liebhabers, während das andere Bein ausgestreckt wird. Der Mann legt einen Arm um ihren Nacken und drückt seine Brust gegen ihr angezogenes Bein. Dann legt die Frau das angezogene linke Bein auf seine Schulter, nimmt es dann wieder herunter und legt zur Entspannung das andere Bein auf die Schulter des Mannes. Dieses Abwechseln verschafft eine größere Befriedigung während des Akts. Die Position trägt den Namen »Bambusspalten«.

Links:

Noblesse oblige
Jodhpur, Rajasthan
Mitte 19. Jahrhundert
Miniaturmalerei
Privatsammlung

Vātsyāyana beschreibt die Gepflogenheiten anderer Regionen, etwa die Praxis der Könige im alten südlichen Asien, mit so vielen Frauen wie möglich zu schlafen. »Aber die Sitten mancher Länder erlauben es dem König, mit den Frauen anderer Männer zu schlafen. Im Land der Andras begeben sich die frisch verheirateten Töchter der Einheimischen am zehnten Tag nach ihrer Hochzeit mit Geschenken in den königlichen Harem. Nachdem sie der König genossen hat, müssen sie ihn bedienen. Im Land der Vatsagulmas pflegen die Frauen des Ministers in der Nacht zum König zu gehen, um ihm zu Diensten zu sein. Im Land der Vaidarbbas verbringen die schönen Frauen der Einheimischen unter dem Vorwand der Zuneigung zum König einen Monat im königlichen Harem. Im Land der Aparatakas werden den Ministern und dem König schöne Frauen als Geschenk verehrt. Und im Land der Saurashtras besuchen die Frauen aus der Stadt und aus den Dörfern den königlichen Harem – entweder allein oder in Gruppen – und dienen seinem Vergnügen« (Burton, 196–197).

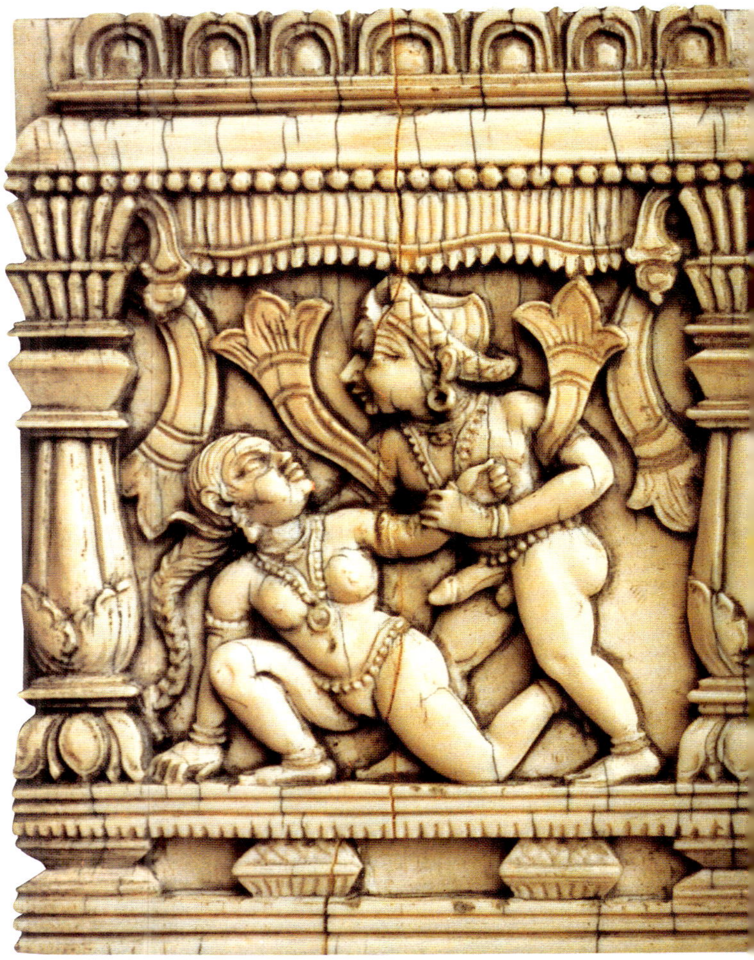

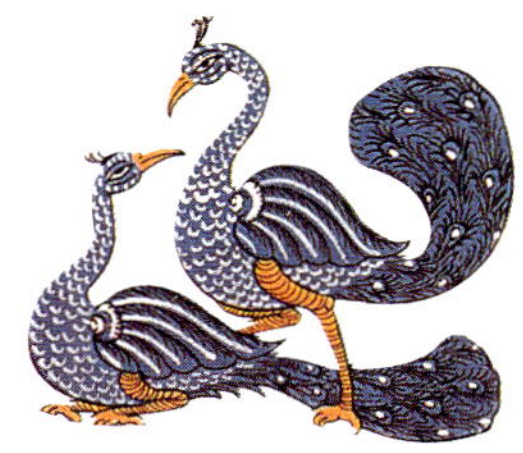

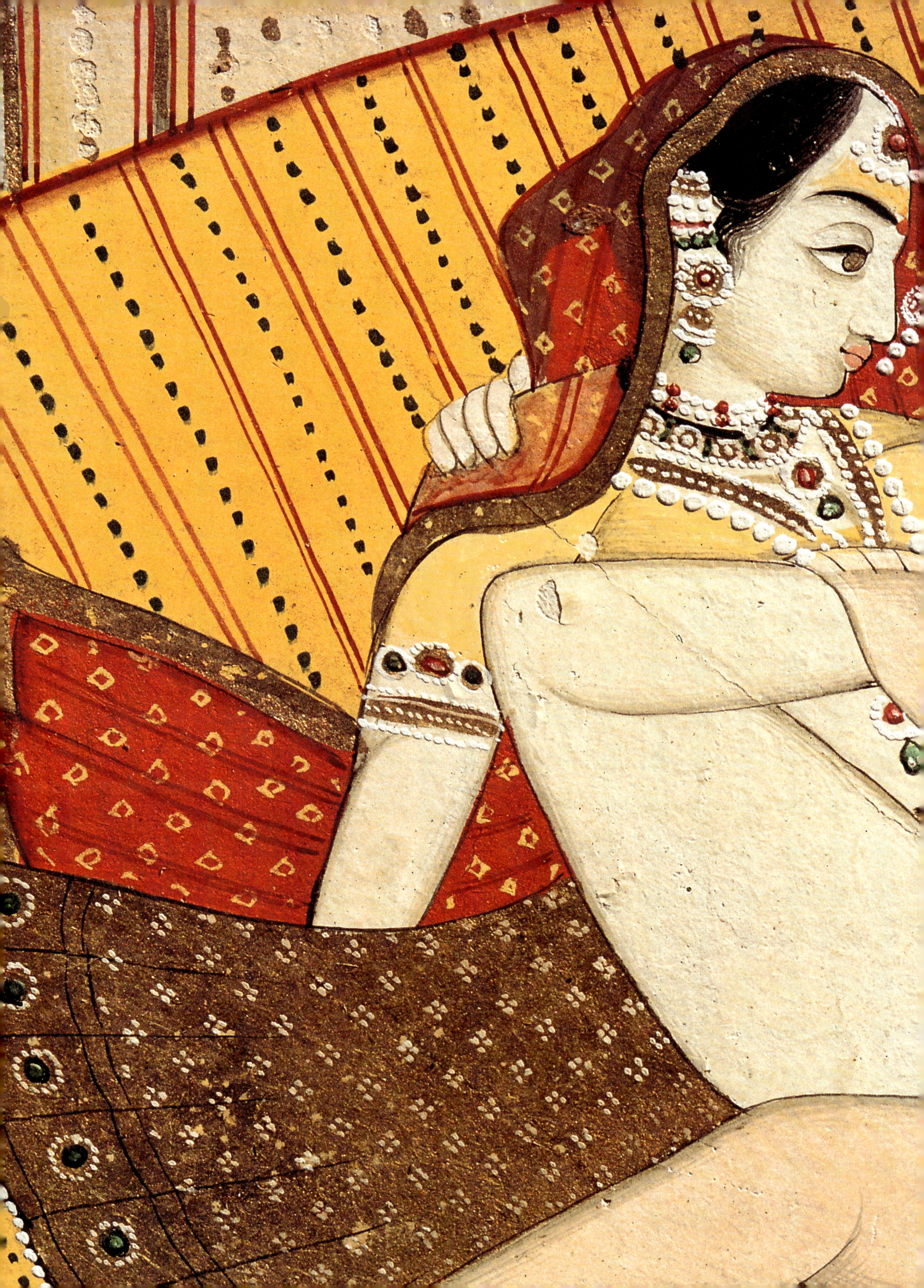

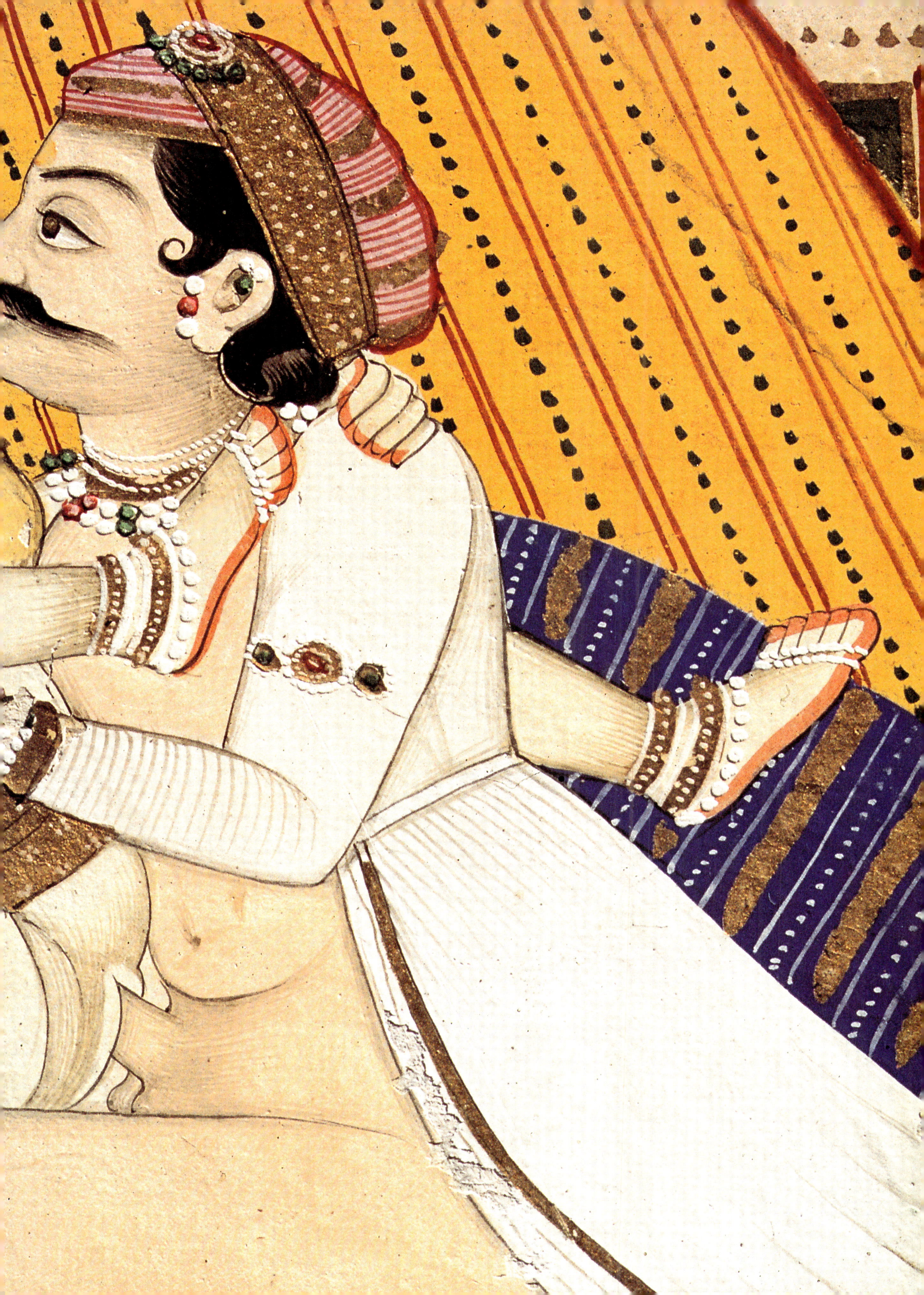

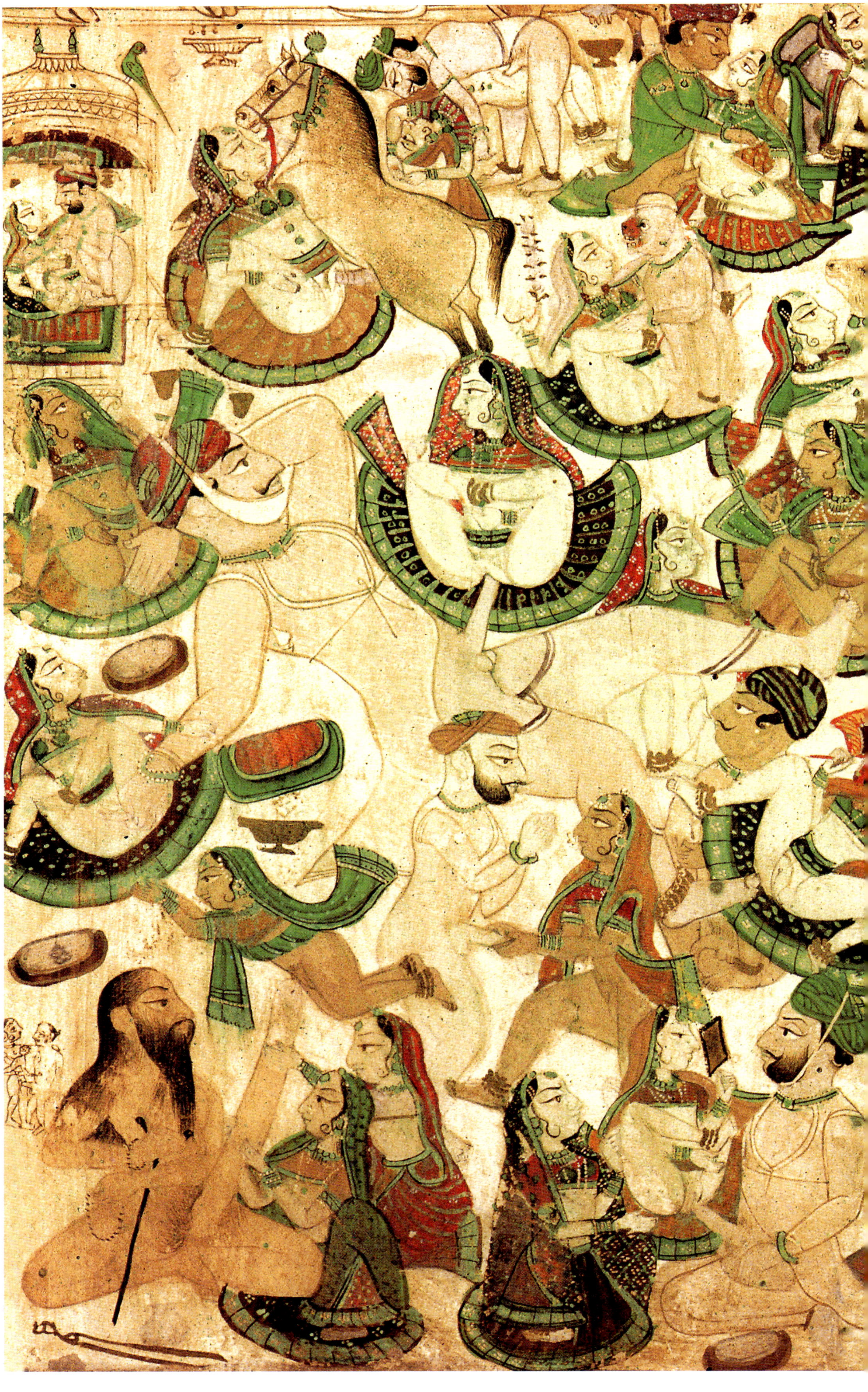

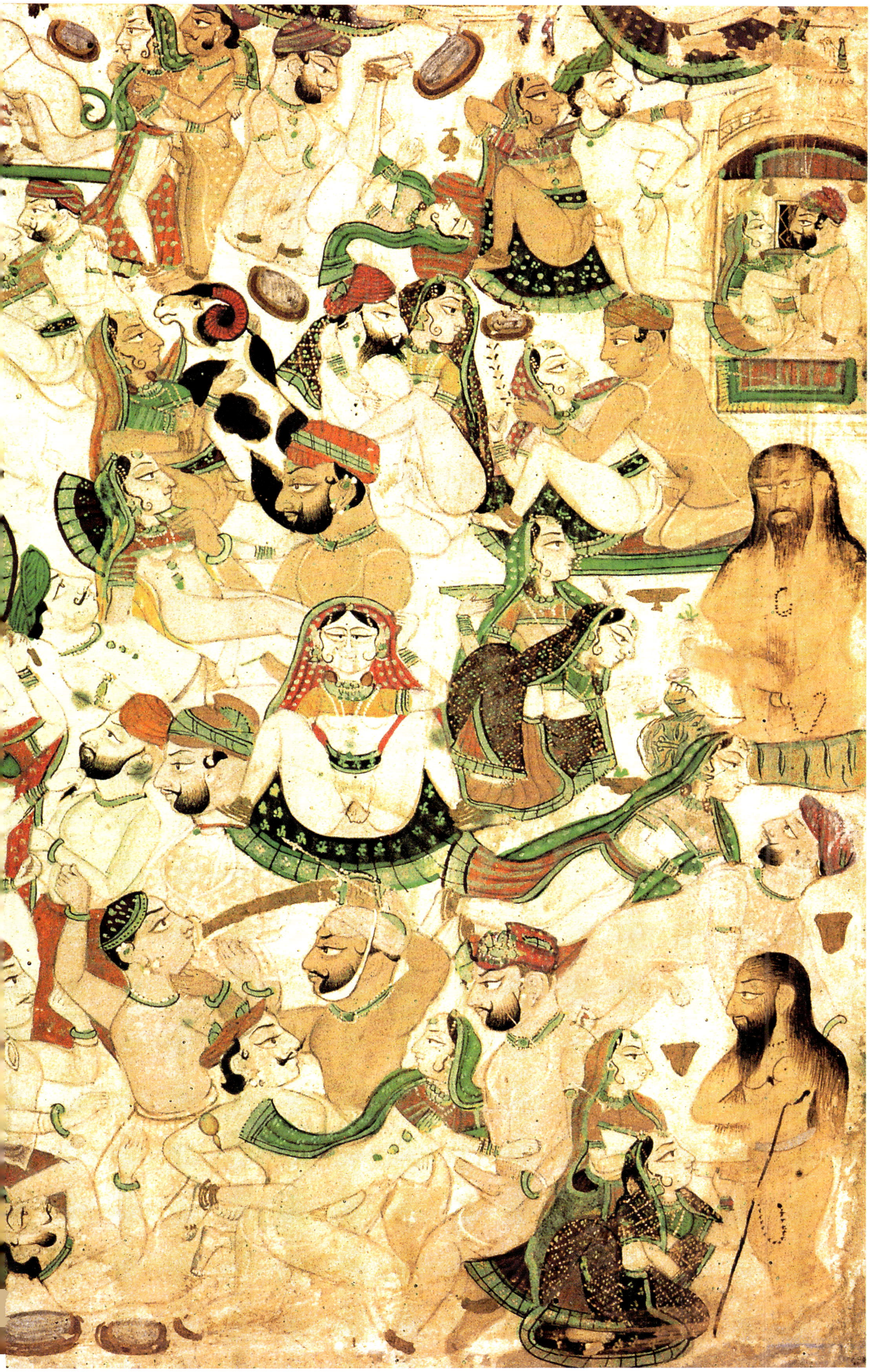

Wie man eine Ehefrau gewinnt

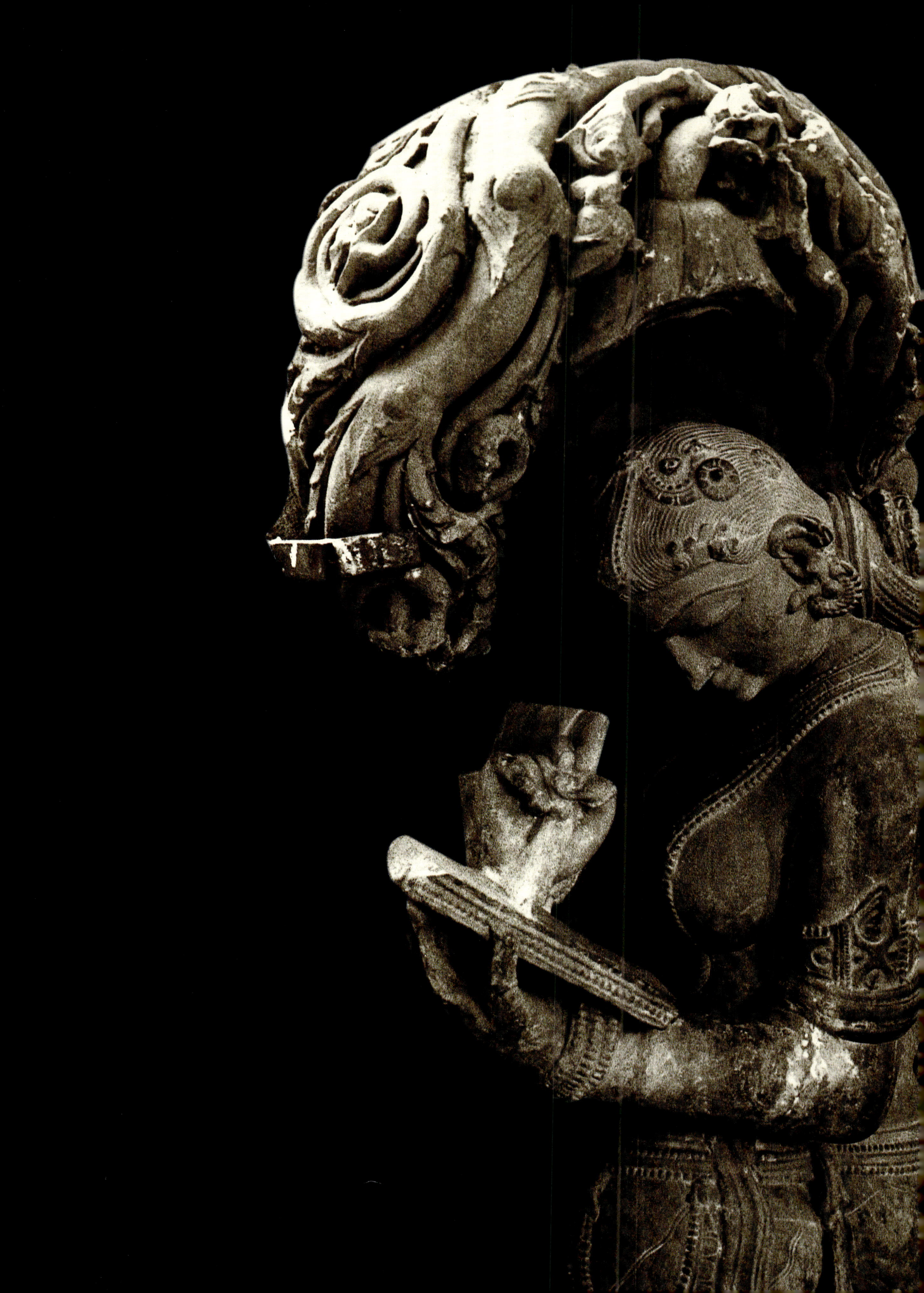

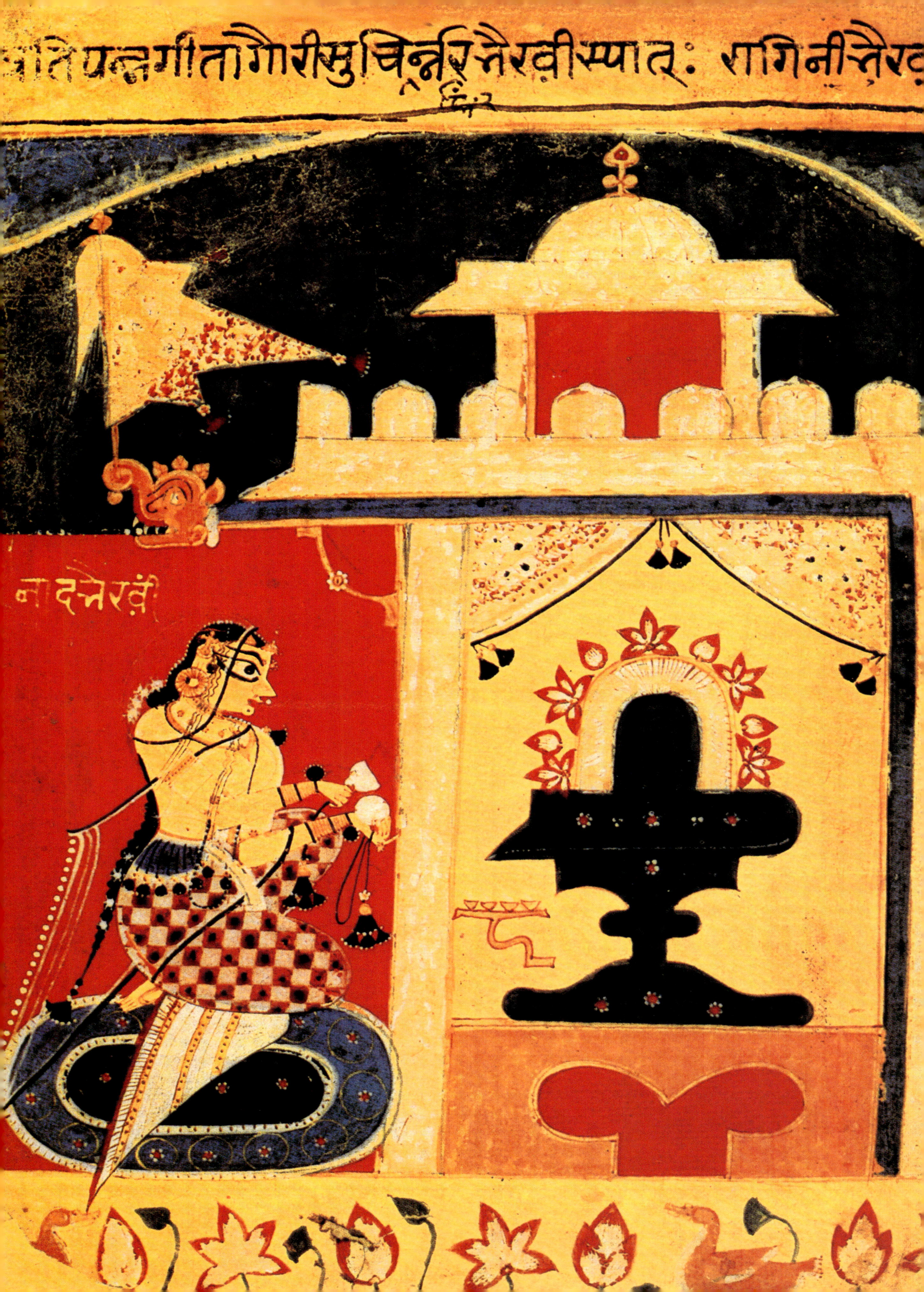

Vorhergehende Seite rechts:

Liebesbrief
Khajuraho, Chandela
11. Jahrhundert
Stein
Indisches Museum, Kalkutta

Wenn Mann und Frau sich ihrer gegenseitigen Zuneigung gewiss sind und alle äußeren Zeichen und Handlungen, die diese Zuneigung ausdrücken, genau beobachtet haben, ersehnen sie eine Verbindung. Die Frau möchte nur noch mit ihm zusammen sein, und wenn sie allein ist, denkt sie nur noch an ihren Geliebten. Sie schreibt Briefe und findet Mittel und Wege, sie ihm zuzustecken. Das Motiv des Liebesbrief-Schreibens wurde in der indischen Kunst häufig dargestellt – in der Malerei und in der Bildhauerei ebenso wie in Tanz und Dichtung. Für diese in Stein gemeißelten Figuren aus Khajuraho ebenso wie für die Frauen in der klassischen Sanskrit-Liebesdichtung füllt der Liebesbrief die Leere nach der Trennung.

Links:

Eine Gläubige bei der Verrichtung des *puja*
Mewar, Rajasthan
1520–40
Gouache auf Papier
Victoria & Albert Museum, London

Wenn junge Frauen in Indien bei der Wahl des Ehemanns die Hilfe einer Gottheit erflehen, wenden sie sich oft an Shiva, den sie in der Gestalt des *linga* verehren, und erbitten seine Gunst, um den Richtigen zu finden. Auch verheiratete Frauen verehren den *shiva-linga*, aber manche meiden dessen Berührung, weil eine sittsame Ehefrau nur den Phallus ihres Mannes berührt.

Eintritt in den Ehestand

॥ कनयां चैषामलंकृतामन्यापदेशेन दर्शयेयुः ॥

kanyāṃ caiṣām alaṅkṛtām anyāpadeśena darśayeyuḥ

Sie sollten einen Vorwand finden, um ihr geschmücktes und herausgeputztes Mädchen zu präsentieren.
(*Kāma Sūtra* 3.1.15)

Hat ein junger Mann die erste der vier Lebensstufen – die Stufe des »unverheirateten Schülers«, *brahmacharya,* hinter sich gebracht, betritt er die Stufe des *grihastha* oder »Hausvaters«. Um einen Hausstand gründen zu können, muss er sich zunächst eine Frau suchen. War ihm bis dahin der Gedanke an fleischliche Genüsse und somit an Frauen versagt, so darf sich der junge Mann jetzt freuen, dass er eine Frau mit sexuellem Begehren betrachten und die Initiative zur Erfüllung seiner Leidenschaft ergreifen kann.

Die hochrangigste Art der Eheschließung ist dem *dharma shāstra* zufolge die arrangierte, vermittelte Verbindung (*brahma*) zwischen zwei Menschen auf der Grundlage einer Vereinbarung zwischen den beiden Familien. Die Ehe sollte nicht als isolierter, von der Familie losgelöster Vertrag zwischen einem Mann und einer Frau angesehen werden. Traditionsgemäß liegt die Hauptverantwortung der Eltern darin, für ihr Kind einen Ehepartner zu finden, der aus einer ehrbaren Familie stammt und gute Charaktereigenschaften besitzt, einen Partner, der ihrem Kind ein glückliches und erfülltes Eheleben gewährleistet. Obwohl die Kinder in der Entscheidung über ihren Lebenspartner das letzte Wort haben sollen, bilden doch die Vorschläge der Eltern, die Einbeziehung der Familie und deren Zustimmung die Gewähr für ein Höchstmaß an Übereinstimmung zwischen dem jungen Mann und der jungen Frau. Ihre eheliche Verbindung wird von beiden Familien unterstützt.

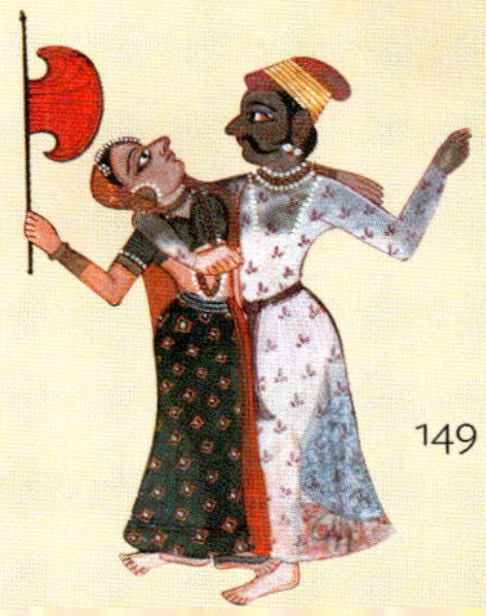

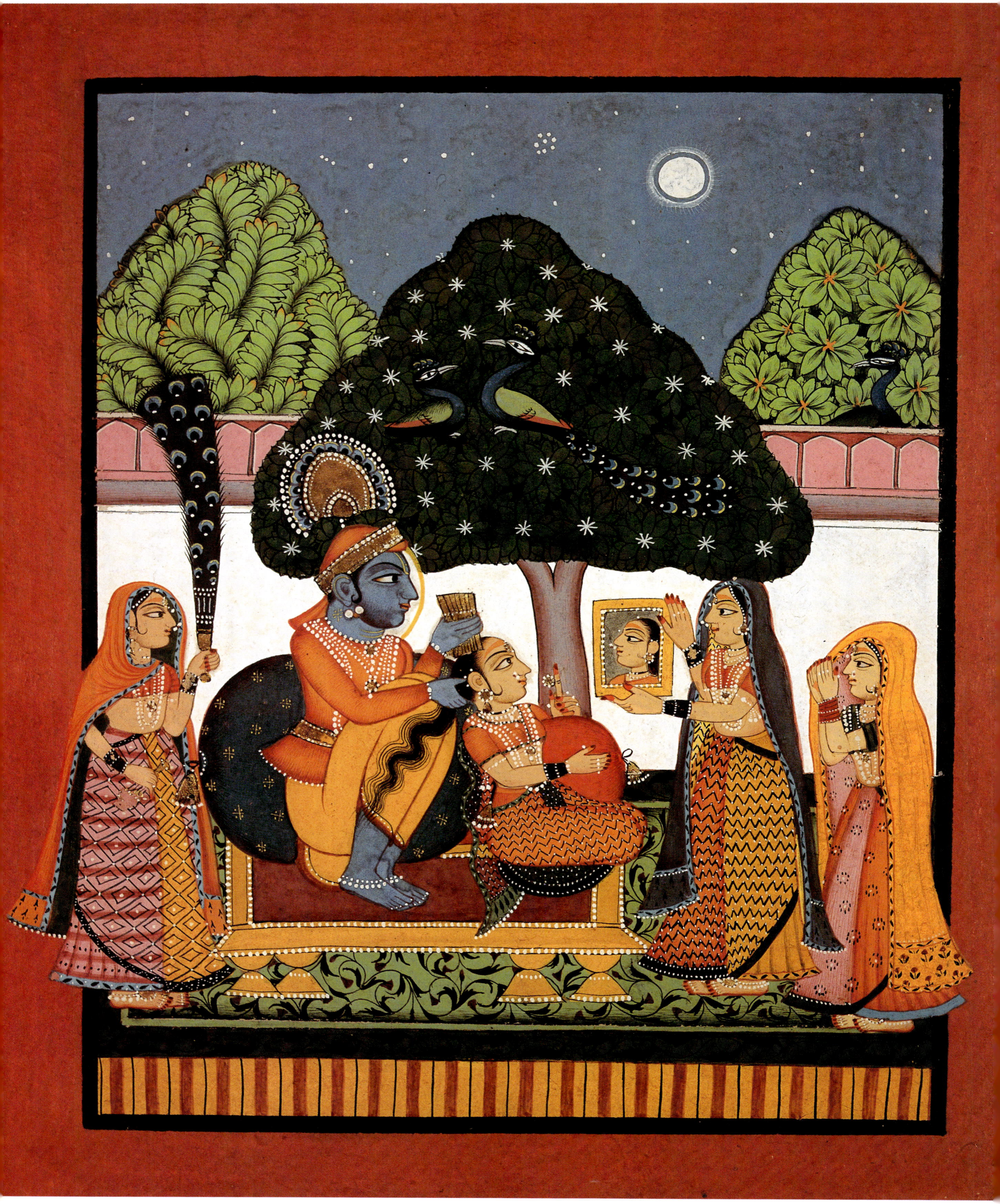

Dieser Modus der Vermittlung ist aus mehreren Gründen von großer Bedeutung. Sobald die junge Frau verheiratet ist, tritt sie in die Familie ihres Mannes ein und lebt mit ihrem Mann und dessen Eltern zusammen. Stellt sich heraus, dass der Bräutigam oder seine Familie die Erwartungen enttäuschen, wird das Mädchen, das keinen Kontakt mehr zu ihrer eigenen Familie und zu ihren Verwandten hat, in ihrer Ehe sehr unglücklich sein. Ist umgekehrt das Mädchen charakterlich schwach, sind der junge Mann und seine Familie unglücklich. Die Wahrscheinlichkeit, dass es zu einer solchen Katastrophe kommt, versucht man dadurch zu verringern, dass man Auskünfte über den zukünftigen Ehepartner einholt. Vātsyāyana empfiehlt, Freunde und andere Personen, die Rat und Hilfe geben können, heranzuziehen und zu befragen. Sie sollen bei der Suche nach einem geeigneten Partner behilflich sein.

तस्या वरणे मातापितरौ संबन्धिनश्च प्रयतेरन् ।
मित्राणि च गृहीतवाक्यान्युभयसंबद्धानि ॥

tasyā varaṇe mātāpitarau saṃbandhinaś ca prayateran
mittrāṇi ca gṛhotavākyāni ubhayasaṃbaddhāni

Bei der Auswahl der Braut sollen Eltern und Verwandte Erkundigungen einholen und auch die Freunde, die mit beiden Familien verbunden sind, stehen mit ihrem Rat zur Seite.

(*Kāma Sūtra* 3.1.4)

Neueren, westlichen Vorstellungen zufolge ist die Ehe ein formeller Akt zwischen Individuen. Die einzig maßgeblichen Beteiligten sind die Frau und der Mann, die Unterstützung durch die Familie ist nur erfreuliches Beiwerk. Sobald das Paar verheiratet ist, lebt es getrennt von den Eltern und völlig auf sich allein gestellt. Wenn die Ehefrau ihre oder der Ehemann seine Schwiegereltern nicht mag, kommt es nicht zu endlosen Reibereien und Auseinandersetzungen, die unvermeidlich sind, wenn alle Parteien unter einem Dach leben. Die Traditionen Indiens sind grundlegend anders. Daher überrascht es auch nicht, dass Vatsyayana betont, für eine erfolgreiche Ehevermittlung sollten über den künftigen Ehepartner so viele Erkundigungen wie möglich eingeholt werden.

Links:

Entführung: Krishna kämmt Rādhās Haar
Rajasthan
19. Jahrhundert
Miniaturmalerei
Nationalmuseum
Neu-Delhi

Auf diesem Bild spielt Krishna mit den Haaren seiner Geliebten Rādhā. Dass er sie gern frisiert, ist leicht zu erkennen, denn er hat dieses Vergnügen den drei weiblichen Begleiterinnen abgenommen. Eine der Frauen fächelt ihm sanft Luft zu, um ihm während seiner kosmetischen Dienste Abkühlung zu verschaffen. Eine andere Frau hält Rādhā einen Spiegel vor, so dass sie sich selbst und ihren Geliebten bei der Zeremonie beobachten kann.

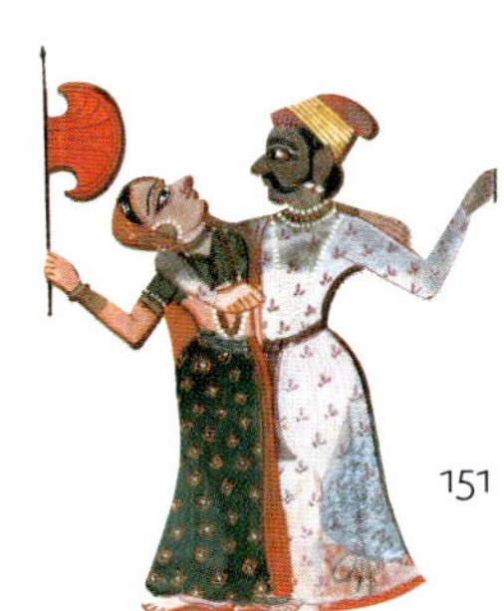

Es gibt zwei Grundparameter für die Auswahl eines passenden Partners: die persönliche Übereinstimmung und das Horoskop. Beides muss genauestens untersucht werden und wird am besten miteinander kombiniert. Wenn beispielsweise der junge Mann zunächst als geeigneter Partner betrachtet wird, sich dann aber herausstellt, dass sein Vater ein Spieler ist, muss die Familie des Mädchens einen Weg finden, die Eheschließung zu verhindern, ohne den wahren Grund für den Verzicht preiszugeben. Man beruft sich etwa auf ungünstige astrologische Vorzeichen, damit alle Beteiligten das Gesicht wahren können und – was am wichtigsten ist – das Mädchen vor einer unglücklichen Ehe geschützt wird. Wenn die jungen Leute einander mögen, ihre Familien der Verbindung zustimmen und die Horoskope den beiden eine glückliche gemeinsame Zukunft versprechen, steht der Eheschließung nichts mehr im Weg. Wenn dagegen zwei Menschen gut zusammenpassen, ihre Horoskope aber unvereinbar sind, kann das durchaus ein Ehehindernis darstellen.

Wie man das Vertrauen des Mädchens gewinnt

Das *Kāma Sūtra* empfiehlt der Braut und dem Bräutigam, nach der Hochzeitszeremonie in den drei ersten Nächten getrennt zu schlafen – am besten auf dem Fußboden – und keine stark gewürzten Speisen zu sich zu nehmen. Diese strengen Regeln verweisen auf die Ernsthaftigkeit der Eheschließung und deren Konsequenzen für den Eintritt in den neuen Stand des Hausvaters. Man heiratet nicht allein aus Liebe, sondern auch, um einen Hausstand zu gründen, in dem die religiösen Sitten und Gebräuche befolgt und Kinder gezeugt werden – und nicht zuletzt geht es darum, ein Leben im Einklang mit den vier Stufen zu führen. Da das Mädchen fast immer jungfräulich ist, darf der Mann, wie Vātsyāyana ausdrücklich betont, seine frisch Angetraute nicht allzu ungestüm bedrängen. Er muss sie vielmehr umwerben. »Man nahe sich ihnen sanft, da sie von sanfter Natur sind«, übersetzt Burton. Der Mann darf sie mit seinem leidenschaftlichen Begehren nicht erschrecken, er muss sich beherrschen, während er sie mit den Spielarten der Liebe vertraut macht.

Vor der Ehe ist es den Mädchen gewöhnlich nicht gestattet, sich ohne Aufsicht in Gesellschaft junger Männer aufzuhalten. Die jung verheiratete Frau muss deshalb plötzlich mit vielen Veränderungen auf einmal zurechtkommen. Sie verlässt ihr Elternhaus, zieht in das Haus der Familie ihres Mannes und ist jetzt zum ersten Mal mit einem Mann allein. Sie benötigt Zeit, um sich an ihn zu gewöhnen, und darf nicht von der Ehe und dem Geschlechtsverkehr gleichzeitig überfordert werden. Diese ersten Nächte der Ehe sollten deshalb von dem jungen Paar als eine Chance betrachtet werden, sich ihrer Verantwortung füreinander in dem vor ihnen liegenden Lebensabschnitt bewusst zu werden. Wie es in Burtons Übersetzung heißt, hat ungezügelte Leidenschaft des Mannes in den ersten Tagen schwer wiegende Auswirkungen auf das Mädchen:

»[Eine] Frau, die von einem Mann bedrängt wird, der das Herz der Frauen nicht kennt, wird gereizt, unruhig und verzagt und fängt an, den Mann zu hassen, der sich über sie hergemacht hat. Bleibt ihre Liebe unerwidert und unverstanden, verfällt sie der Verzweiflung und fängt entweder an, alle Menschen oder ihren Mann zu hassen oder sucht Zuflucht bei anderen Männern« (Burton, 142).

Yakshi
Bharhut
2. Jahrhundert v. Chr.
Stein
Indisches Museum Kalkutta

Halbgötter, *yakshas* und *yakshis*, sind ein beliebtes Darstellungsmotiv antiker und mittelalterlicher indischer Tempelkunst, unter anderem der buddhistischen Tempelanlage Bharhut. Sie waren die Begleiter Kubers, des Gottes des Reichtums, dem sie auch als Boten dienten. Dieses Detail stellt eine *yakshi* dar, die im ornamentalen Stil jener Zeit sorgfältig ausgeführt ist.

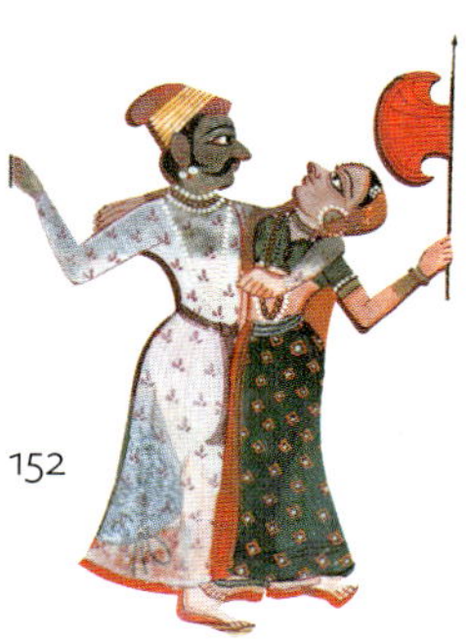

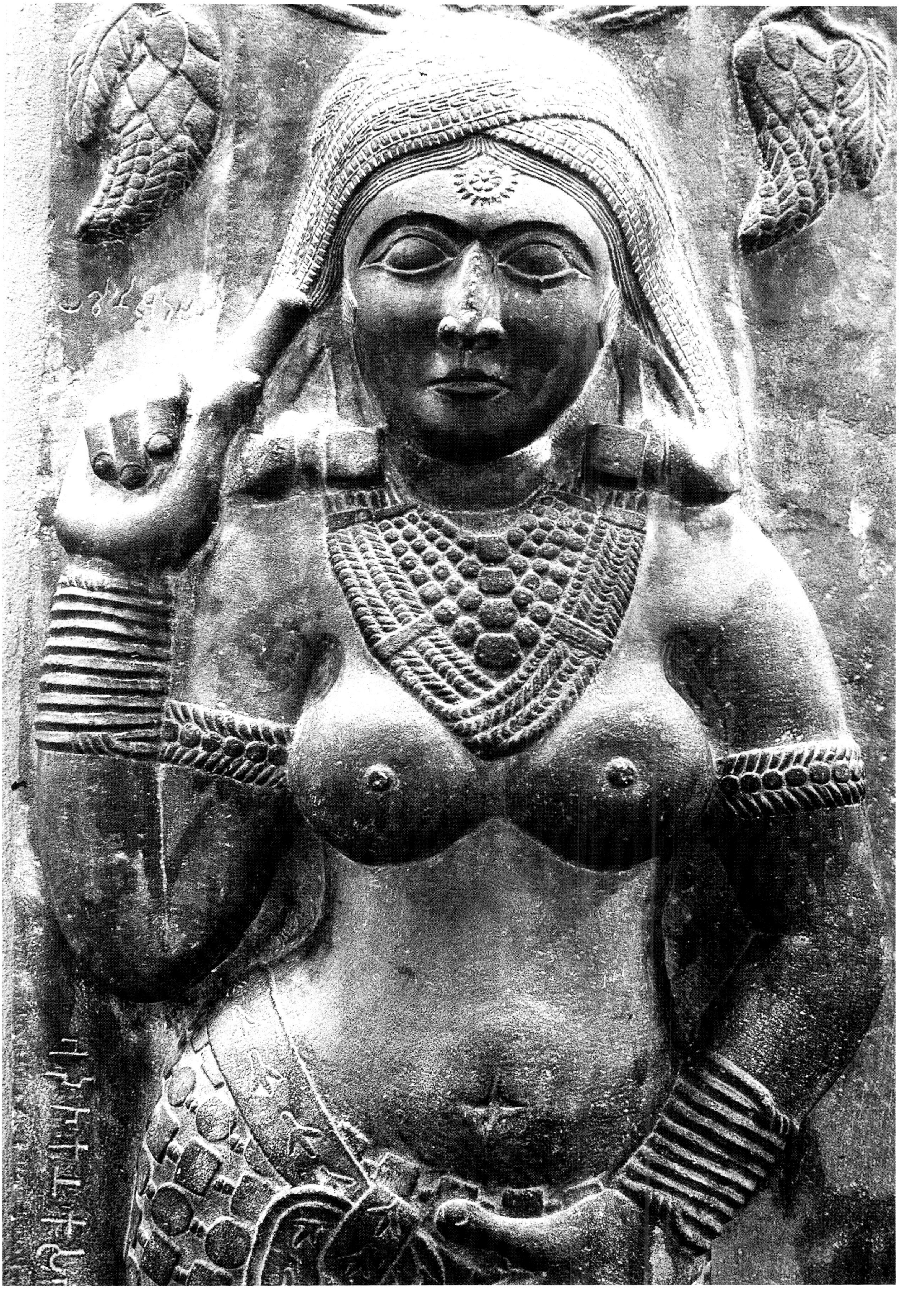

Die Männer sollten sich bemühen, die Frauen zu verstehen, wenn sie deren Zuneigung erlangen oder gar von ihnen geliebt werden wollen. Und die Frauen sollten ihr Herz den Männern schenken, die sich redlich um sie bemühen. Vātsyāyana macht zahlreiche Vorschläge, wie ein Mann die Frau erfreuen kann: Er baut mit ihr winzige Häuser aus Lehm, sie spielen miteinander mit Puppen und kochen; sie machen Würfelspiele und das Spiel mit den sechs Kieselsteinen und Ähnliches. Bemerkenswert ist, dass Vātsyāyana in seinem *Kāma Sūtra* trotz der Beschwerlichkeit, die das Reisen über große Entfernungen im 3. Jahrhundert n. Chr. bedeutete, bei den Ratschlägen, wie ein Mann das Herz eines Mädchens gewinnt, immer wieder auf die Gepflogenheiten der verschiedenen Regionen Bezug nimmt, die sogar von Dorf zu Dorf sehr unterschiedlich waren. Durch alle diese Aktivitäten jedenfalls gewöhnt sich das junge Paar allmählich immer besser aneinander, und die Liebe wächst. Der Mann sollte auch darauf achten, mit den Freundinnen seiner Geliebten eine gute Beziehung zu knüpfen und sich im Umgang mit ihnen Mühe zu geben. Wenn er die Möglichkeit dazu hat, lege er – in Abwesenheit seiner jungen Frau – einer ihrer Freundinnen sein Wissen über die vierundsechzig Spielarten der Liebeskunst dar. Die Kunde seiner Erfahrenheit in sexuellen Dingen wird sich sodann verbreiten und seine junge Frau beeindrucken.

Der richtige und der falsche Weg: Eine Anleitung für Damen und Herren

॥ सर्वाङ्गिकं चुम्बनमुपक्रमेत ॥

sarvāṅgikaṃ cumbanam upakrameta

Dann gehe er über zum Küssen aller Gliedmaßen.
(*Kāma Sūtra* 3.2.26)

Zu den Grundregeln weiblichen Verhaltens zählen folgende: Ein Mädchen, das einen jungen Mann gern hat, zeige ihre Gefühle im Rahmen der üblichen Verhaltensweisen. Wenn er ihr Komplimente macht, neige sie ihren Kopf in aller Bescheidenheit, sie schweige, wenn sie mit Fragen bestürmt wird, und verhalte sich überhaupt in seiner Anwesenheit möglichst unauffällig. Wenn sie einen jungen Mann mag und sich zu weit vorwagt, könnte es leicht passieren, dass der Mann ihr den Rücken kehrt und sie ihre Ehrbarkeit und Würde verliert. Sie meide daher ein solches Verhalten und warte, bis der Mann den ersten Schritt tut. Das *Kāma Sūtra* betont immer wieder, dass die Frau unter keinen Umständen vor der Ehe dem Drängen des Mannes nachgeben sollte, weil der Mann schnell seine Meinung ändert, wenn er bei ihr Erfolg hatte. Unklar ist, ob Vātsyāyanas Ratschläge darauf abzielen, das Verhalten der Männer zu ändern, oder ob es ihm darum geht, junge Frauen vor den Zudringlichkeiten der Männer zu schützen.

Die erste Nacht
Pahari Hills, Kangra-Schule
Frühes 19. Jahrhundert
Miniaturmalerei
Nationalmuseum Neu-Delhi

Am Abend vor den ersten, strengen und der Nachdenklichkeit gewidmeten Tagen der Ehe bereitet sich die Braut mit Hilfe ihrer Freundinnen und Verwandten auf den Vollzug der Ehe vor. Die richtige Anwendung von Ölen und Kräutern auf Händen und Fingernägeln, Haar, Ohren und Haut sind ein wichtiger Bestandteil dieser Vorbereitung.

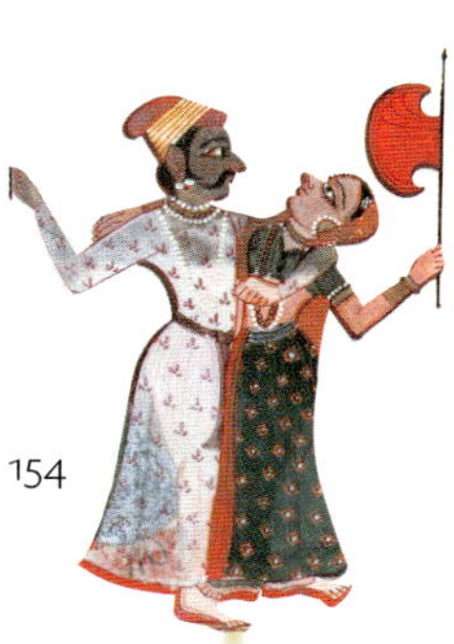

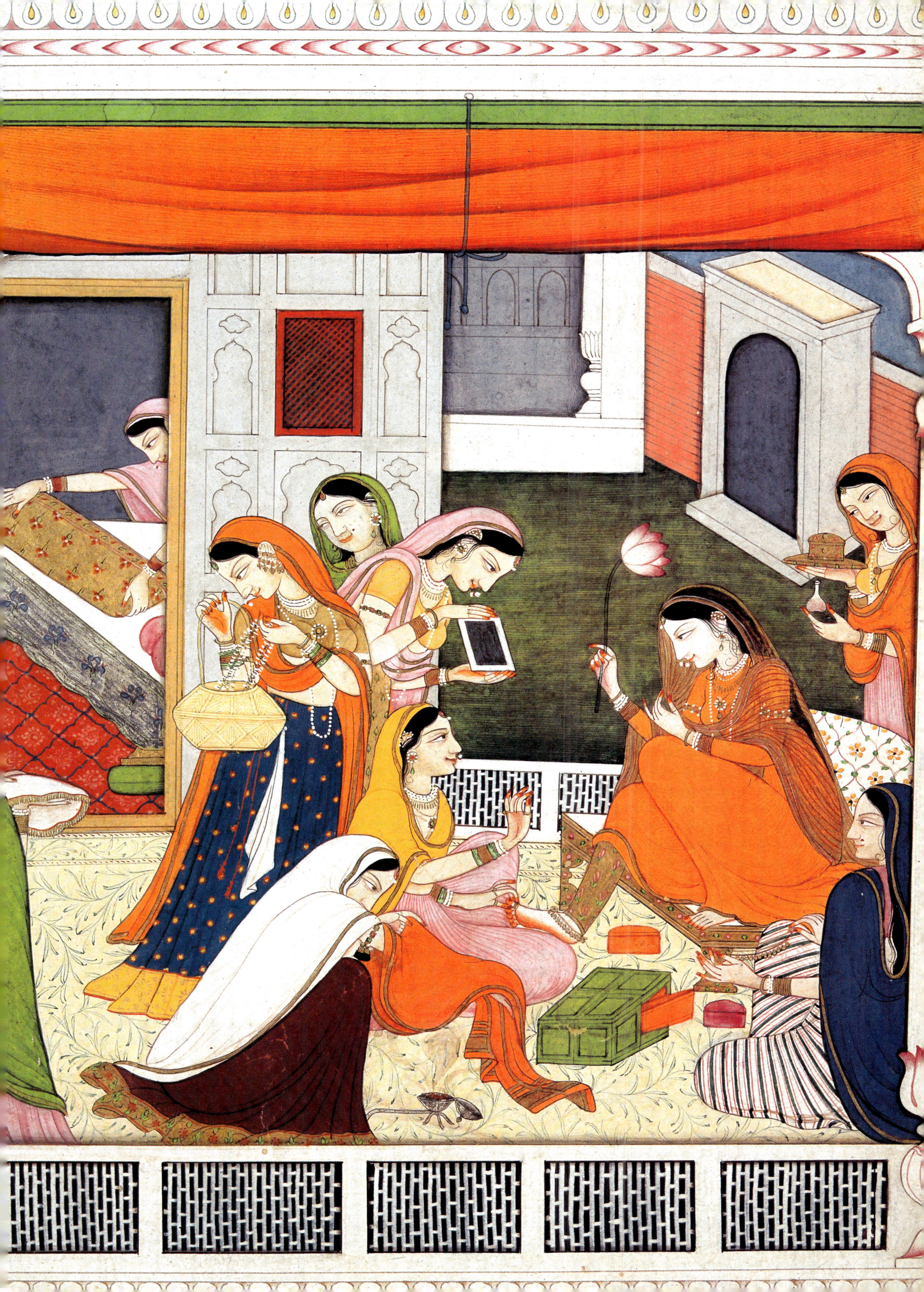

Der Mann wiederum muss versuchen, die Frau aus der Reserve zu locken. Wenn er allzu ungestüm vorgeht, wird sie ihn abweisen, ja brüskieren. Er lasse sich daher Zeit und zeige ihr, dass er aufrichtige Absichten hat und ihrer Zuneigung würdig ist. Beim Sex verhalte er sich ihr gegenüber in jeder Weise rücksichtsvoll, er bedecke sie mit Küssen und koste ihren ganzen Körper aus. Aber eine Frau beschließt nicht allein deshalb, ihr Leben mit einem Mann zu teilen, weil er sich um sie bemüht. Er muss auch ihre Vorlieben teilen und ihr gefallen, sofern er mit ihrer Wesensart harmoniert. Wenn alle diese Voraussetzungen gegeben sind, wird ein Mädchen nicht nur der Heirat zustimmen, sie wird ihrem Mann von ganzem Herzen zugetan sein: »Von allen jungen Männern, die ein Mädchen umwerben, soll es sich denjenigen zum Mann wählen, den sie mag, und ein solcher Ehemann genießt allein deshalb wahre Bevorzugung, weil er der Mann der Liebe ist« (Burton, 151).

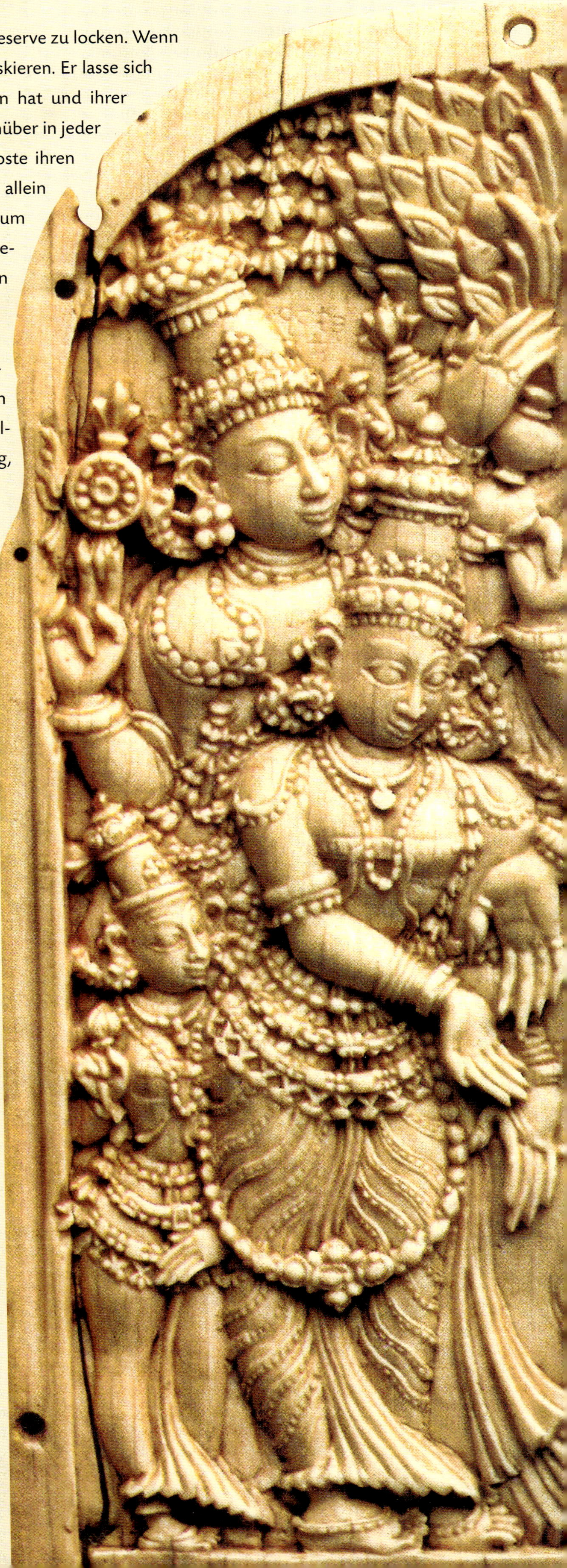

Die Liebesheirat

गुणसाम्येऽभियोक्तृ
णामेको वरयिता वरः ।
तत्राभियोक्तरि श्रैष्ठ्यमनुरागात्मको
हि सः ॥

guṇasāmye’bhiyoktṛ
ṇām eko varayitā varaḥ
tatrābhiyoktari śraiṣṭhyam anurāgātmako
hi saḥ

Bei Gleichheit der Vorzüge soll unter den Bewerbern derjenige ausgewählt werden, der die größte Liebe zeigt.

(*Kāma Sūtra* 3.4.55)

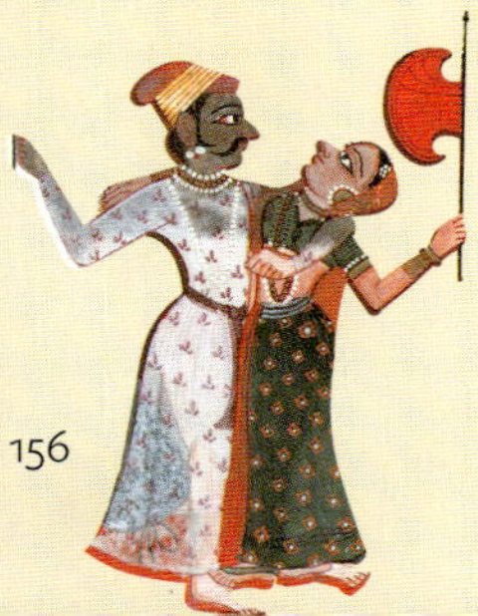

Es gibt eine einzige Ausnahmesituation, in der eine Frau ihre Jungfräulichkeit verliert, ohne den langwierigen Prozess des Werbens zu durchlaufen: die *gandharva*-Ehe. Es handelt sich hierbei um eine Verbindung auf der Grundlage leidenschaftlicher Liebe, die zu spontanem Geschlechtsverkehr führt. Dieser Weg wird tugendhaften jungen Frauen gewöhnlich nicht angeraten. Das *Kāma Sūtra* berichtet von verachtenswerten Praktiken, wie Heirat nach Entführung und Vergewaltigung einer unwilligen oder ohnmächtigen Frau. Obwohl dieser Weg grundsätzlich abgelehnt wird, wird er doch als Möglichkeit durchaus in Betracht gezogen.

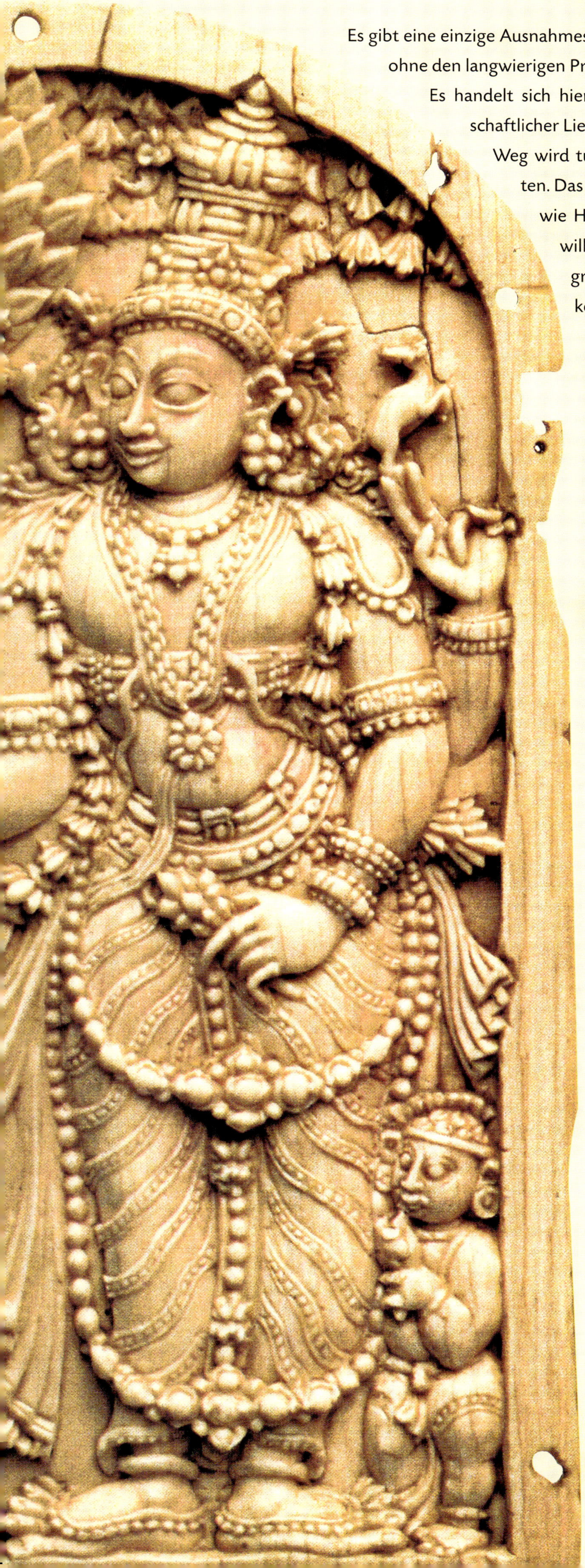

Die Hochzeit von Shiva und Pārvatī
Madurai, Südindien
17. Jahrhundert
Elfenbein
Victoria & Albert Museum, London

Pārvatī, die manchmal als die Reinkarnation von Shivas früherer Gemahlin Sati gilt, wird als göttliche Asketin verehrt, der einzig ihr Gatte Shiva in der Fähigkeit zu strengster Askese gleichkommt. Als Pārvatī, die Tochter des Himalaya, den Gott Shiva kennen lernte, beschloss sie, ihn zum Mann zu gewinnen. Zu diesem Zeitpunkt hatte er sich gerade in Enthaltsamkeit zurückgezogen und war für ein derartiges Ansinnen unerreichbar. Pārvatī harrte äonenlang in den Bergen aus, lebte als Einsiedlerin und litt große Entbehrungen, um durch die Kraft der Askese Shiva zum Gemahl zu gewinnen. Am Ende wurden ihre Anstrengungen belohnt, Shiva heiratete sie und wurde der Vater ihrer beiden Kinder, der Gottheiten Kārttikeya und Ganesha (des elefantenköpfigen Gottes).,

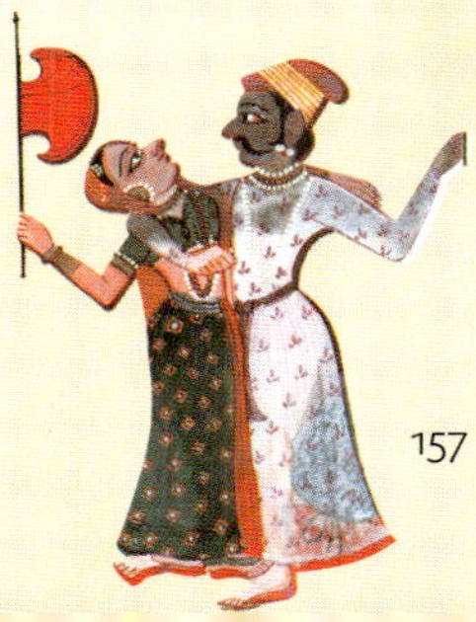

Die *gandharva*-Heirat bedarf keiner Zustimmung der Familien, keiner privaten Erkundigungen. Sie basiert auf reiner Hingabe und Liebe; deshalb wird sie in einem positiven Licht gesehen. Sie bildet auch den Ausgangspunkt für einige der berühmtesten Erzählungen der Sanskrit-Literatur – etwa für die Ehe Shakuntalās mit ihrem Geliebten, dem verwegenen König Dushyanta. Shakuntalā war die Tochter eines weiblichen himmlischen Wesens (*apsarā*) und wuchs in einer Hütte im Wald in völliger Askese auf. Eines Tages, als Shakuntalā eine junge Frau geworden war, durchstreifte König Dushyanta bei einem Jagdausflug die Gegend und gelangte zufällig zu der Einsiedelei, wo Shakuntalā mit ihrem Adoptivvater lebte. Als er sie in ihrer überirdischen Anmut und Schönheit erblickte, bedrängte er sie, seine Frau zu werden. Auch Shakuntalā verliebte sich in den König und vereinigte sich mit ihm, ohne zu zögern. Nach zahlreichen Prüfungen endlich ihrer Liebe füreinander gewiss, kündigten sie an, heiraten zu wollen. Bharata, das Kind ihrer unvergleichlichen Liebe, wurde als der »universelle Monarch« berühmt. Sein Ruhm währt bis heute, denn sein Name ist die Bezeichnung Indiens in Sanskrit (*Bhāratavarsha*) und in vielen modernen indischen Sprachen (*Bhārata*).

Zwischen den beiden Idealformen der Ehe gibt es einen interessanten Unterschied. Die arrangierte Ehe basiert auf der Beachtung ethischer und religiöser Grundprinzipien sowie auf der Unterstützung durch die Familie beider Partner – alle diese Faktoren sollen letztlich die Liebe zwischen den beiden entzünden. Diese Form der Eheschließung gilt als die gemeinhin praktikable. Die *gandharva*-Ehe dagegen ist nicht die empfohlene Form, wird aber als die beste gepriesen. Denn schließlich, so betont Vātsyāyana, ist die Liebe der Zweck der Ehe, und die – wenn auch überhastete – Verbindung ist auf ekstatischer leidenschaftlicher Liebe aufgebaut. Die *gandharva*-Ehe wird zwar schnell geschlossen, aber die Liebe währt – im Idealfall – ewig.

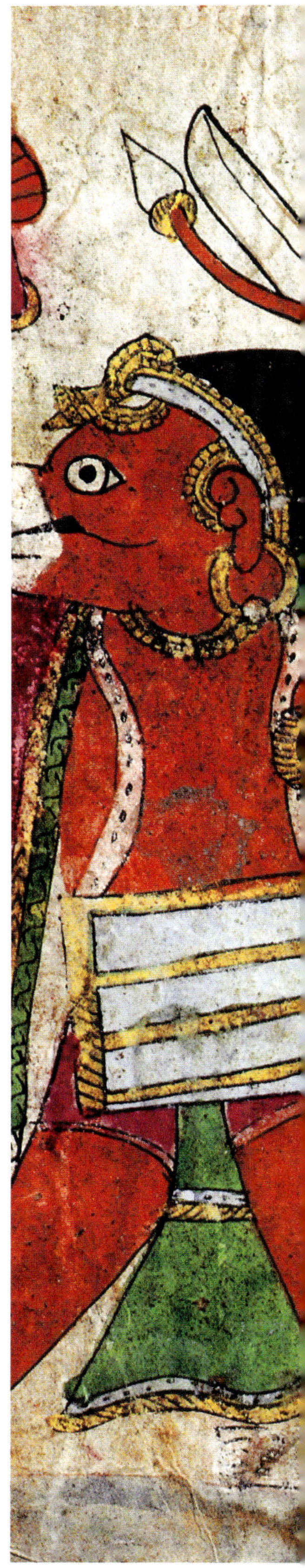

Sītās Rückkehr
Paithan, Dekkan
Mitte 19. Jahrhundert
Miniaturmalerei
Sammlung Lance Dane

Das berühmte Sanskrit-Epos *Rāmāyana* erzählt vom Gott Rāmā und seiner treuen Gemahlin Sītā, die als Inkarnation Lakshmis, der Göttin des Glücks und des Reichtums, verehrt wird. Der Antiheld des Epos, Rāvana, verliebt sich in Sita, entführt sie und bringt sie an einen abgeschiedenen Ort in der Hoffnung, sie in sich verliebt zu machen. Nach zwölfjähriger Suche spürt ihn Rāmā endlich auf, tötet ihn und rächt Sītā. Hier ist Sītā bei ihrer Rückkehr in einer Sänfte dargestellt, eskortiert vom Gott Hanuman, Rāmās größtem Anhänger und Sītā Begleiter. Hanuman ist berühmt für seine Treue und seine Macht, diejenigen, die ihn verehren, aus allen Nöten zu befreien.

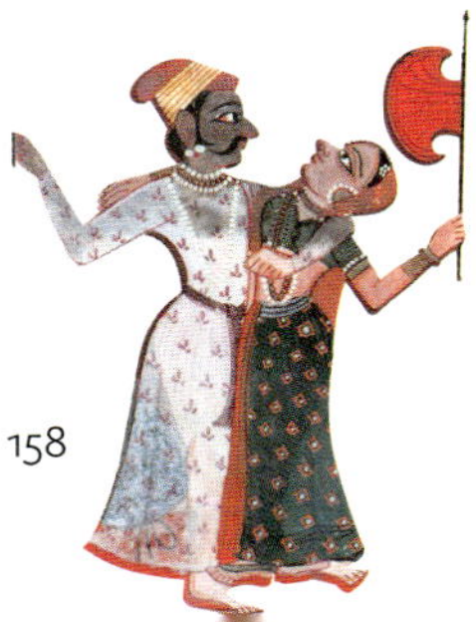

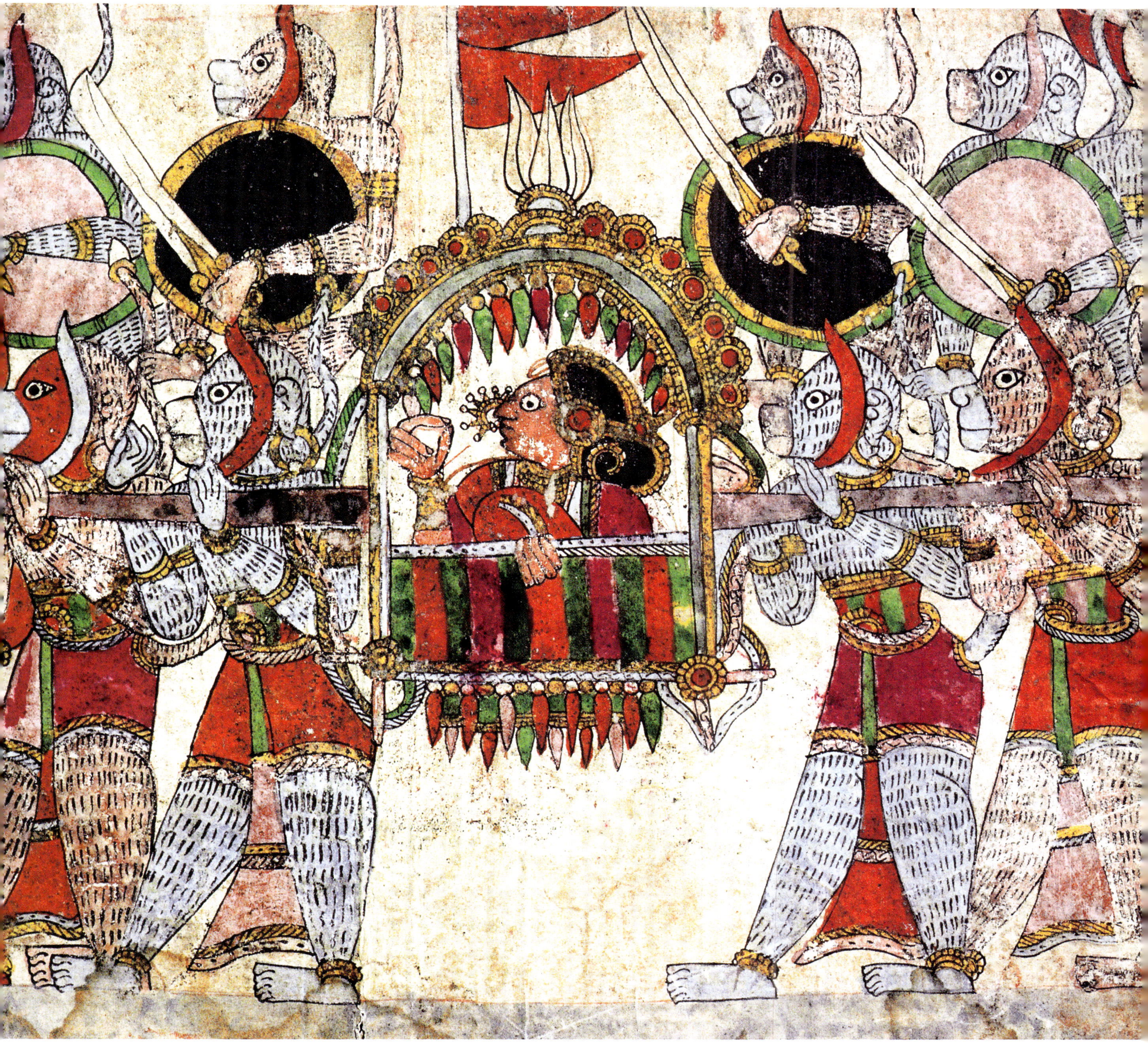

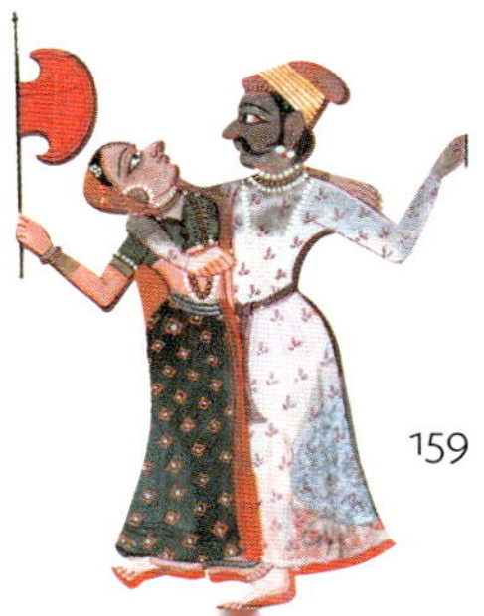

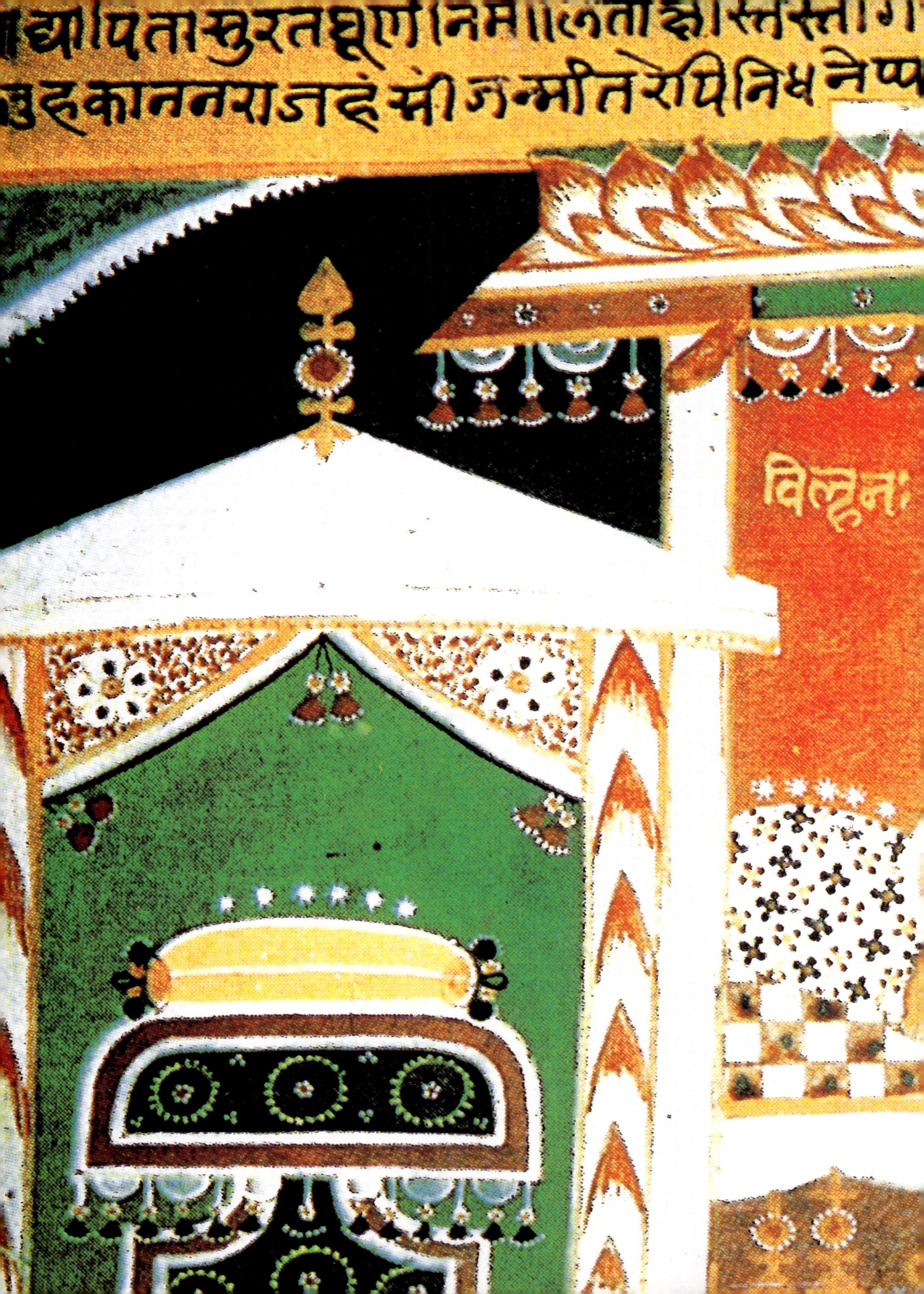
विल्हनः

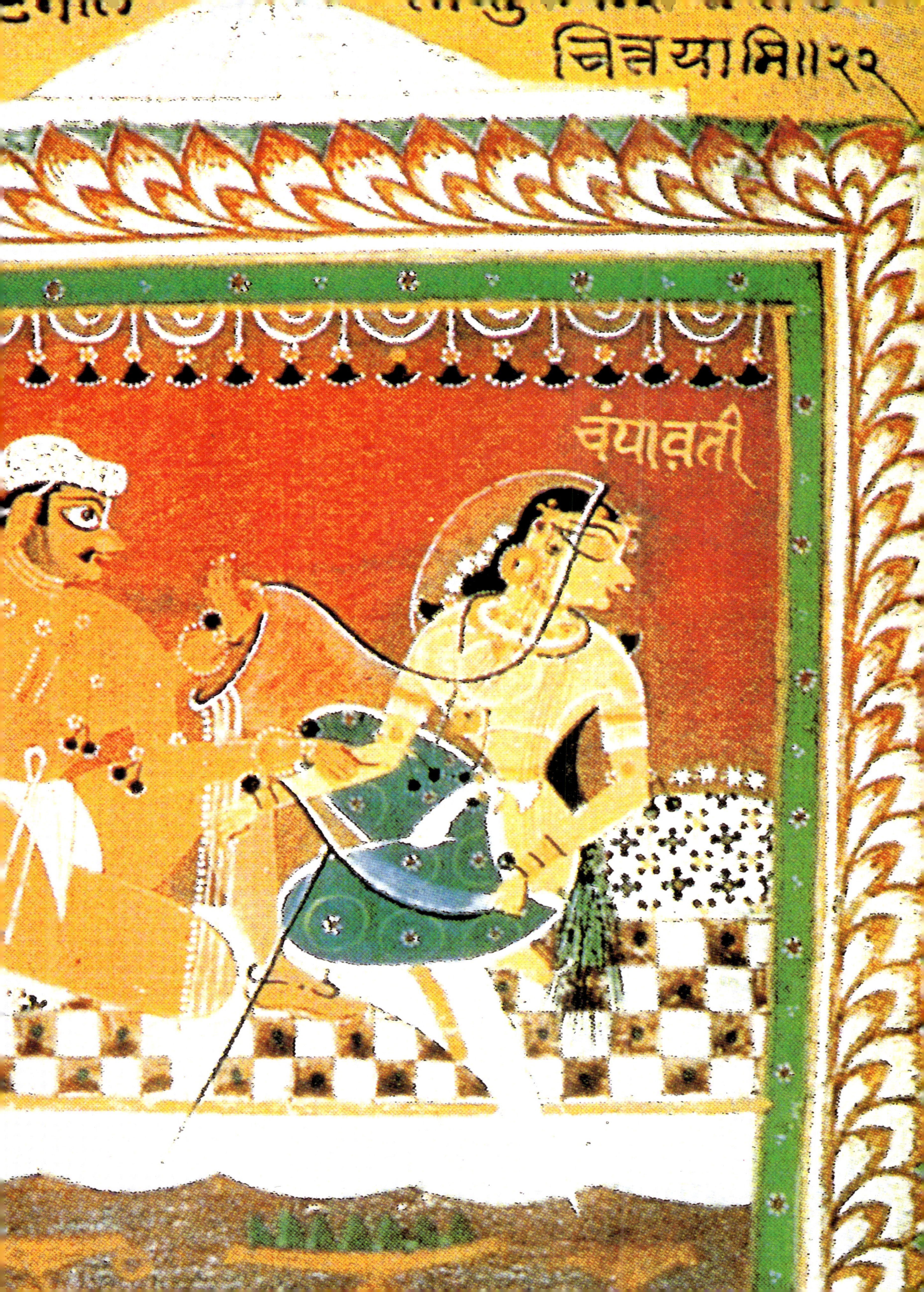
चिन्तयामि॥२२
चंपावती

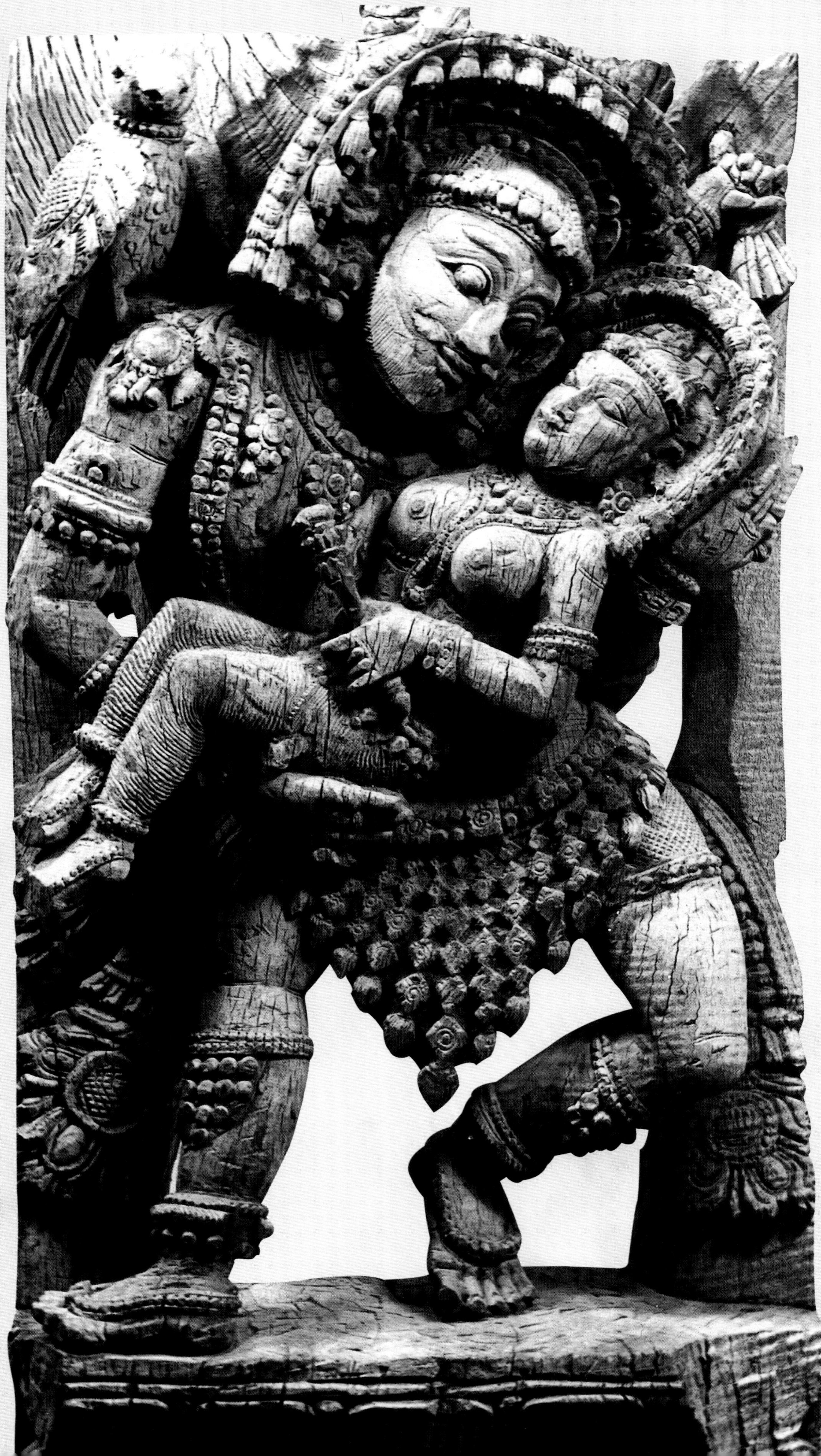

Die verschiedenen Möglichkeiten der Heirat

Von den acht Arten der Eheschließung, die in der orthodoxen *dharma-shāstra*-Tradition aufgelistet sind (*mānava-dharmashāstra* 3.21), gilt die oben beschriebene, arrangierte *brahma*-Ehe als die wichtigste. Ihr folgen in absteigender Linie Formen der Heirat, die sich zunehmend krimineller Machenschaften bedienen.

Bei der *brahma*-Verbindung kommt die junge Frau reich mit Gold und Edelsteinen geschmückt in die Familie ihres Mannes, ohne dass Gegengeschenke erwartet werden. Bei der *daiva*-Ehe wird das Mädchen im Rahmen einer Opferzeremonie und in Anwesenheit eines Ritualkundigen verheiratet. Bei der *arsha*-Ehe muss der Bräutigam der Familie seiner Braut ein oder zwei Kuhpaare geben. An vierter Stelle rangiert die *prajapatya*-Zeremonie, bei der Mann und Frau heiraten, ohne dass die Familie des Mannes der Familie der Frau Geschenke überreicht oder umgekehrt.

An fünfter Stelle steht die *asura*- oder »Dämonen«-Ehe, bei der der Bräutigam die Braut ihrem Vater oder einem anderen ihrer männlichen Verwandten abkauft. Dann kommt die *gandharva*-Ehe, die das *Kāma Sūtra* erst am Schluss des Kapitels behandelt. Die beiden verabscheuungswürdigsten Formen der Eheschließung werden nach bestimmten Dämonenklassen benannt: die siebte heißt *rakshasa*- und die achte *paishacha*- oder »Höllen«-Ehe.

Rakshasa wird oft mit »Entführung« übersetzt und mit der Aufteilung der Kriegsbeute in Zusammenhang gebracht: Wenn die Familie der Frau in einer Schlacht geschlagen und die Frau als Beute von den Siegern entführt wird. Die achte und schändlichste Form der Eheschließung ist *paishacha*: Die Frau wird mit Drogen oder Alkohol betäubt und anschließend vergewaltigt. Von einer – vorübergehend, d. h. unter dem Einfluss von Betäubungsmitteln, oder dauerhaft – geistig unzurechnungsfähigen Frau, die vergewaltigt wird, sagt man, sie habe die *paishacha*-Ehe vollzogen.

Welche Form der Eheschließung auch bevorzugt wird, eines gilt immer: Ist eine Ehe geschlossen, kann sie nicht mehr gelöst werden (es sei denn, unter ganz bestimmten Umständen). Doch selbst in dieser unauflöslichen Verbindung hat der Mann eine Reihe von Ausweichmöglichkeiten. Obwohl die meisten Männer nur eine einzige Ehefrau haben, wird immer wieder die Mehrfachheirat praktiziert.

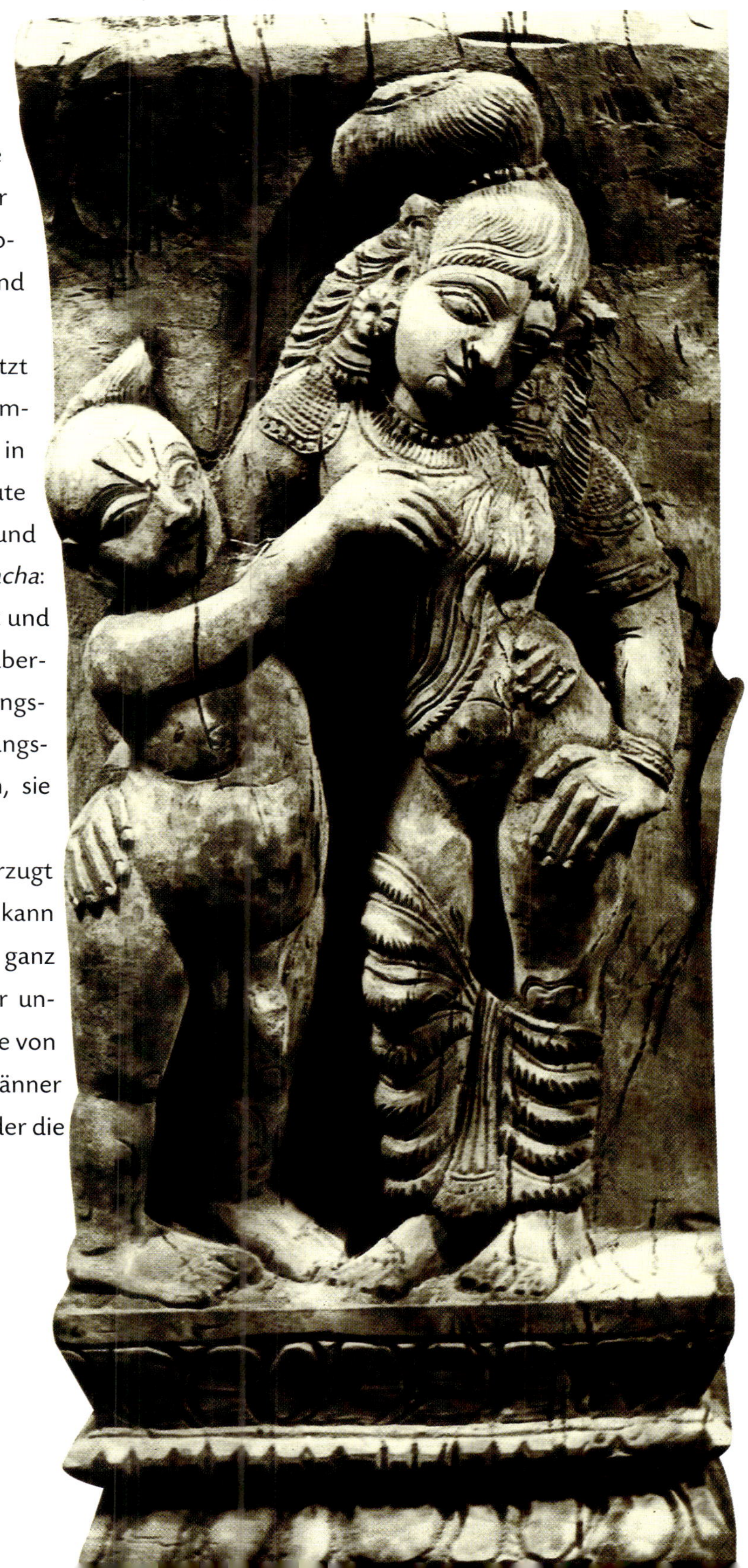

Vorhergehende Doppelseite:

Liebespaar, das sich sein Lager bereitet
Chaura Panchaika
Frühes 16. Jahrhundert
Miniaturmalerei,
Laur-Chandra-Zyklus
Sammlung N. C. Mehta, Gujarat Museum Society

»Am Abend des zehnten Tages beginnt der Mann sich seiner Frau zu nähern, und zwar an einem abgeschiedenen Ort und mit sanften Worten, um ihr Vertrauen einzuflößen. Manche Autoren sind der Meinung, er dürfe zuvor drei Tage lang nicht mit ihr sprechen, aber die Schüler des Babhravya sagen, das Mädchen werde nur unsicher und verwirrt, wenn es den Mann stumm wie eine Säule gesehen hat, und hält ihn dann gar für einen Eunuchen« (Burton, 154; *Kāma Sūtra* 3.5.27).

Links:

Ehe durch Entführung
Madurai, Tamil Nadu
Mitte 19. Jahrhundert
Holzschnitzerei eines Wagens
Privatsammlung

Die Ehe durch Entführung wird nach Art der Dämonenklasse der *rakshasas* praktiziert. »Wenn das Mädchen sich in einen Garten oder in ein benachbartes Dorf begibt, überwältigt oder tötet der Mann mit seinen Begleitern die Wächter oder schlägt sie in die Flucht, dann entführt er das Mädchen und verfährt weiter wie oben beschrieben, um sie auf der Stelle zu heiraten« (Burton, 154; *Kāma Sūtra* 3.5.27).

Rechts:

Verführungsszene
Madurai, Tamil Nadu
Mitte 19. Jahrhundert
Holzschnitzerei eines Wagens
Privatsammlung

»Wenn er an ihrer Seite auf einem Stuhl oder auf dem Bett sitzt, sage er zu ihr: ›Ich muss dir ganz im Geheimen etwas anvertrauen‹, und wenn er sich mit ihr an einem abgelegenen Ort befindet, erkläre er ihr seine Liebe, aber mehr durch sein Verhalten und durch Zeichen als durch Worte« (Burton, 148).

Das rechte Verhalten der Ehefrau oder Ehefrauen

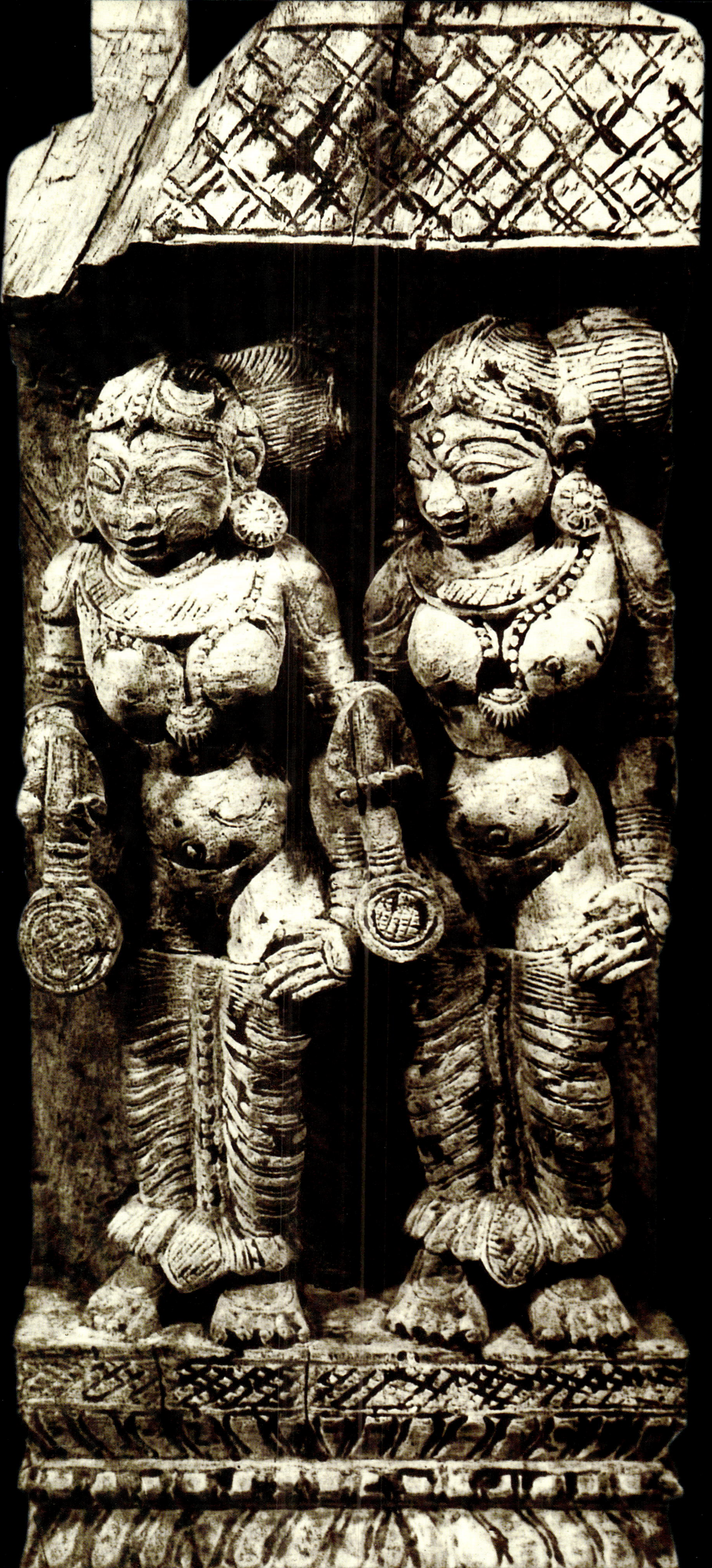

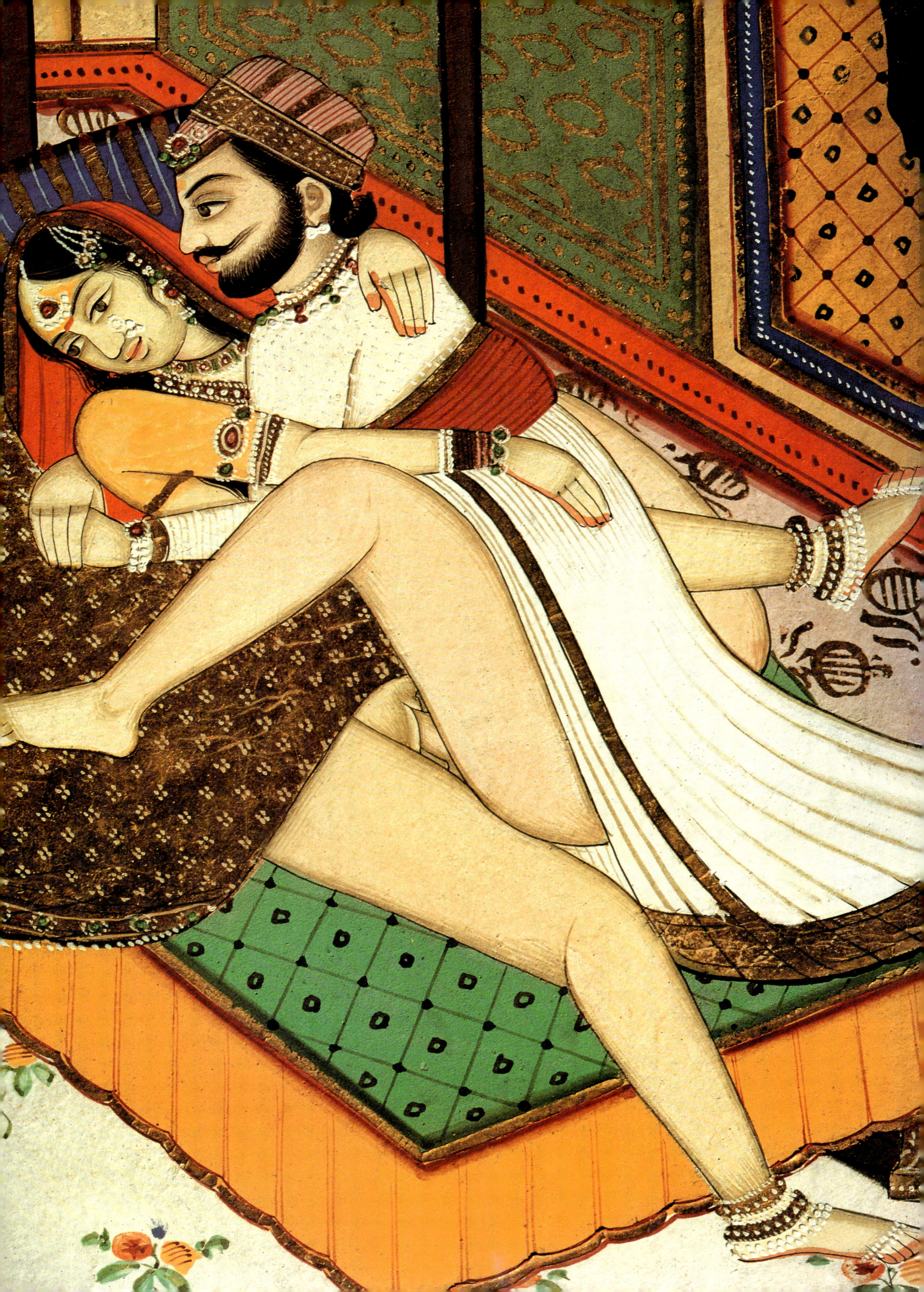

॥ भार्यैकचारिणी गूढविश्रम्भा देववत्पतिमानुकूल्येन वर्तेत ॥

bhāryaikacāriṇo gūḍhaviśrambhā devavat patim ānukūlyena varteta

Die einzige Ehefrau verhalte sich in tiefem Vertrauen und völliger Hingabe zu ihrem Gatten wie zu einem Gott.
(*Kāma Sūtra* 4.1.1)

Den damaligen Vorstellungen von Anstand und Sitte entsprechend wendet sich das *Kāma Sūtra* als Nächstes der Frau zu, die ein Mann als seine vorrangige Sexualpartnerin betrachten sollte, seiner Ehefrau. Andere mögliche Partnerinnen sind die Ehefrauen anderer Männer sowie käufliche Frauen, wie zum Beispiel Kurtisanen. Da aber die Ehe als der ideale Rahmen sexueller Aktivität betrachtet wird, steht die Ehefrau an erster Stelle. Doch der Teil über die Ehefrauen ist der kürzeste im ganzen *Kāma Sūtra*. Entsprechend ihren ehelichen Verhältnissen werden die Ehefrauen in zwei Kategorien eingeteilt: Frauen, die die einzige Gattin, und Frauen, die eine von mehreren Gattinnen eines Mannes sind. Der Status einer Ehefrau der zweiten Kategorie kann wiederum unterschiedlich sein. Die erste Frau genießt die Position der ältesten, ranghöchsten Ehefrau. Sobald aber weitere Ehefrauen in den Haushalt kommen, basiert die natürliche Ordnung auf Rivalität, wenn nicht sogar auf Streit. Das *Kāma Sūtra* gibt zwar Einblick in die Psychologie der Ehefrauen in ihrem Verhältnis zueinander, bietet aber keine Lösung für die Spannungen zwischen ihnen.

Vorhergehende Doppelseite:

Annapūrnā, die Göttin der Nahrung
Madurai, Tamil Nadu
Mitte 19. Jahrhundert
Holz
Privatsammlung

Annapūrnā, wörtlich übersetzt »überreich an Nahrung«, wird als Göttin der Ernährung verehrt. Sie bewirkt die Umwandlung von Substanz in Energie und ähnelt darin der idealen Ehefrau, die dafür sorgt, dass das Haus mit ausreichend Nahrungsvorräten ausgestattet ist und dass die häuslichen und familiären Angelegenheiten mit Umsicht und Sorgfalt erfüllt werden. Die sittsame Ehefrau bittet Annapūrnā um ihre Gunst, damit ihre Familie stets mit allem Lebensnotwendigen ausgestattet ist.

Links:

Halb gedrängte Lage
Jodhpur, Rajasthan
Spätes 19. Jahrhundert
Miniaturmalerei
Privatsammlung

»Zieht die Frau beide Beine an und drückt sie gegen die Brust des Mannes, spricht man von der ›gedrängten Stellung‹. Wird nur ein Bein angezogen, ist es die ›halb gedrängte Stellung‹« (Burton, 113).

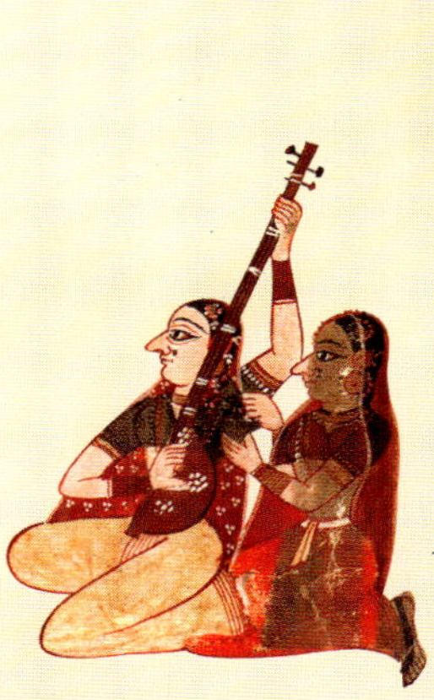

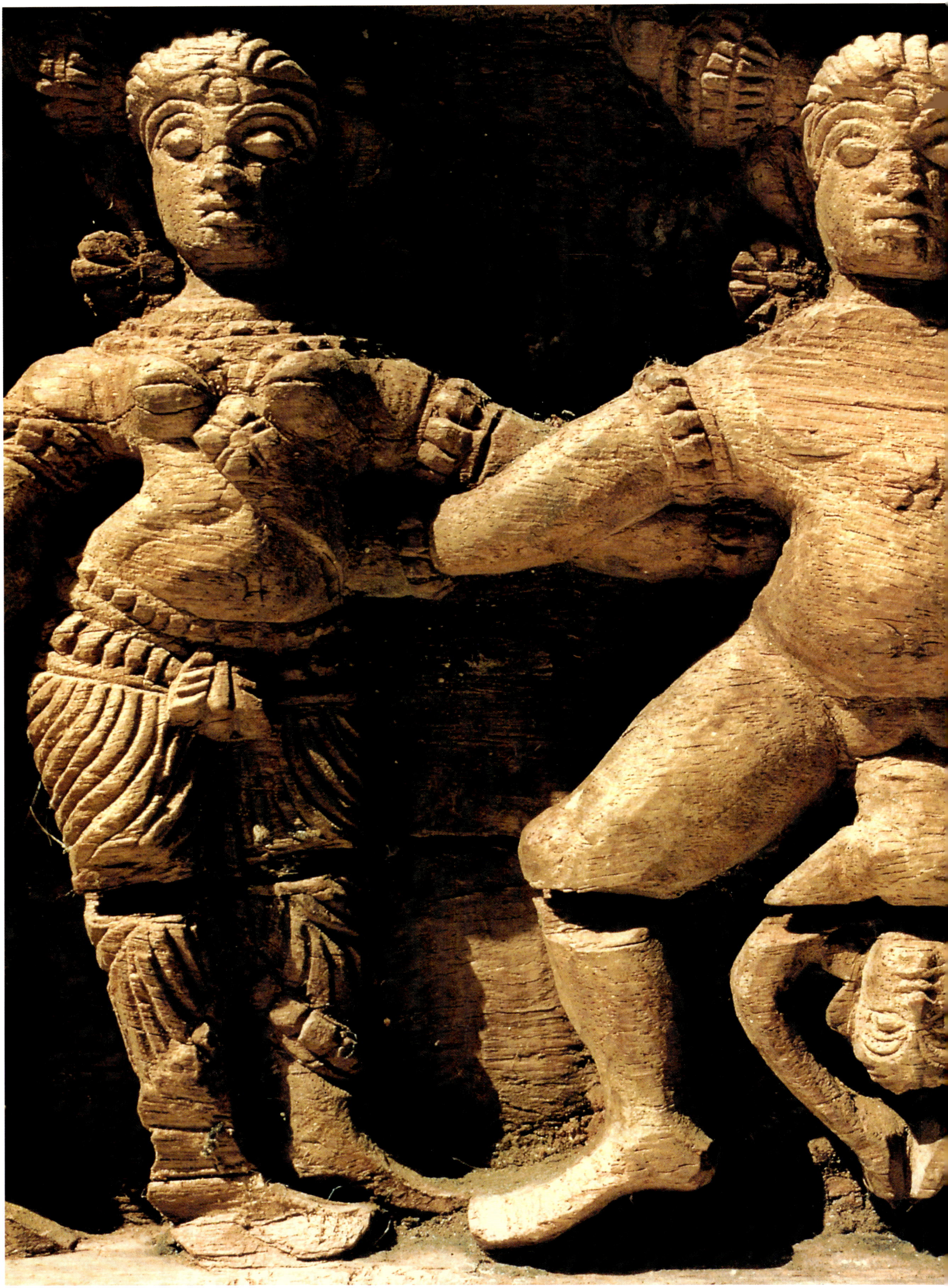

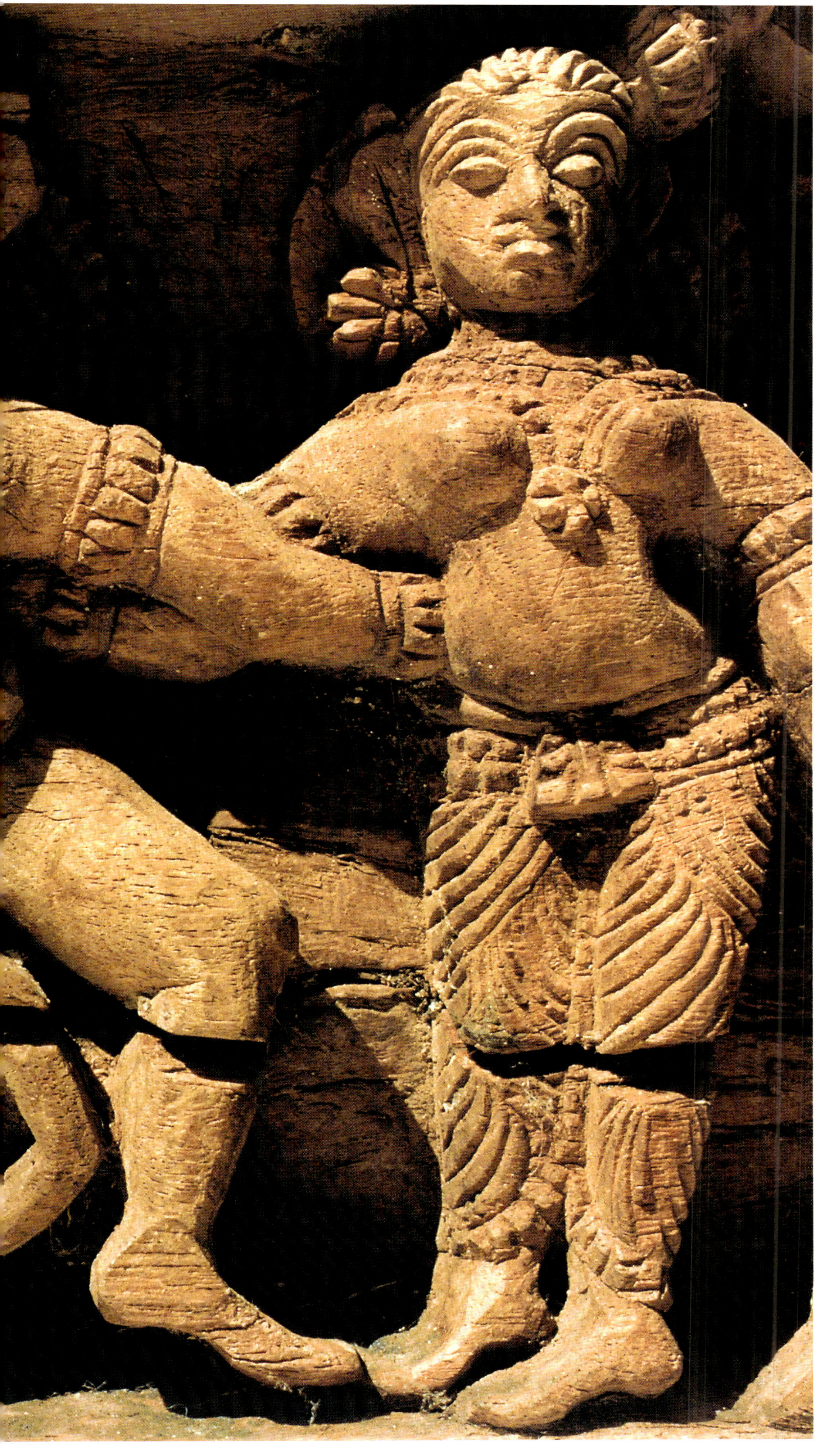

Geburtsszene
Tamil Nadu
Spätes 19. Jahrhundert
Holzschnitzerei
Privatsammlung

Diese Szene ist die eindrucksvolle Darstellung einer der am meisten ersehnten Folgen der ehelichen Vereinigung – der Zeugung männlicher Nachkommen. Weitere Kriterien für die Wahl eines Ehepartners und die Vorzüge, die sich aus der Wahl eines passenden Partners ergeben, werden bei der Erörterung der Ehe im *Kāma Sūtra* an erster Stelle behandelt: »Heiratet der Mann ein Mädchen aus der eigenen Kaste, die noch eine Jungfrau ist, im Einklang mit den heiligen Schriften (*dharma shāstras*), so dient diese Verbindung den Zielen des *dharma* und des *artha*, der Nachkommenschaft, den Verwandten, der Vermehrung der Freunde und der reinen und unverfälschten Liebe« (Burton, 135).

Vātsyāyana legt zunächst die Pflichten und Aufgaben sowie die Rechte der einzigen Ehefrau dar und erteilt anschließend den weiblichen Mitgliedern eines polygamen Haushalts alle möglichen Ratschläge. Es gibt mehrere plausible Gründe, warum ein Mann sich dafür entscheidet, sich doppelt so viele eheliche Verpflichtungen aufzuladen, und Vātsyāyana erstellt einen Katalog der akzeptablen Szenarien für eine zweite Heirat. Die Ratschläge, die er erteilt, richten sich jedoch an die Frauen und nicht an den Mann, da es die Frauen sind, die ihre Beziehung untereinander gestalten. Der Mann hält sich aus den Streitereien am besten heraus, es sei denn, die Dinge laufen völlig aus dem Ruder. Denn Vātsyāyana zufolge hat die Erfahrung gezeigt, dass eine Einmischung des Mannes wenig fruchtet.

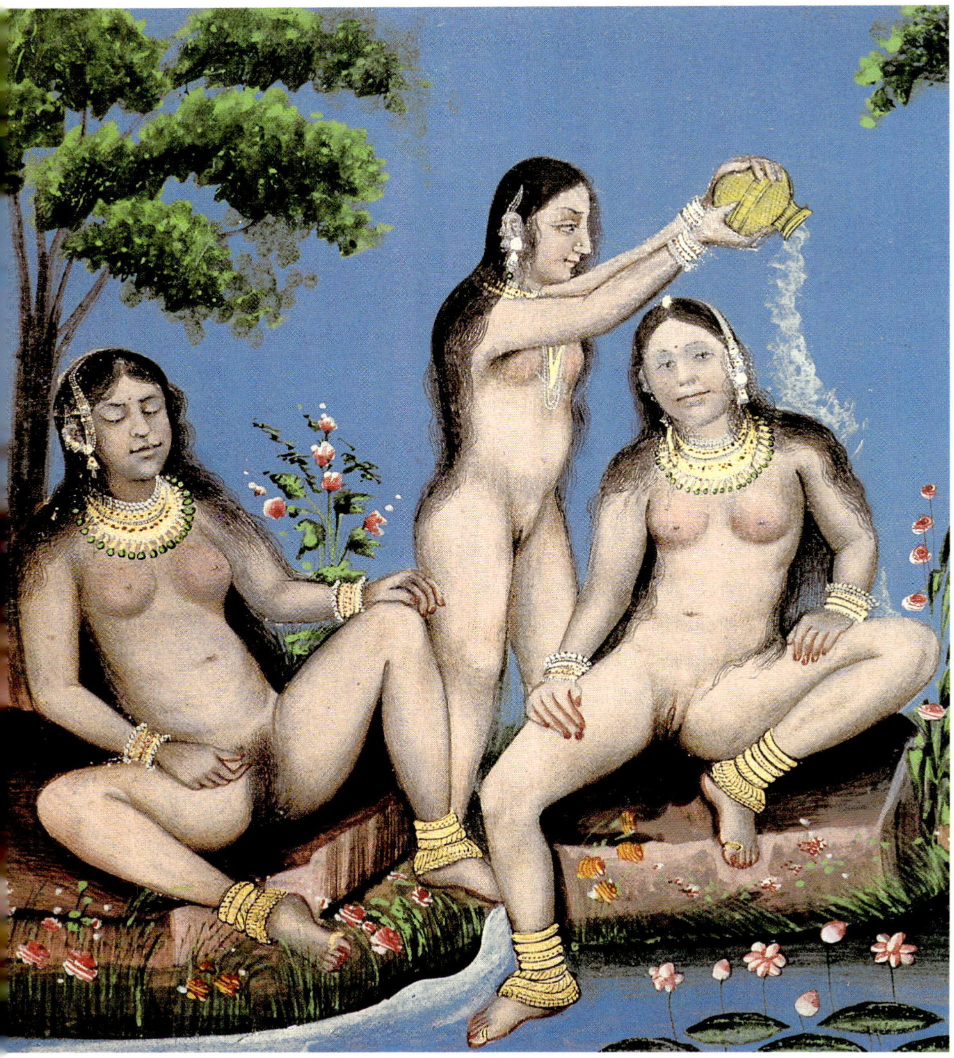

Frauen mit einem gemeinsamen Ehemann sollen wie Schwestern, wie Töchter und Mütter und wie enge Vertraute miteinander umgehen. Bei der Erziehung der Kinder und der Fürsorge für die Eltern des Ehemanns helfen sie sich gegenseitig, sie ertragen einander und erweisen den Geschwistern und Verwandten der anderen Frauen und des Mannes den gebührenden Respekt. Die einzige Ehefrau verhalte sich ihrem Mann gegenüber, als sei er ein Gott (*Kāma Sūtra* 4.1.1). Den Frauen, die ein und denselben Mann lieben, sich gegenseitig aber nicht besonders leiden können, erteilt Vātsyāyana praktische Ratschläge zur reibungslosen Haushaltsführung.

Links:

Badende Schönheiten
Indore, Madhya Pradesh
20. Jahrhundert
Miniaturmalerei
Privatsammlung

Das oberste Gebot für eine Frau ist Reinlichkeit von Geist und Körper. Sie muss stets bestrebt sein, ihren Körper rein und schön zu halten. Eine Jungfrau, die als Braut geeignet ist, muss folgende Eigenschaften aufweisen: »Sie soll Schönheit und Charakter besitzen. Haare, Nägel, Zähne, Ohren, Augen und Brüste sollen ohne Tadel sein, alles gut aufeinander abgestimmt. Sie soll auch an keinen Krankheiten leiden. Selbstverständlich muss der Mann dieselben Vorzüge besitzen« (Burton, 135).

Rechts:

Das Baby stillen
Rajasthan
Mitte 18. Jahrhundert
Miniaturmalerei
Sammlung Lance Dane

In dieser außergewöhnlichen Szene werden die Freuden der Liebe durch die Notwendigkeit behindert, das neugeborene Baby zu stillen. Bemerkenswert ist nicht nur die Stellung beim Geschlechtsverkehr, sondern auch die Energie und Leidenschaft der jungen Eltern, die in deutlichem Gegensatz zu der Erschöpfung steht, die ihnen ins Gesicht geschrieben ist.

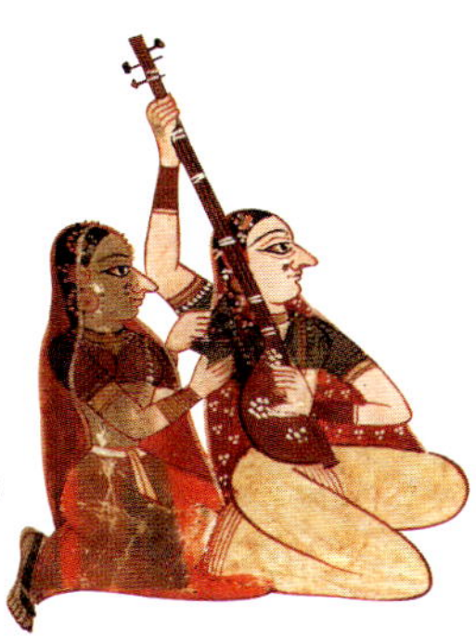

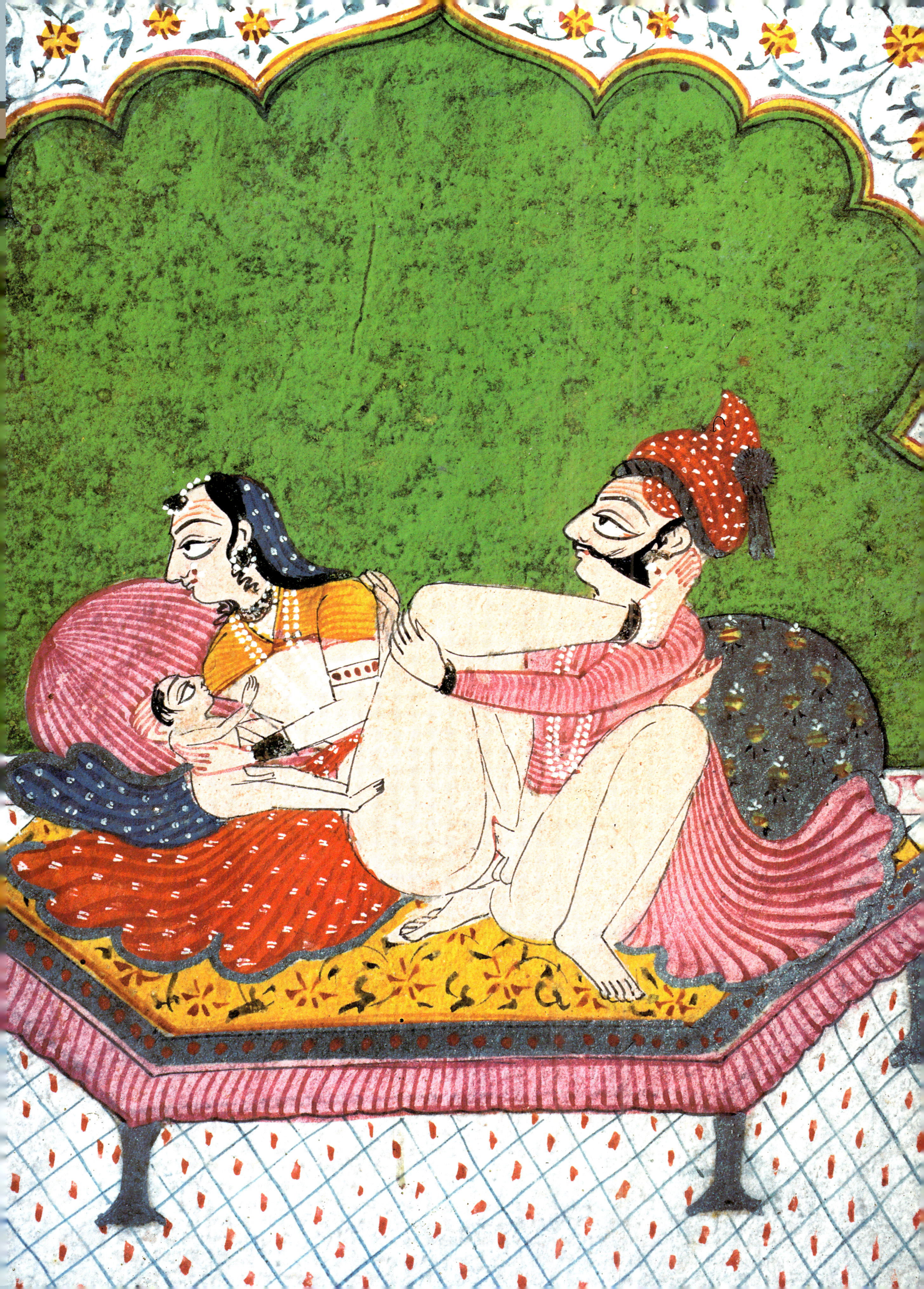

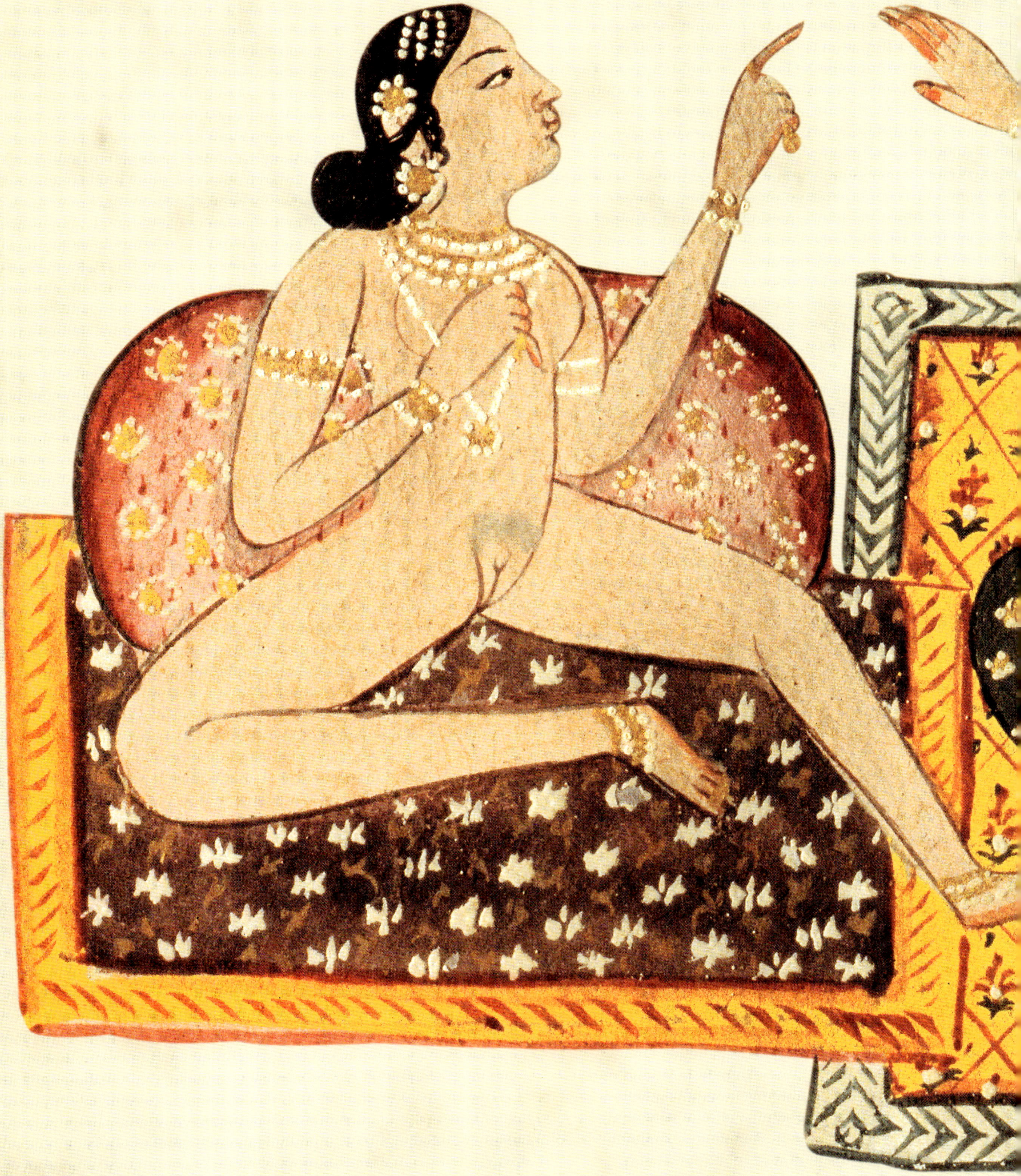

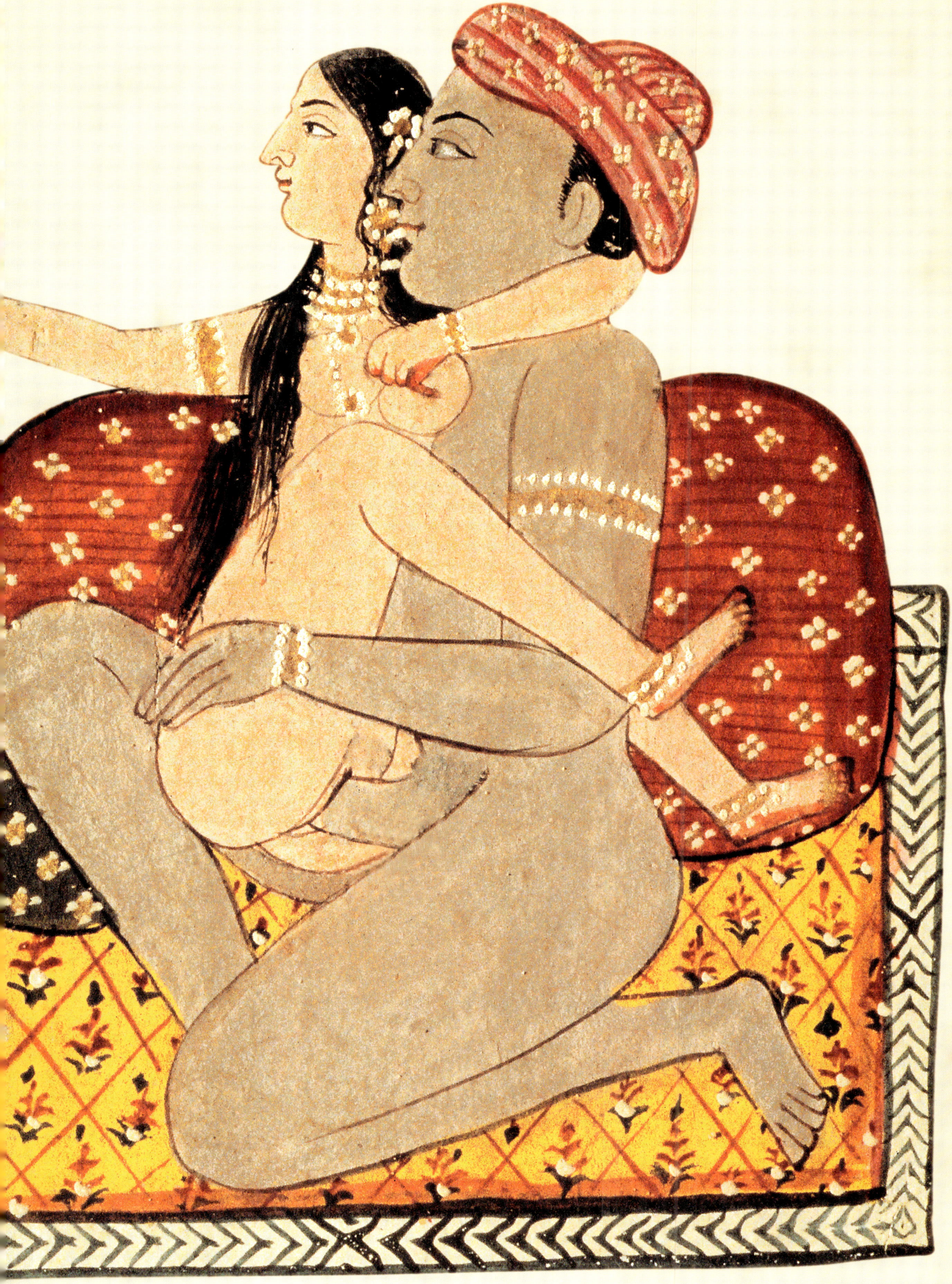

Die Pflichten der einen und einzigen Ehefrau

॥ नायकस्य व्रतमुपवासं च स्वयमपि करणेनानुवर्तेत
वारितायां च नाहमत्र निर्बन्धनीयेति तद्वचसो निवर्तनम् ॥

nāyakasya vratam upavāsaṃ ca svayam api karaṇenānuvarteta
vāritāyāṃ ca nāham atra nirbandhanīyeti tadvacaso nivartanam

Einem Gelübde oder dem Fasten ihres Mannes schließe sie sich an.
Will er sie zurückhalten, sage sie ihm:
»Ich lasse mich nicht davon abbringen.«

(*Kāma Sūtra* 4.1.26)

Wenn die einzige Ehefrau den Haushalt wohl geordnet führt, wird sie zur Göttin des Heims. Sie erweise ihrem Gatten ihre Liebe und gewinne so seine Zuneigung und Aufmerksamkeit. Sie lege sich niemals schlafen, wenn er noch wach ist, sondern gehe erst nach ihm zu Bett. Sie stehe vor ihm auf, sitze niemals, während er steht, und wecke ihn niemals, wenn er schläft. Für ihre Kleidung und ihr Benehmen in Anwesenheit ihres Gatten gibt es genaue Vorschriften, und auch während seiner Abwesenheit soll sie sich bemühen, die rechte Gesinnung zu zeigen. Ihre Sehnsucht nach ihm darf nicht so weit gehen, dass sie ihre häuslichen Pflichten vernachlässigt. Sie ist zuständig für die kultische Verehrung der Götter im Haus, und wenn ihr Mann auf Reisen ist, soll sie bei ihrer Schwiegermutter schlafen.

Vorhergehende Doppelseite:

Ein Mann mit mehr als einer Ehefrau
Dekkan
Frühes 19. Jahrhundert
Miniaturmalerei
Sammlung Lance Dane

»Die Ehefrau soll von Anfang an bestrebt sein, das Herz ihres Gatten zu gewinnen, indem sie ihm ihre Ergebenheit, ihre Charakterstärke und ihre Klugheit zeigt. Wenn sie aber unfruchtbar bleibt, ermutigt sie selbst ihren Mann, ein zweites Mal zu heiraten. Wenn die zweite Ehefrau ins Haus kommt, soll diese der ersten Ehefrau eine höhere Stellung im Haushalt einräumen und sie als ihre ältere Schwester behandeln« (Burton, 164).

Rechts:

Vorbereitung auf das Liebesspiel
Laur Chanda
16. Jahrhundert
Miniaturmalerei
Museum Chandigarh

Alles ist für den entscheidenden Augenblick bereit. Es herrscht eine nahezu vollkommene Atmosphäre, die Unterhaltung ist gepflegt und auf Themen gerichtet, die für diesen Anlass passend sind: einen Hauch unanständig und erheiternd, derb, aber prickelnd, neckisch und geschwätzig. Die beiden jungen Liebenden brennen vor Liebesglut und ihre Körper sehnen sich nach der Vereinigung.

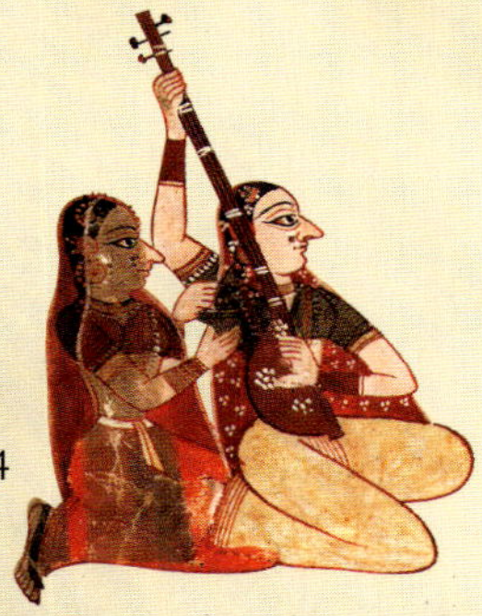

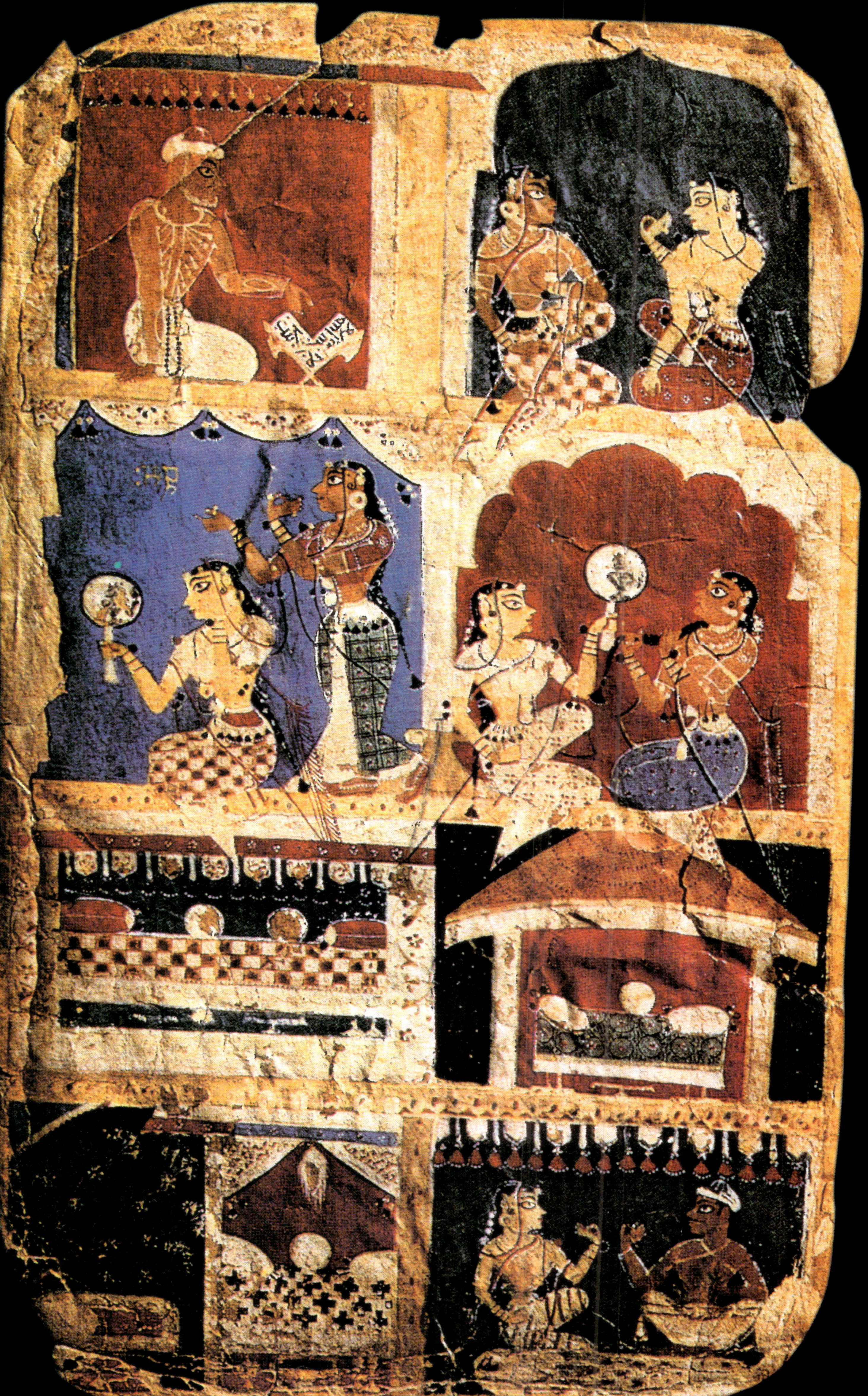

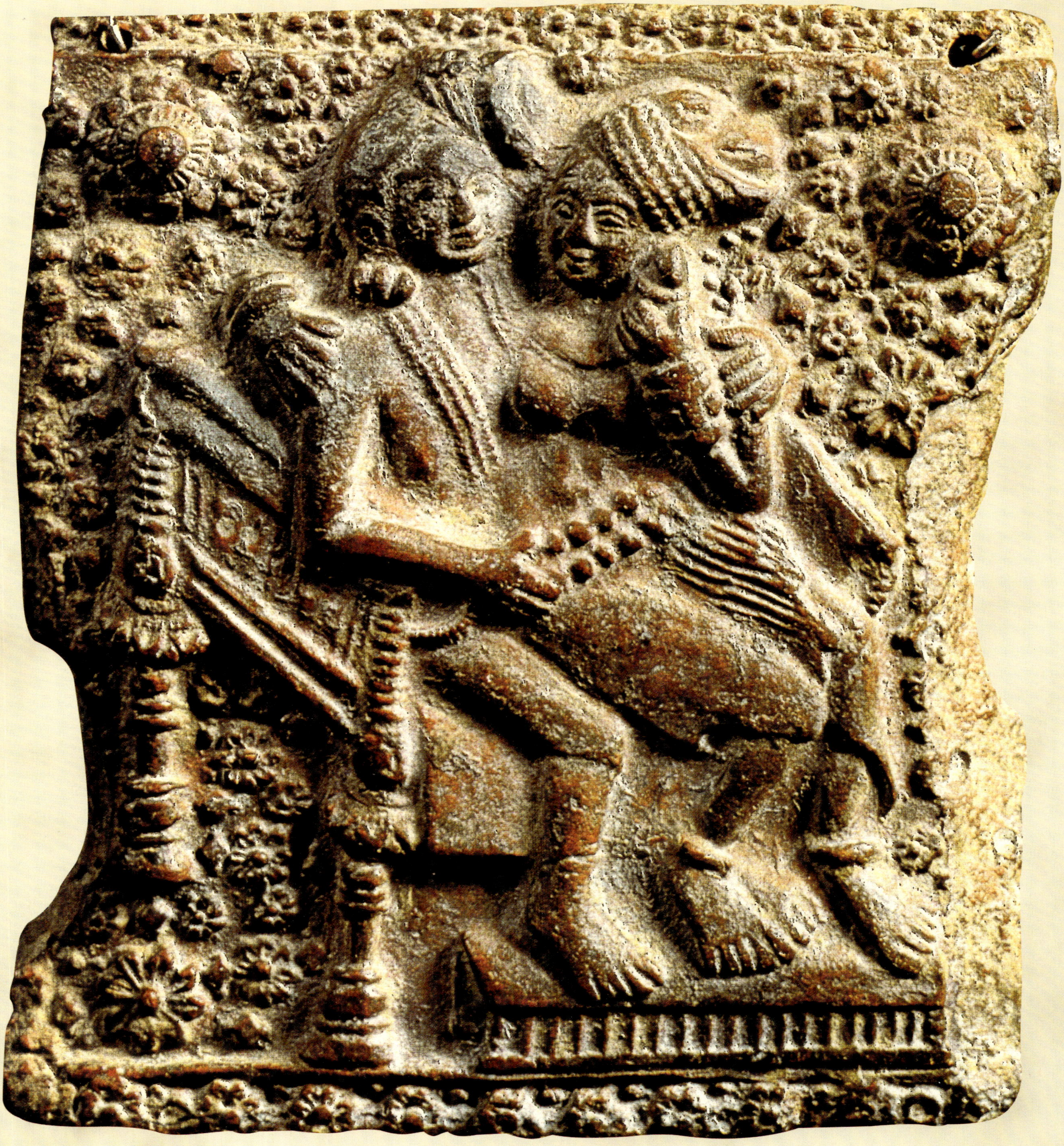

Sie kann zwar ihren Gatten um Erlaubnis fragen, bestimmte Dinge zu tun, sollte aber ohne sein Einverständnis keine Einladungen annehmen, Tempel besuchen oder an Spielen und ähnlichen Vergnügungen teilnehmen. Andere Frauen ihres Alters und ihrer Stellung soll sie in jeder Hinsicht übertreffen. Sie achte stets auf ein attraktives Äußeres und bekämpfe Schweiß, Zahnbelag und schlechten Körpergeruch. Sie komme stets den Vorlieben ihres Mannes entgegen und halte Haus und Hof in Ordnung.

Was kann sie tun, wenn sich ihr Mann etwas zuschulden kommen lässt? Sie weise ihn behutsam zurecht, auch in Gegenwart seiner Freunde. »Ist sie über ein Vergehen ihres Ehemannes beunruhigt, tadle sie ihn und zeige ihm ihre Missbilligung, aber nicht allzu sehr« (*Kāma Sūtra* 4.1.19). Die Küche, die der Mann nie betritt, ist allein ihr Reich und sollte sich in einem abgelegenen Teil des Hauses befinden. An geeigneten Stellen rund um das Haus lege die Frau einen Ziergarten an, in größerer Nähe zum Haus baue sie Gemüse an. Wenn eine Frau die Ratschläge dieser Abschnitte befolgt und ihren Pflichten als Ehefrau nachkommt, wird sie, wie die Sanskrit-Literatur traditionell versichert, die drei Lebensziele *dharma*, *artha* und *kāma* erreichen. Die wertvollste Belohnung für eine Frau, die den Ratschlägen der Alten folgt, ist jedoch die Gewissheit, dass sie die einzige Ehefrau ihres Mannes bleiben wird. Vātsyāyana zitiert in diesem Zusammenhang den Gelehrten Gonardīya mit dem Satz: »Nichts anderes als dies ergreift Gemüt und Verstand des Hausvaters« (*Kāma Sūtra* 4.1.4). Diese Gewissheit wird im *Jayamangala*-Kommentar jedoch relativiert, wenn es heißt: »Die Art und Weise des Ermessens liegt im Ermessen« (*Jayamangala* 4.1.4).

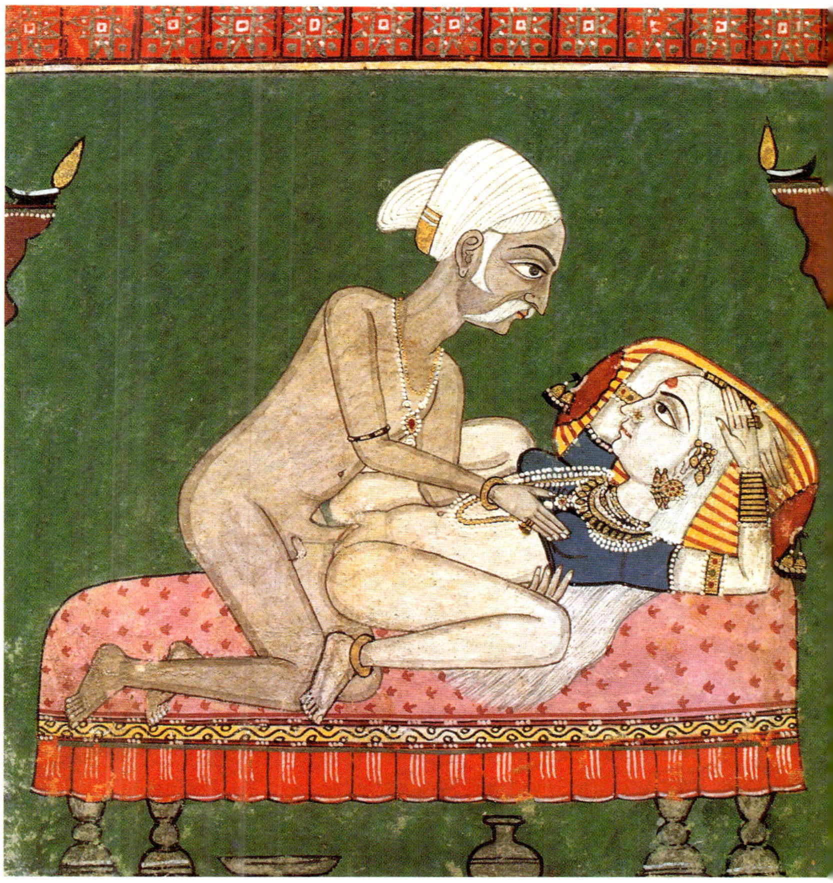

Links:

Liebespaar auf einer Couch
Kaushambi, Uttar Pradesh
1. Jahrhundert v. Chr.
Terrakotta
Nationalmuseum
Neu-Delhi

Wenn ein junges Liebespaar den Idealzustand der Liebe bereits genossen hat und sich in unregelmäßigen Abständen trifft, kann es leicht zu Streit kommen, falls der Mann beruflich bedingt an weit entfernte Orte reisen muss. Doch diese zeitweiligen Rückschläge und Trennungen sind vergessen, wenn sich die beiden im Liebesspiel vereinen, denn ihre gegenseitige Zuneigung ist eine dauerhafte Bindung, die alle Hindernisse und Schwierigkeiten überwindet. Die beiden bemühen sich, ihre Probleme zu vergessen, weil sie wissen, dass jedes Wort ihres intimen Geflüsters ein glitzernder Edelstein ist, der ihrer Liebe Ausdruck verleiht. Auf diese Weise wird die Liebe niemals vergehen.

Rechts:

Das Alter spielt keine Rolle
Kota, Rajasthan
Mitte 19. Jahrhundert
Miniaturmalerei
Sammlung Lance Dane

»Die Anziehung, die ein Mann auf andere ausübt, beruht in erster Linie auf körperlicher Schönheit, Charakter, Jugendlichkeit und Freigebigkeit. Verfügt er nicht über diese Eigenschaften, dann soll er seine Zuflucht zu anderen Möglichkeiten nehmen« (Burton, 241).

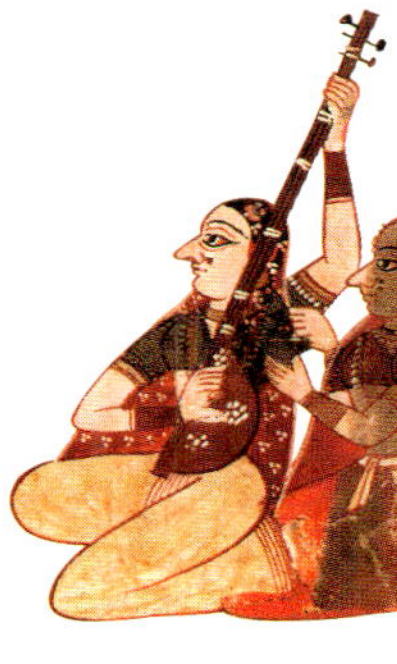

॥ जाड्यदौःशील्यदौर्भाग्येभ्यः प्रजानुत्पत्तेराभीक्ष्ण्येन
दारिकोत्पत्तेर्नायकचापलाद्वा सपत्न्यधिवेदनम् ॥

jāḍyadauḥśolyadaurbhāgyebhyaḥ prajānutpatter ābhokṣṇyena
dārikotpatter nāyaka cāpalādvā sapatnyadhivedanam

Was sind die Gründe für eine zweite Heirat?

Ein Mann entschließt sich dann, eine zweite Ehefrau zu nehmen,
– wenn die erste Gattin dumm ist,
– wenn sie einen schlechten Charakter hat,
– wenn sie kein Glück in der Liebe hat,
– wenn sie keine Kinder bekommt,
– wenn sie nur Mädchen zur Welt bringt,
– wenn sie der Mann nicht mehr mag.

(*Kāma Sūtra* 4.2.1)

Könige und reiche Adelige nehmen sich mehrere Ehefrauen, um ihren Status zu bekunden. Das *Kāma Sūtra* jedoch richtet sich an den durchschnittlichen Mann und erteilt ihm Ratschläge für ein Zusammenleben mit zwei Ehefrauen. Der sexuell aktive oder auch nur kapriziöse Mann kann sich auf einen der oben genannten Gründe berufen, wenn er ein zweites Mal heiraten will. Wenn freilich die Ehefrau ihren ehelichen und häuslichen Pflichten nicht nachkommt, die Vātsyāyana zuvor dargelegt hat, braucht sie sich nicht zu wundern, wenn sich der Mann eine zweite Frau nimmt. In Indien werden die Eltern traditionell von ihrem ältesten Sohn versorgt, und deshalb bedeutet das Ausbleiben eines männlichen Nachkommens Ungewissheit im Alter. In einem solchen Fall ist eine Frau, die keinen Sohn zur Welt gebracht hat, sogar verpflichtet, ihren Mann aufzufordern, eine andere zu heiraten.

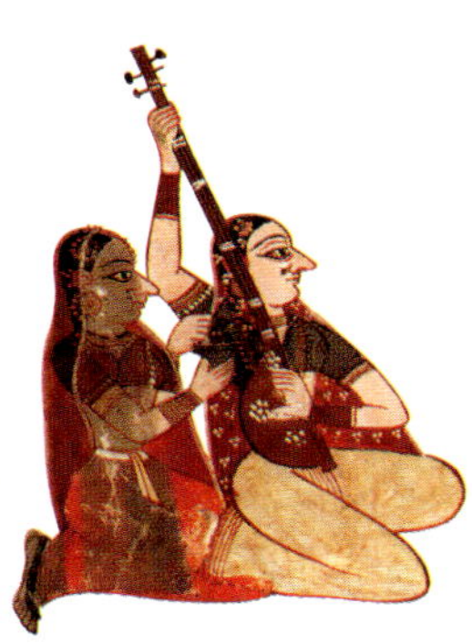

॥ कलहं च वर्धयेत् ॥

kalahaṃ ca vardhayet

... und soll den Streit wiederaufleben lassen.
(*Kāma Sūtra* 4.2.13)

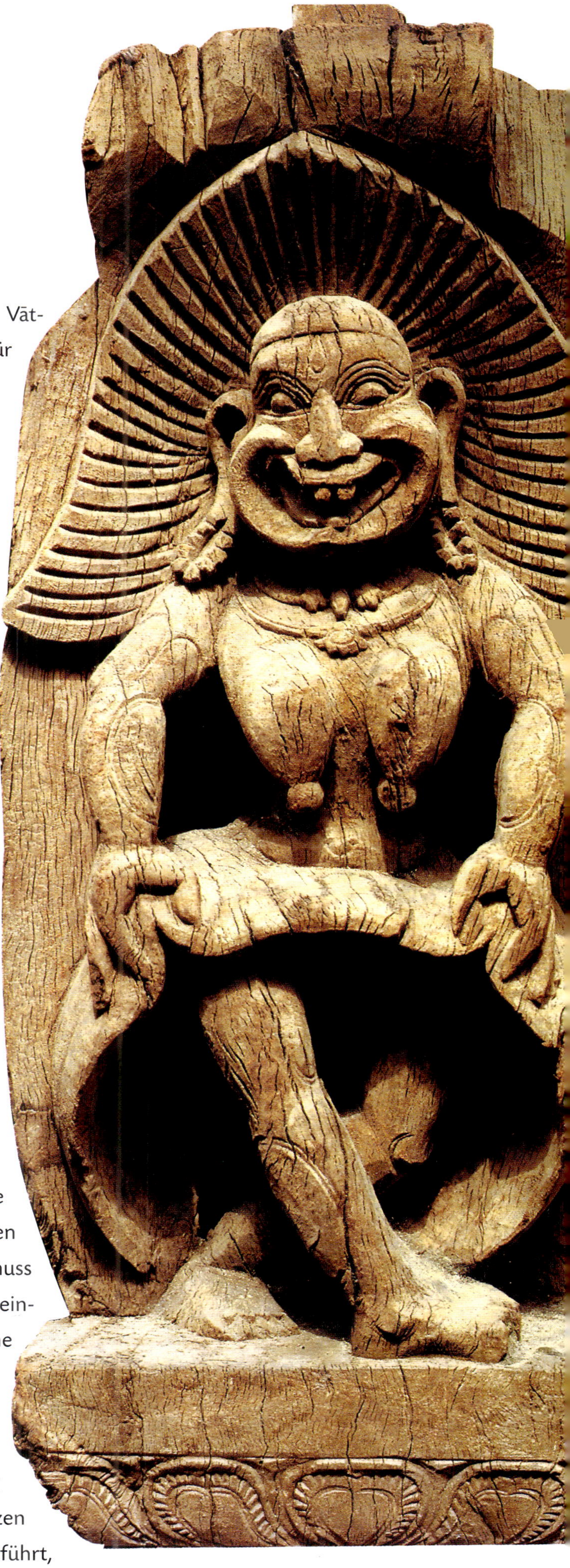

Rechts:

Böse Hexe
Salem, Tamil Nadu
Mitte 19. Jahrhundert
Holzschnitzerei eines Wagens
Sammlung Lance Dane

Die kluge Ehefrau meidet die Gesellschaft von Bettlerinnen, Bettelnonnen, verkommenen Weibern, Wahrsagerinnen und Hexen« (Burton, 160).

Folgende Doppelseite:

Die älteren und die jüngeren Ehefrauen
Tamil Nadu
Spätes 19. Jahrhundert
Holzrelief
Privatsammlung

»Ein Ehemann, der mehrere Ehefrauen hat, soll gegenüber allen gerecht sein. Er soll keine vernachlässigen, aber auch keine Mängel von ihrer Seite dulden. Er soll nicht der einen Ehefrau die körperlichen Mängel der anderen verraten oder von den Liebesfreuden schwärmen, die er mit ihr genossen hat. Keiner der Frauen soll er Gelegenheit geben, mit ihm über ihre Rivalinnen zu sprechen, und wenn eine von ihnen schlecht von einer anderen spricht, weise er sie zurecht und erinnere sie daran, dass sie selbst genau die gleichen Fehler hat. Er bemühe sich, allen seinen Frauen auf unterschiedliche Weise zu gefallen: die eine mache er zu seiner Vertrauten, der anderen schmeichle er, aber mit allen unternehme er Ausflüge in Gärten und zu Veranstaltungen, er mache ihnen Geschenke und erweise ihnen seine Schuldigkeit, indem er ihnen Geheimnisse anvertraut und sich in Liebe mit ihnen vereint. Eine junge Ehefrau von gutem Charakter, die sich den Anweisungen der heiligen Schriften (*dharma shāstras*) entsprechend verhält, gewinnt die Zuneigung ihres Mannes und überragt alle ihre Rivalinnen« (Burton, 170).

Wenn sich zwei Frauen einen Mann teilen, kommt es Vātsyāyana zufolge unausweichlich zu Konflikten, und für diesen Fall erteilt er Ratschläge. Der Kommentator Yabodharā warnt den Herrn des Hauses insbesondere davor, sich in den Streit einzumischen. Wenn eine ältere Ehefrau durch eine jüngere ersetzt wird, ist es ganz natürlich, dass sie sich ärgert, dass sie Zwietracht zu säen versucht und alles daransetzt, ihre Position zu behaupten.

In diesem Fall ist es die Pflicht des Ehemanns, ihr zu versichern, dass sie in seinem Herzen stets die Erste bleiben wird, auch wenn sie im Ehebett keinen Platz mehr hat. Die Frau, die darunter leidet, dass ihr Mann zum zweiten Mal heiratet, wird freilich für ihre Geduld und Nachsicht einen Preis fordern. Wenn sie aber die wahren Gefühle ihres frisch verheirateten Ehemanns verstanden hat, wird ihr Verhalten kein Problem mehr sein – außer für die neue Ehefrau. Aufgrund ihrer Jugend, ihrer größeren Attraktivität als Objekt der Zuneigung des Mannes und als baldige Mutter eines lang ersehnten männlichen Nachkommens wird sich eine junge Ehefrau der älteren überlegen fühlen. Aber Vātsyāyana rät ihr, sich der Älteren zu unterwerfen wie eine Tochter der Mutter.

Dieser Teil des *Kāma Sūtra*, der in erster Linie an die Frauen gerichtet ist, beschreibt die Verhältnisse in einem Haushalt mit mehreren Ehefrauen und erteilt Ratschläge zur Bewältigung der Schwierigkeiten. Die Frauen müssen lernen, miteinander zu leben, doch auch der Mann muss lernen, mit einer anderen Frau eine intime Beziehung einzugehen. Er ist verpflichtet, beiden gleichermaßen seine Liebe und Gunst zu erweisen, ihnen Zeichen seiner Zuneigung zu schenken und ihnen in der Öffentlichkeit mit Respekt zu begegnen. Wenn es ihm nicht gelingt, seine Frauen zufrieden zu stellen, wird dies seinen Untergang bedeuten, den ein anderer zu seinem Vorteil ummünzen kann. In der Frage, wie man die Ehefrau eines anderen verführt, geht Vātsyāyana zur Sache.

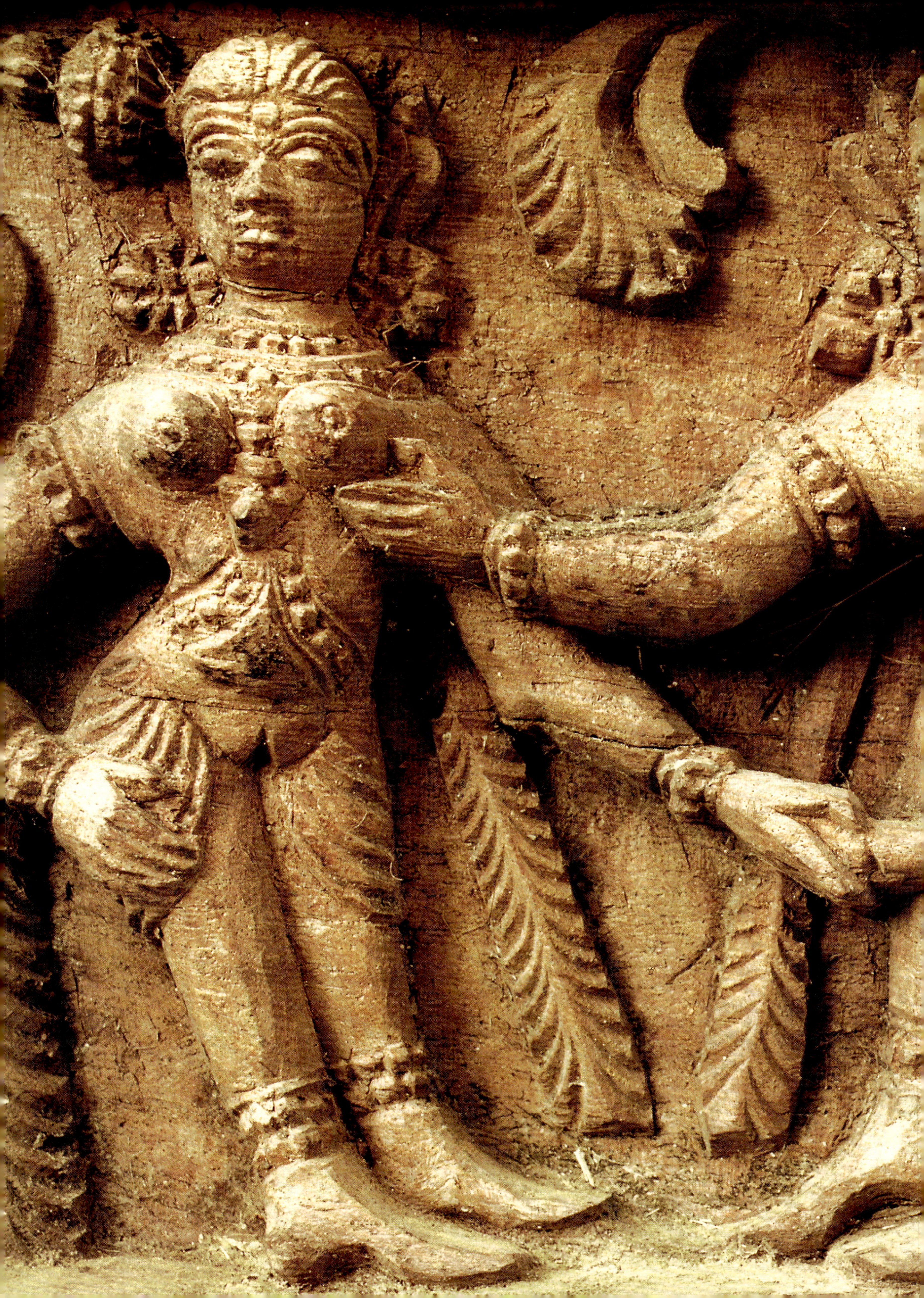

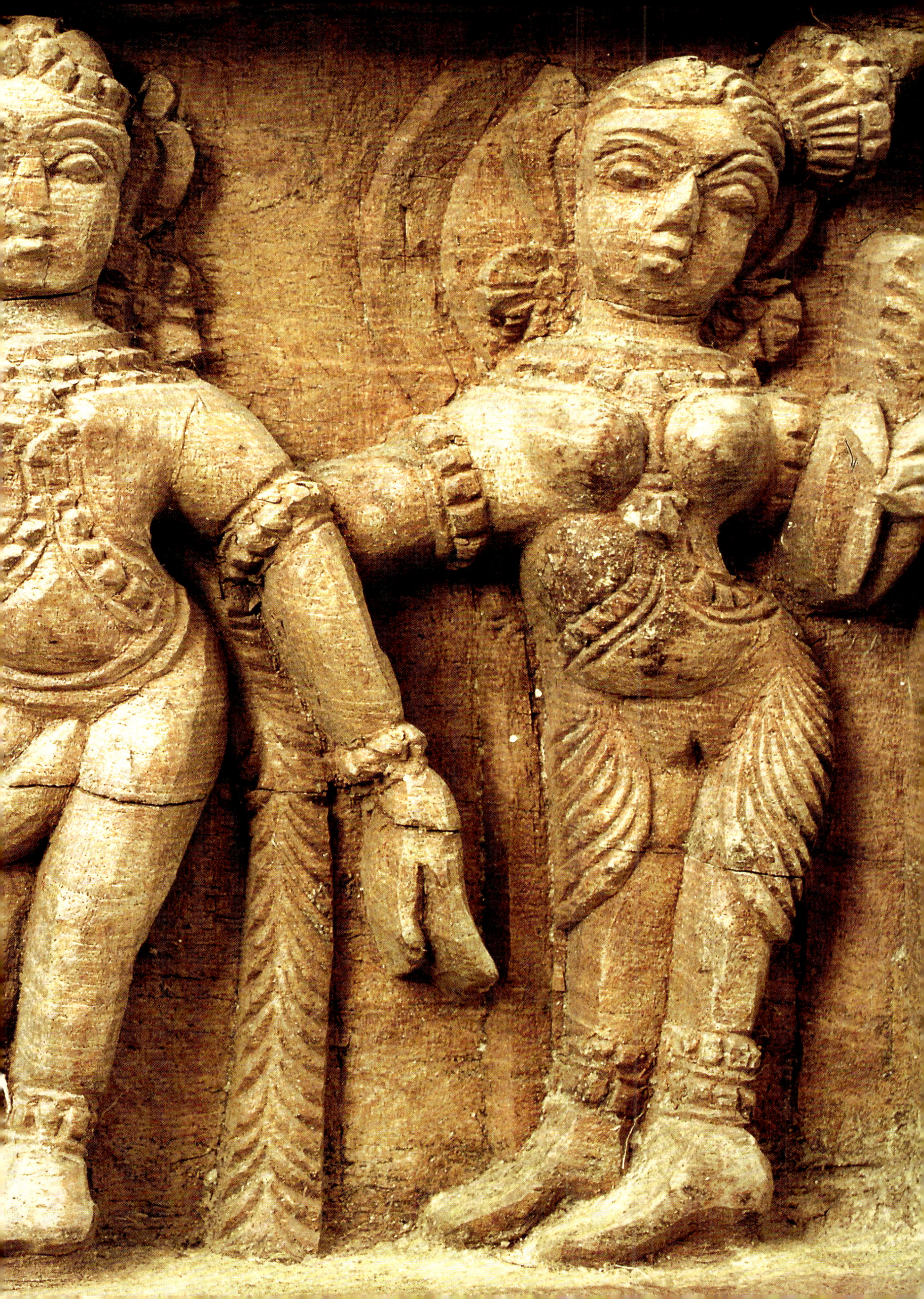

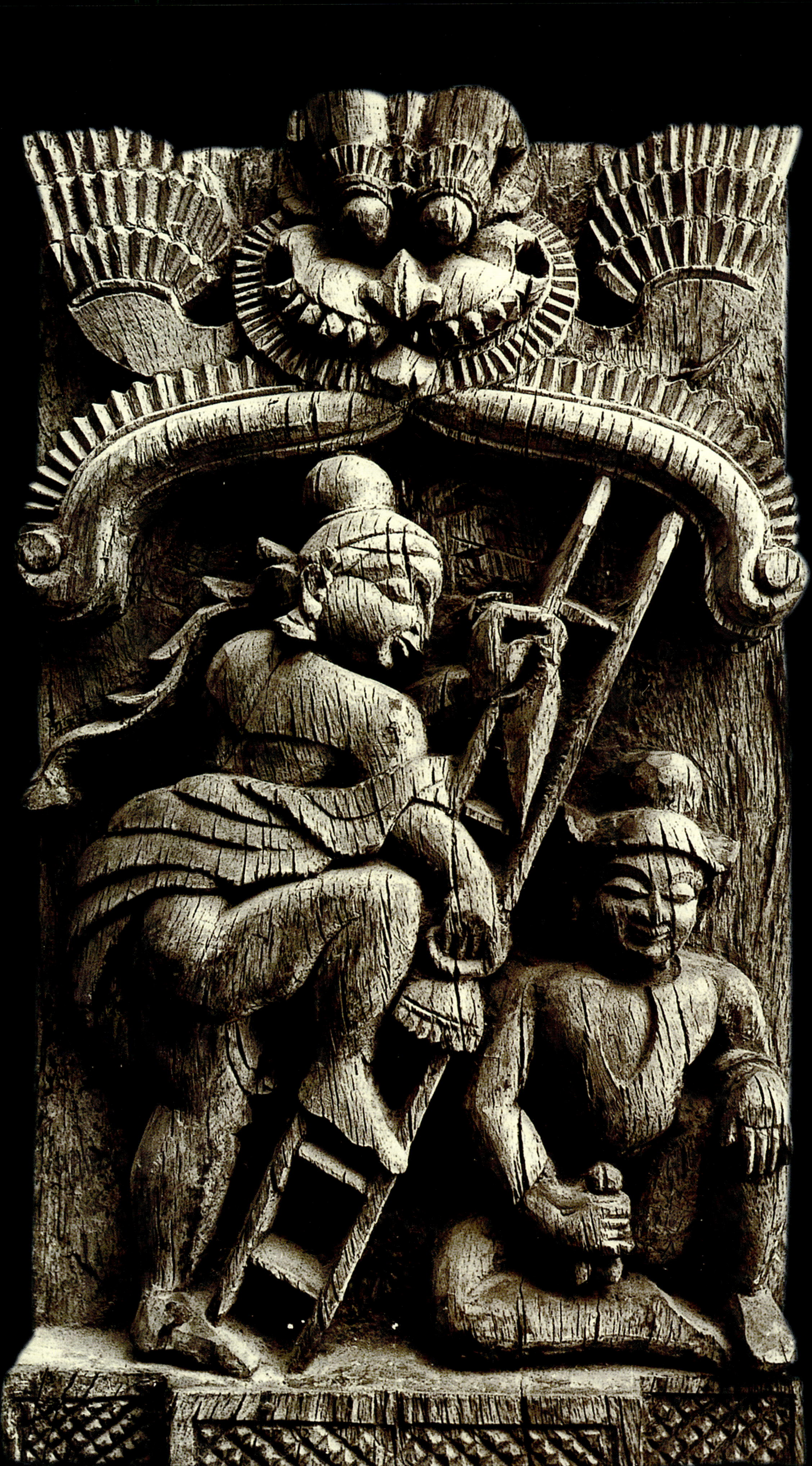

Die Frauen anderer Männer

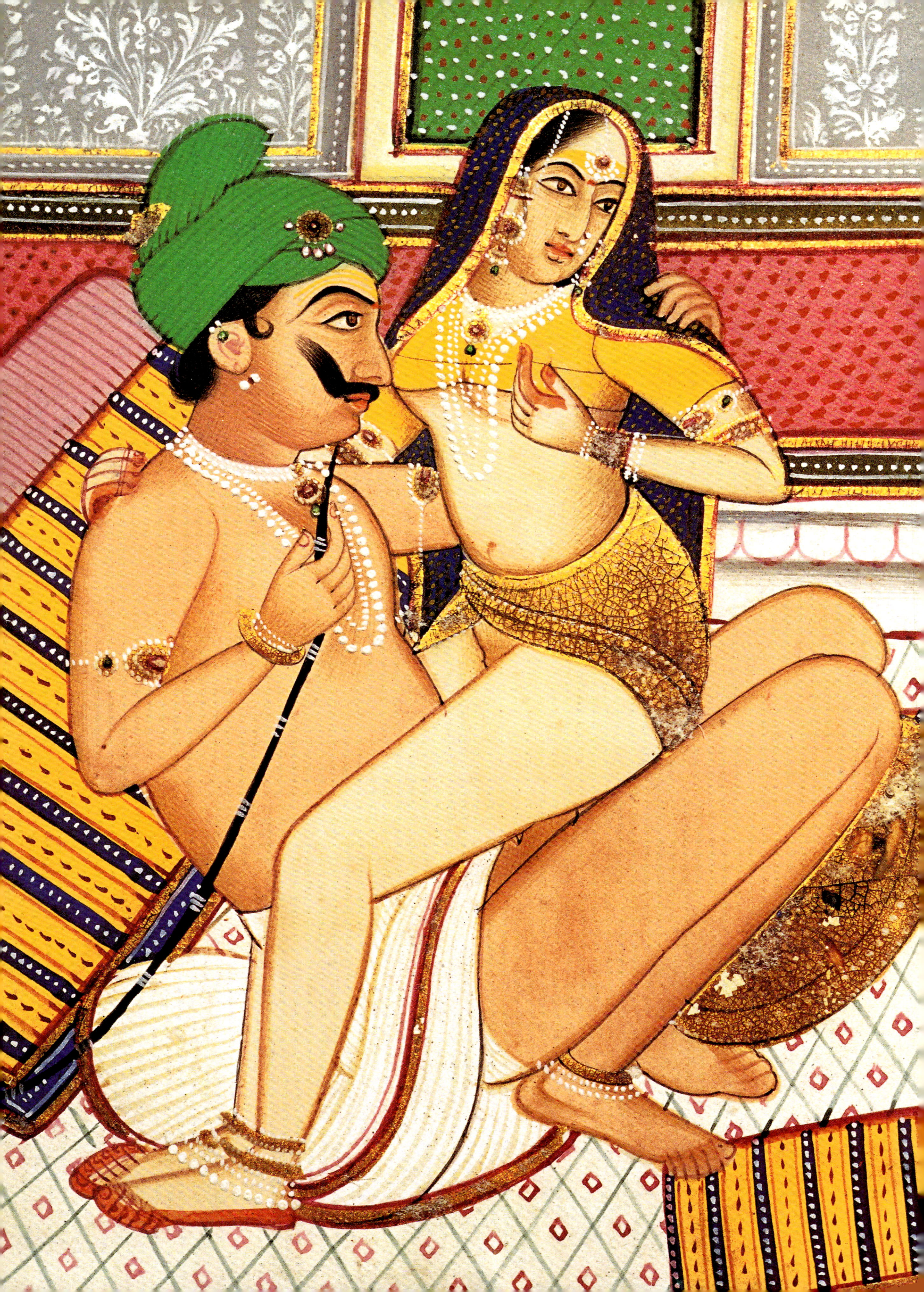

॥ सुलभामवमन्यते दुर्लभामाकांक्षत इति प्रायोवादः ॥

sulabhām avamanyate
durlabhām ākāṅkṣata
iti prāyovādaḥ

Der Mann verschmäht eine Frau,
die allzu leicht zu gewinnen ist.
Er begehrt diejenige, die schwer zu erlangen ist.
Dies ist eine allgemein gültige Wahrheit.
(*Kāma Sūtra* 5.1.16)

Geschlechtsverkehr mit der Ehefrau eines anderen wird als eine schlechte, aber natürliche Option betrachtet. Die Männer hören nicht deshalb auf, eine Frau zu begehren, weil sie die Gattin eines anderen ist, und sie geben ihr Ziel nicht deshalb auf, weil es moralisch verwerflich ist. Ist das fleischliche Begehren groß, sind gesunder Menschenverstand und moralische Bedenken gewöhnlich ausgeschaltet. Das *Kāma Sūtra* scheut nicht davor zurück, für eine erfolgreiche Verführung mit möglichst geringem Risiko explizite praktische Ratschläge zu erteilen. Weil aus einer solchen unerlaubten Verbindung gewöhnlich keine Kinder hervorgehen, wird sie als unfruchtbar im wörtlichen Sinn angesehen. Dennoch gibt es bestimmte Umstände, die einem Mann keine andere Wahl lassen, als diesen Weg der Unfruchtbarkeit zu gehen. Das *Kāma Sūtra* empfiehlt dem Mann, sich lieber eine Prostituierte oder eine Witwe zu suchen, als sich mit der Frau eines anderen einzulassen. Denn die Beziehung zu einer verheirateten Frau könnte ihm zum Verhängnis werden.

Vātsyāyana gibt dem von seiner fleischlichen Begierde beherrschten, unglücklichen Mann Empfehlungen, aber an den Anfang stellt er eine Checkliste, anhand derer er prüfen kann, wie schlimm es tatsächlich um ihn steht. Vātsyāyana und Yashodharā sind übereinstimmend der Meinung, dass der Mann versuchen sollte, die Zuneigung der Frau, die er liebt, mit allen Mitteln zu erreichen, wenn sein Leben durch die Leidenschaftlichkeit seiner Liebe in Gefahr ist.

Ist der potenzielle Verführer so liebeskrank, dass er vom Tod bedroht ist (Stufe zehn), wird ihn die Aussicht auf ein Scheitern seiner Bemühungen – also Entehrung oder die Rachsucht eines wütenden Ehemannes – nicht abschrecken. Doch zunächst die Checkliste.

Vorhergehende Seiten:

Sich in ein Liebesgemach einschleichen
Mysore
Mitte 19. Jahrhundert
Holz
Privatsammlung

Links:

Verführung der Frau eines anderen Mannes
Jodhpur, Rajasthan
Frühes 19. Jahrhundert
Miniaturmalerei
Privatsammlung

»Unter bestimmten Bedingungen kann ein Mann die Frau eines anderen Mannes verführen ... aber der Mann muss zunächst sehr genau abwägen, ob er tatsächlich eine Chance hat, sie zu gewinnen und sich mit ihr zu vereinen, ob ihre Umwerbung mit Gefahren verbunden ist und welche Konsequenzen diese Vereinigung nach sich zieht. Manchmal muss ein Mann die Frau eines anderen umwerben, um sein Leben zu retten, nämlich dann, wenn er erkennt, dass seine Leidenschaft immer mehr zunimmt« (Burton, 173).

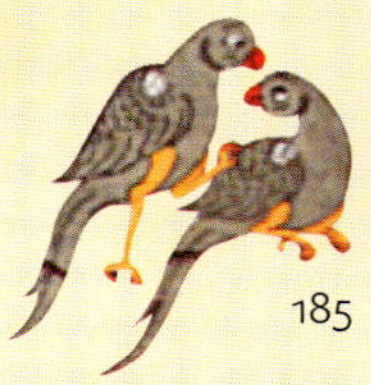

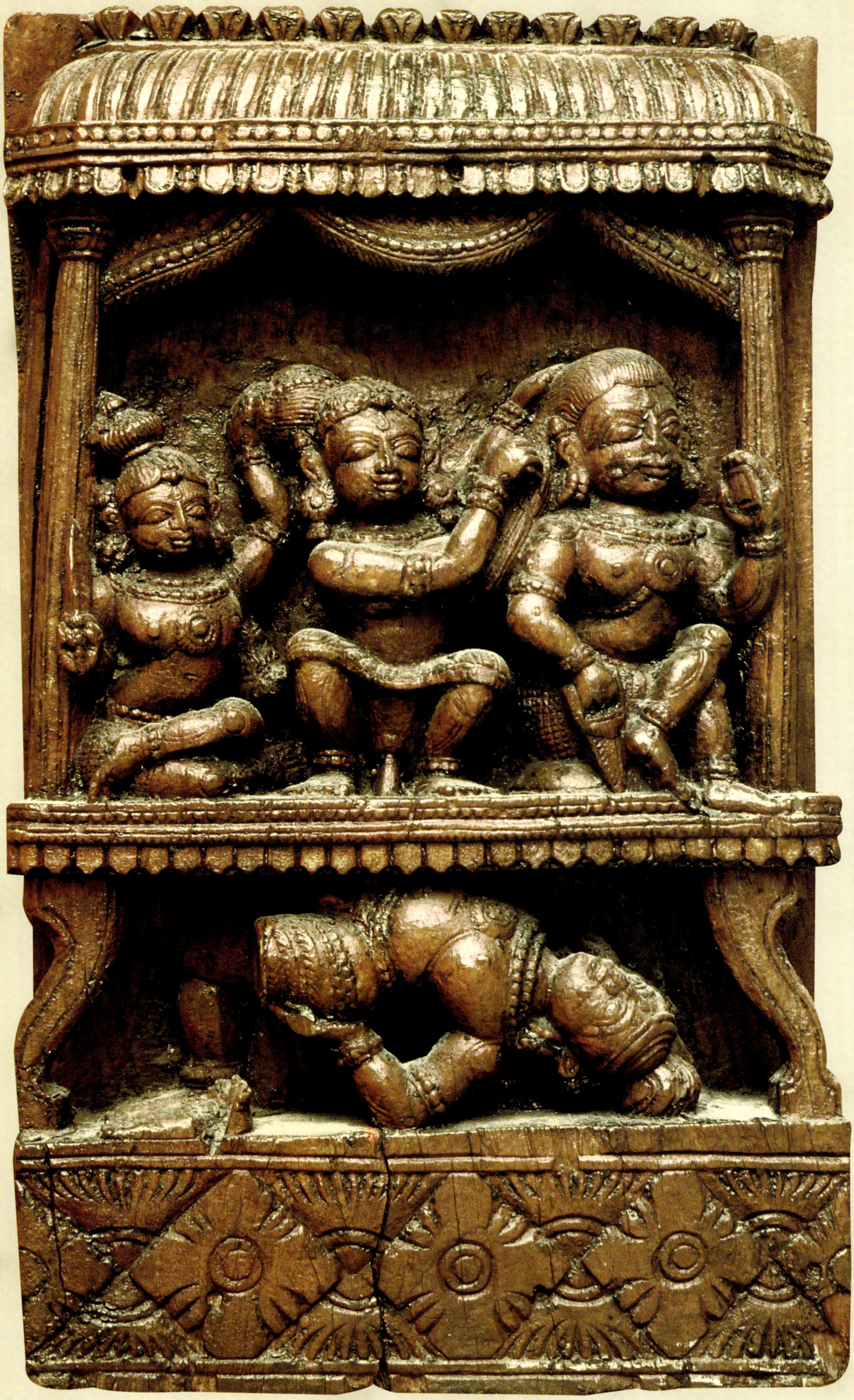

Die Leidenschaft des liebeskranken Mannes wächst mit jeder der folgenden zehn Stufen:

1. Liebe beim Anblick der Frau
2. Verkettung im Geist
3. Zunehmende Sehnsucht
4. Schlaflosigkeit
5. Abmagerung
6. Abkehr von allen anderen Interessen
7. Versiegen des Schamgefühls
8. Delirium
9. Ohnmacht
10. Tod

(*Kāma Sūtra* 5.1.5)

Hat der Mann seinen Zustand anhand dieser Symptome kritisch beurteilt, soll er dementsprechend handeln. Ein Mann, der aufgrund seiner unerlaubten Fantasien nicht schlafen kann, sollte lieber versuchen, sich zu beherrschen, statt ein derart großes Risiko auf sich zu nehmen. Dieser Logik liegt die Überlegung zugrunde, dass ein aus unerfüllter Liebe sterbenskranker Mann nicht mehr viel zu verlieren hat. Andererseits ist für leichtfertigere Männer gerade das Risiko der größte Reiz des Abenteuers, und solche Männer beginnen mit dem Verführungsspiel bereits, wenn ihr Zustand noch gar nicht bedenklich ist. Das *Jayamangala* warnt jedoch liebeskranke Männer, dass diese Krankheit unerbittlich fortschreitet. Auslöser kann schon ein einziger unschuldiger Blick sein.

Manche Männer haben beim Spiel der Verführung mehr Glück als andere, und zwar aufgrund ihrer besseren persönlichen Eigenschaften, ihres Geschicks, das schöne Geschlecht in ihren Bann zu ziehen, und ihrer Fähigkeit, die Aufdeckung ihrer Affäre zu vermeiden. Es gibt Annäherungsversuche, die alle Frauen als abstoßend empfinden und von denen deshalb von vorneherein abgeraten wird. Und selbstverständlich gibt es Frauentypen, die leichter verführbar sind als andere. Alle diese Kategorien wurden über die Jahrhunderte hinweg überliefert und bewahrt. Unser Autor beweist eine ungeheure Fähigkeit zu treffenden Aussagen über das Wesen des Menschen.

Verführung: Wie man es anfängt

Zwar sind alle Männer gleichermaßen Sklaven ihrer sinnlichen Begierde, aber nicht alle sind gleichermaßen erfolgreich, sie zu befriedigen. Wohl als weitere Warnung für einen Mann, der die Verführung einer verheirateten Frau erwägt, listet Vātsyāyana die Gründe für die misslungene Verführung auf, bevor er Richtlinien für die optimale Vorgehensweise gibt. Der offensichtlichste Grund dafür, dass eine Frau eine außereheliche Beziehung zu einem anderen Mann ablehnt, ist eheliches Glück oder auch die Furcht, erwischt zu werden.

Was sind die Gründe für ein Scheitern des Verführers?

1. Die Liebe der Frau zu ihrem eigenen Gatten
2. Kinderwunsch in der Ehe
3. Die Vorstellung, keine Chance zu haben
4. Ungestüm des Verführers
5. Unter- oder Überlegenheit des Verführers
6. Unstetheit des Verführers und damit mangelnde Vertrauenswürdigkeit
7. Die Angst, dass er in Wirklichkeit eine andere liebt
8. Die Angst, dass er alles ausplaudern werde, was zwischen ihnen passiert
9. Der Verdacht, dass er sie vernachlässigen werde, weil er sich zu oft mit seinen Freunden trifft
10. Die Angst, dass er ihr etwas vormacht
11. Sie ist von seiner hohen sozialen Stellung eingeschüchtert
12. Manche Frauentypen finden ihn anmaßend und geil
13. Seine geistige Überlegenheit schüchtert sie ein

Verführung der Frau eines anderen Mannes
Salem, Tamil Nadu
Mitte 19. Jahrhundert
Holz
Privatsammlung

»Ein junger Mann kann einen Harem dann betreten, wenn irgendwelche Güter hinein- oder hinausgeschafft werden, wenn Festgelage stattfinden, wenn die Dienerinnen geschäftig hinaus- oder hineingehen, wenn der Wohnsitz der Haremsdamen verlegt wird, wenn die Frauen des Königs zu Gartenfesten oder Märkten gehen oder von dort in den Palast zurückkehren oder wenn der König abwesend ist und sich auf einer langen Pilgerschaft befindet. Die Frauen im Harem kennen ihre Geheimnisse, und da sie nur ein einziges Ziel haben, helfen sie sich untereinander, um es zu erreichen. Ein junger Mann kann den Umgang mit ihnen und die Vertraulichkeit unbeschwert genießen, so lange die Sache geheim bleibt und nichts nach außen dringt« (Burton, 200f.).

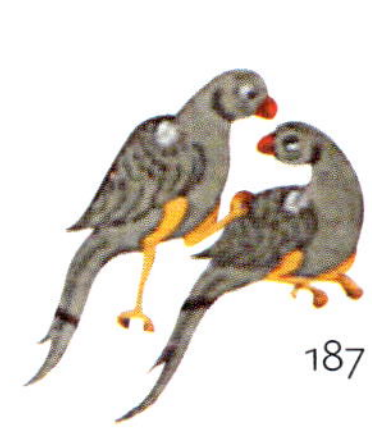

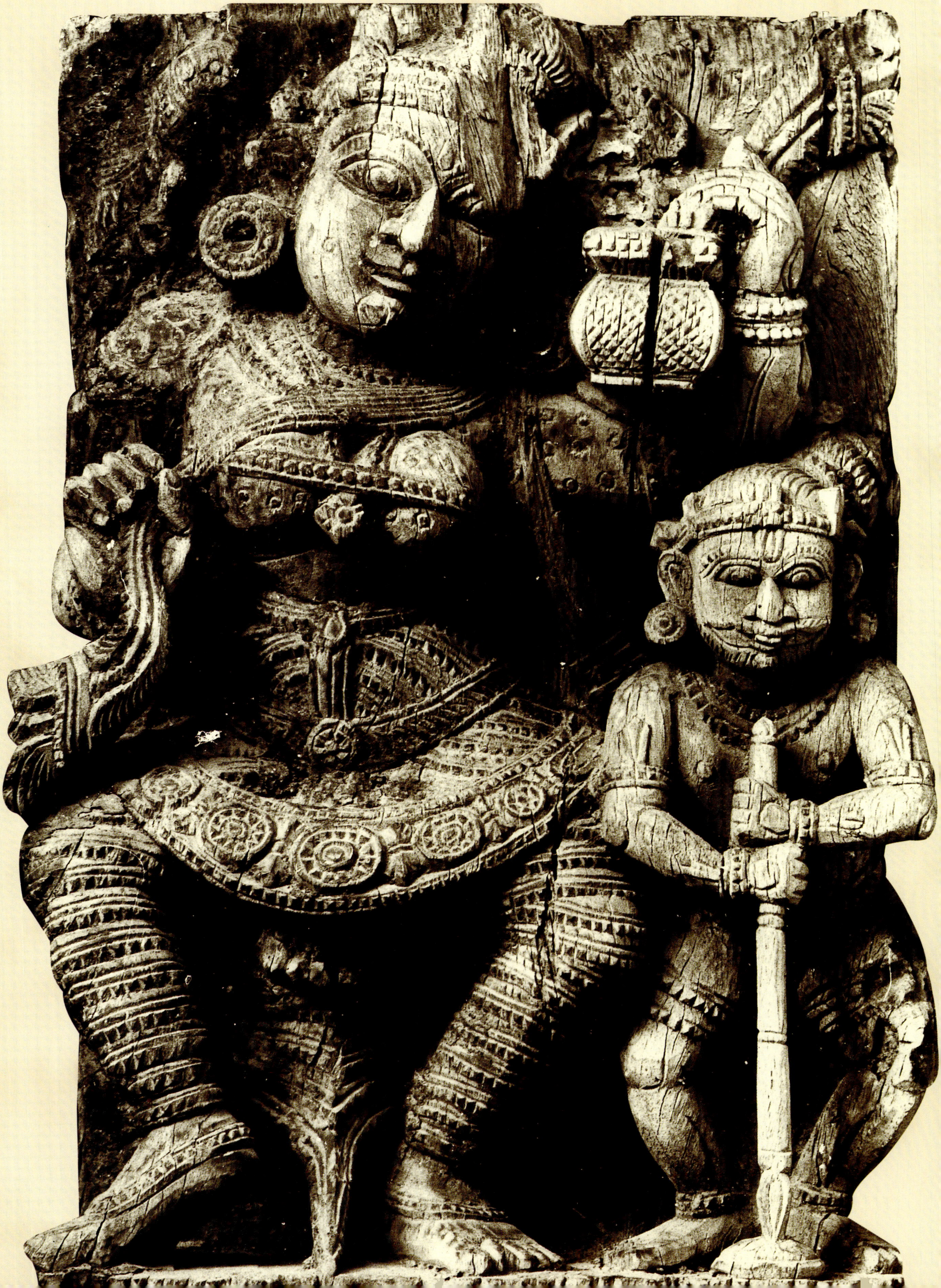

14. »Ich habe immer geglaubt, wir seien nur gute Freunde ...«
15. Er ist unkultiviert
16. Er ist derb und ungehobelt
17. Er ist viel zu dumm, um zu sehen, dass sie ihn liebt
18. Eine »Elefantenfrau« hat kein Interesse an einem »Hasenmann«
19. Sie befürchtet, das Feuer seiner Leidenschaft werde ihn ins Verderben stürzen
20. Sie macht sich Gedanken um ihre eigenen Unzulänglichkeiten
21. »Und wenn man uns entdeckt ...«
22. Er kleidet sich schlecht oder ist schon ergraut
23. Er könnte von ihrem Mann geschickt worden sein, um sie auf die Probe zu stellen
24. Er macht einen allzu rechtschaffenen Eindruck, und deshalb interessiert er sie nicht

(*Kāma Sūtra* 5.1.17ff)

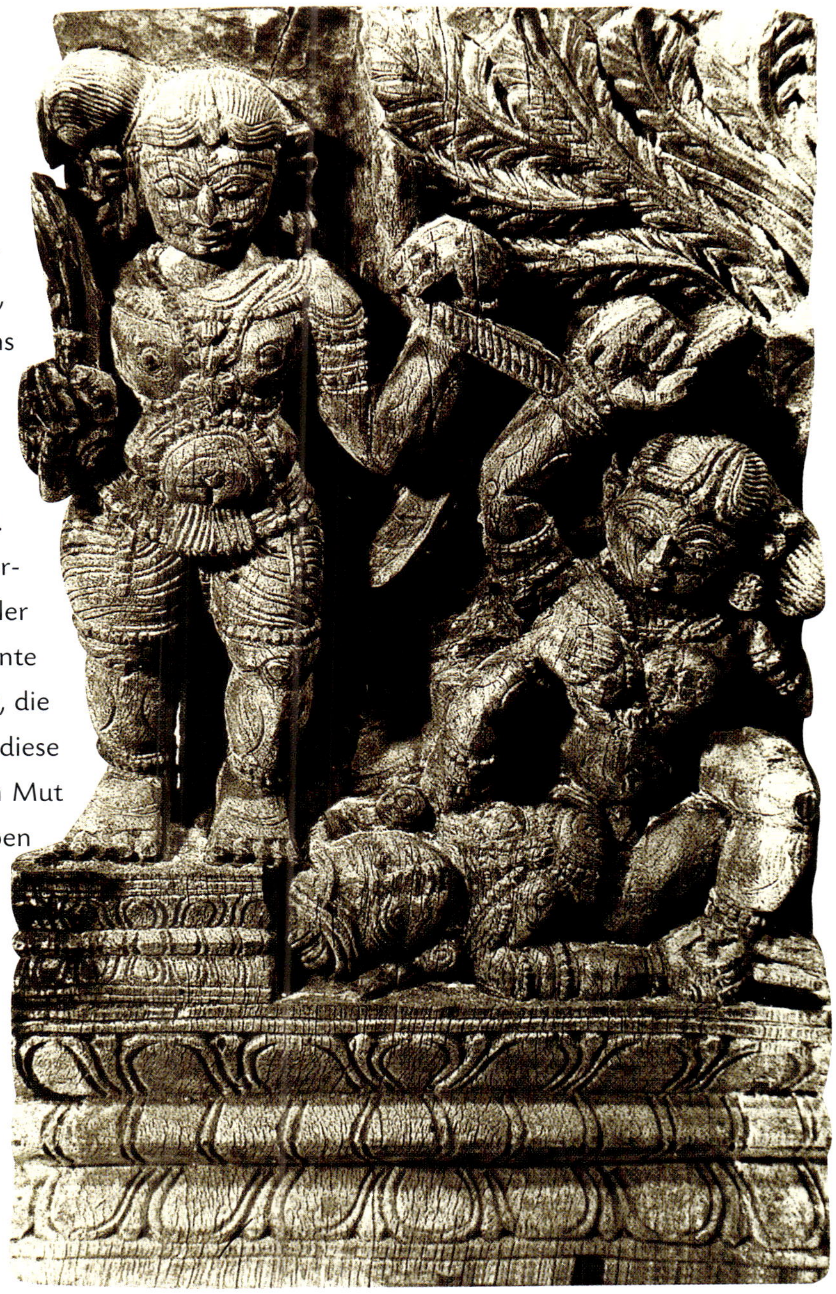

Die natürliche Begabung als Verführer

Vātsyāyana versäumt es nicht, gewissermaßen in Eigenwerbung darauf hinzuweisen, dass Männer, die die Ratschläge des Lehrbuchs beachten, erfolgreiche Verführer sind. Viele der hier aufgelisteten Kategorien von Männern, die bei verheirateten Frauen Erfolg haben, sind nicht sonderlich aufregend. Welche Frau könnte beispielsweise widerstehen, wenn ein Mann die Mängel und Fehler ihres eigenen Ehemanns aufdeckt? Wie könnte sie einen Mann verschmähen, der Dinge tut, die ihr gefallen? Aber vielleicht fügt Vātsyāyana diese Kategorie nur deshalb ein, um jenem Mann Mut zu machen, dessen Leidenschaft sein Leben bedroht, der aber wenig Chancen auf Erfolg hat. Vielleicht handelt es sich um den zierlichen »Hasenmann« von schwachem Charakter und kleinem Penis. Ein solcher Mann könnte seine Erfolgsaussichten dadurch verbessern, dass er den Vorlieben und dem Geschmack seiner Angebeteten Aufmerksamkeit widmet. Bleiben seine Bemühungen auch dann noch ohne Erfolg, gibt der Schlussteil des *Kāma Sūtra* Tipps für esoterische Mittel gegen allerlei Unzulänglichkeiten. Das *Kāma Sūtra* schließt mit der Beteuerung, dass derjenige, der sich an die Ratschläge des Lehrbuchs hält und sich bemüht, alle Hindernisse zu überwinden, im Allgemeinen Erfolg haben wird. Im Falle eines misslungenen Beischlafs und bei vorgerücktem Alter werden künstliche Hilfsmittel empfohlen, bei einigen Gebrechen wirken nur noch »Geheimmittel«. Andere Männer, die in eine der unten stehenden Kategorien fallen, benötigen die Informationen des esoterischen siebten Hauptteils womöglich erst in einem sehr viel späteren Lebensabschnitt.

Links:

Dame, die ausgeht, um sich mit ihrem Liebhaber zu treffen
Madurai, Tamil Nadu
Mitte 19. Jahrhundert
Holz
Sammlung Dr. Mulk Raj Anand

»Eine Frau, die sich an einem verschwiegenen Ort mit einem Mann trifft und die Berührung seiner Füße sucht, aus innerer Unentschlossenheit aber vorgibt, es geschehe rein zufällig, wird mit Geduld und unablässigem Bemühen erobert. Schläft sie zum Beispiel in seiner Nähe, soll er seinen linken Arm um sie legen und Acht geben, ob sie ihn von sich wegschiebt, wenn sie aufwacht, oder ob sie die Berührung insgeheim genießt ... Wenn er sie für längere Zeit nicht gesehen hat, sie sich beim Wiedersehen aber wie gewöhnlich verhält, kann er davon ausgehen, dass sie nichts gegen eine körperliche Vereinigung mit ihm einzuwenden hat« (Burton, 184).

Rechts:

Marodierende Soldaten
Madurai, Tamil Nadu
Mitte 19. Jahrhundert
Holz
Sammlung Dr. Mulk Raj Anand

Zu den abstoßendsten und verbrecherischsten Arten der Heirat gehören solche in Kriegszeiten, wenn die Frauen der Willkür der Sieger ausgeliefert sind. Manche indischen Dörfer sind bekannt für ihre starken Frauen, die in der Feudalzeit bei Unruhen und Aufständen lieber den rituellen Selbstmord begingen, als sich vergewaltigen zu lassen, wenn die Männer ihres Dorfes bei einem bewaffneten Konflikt besiegt und getötet wurden.

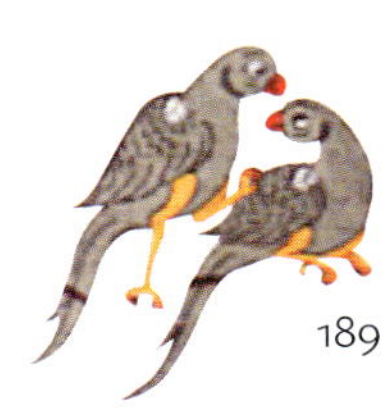

Wer den größten Erfolg bei Frauen erringt

1. Ein Mann, der mit dem *Kāma Sūtra* vertraut ist
2. Ein Mann, der es versteht, eine gute Geschichte zu erzählen
3. Einer, der die Frau von Kindheit an gut kennt
4. Junge Männer in der Blüte ihrer Männlichkeit
5. Ein Mann mit überragenden Kenntnissen der Spiele
6. Einer, der der Frau gehorcht
7. Einer, der beredt unterhält
8. Ein Mann, der tut, was die Frauen wünschen
9. Ein Mann, der bereits die Rolle des Liebesboten gespielt hat
10. Einer, der die Schwächen der Frauen kennt
11. Einer, der von anderen Frauen begehrt wird
12. Einer, der heimlich mit einer ihrer Freundinnen ein Verhältnis hatte
13. Gut aussehende Männer
14. Ein Mann, mit dem sie aufgewachsen ist
15. Der in Liebesdingen bewanderte Nachbar
16. Der in Liebesdingen bewanderte Diener
17. Der Ehemann der Amme
18. Ein frisch verheirateter Ehemann
19. Ein Mann, der freigebig ist und sich gern amüsiert
20. Ein Mann, der stark ist wie ein Stier
21. Ein Draufgänger
22. Ein tapferer Mann
23. Einer, der klüger, besser aussehend und/oder kultivierter ist als der eigene Ehemann der Angebeteten
24. Ein gut und modisch gekleideter Mann

Der Mann sollte versuchen, sich dem Typ des erfolgreichen Verführers anzugleichen und sich sein Wissen praktisch zunutze machen. Jetzt fehlt ihm nur noch die Information darüber, auf welche Frauen er seine Verführungskünste am besten und mit der größten Aussicht auf Erfolg anwendet. Zwar hat der liebeskranke Mann nicht mehr die Möglichkeit, sich das Objekt seiner Begierde auszusuchen, aber derjenige, der sich einer verheirateten Frau aus einem der im *Kāma Sūtra* (1.5) angeführten zulässigen Gründe nähern will, ist gut beraten, sich einen leidenschaftlichen, ungestümen Frauentyp zu suchen.

Mit dem Geliebten durchbrennen
Varanasi, Uttar Pradesh
Mitte 16. Jahrhundert
Miniaturmalerei, Mriganat-Zyklus
Bharat Kala Bhavan, Varanasi

Eine Art der Heirat ist die so genannte »Überraschungs«-Heirat. »Der Mann sucht sich eine Freundin des Mädchens, die er gut kennt, der er vertrauen kann und die gleichzeitig der Familie des Mädchens gut bekannt ist. Mit ihrer Hilfe lockt er bei passender Gelegenheit und unter irgendeinem Vorwand das Mädchen in sein Haus, dann holt er Feuer aus dem Haus eines Brahmanen und verfährt, wie oben beschrieben [er heiratet sie sogleich]« (Burton, 153f.).

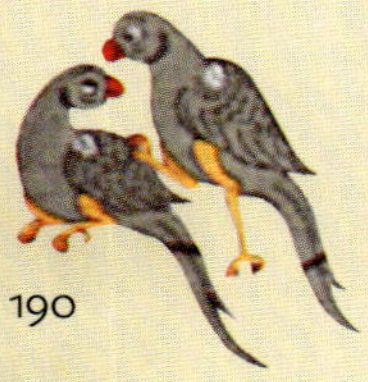

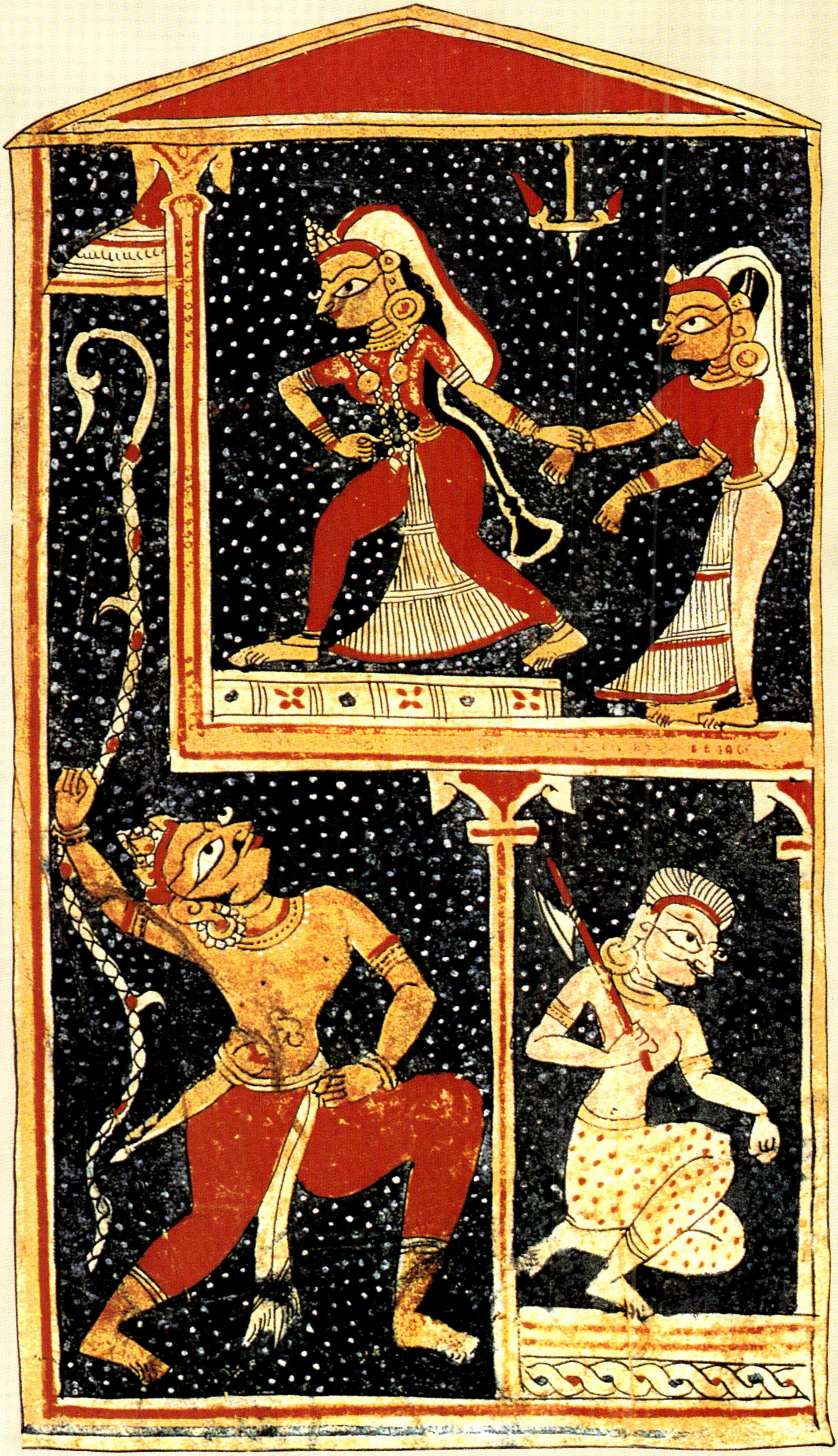

Wie man Eindruck auf sie macht

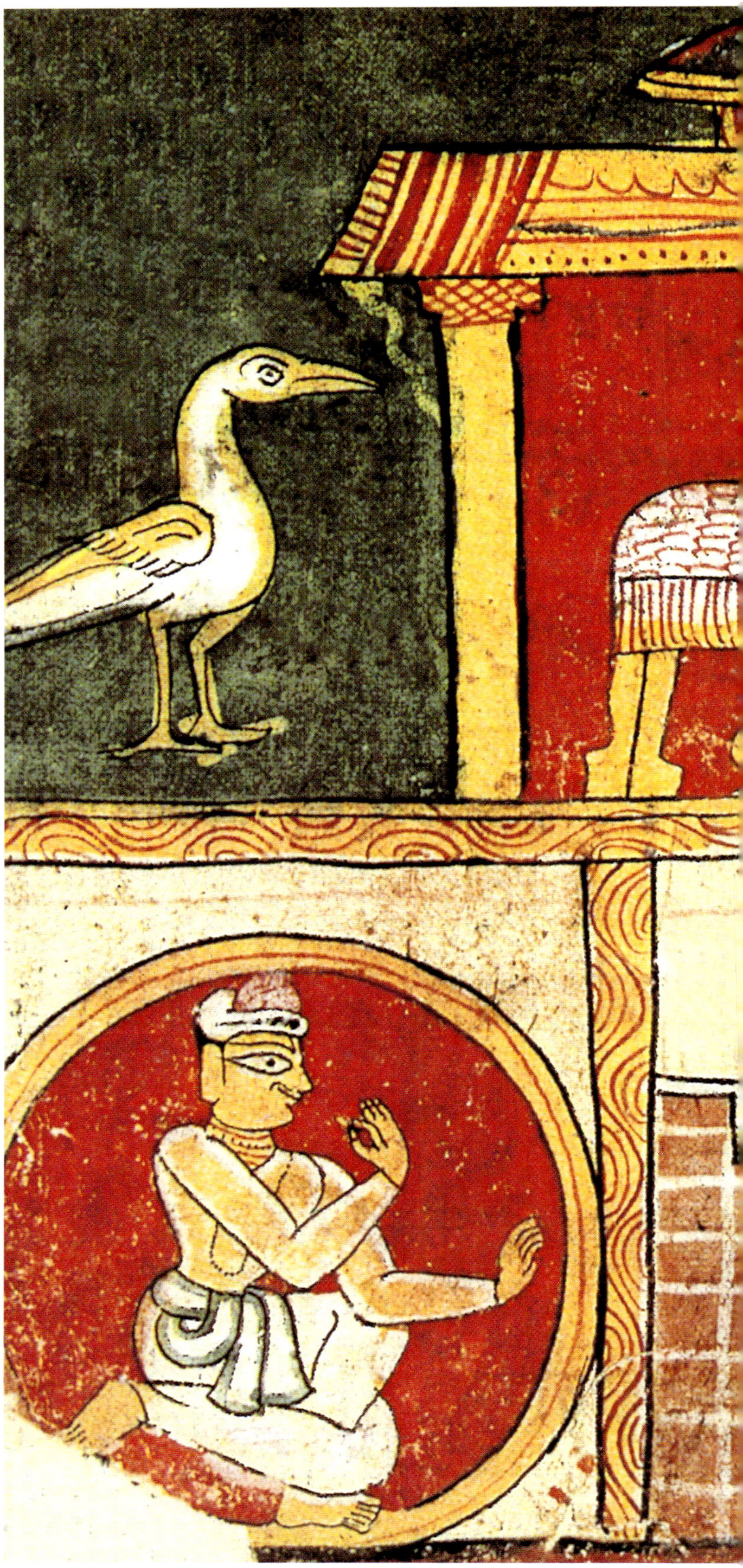

Der Verführer muss anhand des zehnstufigen Katalogs zunächst herausfinden, wie schlimm sein Zustand tatsächlich ist. Anschließend muss er versuchen, seine Erfolgschancen anhand der Rangliste abzuschätzen, und dann ermessen, ob die Angebetete zu einer der einundvierzig Kategorien leicht verführbarer Frauen gehört. Als Nächstes muss er versuchen, mit dem Objekt seiner Begierde näher in Kontakt zu kommen.

Vātsyāyana rät dem Mann, so weit wie möglich die Sache selbst in die Hand zu nehmen und sich erst auf der allerletzten Stufe der Verführung der Dienste einer Vermittlerin zu bedienen. Am Anfang gibt es viele Gelegenheiten, der Frau an sanktionierten Orten in der Öffentlichkeit zu begegnen. Er kann sie scheinbar zufällig im Haus eines gemeinsamen Freundes treffen oder eine Begegnung in einem Tempel oder anlässlich eines religiösen Festes herbeiführen. Dabei zeige der Mann, wie aufgeregt er ist, etwa indem er an seinem Schnurrbart zupft, seufzt oder sich geistesabwesend auf die Unterlippe beißt. Wenn sich aber die Gelegenheit zu einem Gespräch ergibt, zügle er seine innere Erregung, indem er beispielsweise gähnt oder sich räkelt. Er könnte aber auch doppeldeutige Reden führen.

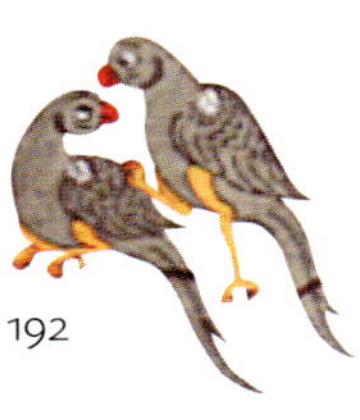

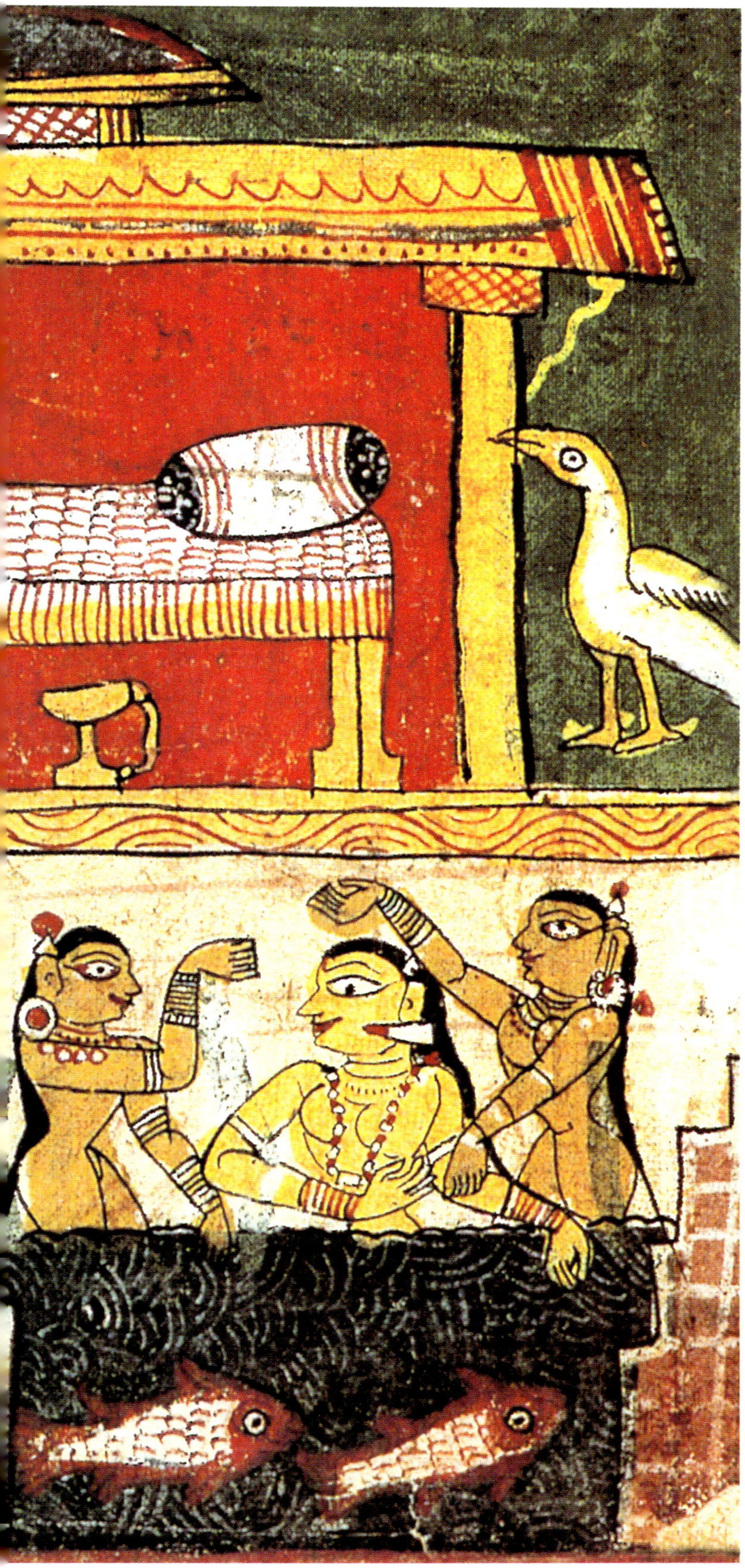

Manchmal erweist es sich als praktisch, ein Kind einzubeziehen, indem man ihm schmeichelt und es lobt – alles innerhalb ihrer Hörweite –, was die Frau auf sich selbst gemünzt deutet. Noch besser ist es, wenn er das Kind beschenkt und freundlich küsst und dabei eine gewisse Sinnlichkeit an den Tag legt. Das Kind zu benutzen, um seine Liebe zu der Frau zum Ausdruck zu bringen, ist der dritte von Vātsyāyana empfohlene Schritt. Der Mann richte es alsdann ein, dass die begehrte Frau mit seiner eigenen Ehefrau ein vertrauliches Verhältnis pflegt und beide Familien die gleichen Dienste von Händlern usw. in Anspruch nehmen. Auf diese Weise kommt er ebenfalls öfter mit ihr zusammen. Bestimmte Anzeichen geben Aufschluss darüber, ob die Frau dem Verführer zugetan ist. Wie immer, so ist auch in diesem Fall der geduldige und aufmerksame Verführer am erfolgreichsten. Er achte auf die Art und Weise, wie sie sich kleidet. Bei der ersten zufälligen Begegnung trägt die Angebetete vielleicht ein ganz alltägliches Baumwollkleid. Bei der nächsten Begegnung aber ist sie in Seide gekleidet und geschmückt. Ist dies der Fall, darf der Verführer Hoffnung schöpfen, denn dies ist ein Zeichen dafür, dass sie ihm zugeneigt ist.

Vorbereitung auf das Liebesspiel
Varanasi, Uttar Pradesh
Mitte 16. Jahrhundert
Miniaturmalerei, Mriganat-Zyklus
Bharat Kala Bhavan, Varanasi

»In den ersten drei Tagen nach der Eheschließung schlafen das Mädchen und der junge Mann auf dem Boden und üben während dieser Zeit strengste sexuelle Enthaltsamkeit. Sie nehmen nur salzlose und ungewürzte Speisen zu sich. An den folgenden sieben Tagen baden sie zum heiteren Klang von Musikinstrumenten, sie schmücken sich, essen in Gesellschaft und erweisen der Verwandtschaft sowie allen, die zu ihrer Heirat gekommen sind, ihre Reverenz« (Burton, 139).

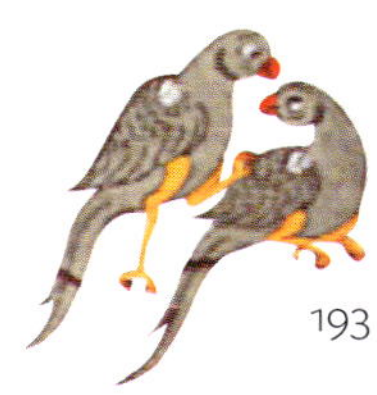

Die Vermittlung durch Dritte

Hat der Verführer durch geduldiges Beobachten über die Disposition der Frau Gewissheit gewonnen, soll er sich vertrauensvoll an eine Freundin wenden, die sich für ihn einsetzt, als Vermittlerin agiert und die Sache wieder einrenkt, falls etwas schief geht. Da ein Mann nur schwer an eine verheiratete Frau herankommt, ohne Verdacht zu erregen, ist es auf dieser Stufe ratsam, eine Frau in seine Pläne einzuweihen, die sich dem Objekt seiner Begierde leichter nähern kann. Diese kann mit der Angebeteten über alles Mögliche sprechen, die Unzulänglichkeiten des Gatten hervorheben und ihr die Idee der Zuneigung zu einem anderen Mann einflößen. Vielleicht fühlt sich die Frau von ihrem Mann vernachlässigt. Wenn nicht, kann eine vertrauensvolle Freundin ein Gefühl der Unzufriedenheit in ihr wecken. Ist dieses Ziel erreicht, überbringe die Vermittlerin der Frau Geschenke des Verführers. Die Vermittlerin soll nicht nachlassen, von der einzigartigen Liebe des Verführers zu schwärmen.

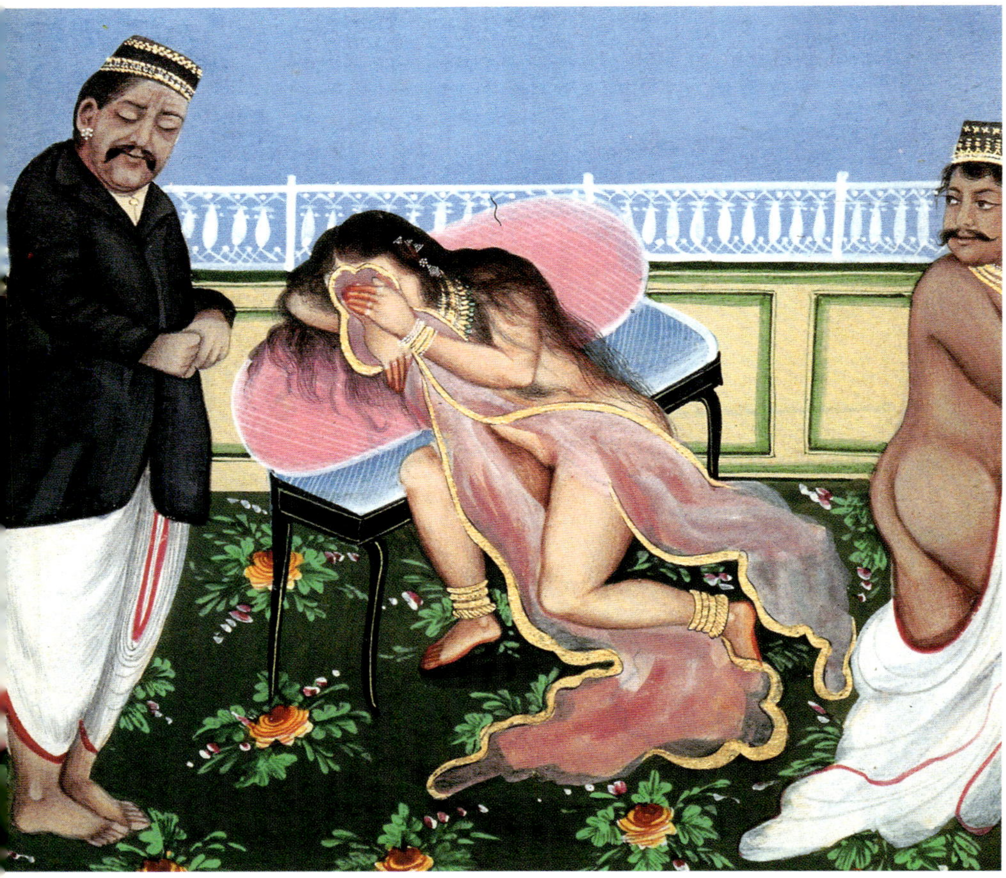

An diesem Punkt überlege man, welche Orte für ein Rendezvous in Frage kommen könnten. Hier wird eine wichtige Unterscheidung getroffen, die die besonderen Gefahren einer solchen – letztlich unzulässigen – Verführung betont. Vātsyāyana warnt, ein unverheiratetes Mädchen werde von den Bemühungen einer Vermittlerin wohl eher unbeeindruckt bleiben. Der Verführer muss selbst an das Mädchen herantreten, ihm Geschenke überreichen, es mit freundlichen Worten, zärtlichen Bemerkungen und Zeichen seiner Wertschätzung für ihre Anmut und Schönheit zu gewinnen versuchen. Bei einer verheirateten Frau dagegen ist es nicht ratsam, direkt an sie heranzutreten. In diesem Fall sollte der Mann auf die Vermittlung einer Freundin bauen. Alle Versuche, eine Frau zu verführen, sind riskant. Aber wenn der Mann einen direkten Vorstoß unternimmt, wird er todsicher scheitern. Mit der diskreten Hilfe einer Vermittlerin dagegen wird die Gefahr verringert, entdeckt und dann von einem rasenden Ehemann getötet oder zum Krüppel gemacht zu werden. Da aber der Text hauptsächlich geschrieben ist, um Männern zu helfen, die Unbescholtenheit ihrer Ehefrauen zu wahren, sollte das Auftauchen einer neuen Freundin sofort den Verdacht des Ehemanns wecken.

Links:

Rückkehr des Ehemanns
Indore, Madhya Pradesh
20. Jahrhundert
Miniaturmalerei
Privatsammlung

Die Akteure dieser traurigen Szene lassen sich leicht identifizieren. Die Frau und ihr Liebhaber werden von dem wütenden Ehemann bei ihrem unerlaubten Tun erwischt und müssen die Konsequenzen tragen. Der Ehemann ist ein reicher, beleibter Kaufmann, dessen Unfähigkeit, seine Frau sexuell zu befriedigen, zu dieser unerfreulichen Situation beigetragen hat.

Rechts:

Die Macht eines Königs
Jaipur, Rajasthan
Spätes 18. Jahrhundert
Miniaturmalerei
Sammlung Lance Dane

Mit angstgeweiteten Augen beobachten Frauen aus ihrem Versteck, was hier geschieht: Der von seiner Ehefrau betrogene König schickt sich an, seine Autorität dadurch wiederherzustellen, dass er den Liebhaber der Königin tötet und auch die Königin selbst mit dem Tod bedroht.

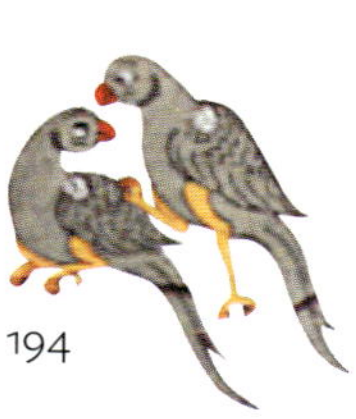

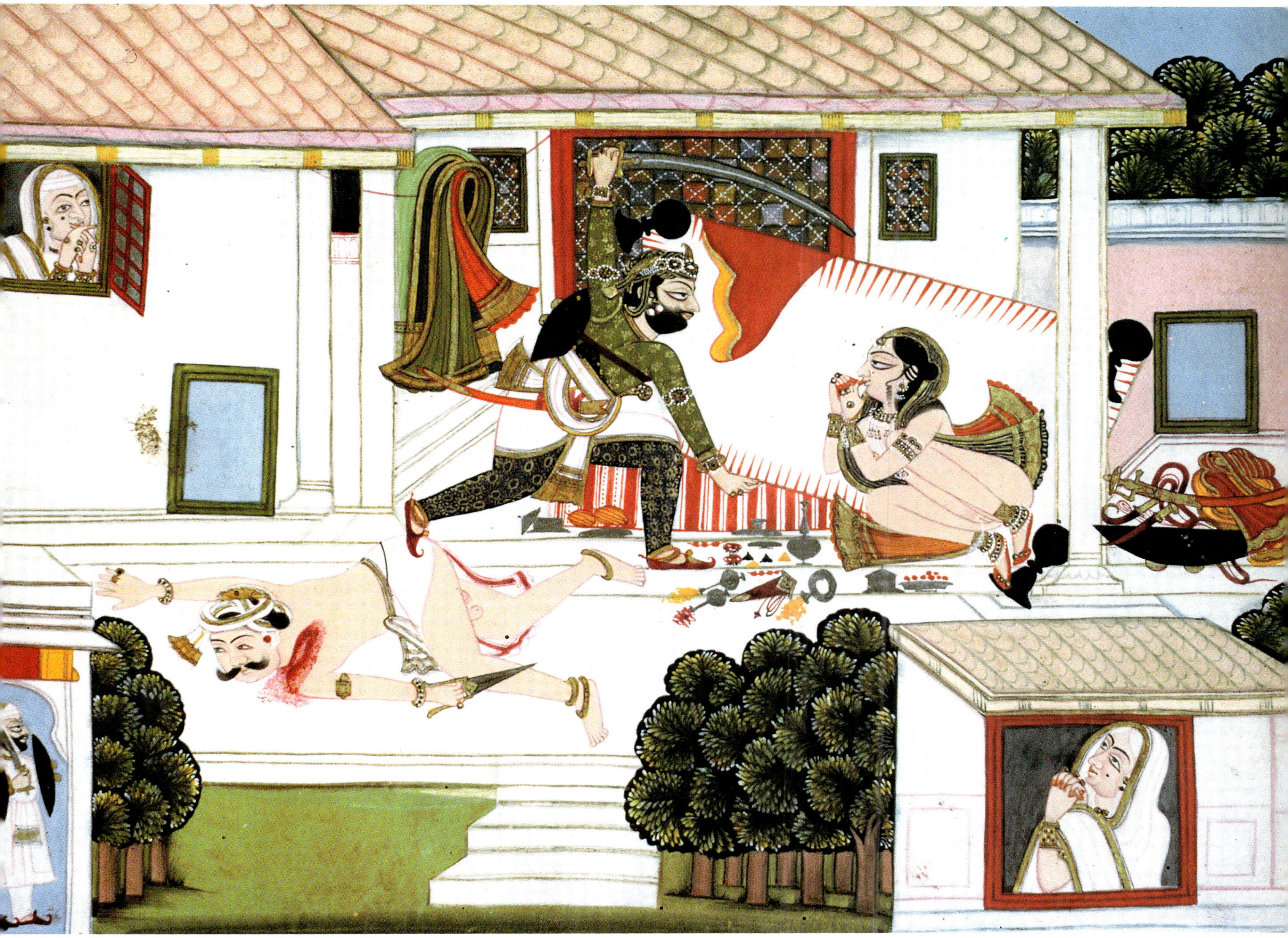

Auch die Vermittlerin oder Liebesbotin hat eine prekäre Aufgabe zu erfüllen. Doch sie erreicht ihr Ziel gleichfalls nur durch geduldiges Erkunden der Persönlichkeit der Frau. Die Vermittlerin stelle die tatsächlichen und vermeintlichen Unzulänglichkeiten des Ehegatten heraus. Sie betone immer wieder seine Fehler und bohre nach, wenn sie bemerkt, dass sie damit einen Nerv getroffen hat. In ihren Reden passe sie sich dem Gemütszustand der Frau an. Wenn sie beispielsweise merkt, dass die Frau bestimmte Eigenarten ihres Mannes geduldig erträgt, setze sie alles daran, Unduldsamkeit in ihr zu wecken. Dafür sind bestimmte Techniken besonders effektiv. Die Vermittlerin verweise auf die untadeligen Ehemänner anderer Frauen und betone im Vergleich zu ihnen die Fehler dieses Gatten. Wenn der Ehemann ein »Hase« ist, soll sie diese Taktik unbedingt anwenden. Wenn die Frau aber der Typ der Gazelle ist, sind die Fehler des Gatten kein Konfliktstoff.

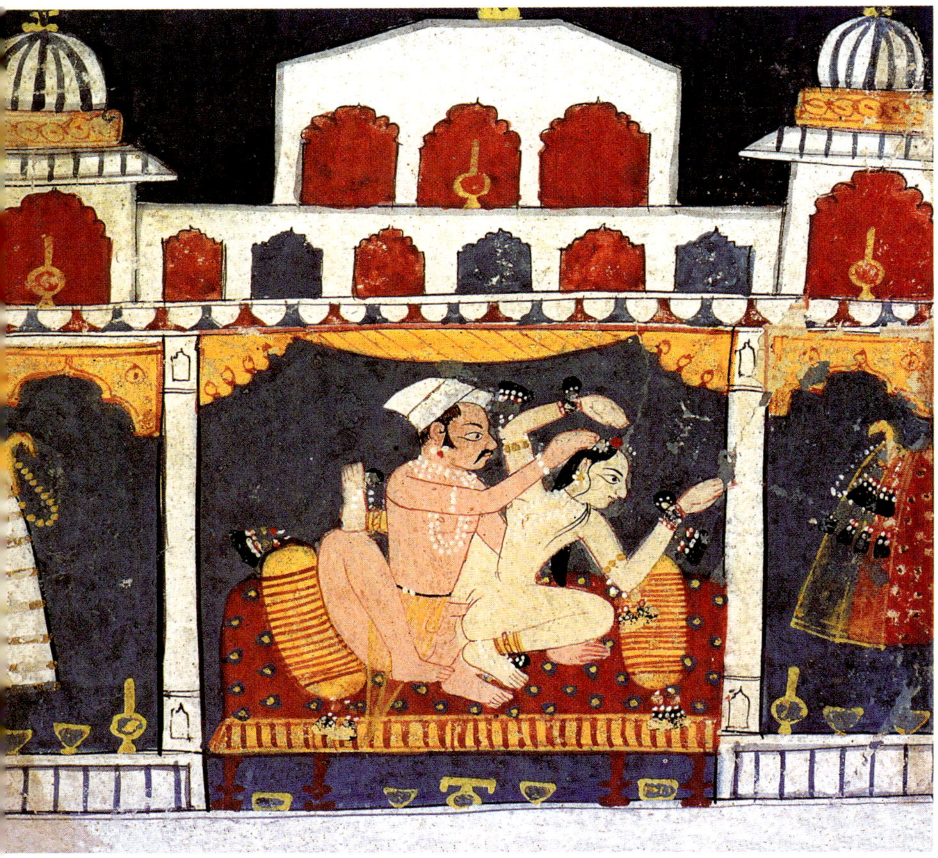

Als Nächstes führe die Vermittlerin der Frau die überragenden Qualitäten des Verführers vor Augen, vor allem seinen Charme und seine tiefe Hingabe und Leidenschaft. Schon allein die Tatsache, dass er sich die Mühe gemacht hat, eine Vermittlerin einzuschalten, sollte die Frau beeindrucken; deshalb soll die Vermittlerin immer wieder darauf hinweisen. Kennt die Vermittlerin die traditionellen Geschichten von Frauen mit außerehelichen Affären, erzähle sie sie voller Begeisterung – und verschweige dabei die furchtbaren Konsequenzen, die das Verhalten der Hauptfiguren für ihr Karma hat.

Links:

Das Schlagen mit der flachen Hand
Malwa, Rajasthan
Frühes 17. Jahrhundert
Miniaturmalerei
Sammlung Lance Dane

In bestimmten Gegenden sind die Menschen zu besonders heftiger Leidenschaft fähig. Auf deren Höhepunkt versetzen sie einander Schläge mit der flachen Hand oder mit der Faust und verleihen ihrem Liebesspiel auf diese Weise eine gereizte Sinnlichkeit. »Wenn die Frau auf dem Schoß des Mannes sitzt, gibt ihr dieser Schläge mit der Faust auf den Rücken, die sie zurückgibt. Sie tut, als sei sie wütend, und stößt gurrende Laute und Schluchzer aus. Während des eigentlichen Verkehrs soll der Mann die Frau mit dem Handrücken auf den Zwischenraum der Brüste schlagen, zuerst langsam, dann immer heftiger, während die Leidenschaft zunimmt, bis sie gestillt ist« (Burton, 117).

Rechts:

Biss in die Brust der Frau
Orissa
Spätes 19. Jahrhundert
Palmblatthandschrift
Sammlung Lance Dane

»Der ›Eberbiss‹ besteht aus dicht gedrängten, recht langen und zahlreichen Zahnspuren mit dunkelroten Zwischenräumen; angebracht werden sie nur auf Brüsten und Schultern. Die beiden letzteren Bissarten sind typisch für heftige Leidenschaft« (Burton, 109).

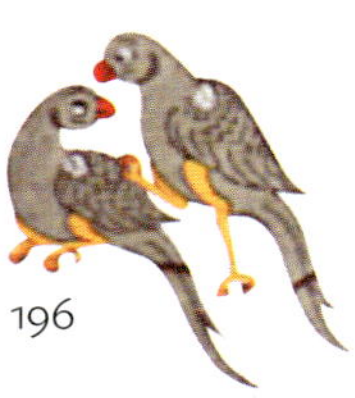

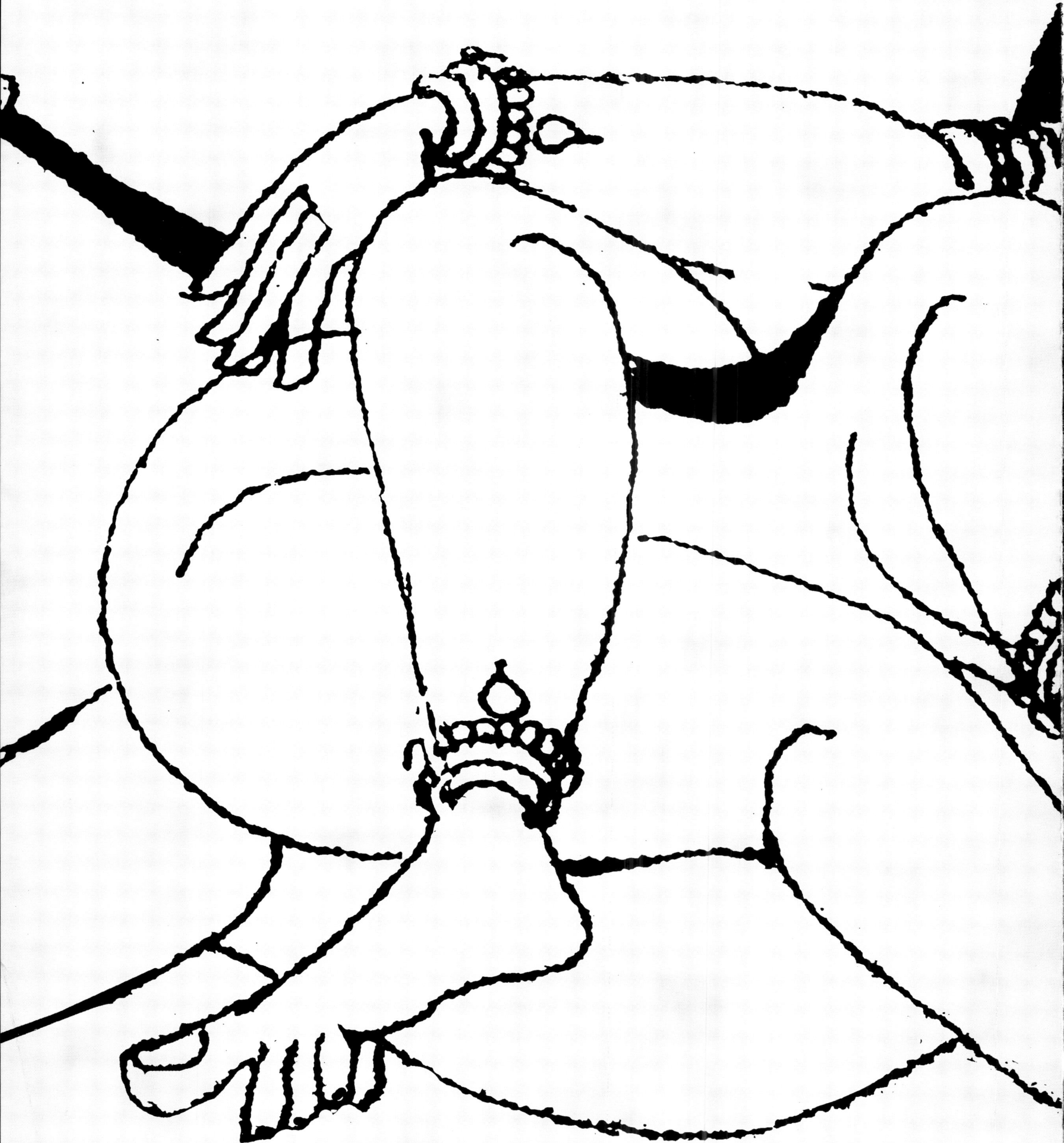

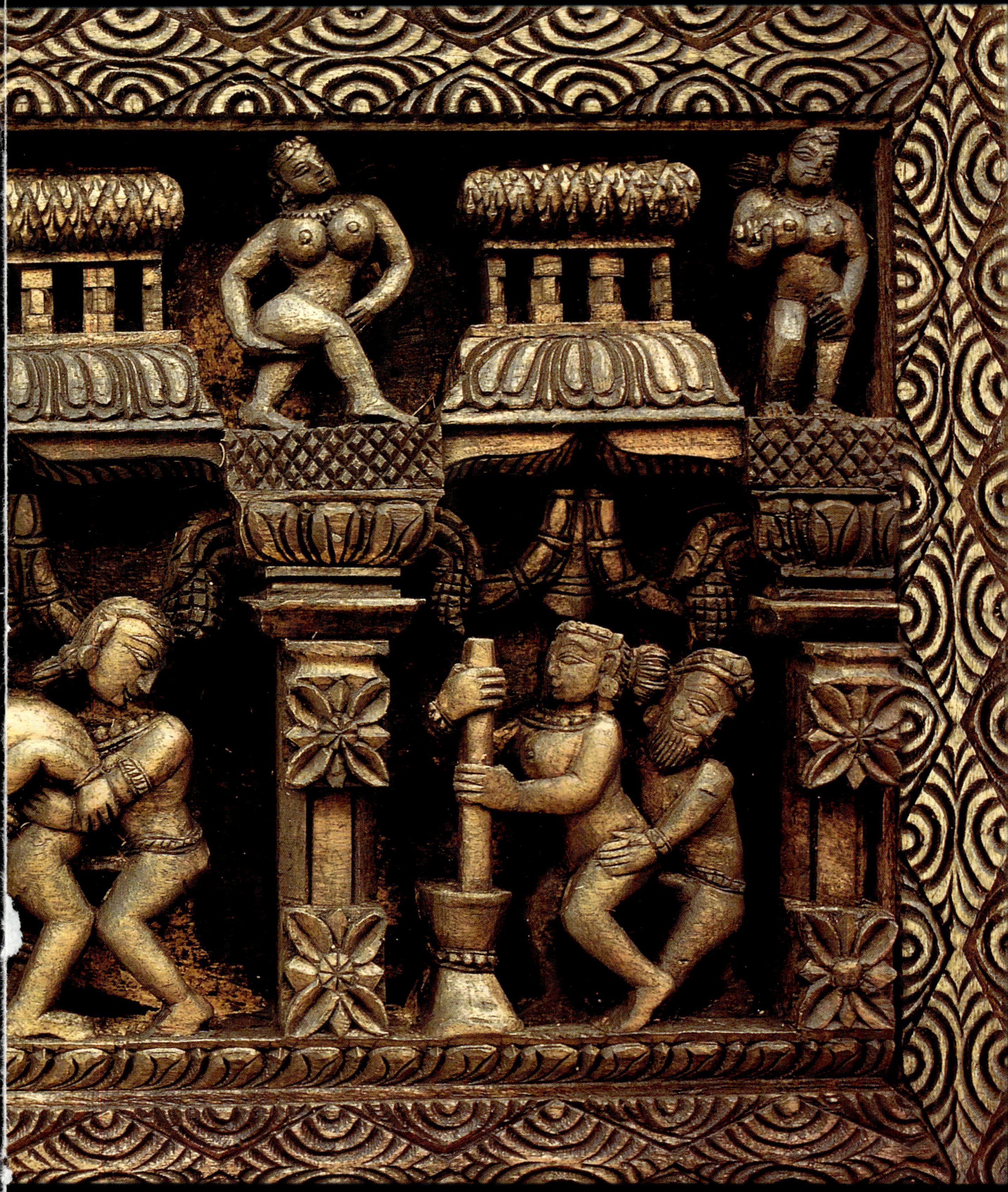

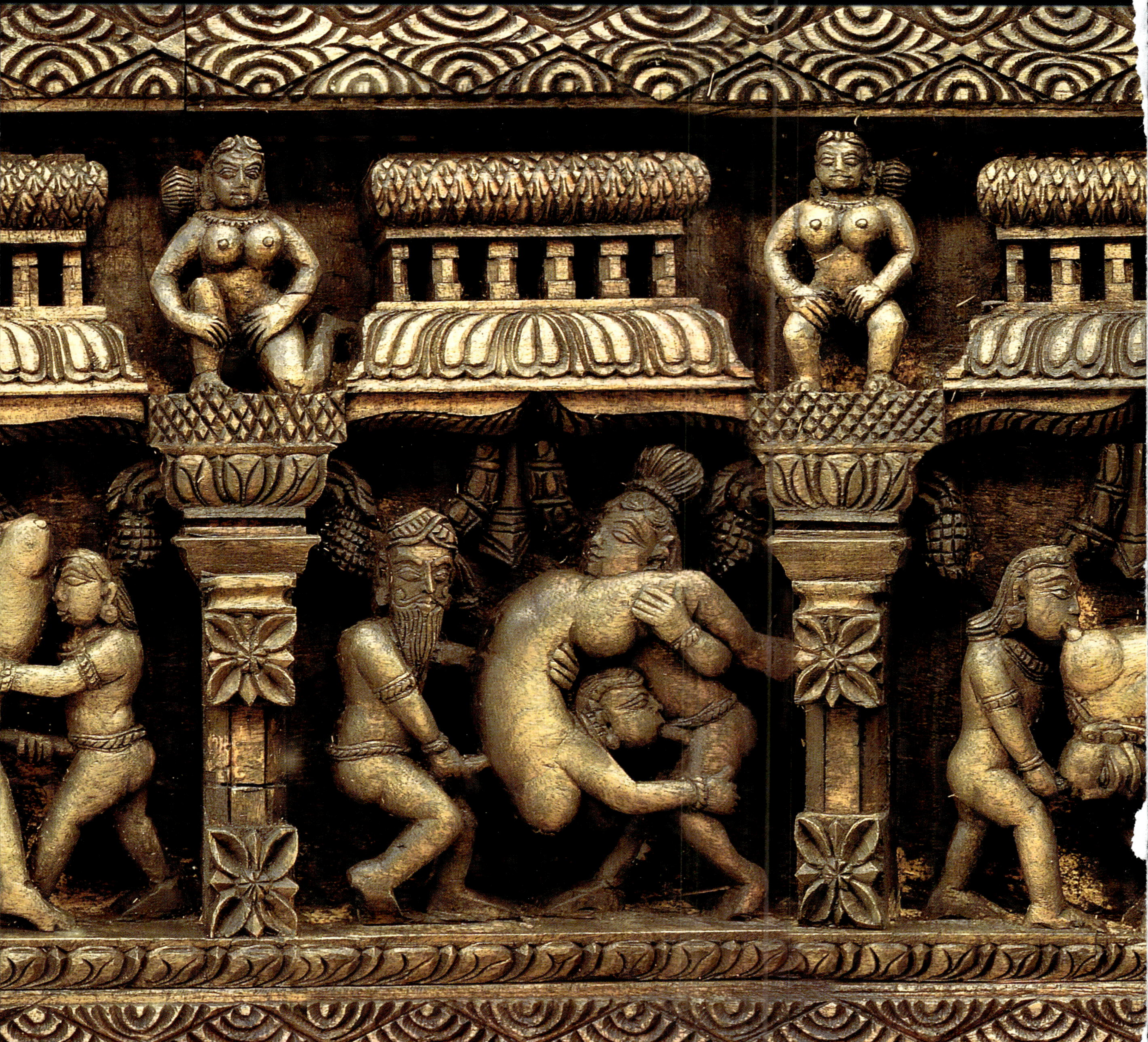

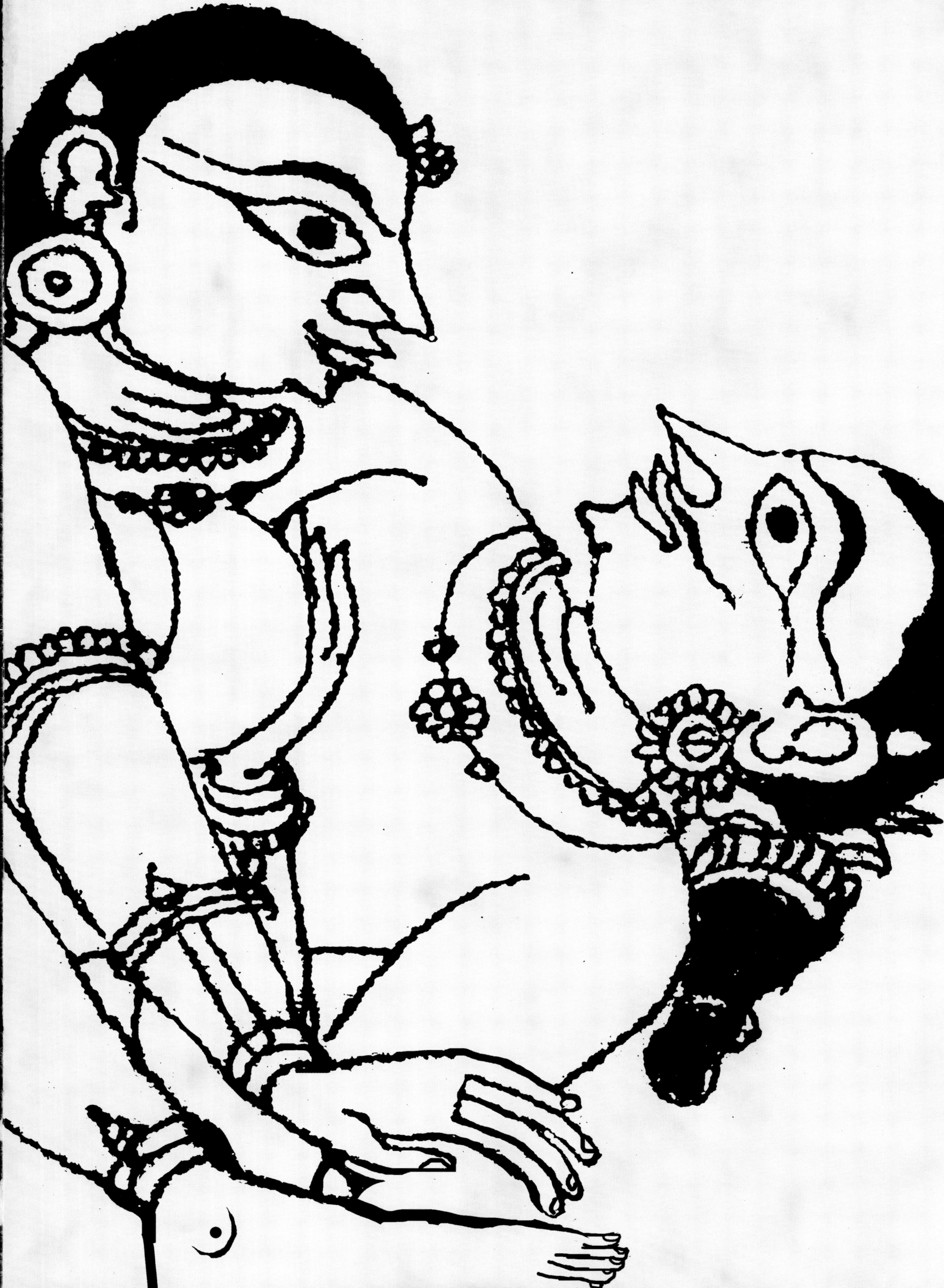

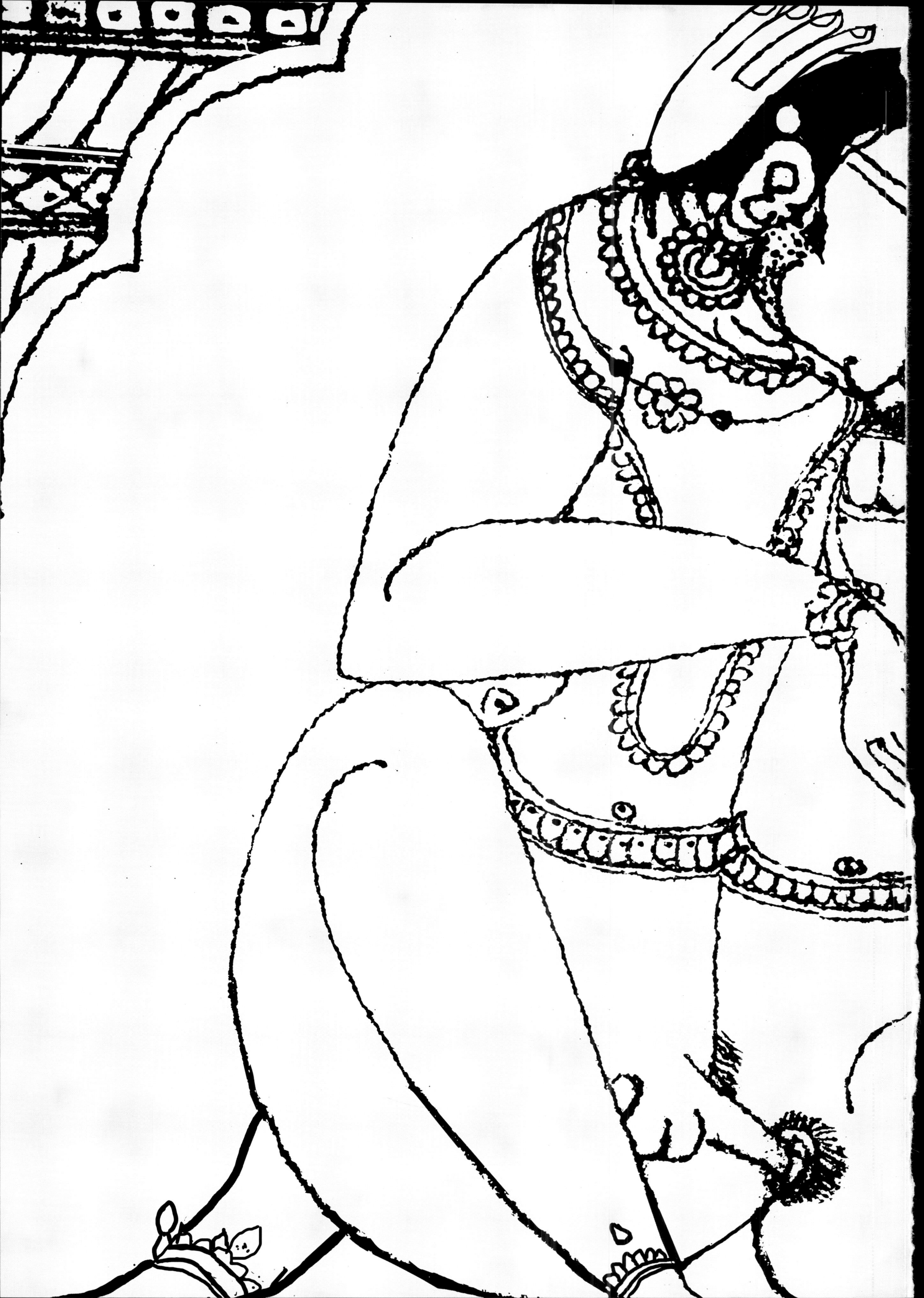

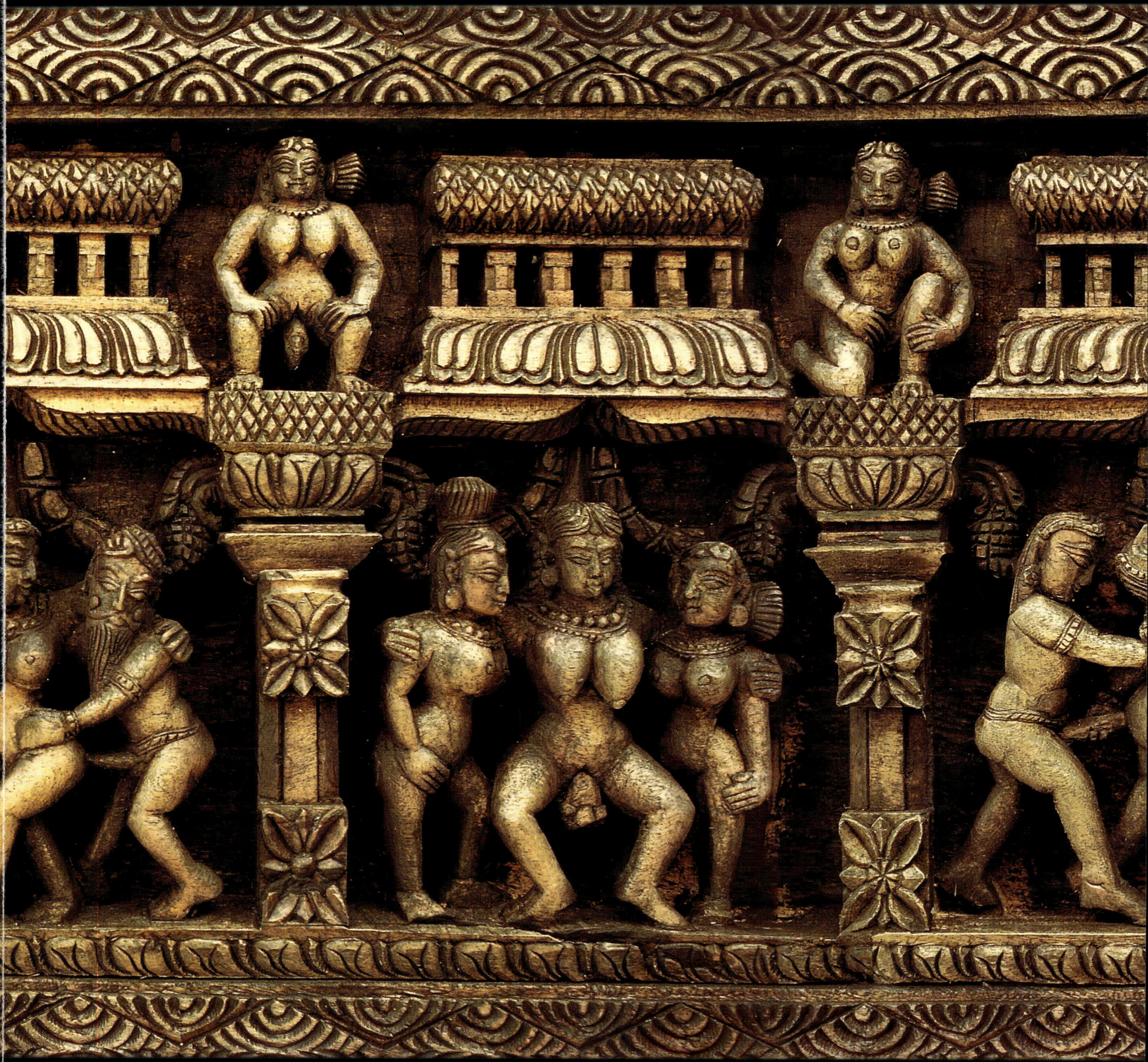

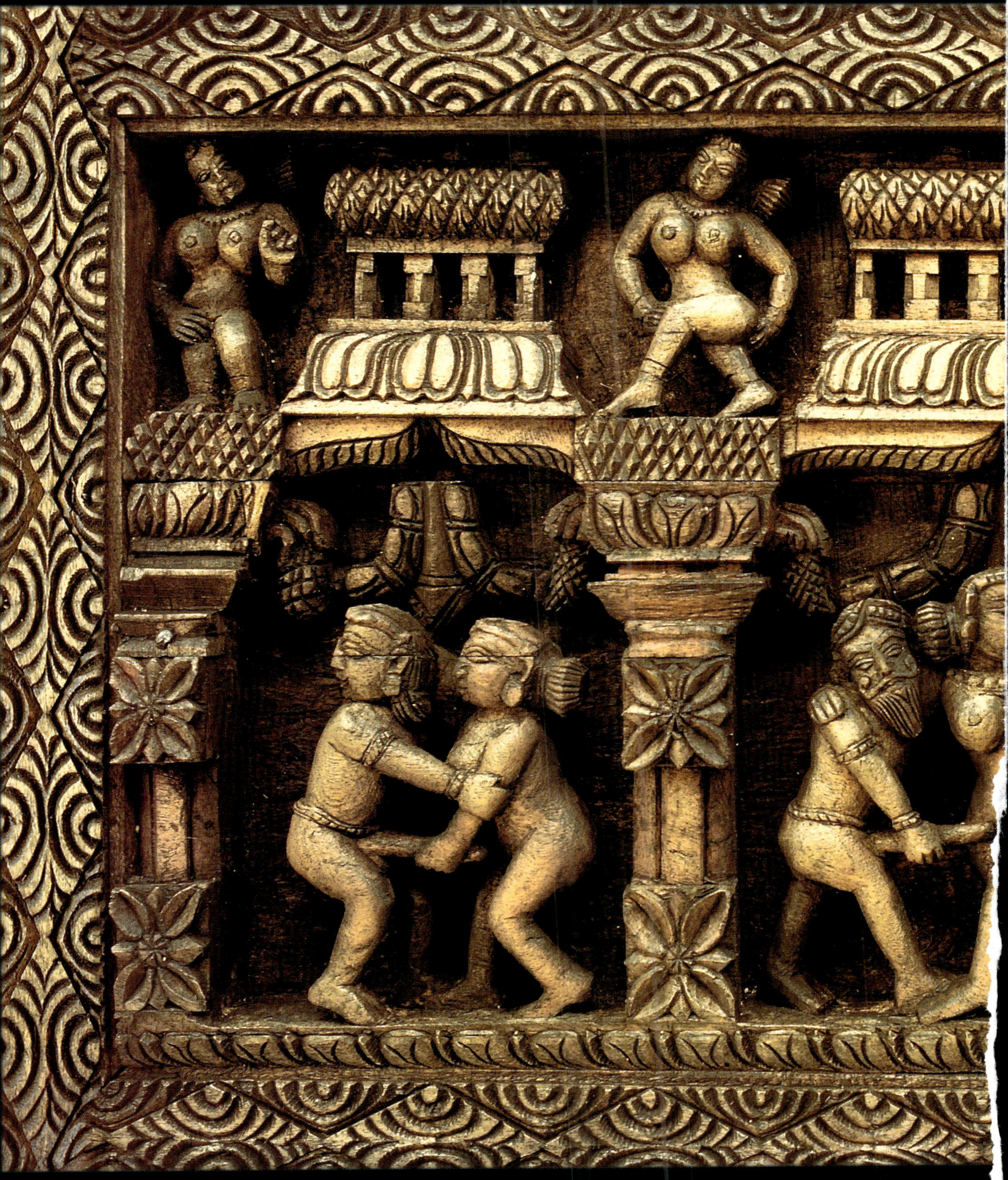

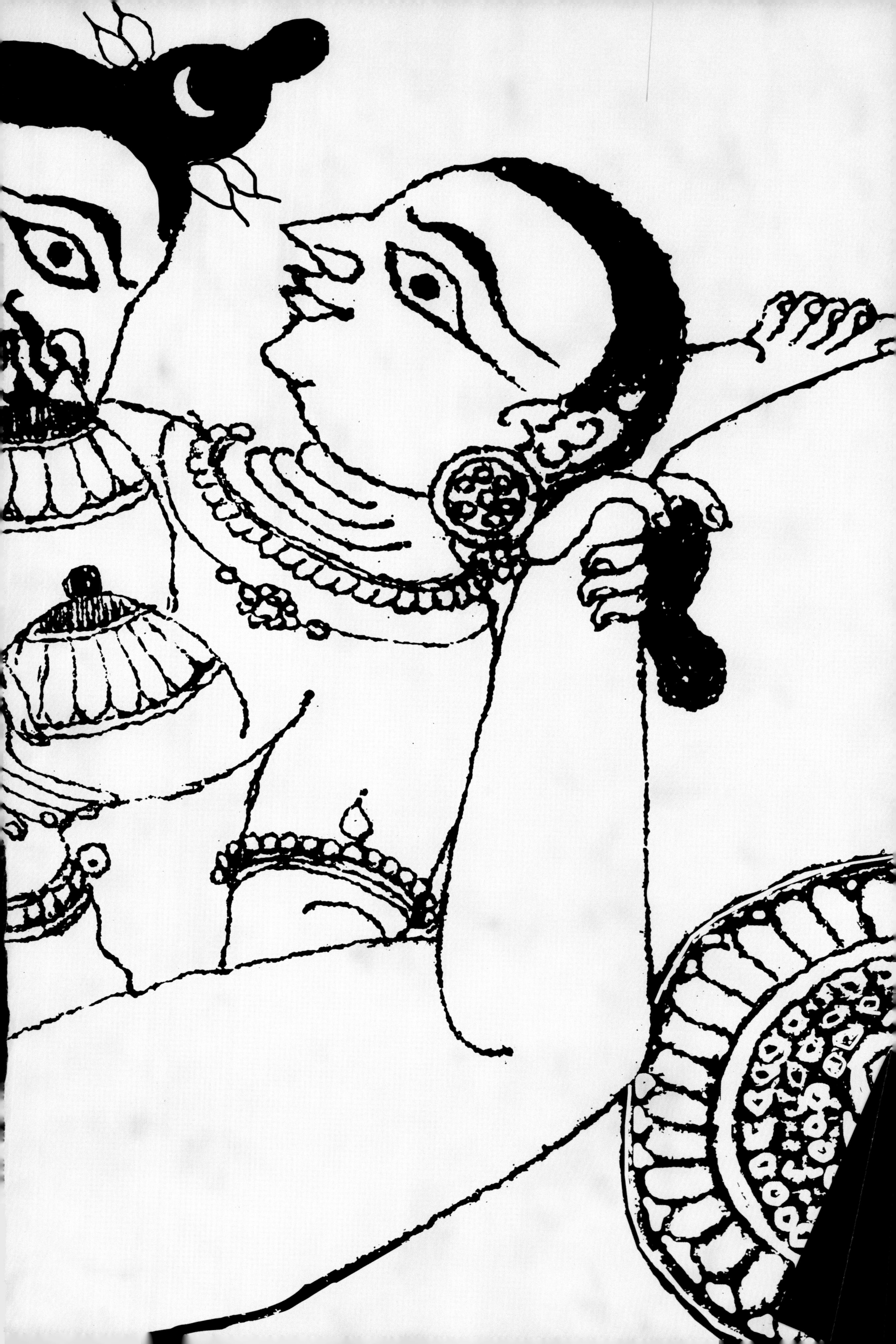

Links:

Die Frau in der Rolle des Mannes
Orissa
Spätes 19. Jahrhundert
Palmblatthandschrift
Sammlung Lance Dane

»Wenn die Frau ermüdet ist, soll sie ihre Stirn auf die Stirn ihres Liebhabers legen und ausruhen, ohne die Einung zu unterbrechen. Hat sich die Frau ausgeruht, soll sich der Mann umwälzen und erneut die Einung vollziehen« (Burton, 123).

Rechts:

Kitzeln
Malwa, Rajasthan
Frühes 17. Jahrhundert
Miniaturmalerei
Sammlung Lance Dane

»Und da das Drücken oder Kratzen mit den Nägeln von der Intensität der Leidenschaft abhängt, lässt sich nicht mit Sicherheit sagen, wie viele verschiedene Arten von Nägelmalen es tatsächlich gibt. Nach Ansicht Vātsyāyanas ist der Grund dafür die Mannigfaltigkeit in der Liebe ebenso wie die Tatsache, dass Liebe durch Mannigfaltigkeit geweckt wird« (Burton, 106).

Folgende Doppelseite:

Verführung hinter dem Rücken des Ehemanns
Sirohi, Rajasthan
Frühes 19. Jahrhundert
Miniaturmalerei
Privatsammlung

»Ein Mann, der in der Wissenschaft der Liebe beschlagen ist und bewandert in den Mitteln und Wegen, die Frauen anderer Männer zu gewinnen, wird nicht hintergangen, wenn es um seine eigene Frau geht. Es wird ihm jedoch abgeraten, zu diesen Mitteln zu greifen, um die Ehefrauen anderer Männer zu verführen, weil sie nicht immer erfolgreich sind und weil überdies oft Unglück daraus entsteht und diese Mittel *dharma* und *artha* widersprechen. Dieses Buch, das dem Wohlbefinden der Männer dienen soll und anleitet, die eigene Frau zu behüten, sollte nicht dazu verwendet werden, die Frauen anderer Männer zu gewinnen« (Burton, 202).

Seiten 199, 200, 201, 202

Erotische Begegnungen
Chidambaram, Tamil Nadu
Spätes 19. Jahrhundert
Holzrelief
Privatsammlung

»›Diese Geschehnisse sind nur schwer katalogisierbar und kaum in Regeln zu fassen. Hat das Liebesspiel erst einmal begonnen, ist die treibende Kraft allen Handelns die Leidenschaft.‹ Solche leidenschaftlichen Handlungen, erotischen Gesten oder Bewegungen, die sich aus einem augenblicklichen Impuls während des Geschlechtsverkehrs ergeben, können nicht vorherbestimmt werden und sind so flüchtig wie Träume« (Burton, 119).

Die Frau, die als Vermittlerin agiert, ist gewöhnlich eine Außenstehende, obwohl Vātsyāyana bemerkt, dass auch die eigene Ehefrau eines Mannes als Liebesbotin fungieren kann. In diesem Fall lasse der Mann seine Gelüste durch die eigene Ehefrau übermitteln, die natürlich am besten in der Lage ist, die intimsten Vorzüge des Verführers angemessen und überzeugend herauszustellen. Hat der Mann das Interesse an der Frau verloren, kann die Vermittlerin auch von der verschmähten Frau eingesetzt werden. Dies ist zwar eine eher ungewöhnliche Vorgehensweise, aber Vātsyāyana betont, dass die Vermittlerin durch das persönliche Gespräch oftmals ein Liebespaar wieder zusammenbringen kann.

Sobald die verheiratete Frau Zuneigung zum Verführer gefasst hat, wird er sie mit Geschenken überhäufen. Schenkt er ihr zum Beispiel eine Blume, sollte diese zart und duftend sein, aber Spuren der Nägel und Zähne des Geliebten tragen. Begegnet er ihr bei einem Gartenfest oder einer anderen geselligen Gelegenheit, bitte er sie, ihm die Blume zu schenken, die in ihrem Haar steckt. Er darf von ihr auch Zeichen ihrer Zuneigung erwarten, so dass der Austausch wechselseitig ist. Wenn alles gut geht und er sie an einem geheimen Ort trifft, soll er flüchtig seine Hand zwischen ihre Beine tun oder leicht und schnell über ihre Brust streifen, wenn sie ihm kleine Geschenke überreicht. Dabei mache er deutlich, dass seine Berührungen keineswegs zufällig sind. Aber er achte darauf, dass er tatsächlich unbeobachtet und mit der Angebeteten allein ist. Am Ende macht Vātsyāyana noch ein paar allgemeine Bemerkungen über die Bereitschaft der Frau. Grundsätzlich, so wird versichert, ist jede Frau, die einem Verführer ihre Zuneigung bekundet hat, auch bereit zum Geschlechtsverkehr. Wenn sie unentschlossen, aber nicht abgeneigt ist, sich jedoch der Begegnung mit ihm entzieht, soll er unverzüglich die Dienste einer Vermittlerin in Anspruch nehmen, die seine Sache bei ihr vertritt. Aller Wahrscheinlichkeit nach wird er dadurch Erfolg haben. Wenn der werbende Geliebte nach den hier beschriebenen Methoden vorgeht, wird ihm eine diskrete Vermittlerin, die sich der Frau unmittelbar nähern und für ihn werben kann, eine große Hilfe sein.

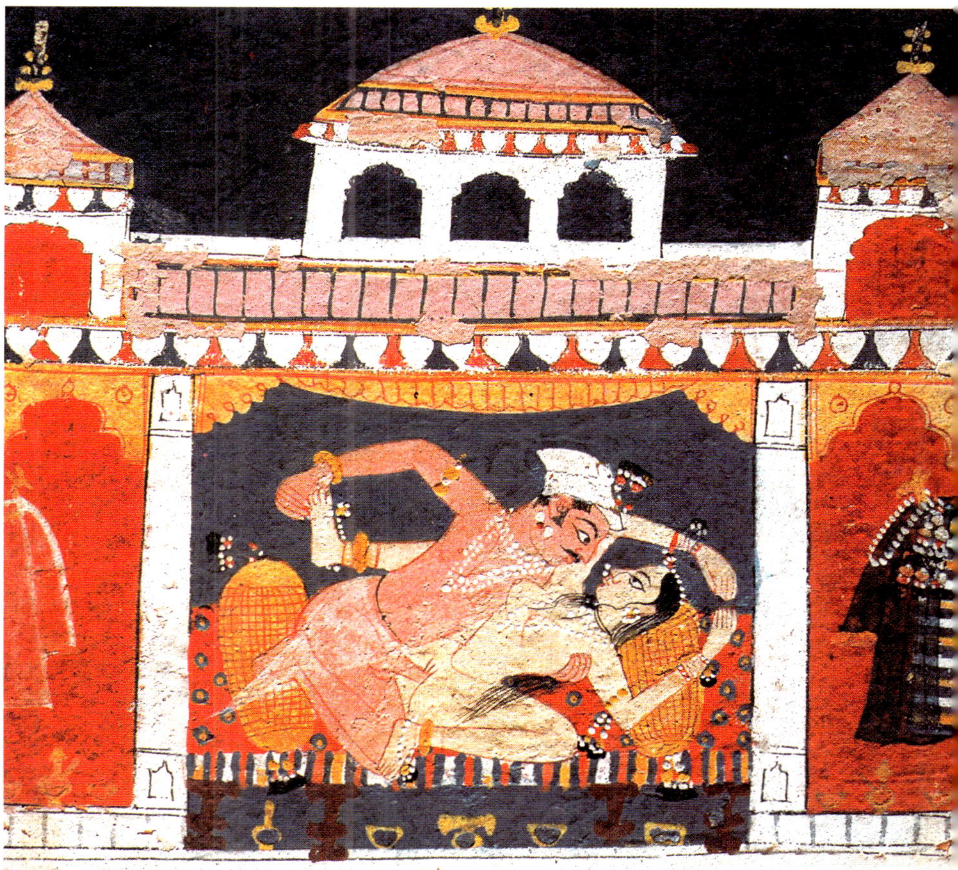

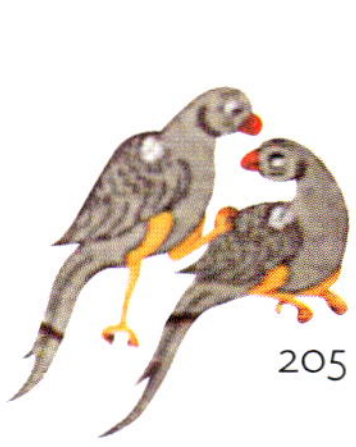

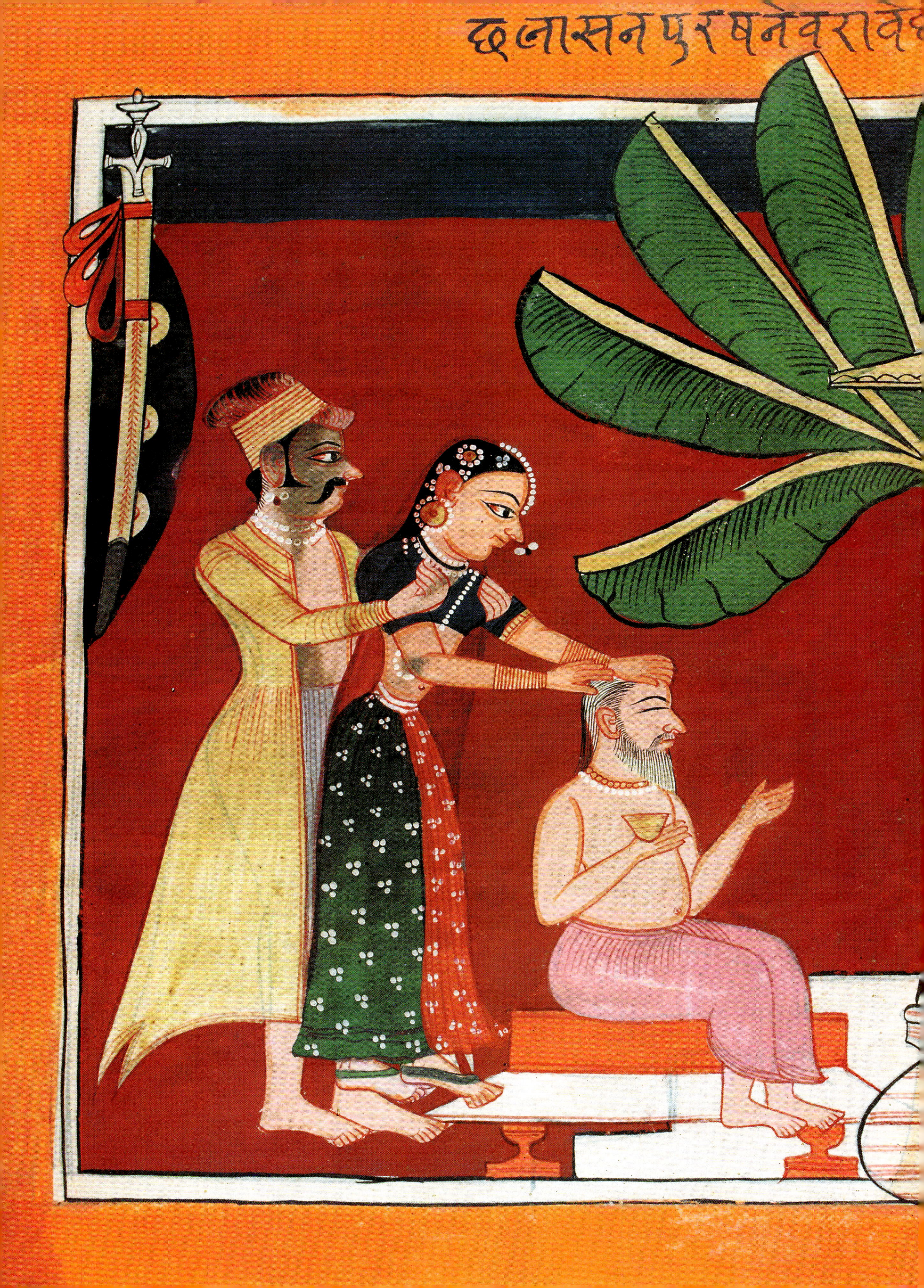
छलासन पुरषनेवरावे

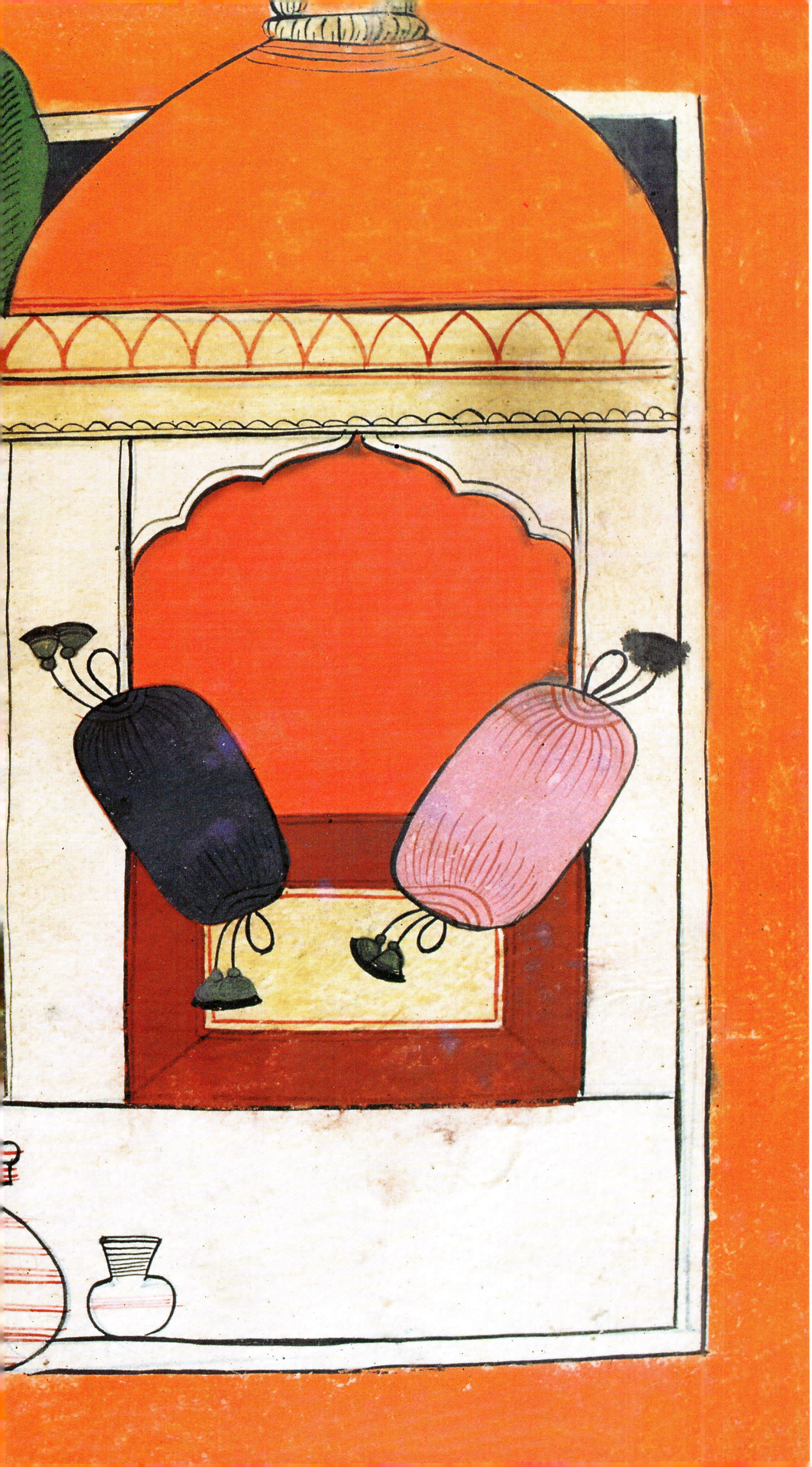

Die Bereitschaft der Frau sollte anhand ganz bestimmter Anzeichen erkundet werden. Diese Anzeichen gelten für alle Frauen, unabhängig von ihrem Alter, der Position des Verführers oder dem Stadium der Verführung.

Die zehn wichtigsten Indizien dafür, dass eine Frau interessiert ist

1. Wenn du vorbeigehst und sie nicht gesehen hast, ruft sie deinen Namen, um deine Aufmerksamkeit auf sich zu lenken.
2. Wenn sie mit dir allein ist, zieht sie ihre Kleider aus.
3. Sie spricht mit bebender und stockender Stimme mit dir.
4. Sie schwitzt an Händen und Füßen, und ihr Gesicht ist feucht glänzend.
5. Sie scheint gern deinen Körper zu berühren und deinen Kopf zu streicheln.
6. Mit der einen Hand massiert sie deinen Körper, mit der anderen liebkost sie beiläufig deinen Penis.
7. Halb schlafend liegt ihr aneinander gepresst, aber sie streicht scheinbar geistesabwesend über deine Schenkel.
8. Sie nimmt deinen Penis in die Hand und drückt ihn sanft, bis er bereit ist, dann legt sie ihren Kopf zwischen deine Schenkel und tut erneut, als schliefe sie.
9. Sie umwirbt dich nicht offenkundig, aber sie zieht sich auch nicht zurück.
10. Am nächsten Tag kommt sie wieder und beginnt das gleiche Spiel von vorn.

(*Kāma Sūtra* 5.3)

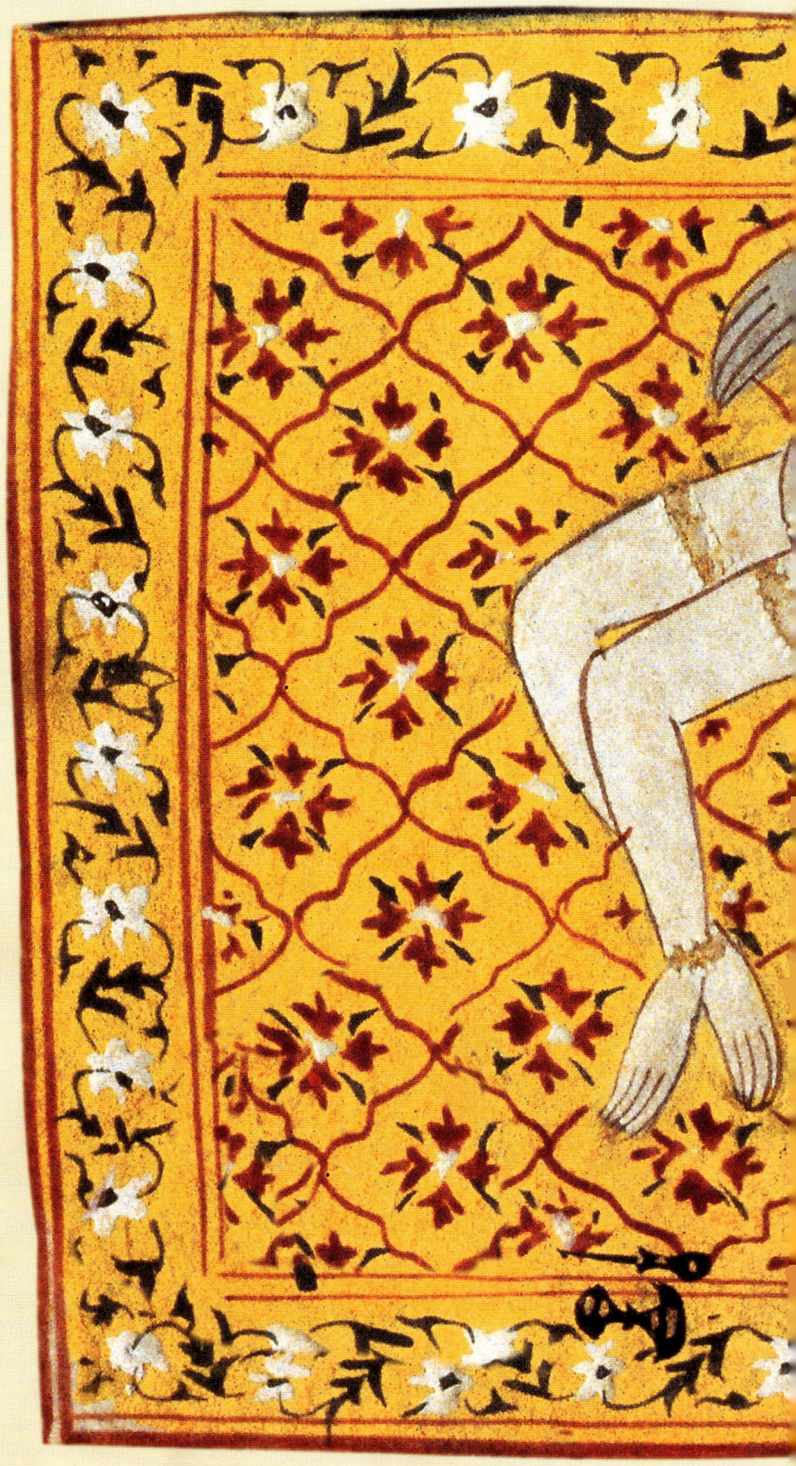

Der unerschrockene Verführer lasse sich von solchen Zeichen leiten. Manche Frauen brauchen nicht lange ermuntert zu werden, bei anderen bedarf es einiger Verführungskünste. Die oben dargelegten Verhaltensweisen der Frauen sind jedoch ein guter Indikator dafür, wie weit der Verführer bereits gekommen ist. Wenn die Frau ihre Bereitschaft deutlich genug bekundet hat und die geschlechtliche Vereinigung kurz bevorsteht, soll der Verführer sich frühere Abschnitte des *Kāma Sūtra* in Erinnerung rufen, um das Höchstmaß an Vollendung und Präzision, das er bis dahin bewiesen hat, auch beim Geschlechtsverkehr zu erreichen. Vātsyāyana empfiehlt einem werbenden Mann grundsätzlich, einer Frau, die auf die Entschuldigung eines Mannes mit schweren Vorwürfen reagiert, nicht weiter nachzustellen. Die Frau jedoch, die auf die Entschuldigung des Mannes zwar mit Vorwürfen reagiert, ihm aber durch körperliche Zeichen zu verstehen gibt, dass sie ihm verziehen hat, soll so lange umworben werden, bis sie nachgibt.

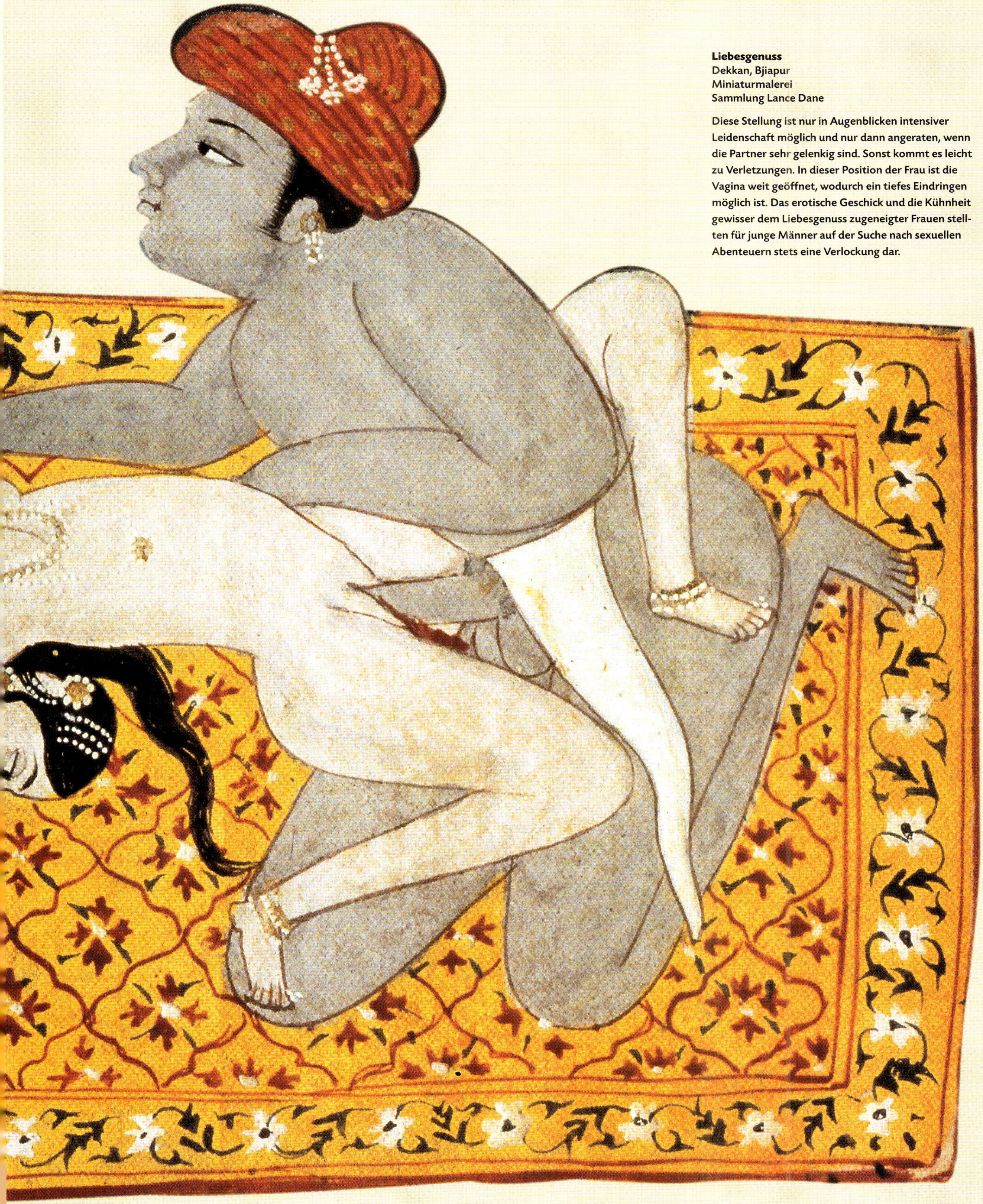

Liebesgenuss
Dekkan, Bjiapur
Miniaturmalerei
Sammlung Lance Dane

Diese Stellung ist nur in Augenblicken intensiver Leidenschaft möglich und nur dann angeraten, wenn die Partner sehr gelenkig sind. Sonst kommt es leicht zu Verletzungen. In dieser Position der Frau ist die Vagina weit geöffnet, wodurch ein tiefes Eindringen möglich ist. Das erotische Geschick und die Kühnheit gewisser dem Liebesgenuss zugeneigter Frauen stellten für junge Männer auf der Suche nach sexuellen Abenteuern stets eine Verlockung dar.

Vātsyāyana bittet eindringlich, von dieser Information keinen falschen Gebrauch zu machen. Wie gesagt, wird die Verführung einem Mann, der sowieso nichts mehr zu verlieren hat, zugestanden, aber man sollte es nicht leichtfertig tun. Das *Kāma Sūtra* ist als ein Lehrbuch für jene gedacht, die wissen, dass *kāma*, also sinnlicher Genuss, den beiden anderen Lebenszielen *dharma* und *artha* gleichgestellt ist. Die meisten Männer sind einen Großteil ihres Lebens Hausväter mit all den damit verbundenen sozialen und religiösen Verpflichtungen. Wer in der Liebeskunst bewandert ist, sollte wissen, dass Technik stets mit Weisheit gepaart sein muss, damit durch die Kunst der Verführung nicht die Familie eines anderen zerstört wird.

Der Mann, der das *Kāma Sūtra* studiert hat, besitzt also die Fähigkeit, in seiner eigenen Familie verdächtige Zeichen zu entdecken, um seine Frau vor den Nachstellungen anderer Männer schützen zu können. Daher sollten die hier mitgeteilten Informationen dafür benutzt werden, die eigene Ehe zu schützen, und nicht dafür, das häusliche Glück eines anderen zu zerstören. Ist aber der sinnliche Appetit erst einmal geweckt und stehen die Mittel und Möglichkeiten zur Verfügung, ihn zu stillen, wird das moralische Argument nichts fruchten und den Mann nicht von seinen Leidenschaften abbringen können. Die Versuchung könnte einfach zu groß sein. Der *Jayamangala*-Kommentar stellt an den Schluss noch eine Bemerkung, die sich aus uralten Überlieferungen und langer Erfahrung nährt:

पाक्षिकत्वादिति यदान्यकारणानि पश्येत् ।
अपायानां च शरीरोपघातादीनाम् ।
वैलोम्यादिति विपक्षत्वात् ।
परदारप्रयोजनप्रयोगं नाचरेदिति ॥

pākṣikatvād iti yadānyakāraṇāni paśyet
apāyānāṃ ca śaroropaghātādonām
vailomyād iti vipakṣatvāt
paradāraprayojanaprayogaṃ nācarediti

Und da die Gefahr droht, verprügelt zu werden
oder sich anderes Unheil zuzuziehen –
wenn man den Standpunkt des anderen in Betracht zieht –,
sollte man besser die Finger davon lassen,
sich an die Frau eines anderen heranzumachen.
(*Jayamangala* 5.6.47)

Dieser sehr vernünftige Ratschlag soll den Verführer ernüchtern und ihn dazu bringen, bei käuflichen Frauen, also in den Armen einer Kurtisane, Trost zu suchen. Im folgenden Teil werden die Tücken und die Vorzüge einer professionellen Sexpartnerin ausführlich erörtert. Den Freudenmädchen in der alten Hauptstadt Pataliputra (im heutigen Patnam Bihar) ist es zu verdanken, dass in diesem Buch auch die Perspektive der Kurtisanen dargelegt wird, damit sich der zum Kunden gewandelte Verführer die richtigen Verhaltensweisen aneignen kann.

Das Liebesspiel des Königs
Coimbatore, Tamil-Stil
20. Jahrhundert
Miniaturmalerei
Privatsammlung

»Könige und ihre Minister haben keinen Zutritt zum Haus eines gewöhnlichen Mannes. Überdies wird alles, was sie tun, vom einfachen Volk beobachtet und nachgeahmt – gerade so wie die Tierwelt, die sich erhebt, wenn die Sonne aufgeht, und sich schlafen legt, wenn sie untergeht. Deshalb sollen Respektspersonen in der Öffentlichkeit nie etwas tun, was getadelt werden könnte; sie sollen erkennen, dass solches Handeln verwerflich ist und Rüge verdient. Wenn sie aber keine andere Möglichkeit sehen, anders zu handeln, sollen sie sich gewisser Mittel und Wege bedienen« (Burton, 193).

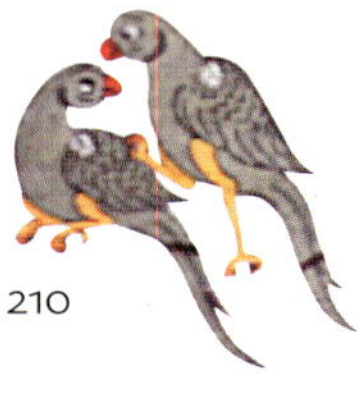

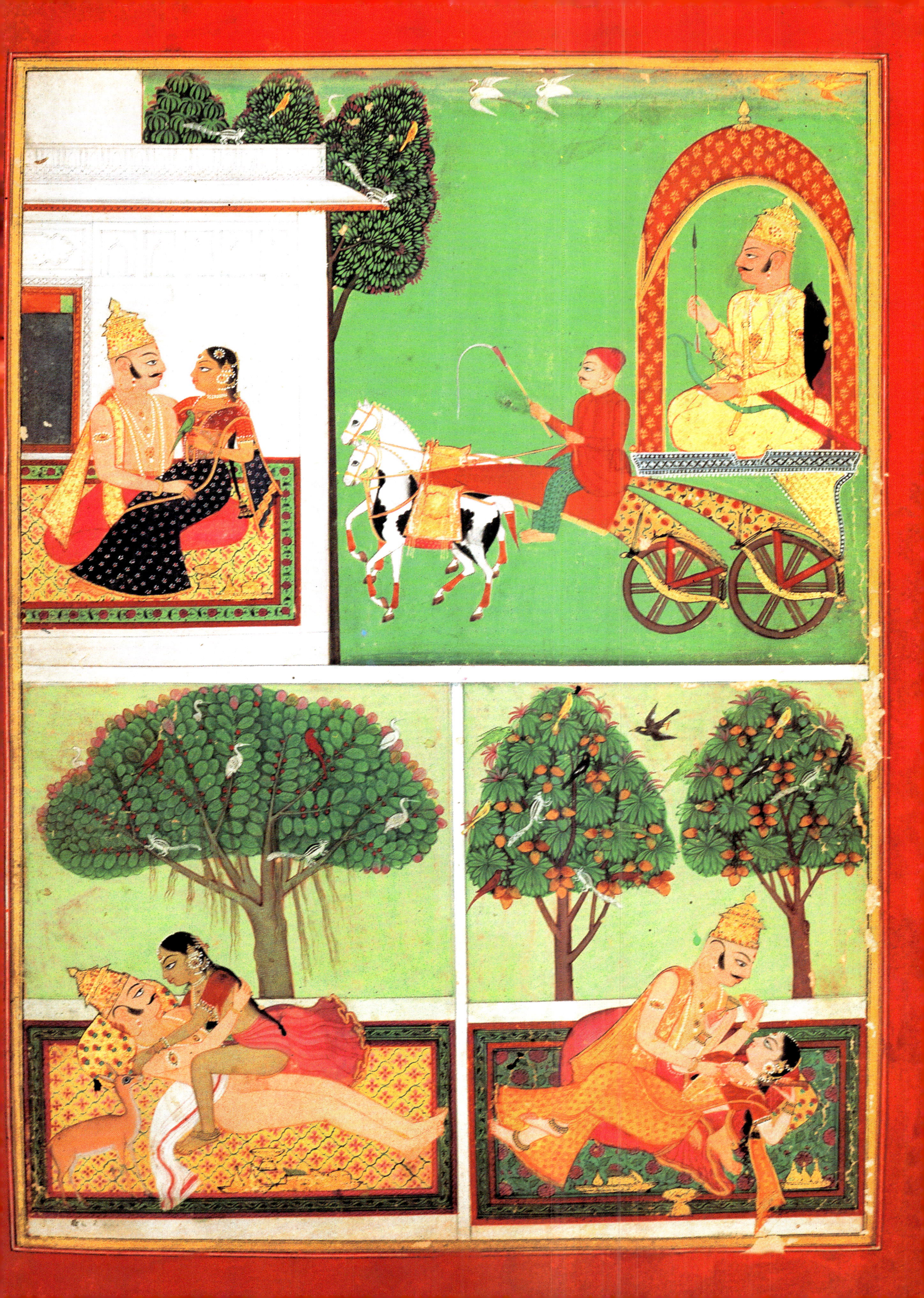

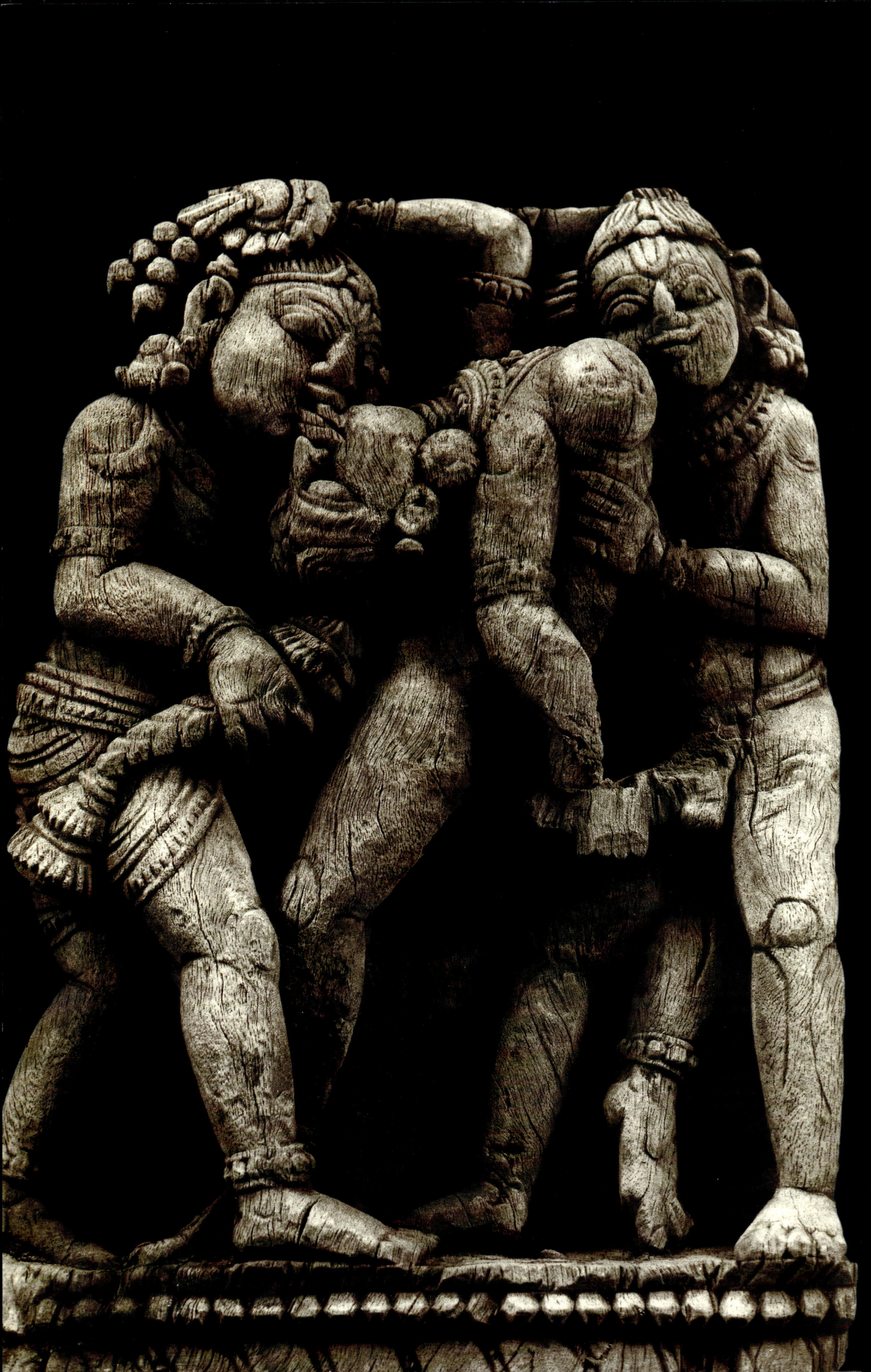

Alles über die Kurtisanen

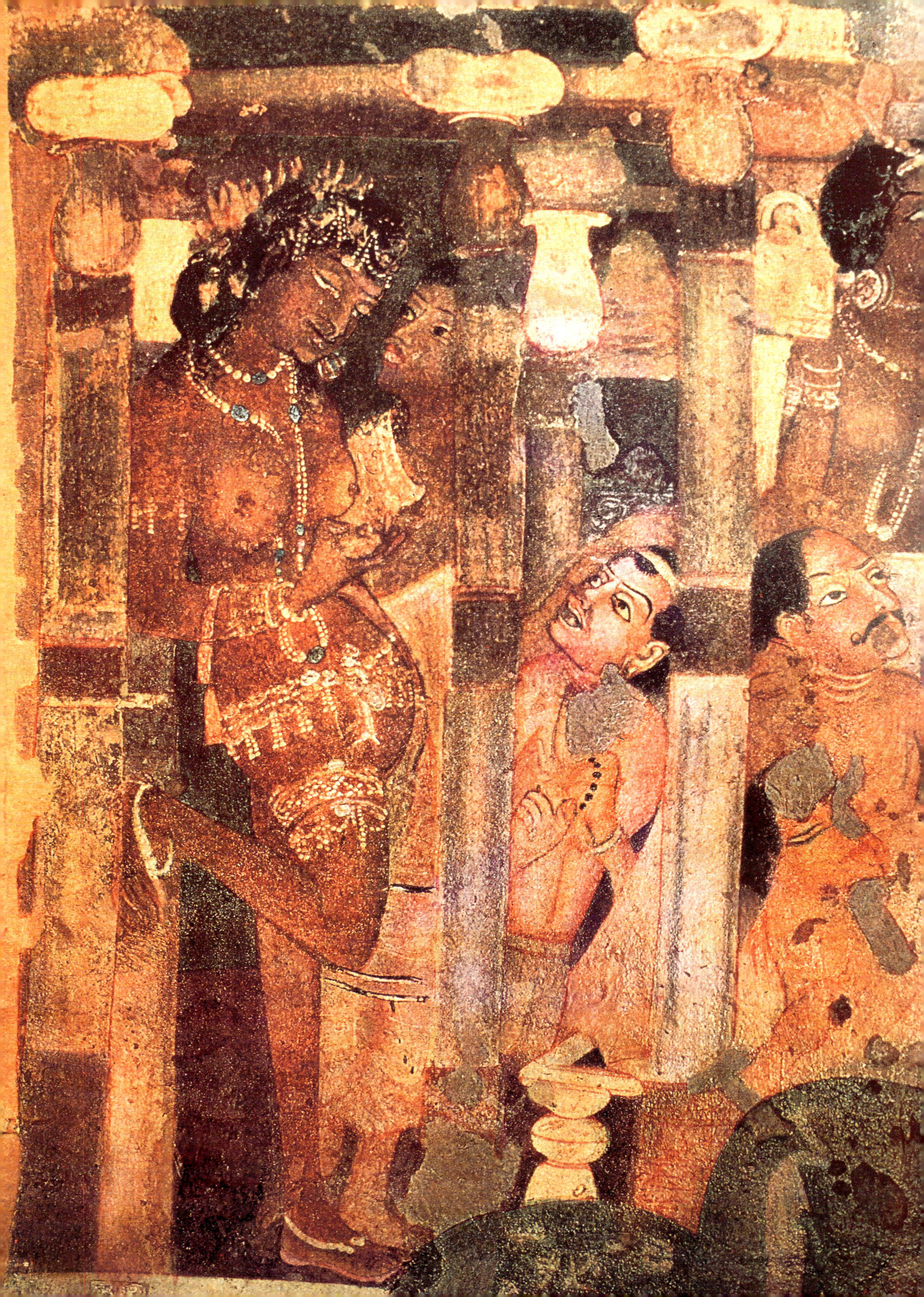

Kurtisanen sind käufliche Frauen

Die Hinwendung zu einer Kurtisane wird keineswegs als etwas Empfehlenswertes betrachtet. Vātsyāyana erörtert jedoch Situationen, in denen es ratsam erscheint, sich an diese Frauen zu wenden. Er beschränkt sich aber nicht darauf, diese Situationen darzulegen, sondern gibt den Männern Ratschläge für ein angemessenes Verhalten gegenüber Kurtisanen. Käufliche Frauen aufzusuchen galt traditionell durchaus als zulässig, und im alten Indien war das Freudenmädchen im Allgemeinen weltoffen, gefragt und in den vierundsechzig Künsten bewandert.

वेश्याना पुरुषाधिगमे रतिर्वृत्तिश्च सर्गात् ।
रतितः प्रवर्तनं स्वाभाविकं कृत्रिममर्थार्थम् ॥

veśyānāṃ puruṣādhigame ratir vṛttiś ca sargāt
ratitaḥ pravartanaṃ svābhāvikaṃ kṛtrimam arthārthaṃ

Den Kurtisanen bringt der Besuch eines Freiers
körperliche Lust und sichert ihren Lebensunterhalt.
Wollust ist ein natürliches Vergnügen,
dafür zu bezahlen, ist nicht natürlich.
(*Kāma Sūtra* 6.1.1 f.)

Dieser Teil des *Kāma Sūtra* ist ein historisches Dokument und gibt einen faszinierenden Einblick in die damaligen Verhaltensnormen der Prostitution. Die Kurtisanen selbst wurden angehalten, dieses Werk zu studieren – in Fragen etwa, wie man einen lästigen Liebhaber los wird, die Bezahlung für seine Dienste sicherstellt, eine Gewinn- und Verlustrechnung aufstellt und Beziehungen zu früheren Kunden anknüpft. Aus diesem Grund wurden auch Ratschläge von Zuhältern und Kupplern in den Text eingefügt.

Vorhergehende Seite:

Geschlechtsverkehr zu Dritt
Kanchipuram, Tamil Nadu
Mitte 19. Jahrhundert
Holzschnitzerei eines Wagens
Sammlung Lance Dane

Links:

Nayika
Ajanta, Maharashtra
6. Jahrhundert
Höhlenfresko
Archaeological Survey of India

Die buddhistischen Höhlen von Ajanta sind berühmt für ihre uralten Wandmalereien, die nach Jahrhunderten, in denen sie unentdeckt blieben, noch erstaunlich gut erhalten sind. Diese Abbildung zeigt eine Frau mit entblößten Brüsten, wie es bei hochrangigen Damen üblich war.

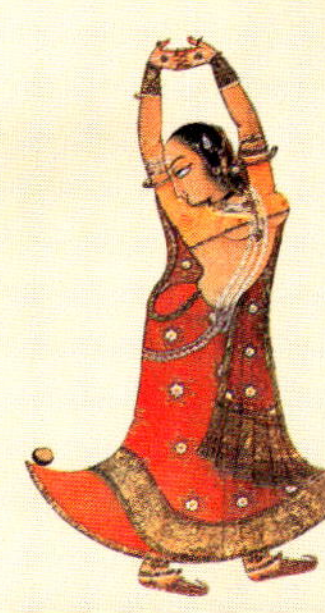

Abschätzen der Risiken durch das rechte Verständnis der Beziehung

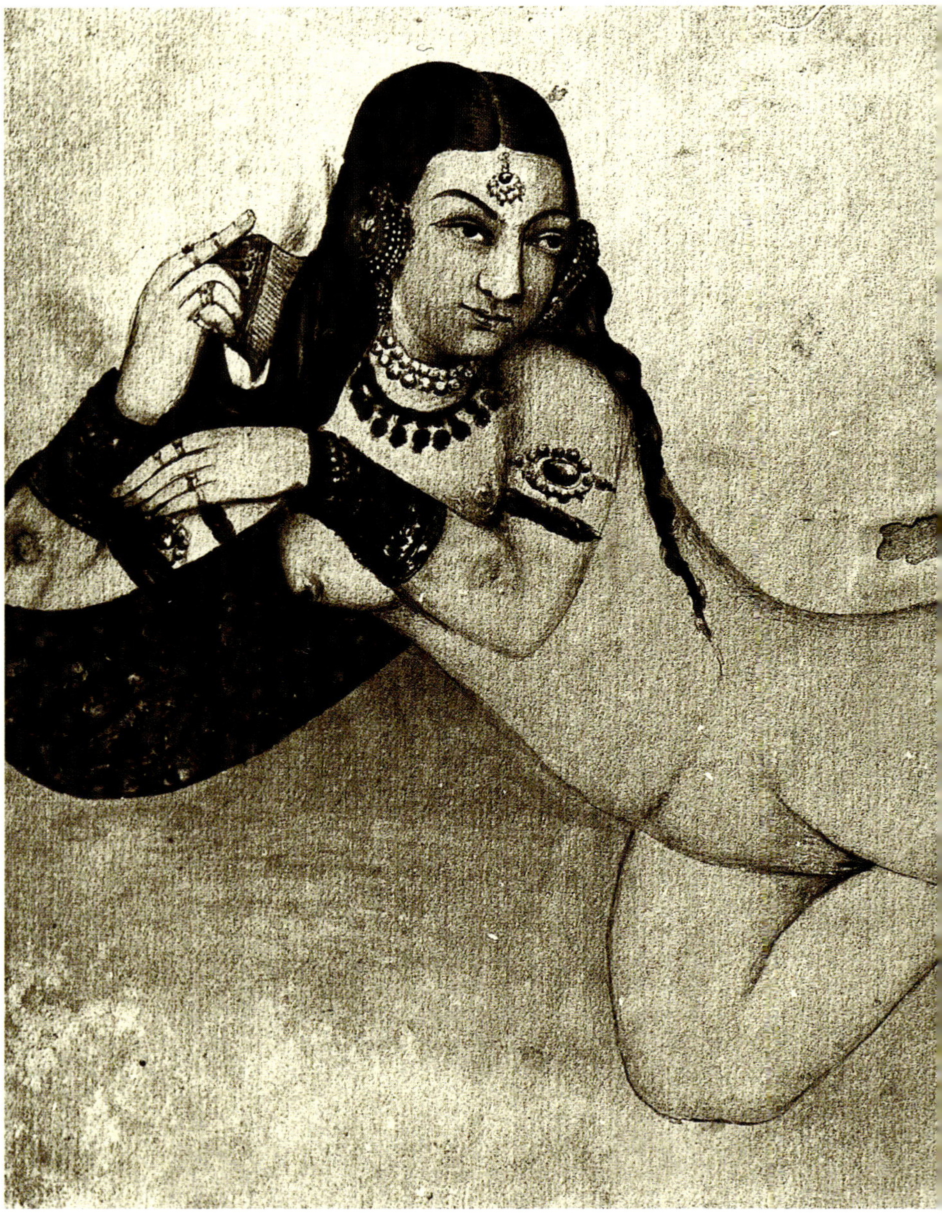

Die wichtigsten Ratschläge dieses Teils des *Kāma Sūtra* stammen unmittelbar von den käuflichen Frauen aus Pataliputra, einem kosmopolitischen Zentrum des alten Südasien. Diese Frauen waren kultivierte Städterinnen, die in den vierundsechzig Künsten bewandert waren. Sie stellten sich nicht einfach nur für den Geschlechtsverkehr gegen Bezahlung zur Verfügung, sondern waren geübt in der Liebeskunst. Die Männer, die ihre Kunden werden wollten, sollten deshalb auch nicht derb und tölpelhaft sein, sondern kultiviert und raffiniert, ausgestattet mit einer wohl gefüllten Brieftasche und einer gesunden Libido.

Der Mann, der sich zu einem Freudenmädchen begibt, vermeidet zwar in ethischer und körperlicher Hinsicht nachteilige Folgen – ein schlechtes Karma oder einen wütenden, rachlüsternen Ehemann –, aber auch er sieht sich allen möglichen Widrigkeiten ausgesetzt. Wer das *Kāma Sūtra* genau studiert hat, verfügt zwar über all die Kenntnisse, die er benötigt, um eine verheiratete Frau zu verführen. Aber die Hauptintention des Lehrbuchs besteht darin, glücklichen Ehemännern die Mittel an die Hand zu geben, ihre Ehe und ihr Familienleben intakt zu halten. Das *Kāma Sūtra* empfiehlt Männern und Frauen die Einehe als die glücklichste Form der Partnerbeziehung. Unverheirateten Männern wird empfohlen, so lange bei einem Freudenmädchen Zuflucht zu suchen, bis sie in der Lage sind, um eine Ehefrau zu werben.

Prostituierte
Thanjavur, Tamil Nadu
Spätes 18. Jahrhundert
Miniaturmalerei
Sammlung Lance Dane

»Eine Kurtisane braucht ihrer Verliebtheit keinesfalls Geld zu opfern, denn Geld ist lebensnotwendig. Wenn sie aber Nachteile fürchtet, soll sie auf Stärke und andere Eigenschaften achten« (Burton, 209).

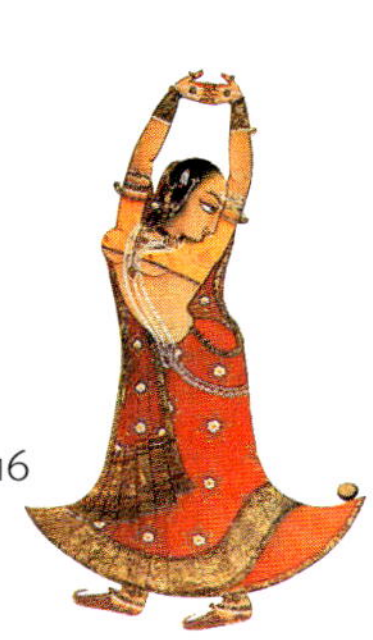

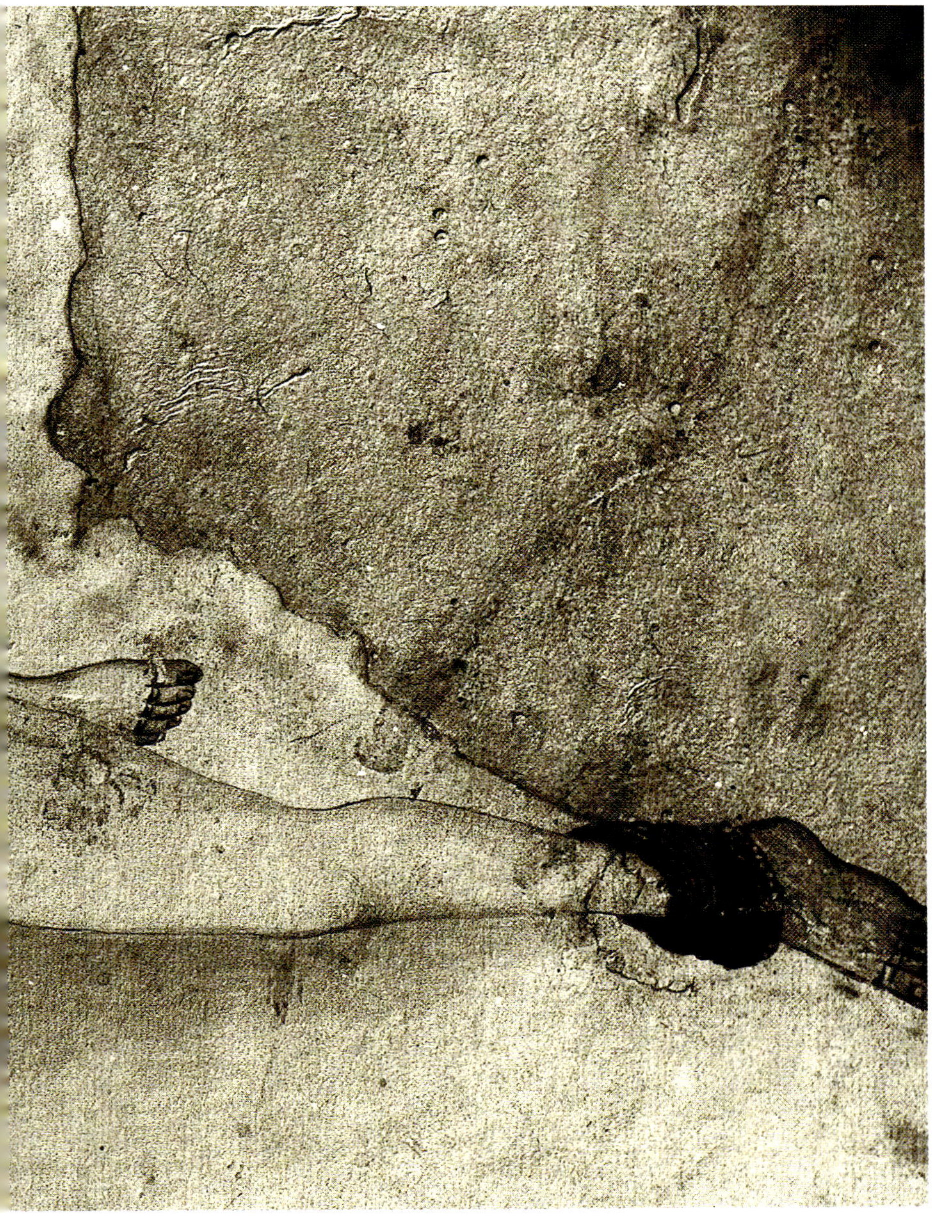

Dem unerfahrenen Sex-Kunden erläutert Vātsyāyana offen und unumwunden die Psychologie der Prostituierten, damit der geschäftliche Charakter der Beziehung gewahrt bleibt. Die Prostituierte gewährt Sex nicht umsonst. Sie verkauft die Dienste, die gewünscht werden. Da sie sich durch Sex ihren Lebensunterhalt verdient, sollte der Kunde bei diesem Geschäft Anstand bewahren und sich durch die exzellente Qualität der erwiesenen Dienste nicht täuschen lassen. Für den Koitus soll die Frau, eine Expertin auf dem Gebiet der Erotik, eine angemessene Bezahlung erhalten. Das ist schlimm genug; der unerfahrene Kunde sollte ihr nicht zusätzlichen Kummer machen, indem er die Regeln des Anstands verletzt. Zwar macht der Kurtisane ihr Beruf durchaus auch Spaß, aber es ist und bleibt dennoch ihr Beruf. Burton fasst diesen Zwiespalt folgendermaßen zusammen: »Die Männer wollen Lust, die Frauen dagegen Geld« (Burton, 237).

Die Besonderheit dieses Dienstes besteht darin, dass es hier um Lust geht. Die Frau wird von den Männern für ihre Dienste zwar bezahlt, sollte von ihnen aber auch erwarten dürfen, dass sie ihr Lust bereiten. So wenig wie sie einem mittellosen Liebhaber zu Diensten ist, so unzumutbar ist für sie das erotische Unvermögen eines Mannes. Daher stellt Vātsyāyana auch einen Katalog auf, der die sexuelle Potenz des Mannes bewertet. Bevor ein junger Mann eine Kurtisane aufsucht, sollte er das *Kāma Sūtra* sorgfältig studieren.

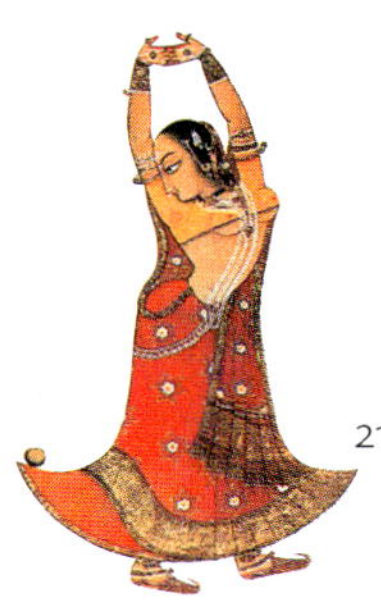

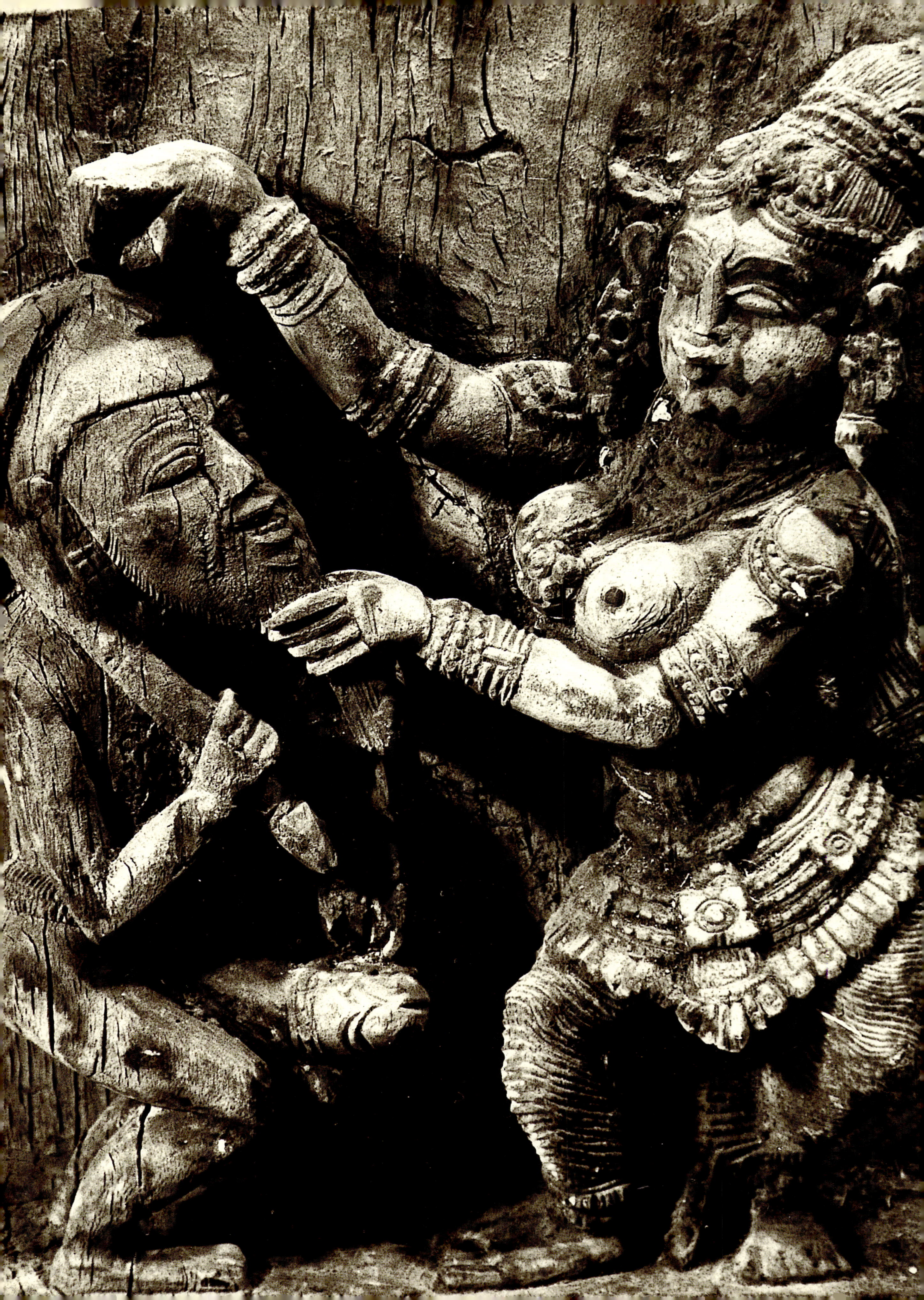

Kurtisanen können hoch kultiviert sein

Der Genuss beim Verkehr mit einer Kurtisane beginnt und endet keineswegs beim Geschlechtsakt. Bloßen Sex kann man allenfalls von einer gewöhnlichen Prostituierten erwarten, die in kleineren Siedlungen ihre Dienste anbietet. Es gibt verschiedene Klassen von professionellen Liebesdienerinnen, aber klar und deutlich wird zwischen einer gewöhnlichen Prostituierten (*veshya*) und einer Kurtisane (*ganika*) unterschieden. Die *veshya* verfügt über keine anderen Qualitäten als die Bereitschaft, dem Kunden einen Dienst zu erweisen. Die *ganika* dagegen ist attraktiv, klug und gebildet. Die Kurtisane ist daher eine weltgewandte, raffinierte und elegante Stadtbewohnerin, die aufgrund ihrer Schönheit, ihrer Kenntnisse und Begabungen eine geachtete Stellung in der Gesellschaft einnimmt (*Kāma Sūtra* 1.3.17). Im *Kāma Sūtra* werden alle möglichen Typen von käuflichen Frauen erwähnt.

Der Städter, der zum Kunden einer Kurtisane wird, genießt die Konversation mit den gebildeten Kolleginnen seiner Geliebten ebenso wie die erfrischende Gesellschaft der jungen, noch in Ausbildung befindlichen Mädchen. Er begibt sich nicht einfach zu der Kurtisane, erledigt seine sexuellen Bedürfnisse und bezahlt sie dafür. Er knüpft zu der Kurtisane auch eine Beziehung, die Teil des Kontraktes ist. Wenn der Kunde mit der Kurtisane intim wird, gewinnt er Anteil an einem kultivierten und raffinierten Lebensstil, der nur in den großen Hauptstädten gepflegt wird.

Viele erstklassige Kurtisanen im alten Indien waren berühmt für ihre Gelehrsamkeit, ihr Können im Lesen und Schreiben, Gesang, Tanz und in allen anderen vierundsechzig Künsten. Nicht zufällig bestanden die Kurtisanen von Pataliputra darauf, dass ihr Lebensstil im *Kāma Sūtra* einen Platz bekommen müsse. Sie hatten Kontakt zu mächtigen Männern, auf die sie natürlich Einfluss zu nehmen versuchten. Obwohl diese Institution mit dem Zusammenbruch der Fürstentümer und dem Beginn der britischen Kolonialherrschaft in Indien in Misskredit geriet, berichten volkstümliche Erzählungen und auch klassische indische Filme von der Raffinesse der Kurtisanen und bezeugen die Achtung, die diesen Frauen entgegengebracht wurde. In dem berühmten Hindi-Film Pakeezah (Meena Kumari, Ashok Kumar) wird die tragische Geschichte einer überirdisch schönen Kurtisane, eines *nautch*-Mädchens (Tänzerin), erzählt, die mit einem Happy End ausgeht. Das indische Publikum ist bis heute immer wieder ergriffen von dieser eindrucksvollen Darstellung des Leidens einer jungfräulichen Kurtisane, deren Schönheit so sagenhaft und deren tänzerische Kunst so berühmt war, dass die Männer den Verstand verloren und sich in der Sehnsucht nach ihr verzehrten.

Bändigung frommer Männer mit starker Virilität
Südindien
Mitte 19. Jahrhundert
Holzschnitzerei eines Wagens
Privatsammlung

Auch wenn eine Kurtisane die Herausforderung verspürt, einen umherziehenden Asketen zu verführen, lässt sie sich niemals ernsthaft auf ihn ein, schon allein deshalb, weil er ein Armutsgelübde abgelegt hat. »Eingedenk ihres bisher erworbenen Vermögens und ihres zukünftigen Wohlergehens soll eine Kurtisane die Männer meiden, die ihr Vermögen unter großen Mühen erworben haben oder die in der Gunst des Königs stehen und deshalb selbstsüchtig und hartherzig geworden sind« (Burton, 229).

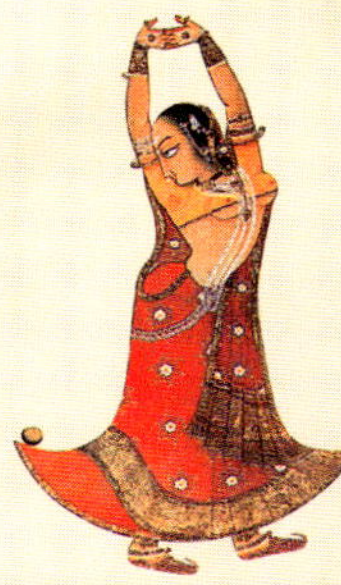

Wer darf sich einer Kurtisane nähern?

Manche Männer haben grundsätzlich keine Chance, egal, wie begütert sie sind. Ein Mann mit schlechtem Charakter, der schlecht gekleidet ist und nur ein paar der vierundsechzig Künste beherrscht, ist als Kunde schlichtweg unannehmbar. In dem nachfolgenden Verzeichnis sind die abstoßendsten Typen aufgelistet. Diese Fehler bilden das Gegenteil der Tugend.

Diese Männer sind inakzeptabel

1. Männer mit Tuberkulose
2. Männer mit Krankheiten
3. Männer mit Würmern im Stuhl
4. Männer mit üblem Mundgeruch
5. Männer, die ihre Gattinnen lieben
6. Männer, die grobe Worte im Mund führen
7. Grobe, primitive Männer
8. Männer, die grausam sind
9. Waisen
10. Diebe
11. Heuchler
12. Männer, die sich mit Magie befassen
13. Schwachköpfe, die sich weder um Ehre noch um Schande bekümmern
14. Männer, die für Geld sogar ihren Feinden zugetan sind
15. Männer, die keine Scham kennen

(*Kāma Sūtra* 6.1.16)

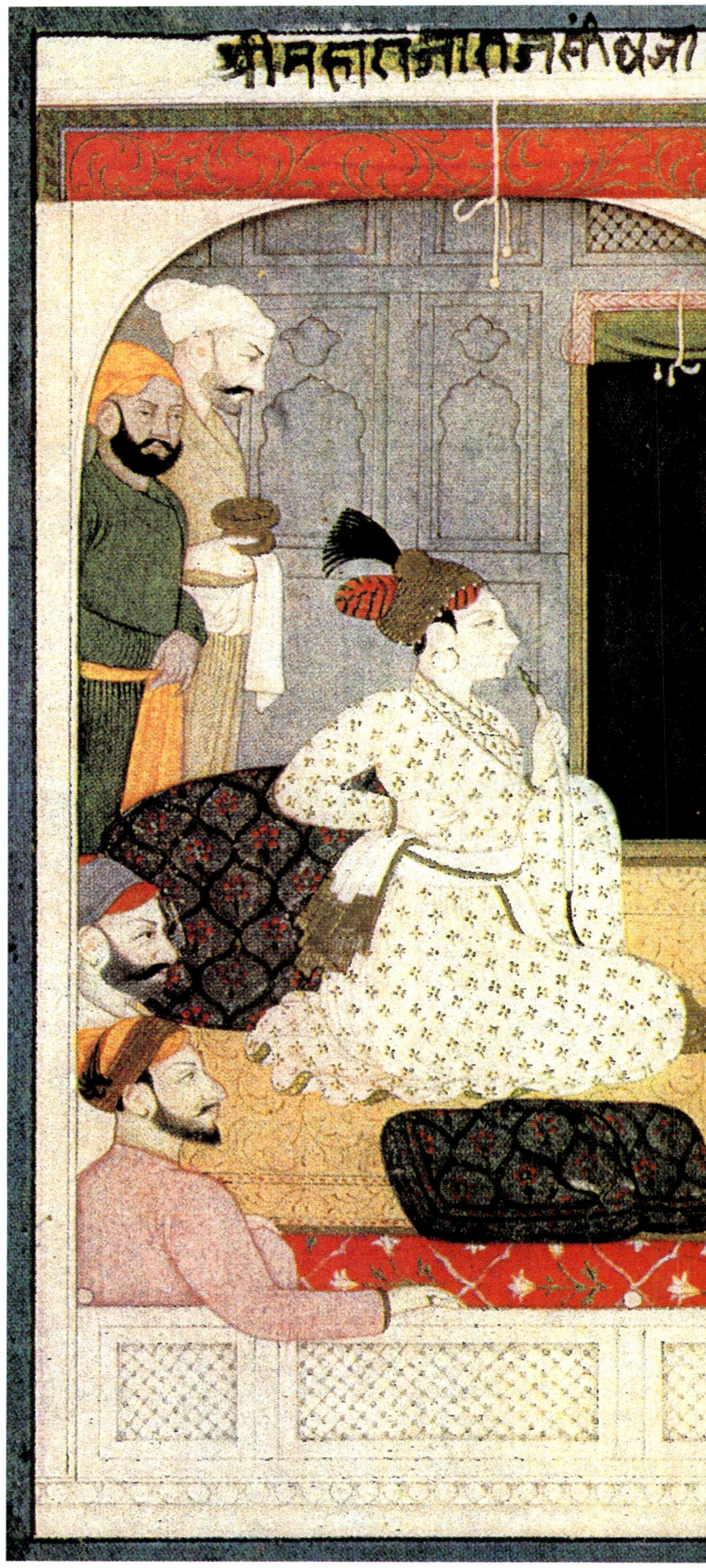

Im Boudoir einer Kurtisane
Pahari Hills, Kangra-Schule
Frühes 19. Jahrhundert
Miniaturmalerei
Sammlung N. C. Mehta,
Gujarat Museum Society

»Wenn ein Liebhaber ihr Haus betritt, soll die Kurtisane ihn mit Betelblättern und Betelnüssen empfangen, mit Blumengirlande und wohlriechenden Salben. Sie beginnt mit ihm Gespräche über Kunst und zeigt ihm dadurch, wie gebildet sie ist. Auch überreicht sie ihm Geschenke zum Zeichen ihrer Liebe und tausch Gaben mit ihm, und gleichzeitig zeigt sie ihm, wie bewandert sie in der Liebeskunst ist. Hat sich eine Kurtisane auf diese Weis mit ihrem Liebhaber verbunden, erfreue sie ihn jederzeit mit liebevollen Geschenken, mit Gesprächen und mit Zeichen ihrer zärtlichen Hingabe« (Burton, 209f.).

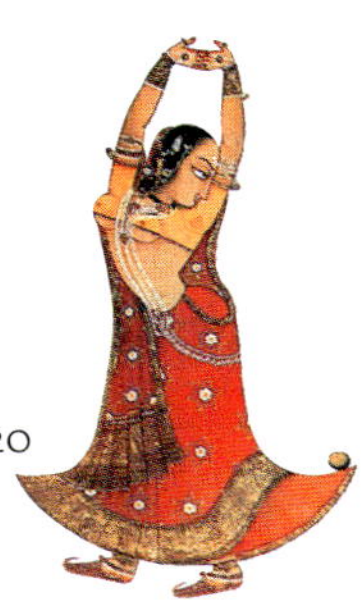

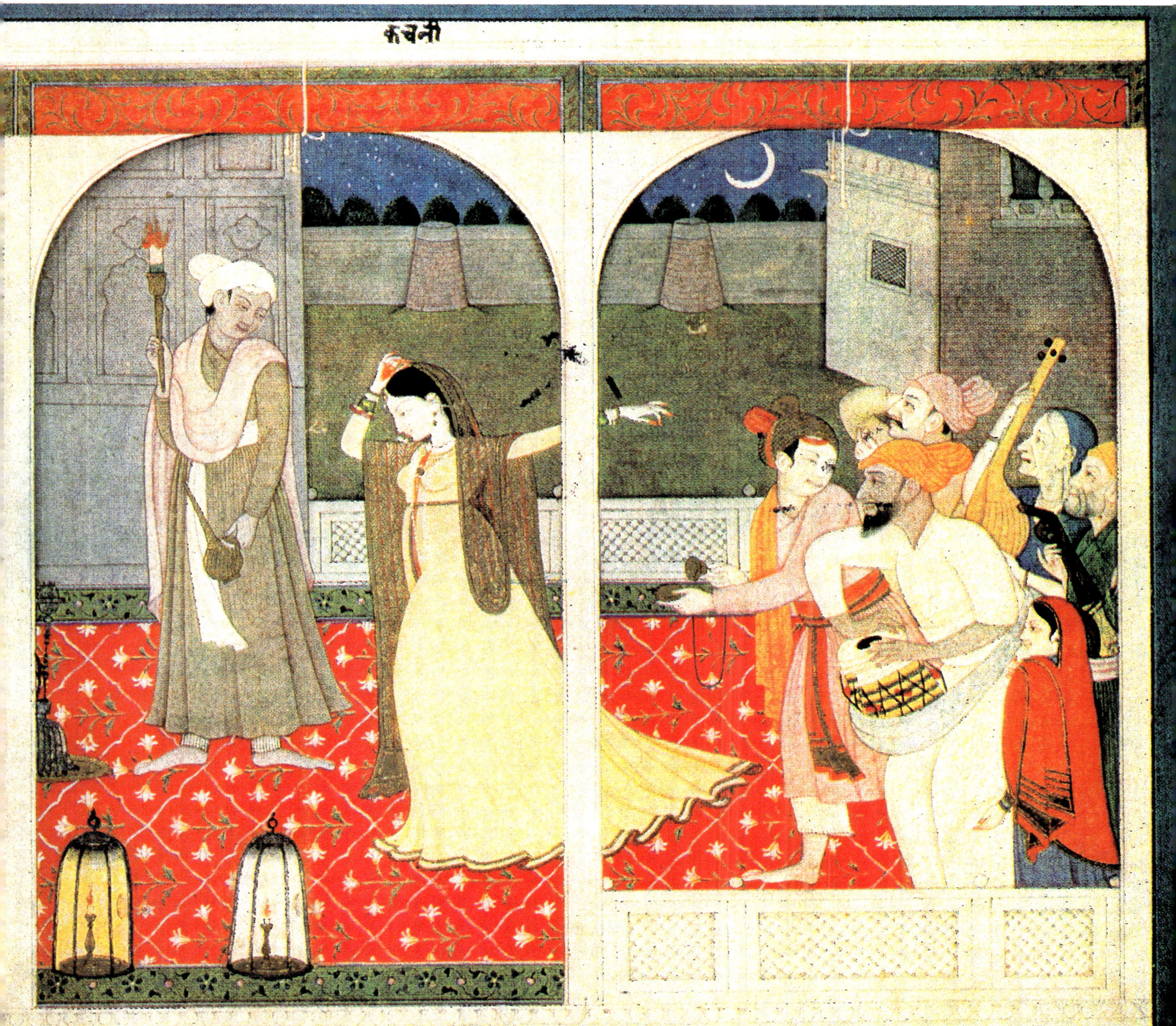
कंचनी

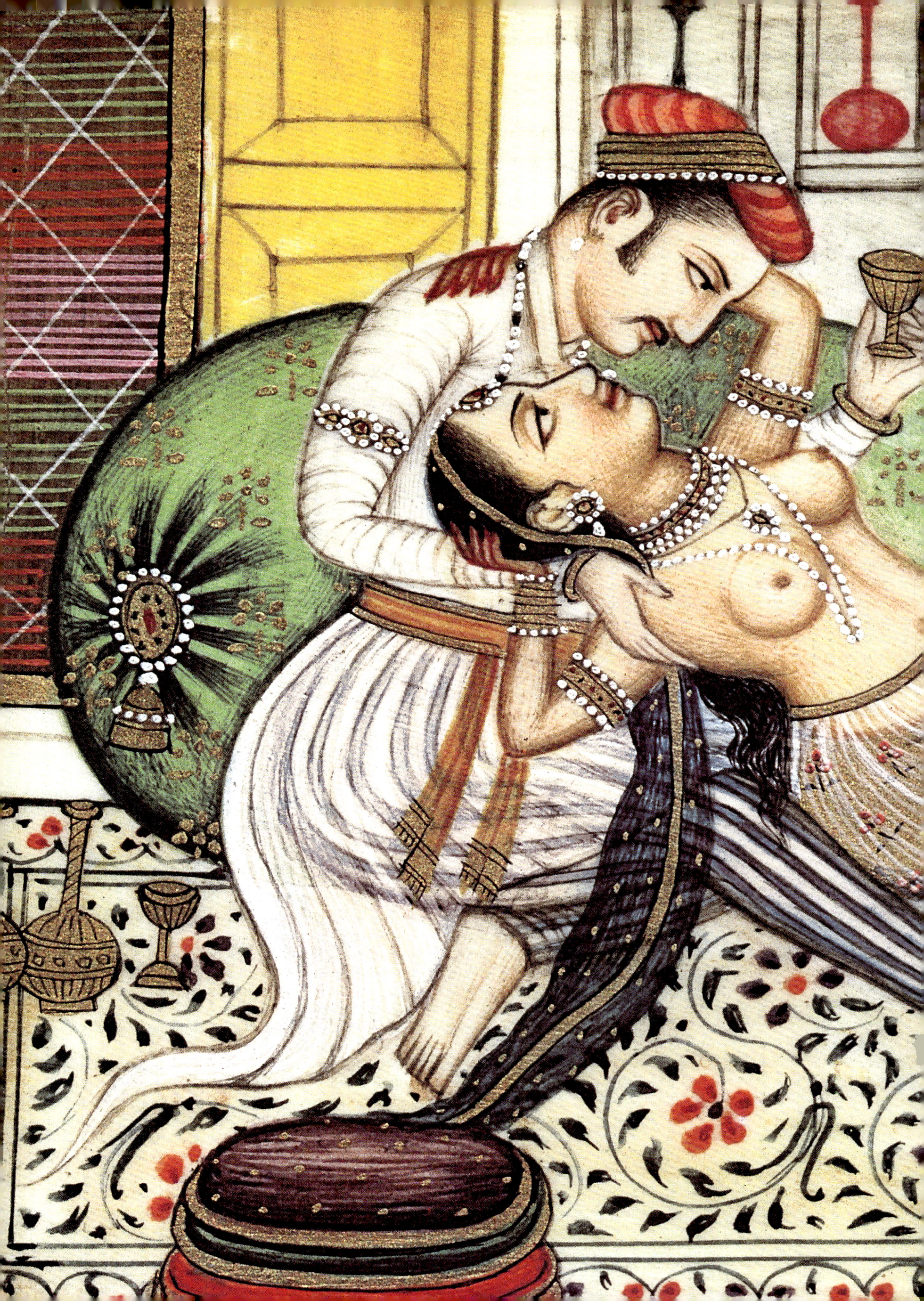

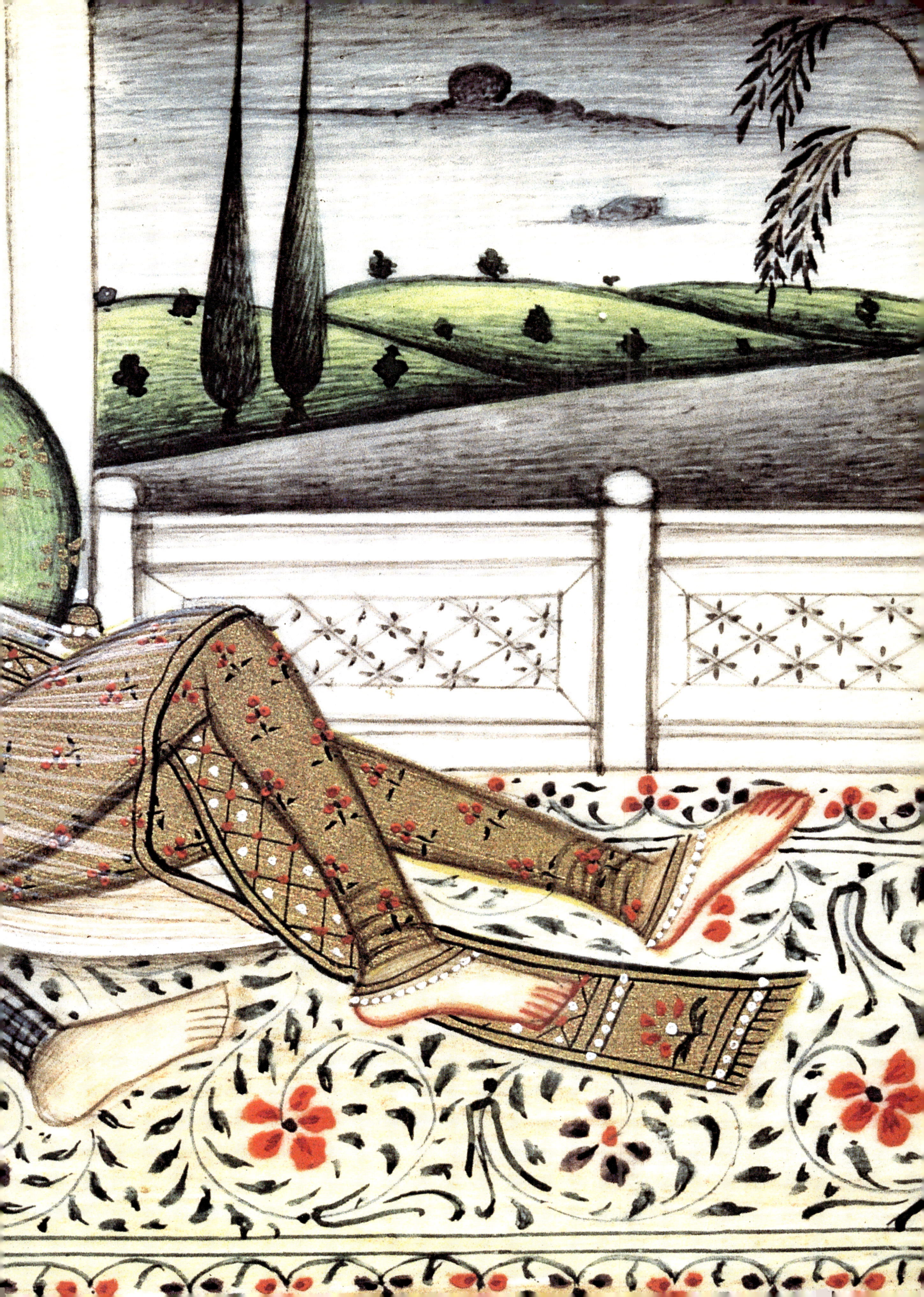

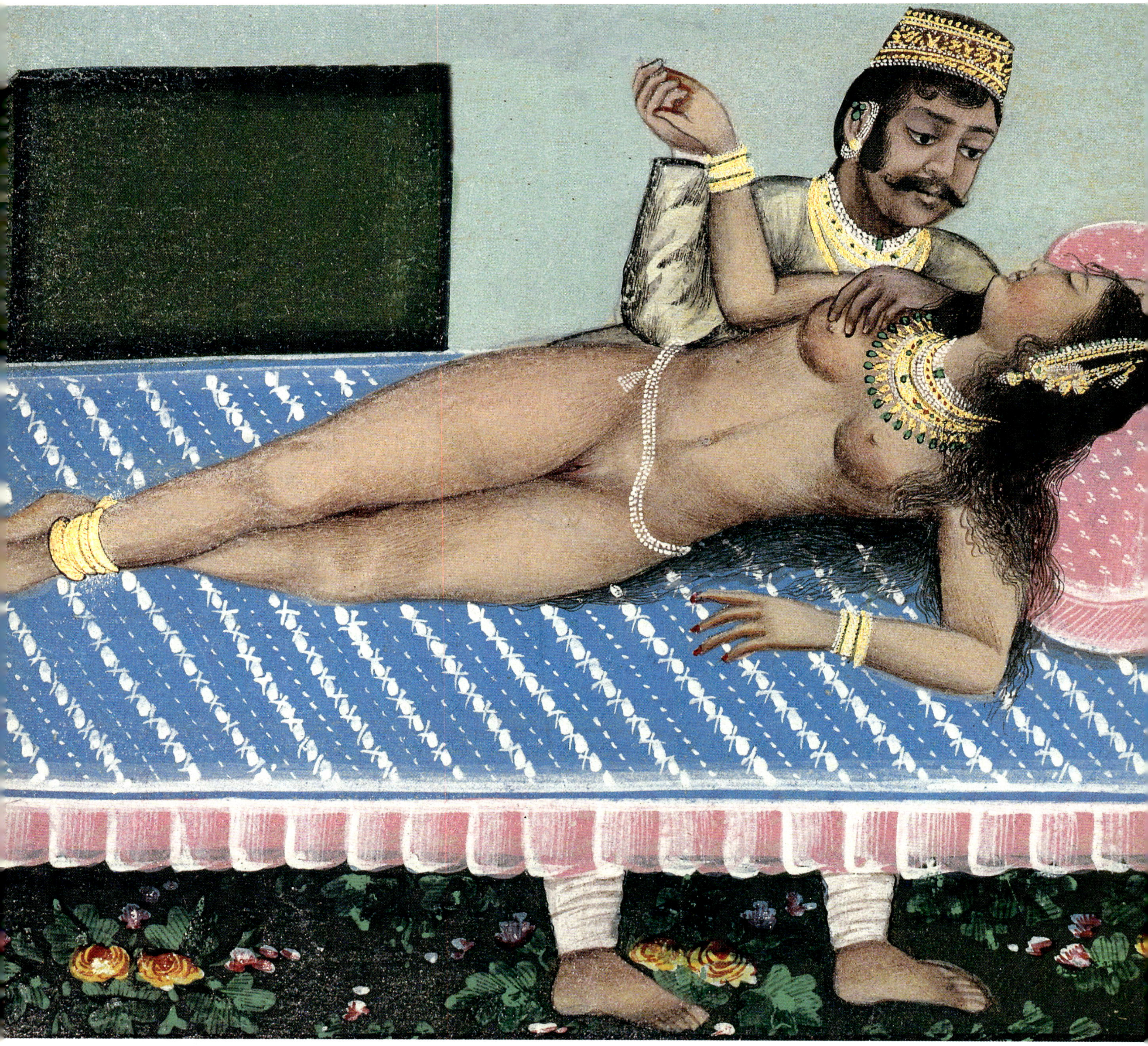

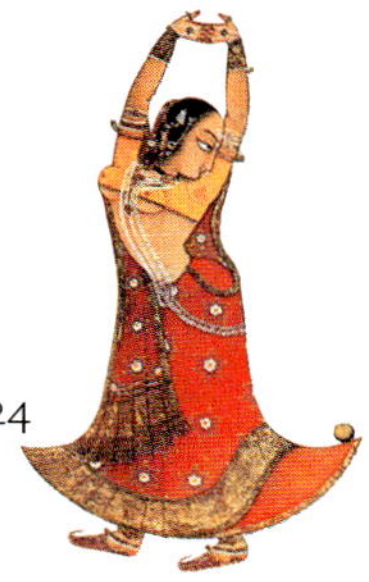

Am willkommensten sind Kunden, die attraktiv aussehen und reich sind, gute Zähne haben und eine vornehme Herkunft. Andere Männer müssen alles tun, um nicht in eine der oben genannten Kategorien zu fallen. Gravierender sind gesundheitliche Probleme, andere Mängel, wie Körperpflege, Benehmen oder Redeweise, können behoben werden. Der Schwachkopf – ein wirklich hoffnungsloser Fall – oder der Magier tun sich da schon schwerer. Männer, die durch Zauberkräfte die Dinge zu manipulieren trachten, sind im Allgemeinen keine guten Liebhaber.

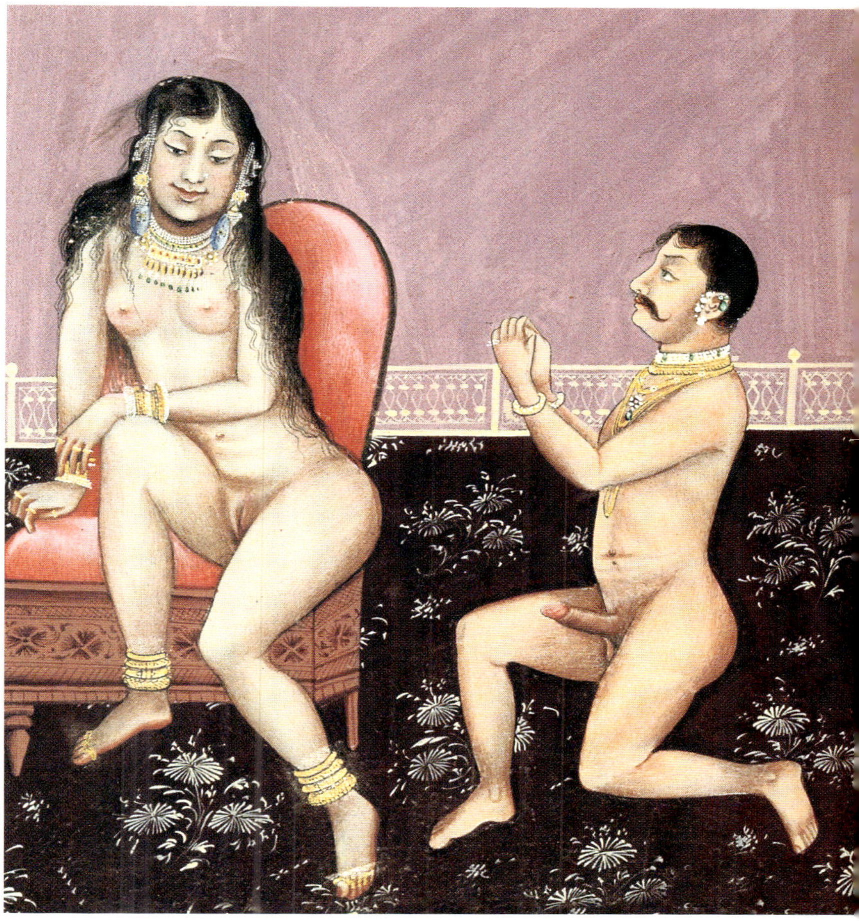

Wie bei jedem Dienstleistungsgeschäft muss der Mann beim Geschäftsabschluss darauf achten, dass von seiner Seite aus alles in Ordnung ist. Wer glaubt, eine käufliche Frau werde jeden Mann als Sexualpartner akzeptieren, der Geld hat, verwechselt die gebildete, mit vielen Talenten begabte Kurtisane mit der weniger wählerischen gewöhnlichen Prostituierten.

Es gibt einen Hauptgrund dafür, dass eine Kurtisane einen Kunden an die Luft setzt: wenn er nicht zahlen kann. Eine Kurtisane ist im Allgemeinen zufrieden mit einem Kunden, der anständiges Verhalten an den Tag legt. Wenn er aber für die Dienste, die sie ihm erweist, nicht den angemessenen Preis zahlt, sieht die Sache anders aus. Hat der Kunde den Verdacht, dass die Geliebte seiner überdrüssig ist, sollte er anhand des folgenden Katalogs ihrem Verhalten auf den Grund gehen.

Vorhergehende Doppelseite:

Sich umarmendes Paar mit Wein
Jaipur oder Jodhpur, Rajasthan
20. Jahrhundert
Malerei auf Elfenbein
Privatsammlung

»Hat nun eine Kurtisane mit ihrem Liebhaber die körperliche Vereinigung vollzogen, so verhalte sie sich so, als sei sie seine einzige und sittsame Gattin, und tue alles, um ihn zufrieden zu stellen. Ihre Pflicht besteht kurz gesagt darin, dass sie ihm Vergnügen bereitet, ohne sich an ihn zu binden, obwohl sie sich so verhält, als sei sie tatsächlich an ihn gebunden« (Burton, 211).

Links:

Geldbeschaffung durch Tricks
Indore, Madhya Pradesh
20. Jahrhundert
Miniaturmalerei
Privatsammlung

Rechts:

Liebhaber erfleht die Gunst einer Kurtisane
Indore, Madhya Pradesh
20. Jahrhundert
Miniaturmalerei
Privatsammlung

»Eine Kurtisane hat zwei Möglichkeiten, um aus einem Liebhaber Geld herauszuziehen: auf natürlichem Weg und durch Tricks. Die älteren Autoren sind der Ansicht, dass eine Kurtisane, die in der Lage ist, das vereinbarte Geld einzuziehen, nicht zu anderen Mitteln greifen sollte. Aber Vātsyāyana meint, dass sie zwar auf natürlichem Weg einen bestimmten Geldbetrag herausholen kann, dass sie aber mit viel Geschick leicht auf das Doppelte kommen könnte; und deshalb sollte sie auf jeden Fall versuchen, mehr Geld herauszuholen« (Burton, 216).

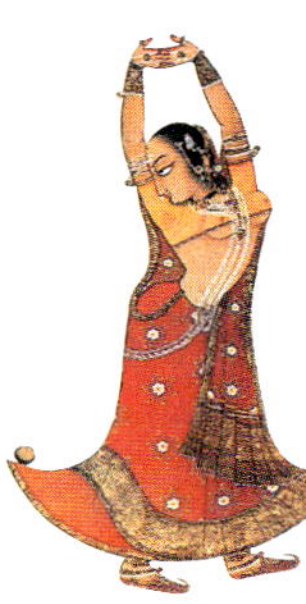

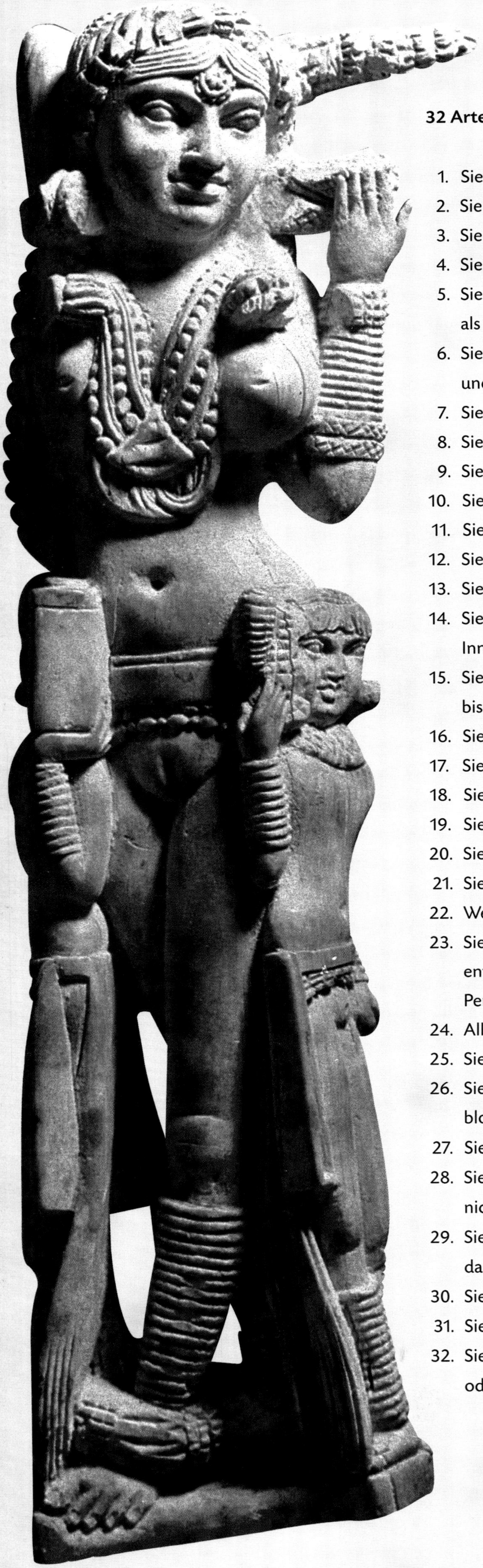

32 Arten, einen unerwünschten Liebhaber loszuwerden:

1. Sie tut mit Fleiß genau das, was er nicht mag.
2. Sie beschäftigt sich mit Dingen, die er verabscheut.
3. Sie wendet sich ab, wenn er sie auf den Mund küssen will.
4. Sie stampft mit den Füßen auf den Boden.
5. Sie spricht über Themen, von denen er nichts weiß, so dass er als Dummkopf dasteht.
6. Sie ist desinteressiert an Themen, die er zur Sprache bringt, und kritisiert ihn.
7. Sie verletzt seinen Stolz.
8. Sie weist seine sexuellen Annäherungsversuche zurück.
9. Sie sieht ihn nicht an.
10. Sie wirft ihm Fehler vor, die alle Männer haben.
11. Sie hält sich (so oft wie möglich) von ihm fern.
12. Sie wird reizbar, wenn er mit ihr Sex haben will.
13. Sie will von seinen Umarmungen nichts wissen.
14. Sie lässt sich von ihm nicht an der *jaghana*-Zone – an Hüften, Innenschenkeln und Schamgegend – berühren.
15. Sie entwickelt einen plötzlichen Widerwillen gegen Liebesbisse und Kratzer.
16. Sie versteift sich, wenn er sie umarmen will.
17. Sie versteift ihre Gliedmaßen wie eine Tote.
18. Sie lässt ihn nicht in die Vagina eindringen.
19. Sie schläft allein.
20. Sie wird aktiv, wenn er müde wird.
21. Sie lacht ihn aus, wenn sein Penis erschlafft.
22. Wenn er die Kraft zur Erektion hat, bleibt sie unbeeindruckt.
23. Sie weist ihn ab, wenn er mit ihr Sex haben will, und entschuldigt sich damit, dass sie ganz dringend eine wichtige Person besuchen muss.
24. Alles, was er sagt, versteht sie falsch.
25. Sie fängt ohne Grund an zu lachen.
26. Sie schäkert und plaudert mit anderen Männern, um ihn bloßzustellen.
27. Sie widerspricht allem, was er sagt.
28. Sie kritisiert unablässig auch seine schwachen Seiten, die er nicht ändern kann.
29. Sie plaudert seine Geheimnisse aus und schiebt die Schuld dann einer Dienerin in die Schuhe.
30. Sie verschwindet, wenn er kommt.
31. Sie lehnt alle seine Bitten ab.
32. Sie weist die Diener an, ihn ein für allemal hinauszuwerfen, oder tut es eigenhändig.

(*Kāma Sūtra* 6.3.41–44)

Kurtisane
Malwa, Zentralindien
1. Jahrhundert n. Chr.
Elfenbein
Museo Nazionale, Neapel

Dieser sehr seltene geschnitzte Spiegelgriff aus Zentralindien wurde erstaunlicherweise in Pompeji gefunden. Die gebildeten Hindu-Tänzerinnen und Kurtisanen hatten im Altertum durchaus Ähnlichkeit mit den griechischen Hetären und waren als Begleiterinnen sehr viel mehr anerkannt als die meisten anderen Frauen, ob verheiratet oder unverheiratet. Zu allen Zeiten und in allen Ländern gab es den Kampf zwischen Sittsamkeit und Unsittlichkeit.

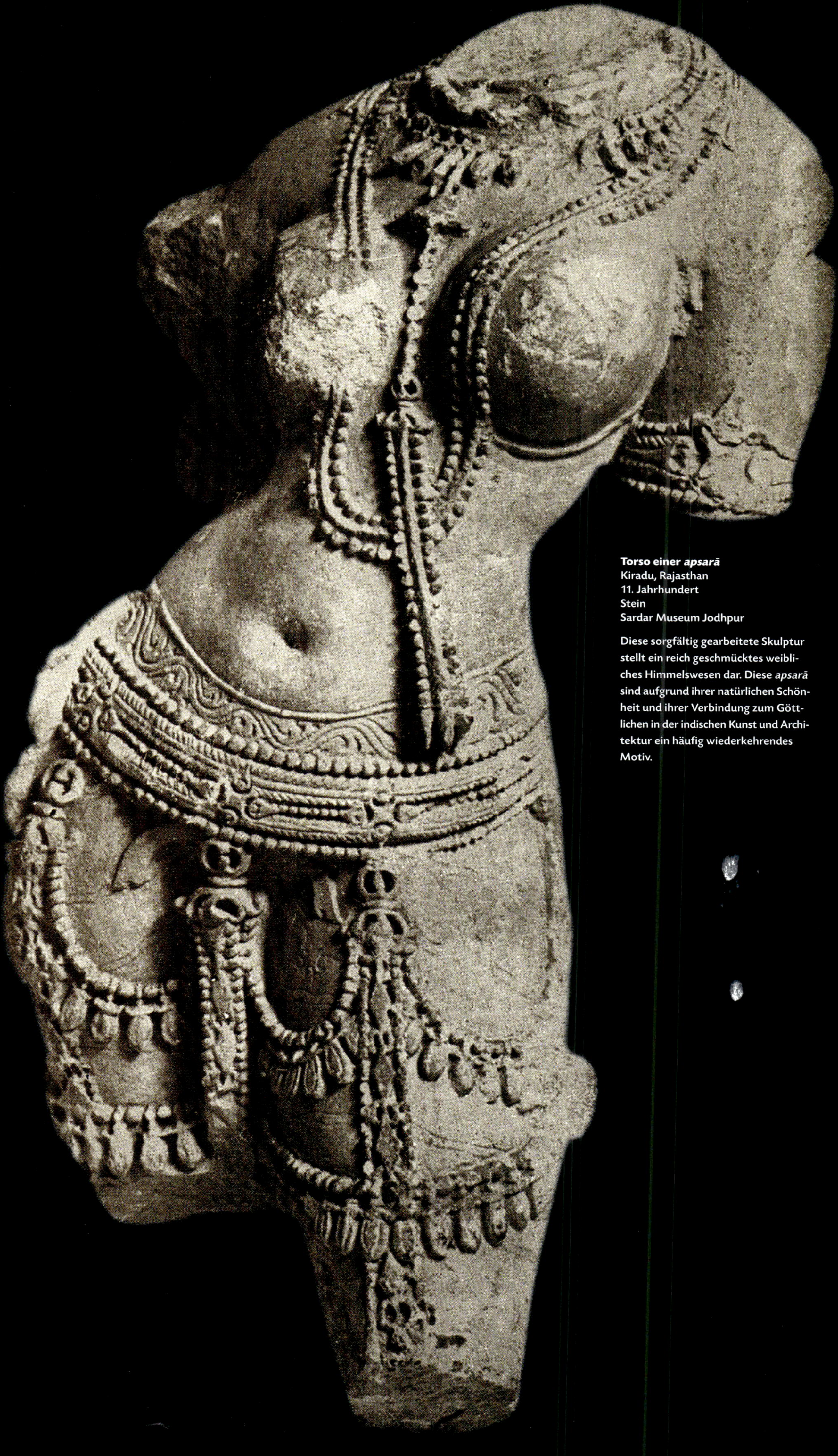

Torso einer *apsarā*
Kiradu, Rajasthan
11. Jahrhundert
Stein
Sardar Museum Jodhpur

Diese sorgfältig gearbeitete Skulptur stellt ein reich geschmücktes weibliches Himmelswesen dar. Diese *apsarā* sind aufgrund ihrer natürlichen Schönheit und ihrer Verbindung zum Göttlichen in der indischen Kunst und Architektur ein häufig wiederkehrendes Motiv.

Nur sehr anspruchslose Frauen würden sich zum Sex mit einem der oben erwähnten Männertypen bereit erklären, selbst wenn sie dafür reichlich entlohnt würden – ganz gewiss nicht junge, reiche und hübsche Kurtisanen. Manche Männer sind aufgrund ihrer persönlichen Vorzüge vielleicht gerade noch akzeptabel. Aber etwas verbessert die Aussichten eines Mannes bei einer Kurtisane dennoch beträchtlich: Geld.

Diese Männer sind nur aus einem einzigen Grund annehmbar: ihres Geldes wegen

1. Männer mit einem ansehnlichen Einkommen
2. Junge Männer
3. Männer ohne finanzielle Verpflichtungen
4. Männer, die einen guten Beruf haben
5. Männer, die ohne große Anstrengung gut zu verdienen scheinen
6. Männer, die Vermögen besitzen
7. Narzisstische Männer
8. Von sich eingenommene Männer
9. Eunuchen, die gern richtige Männer sein möchten
10. Männer, die ihre Geschlechtsgenossen hassen
11. Freizügige Männer
12. Männer, die bei Hof erfolgreich antichambrieren
13. Männer, die auf ihr Glück vertrauen
14. Männer, die gern prahlen
15. Männer, die sich nicht um die Befehle ihrer Eltern bekümmern
16. Männer, die von ihrer Familie und Verwandtschaft mit Argwohn betrachtet werden
17. Ein Einzelkind mit einem reichen Vater
18. Ein Asket, den hin und wieder die Lust überfällt
19. Einer, der mannesstark ist
20. Der Leibarzt des Königs
21. Alte Freunde

(*Kāma Sūtra* 6.1.10)

Freilich kann man die Sache auch von der anderen Seite betrachten: Geldmangel macht alle Hoffnungen zunichte, zu einer Kurtisane Zugang gewinnen zu können. Der Kunde sollte sich außerdem gut kleiden und seine feinsten Accessoires anlegen, um in ihrem Boudoir eine gute Figur zu machen. Ein Privileg ist der Zutritt zu den Zimmern der Kurtisane, die prächtig ausgestattet und glanzvoll geschmückt sind und alle möglichen Annehmlichkeiten bereitstellen, die den sinnlichen Genuss des Kunden steigern.

Die Kurtisane muss bestrebt sein, ihren Kunden so viel Geld wie möglich aus der Tasche zu ziehen, in erster Linie natürlich den Wohlhabenderen unter ihnen. Dafür gibt es zwei Methoden: das ehrbare Geschäft und das, was man als Manipulation oder Trick bezeichnen könnte – eine vorgetäuschte Bedürftigkeit. Hat der Kunde kein Geld mehr, sollte er ohne weitere Umstände fallen gelassen werden. Wenn der Mann sich nicht sicher ist, ob er noch in der Gunst seiner Geliebten steht, hat er drei Möglichkeiten, seine Chancen zu beurteilen. Erinnert er sich an eine Situation, die einer der zweiunddreißig oben aufgelisteten Verhaltensweisen entspricht, einen Liebhaber loszuwerden, hat er kein

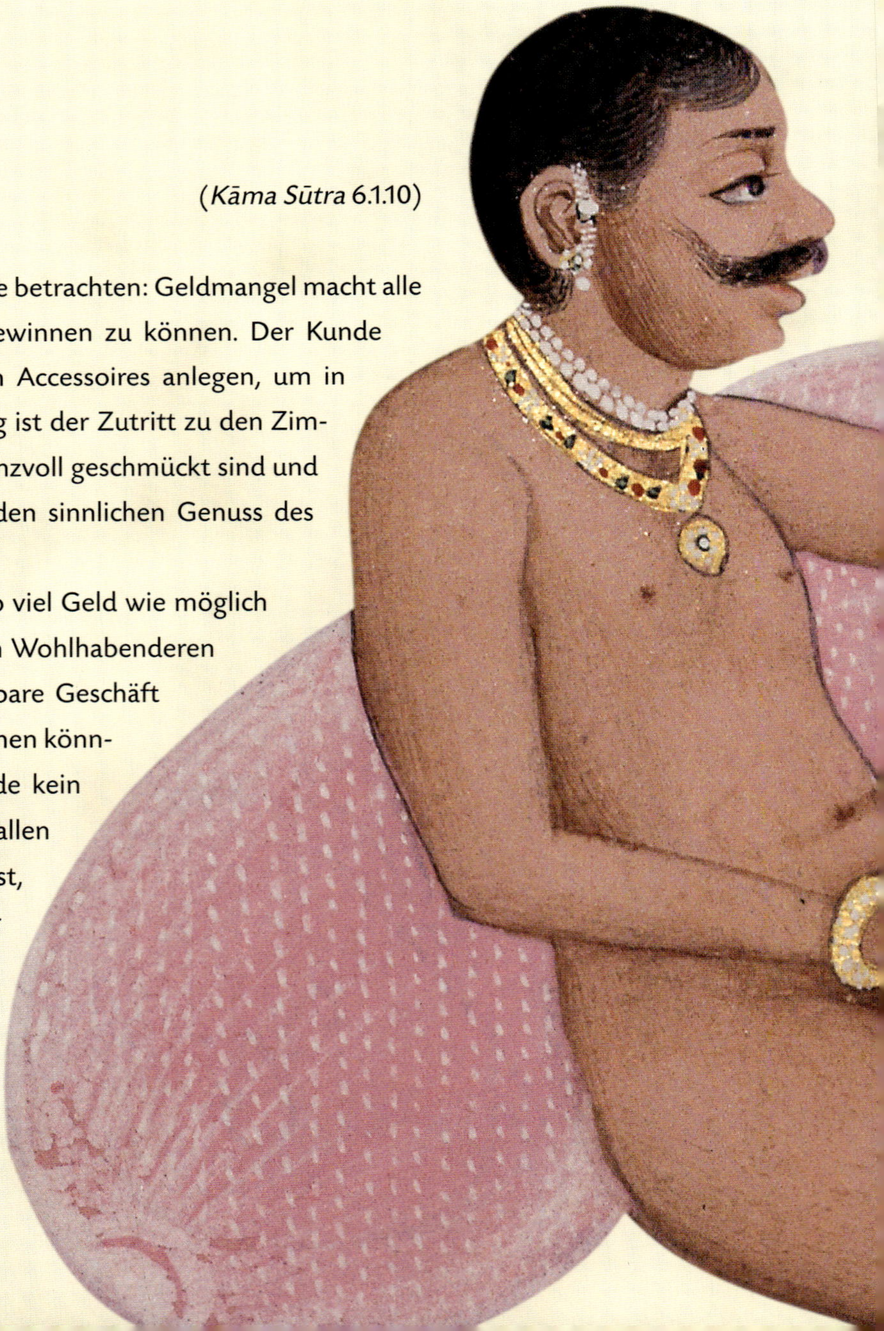

Den Liebhaber anfeuern oder ihm den Laufpass geben
Indore, Madhya Pradesh
20. Jahrhundert
Miniaturmalerei
Privatsammlung

Der desinteressierte Blick der Kurtisane und das eifrige Bemühen des hoffnungsvollen Mannes, womöglich der Auftraggeber des Künstlers, nähren die Fantasie des Betrachters und die Vorstellung, dass es zwischen ihnen bald zu größerer Intimität kommt. Vielleicht will die Kurtisane die Erregung des Mannes steigern, indem sie sich abgeneigt zeigt, vielleicht bedient sie sich aber auch eines der Mittel, die Vātsyāyana erörtert, um sich eines unliebsamen Kunden zu entledigen.

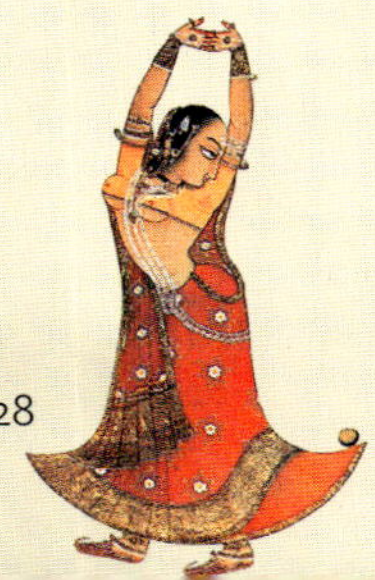

Geld und/oder passt er in eine der fünfzehn oben genannten Kategorien, muss er davon ausgehen, dass es vorbei ist. Doch auch wenn ihm die Kurtisane bedeutet hat, die sexuelle Beziehung sei beendet, gibt es dennoch gewisse Umstände, unter denen sie bereit ist, einen verstoßenen Liebhaber wieder aufzunehmen. Von den möglichen Gründen einer erneuten Beziehung der Kurtisane zu einem Kunden schließt er folgende romantische Erwägungen aus:

आयतिं प्रसमीक्ष्यादौ लाभं प्रीतिं च पुष्कलाम् ।
सौहृदं प्रतिसंदध्याद्विशीर्णं स्त्री विचक्षणा ॥

āyatiṃ prasamokṣyādau lābhaṃ
protiṃ ca puṣkalām
sauhṛdaṃ pratisaṃdadhyād
viśorṇaṃ stro vicakṣaṇā

Eine kluge Frau wendet sich einem einmal abgewiesenen Liebhaber nur dann erneut zu, wenn sie überzeugt ist, dass aus dieser Verbindung Nutzen, finanzieller Gewinn und Liebe zu erwarten sind.

(*Kāma Sūtra* 6.4.43)

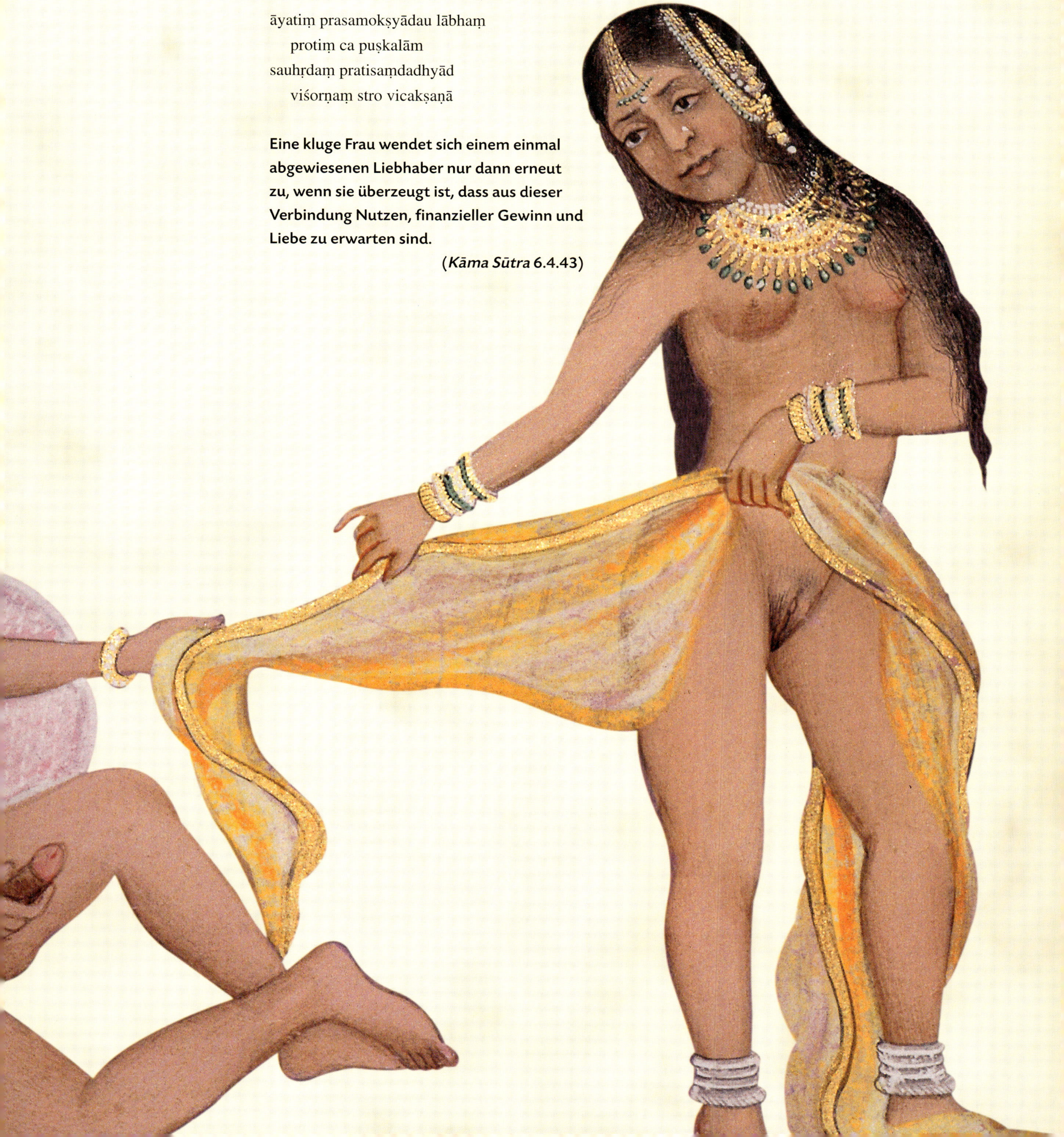

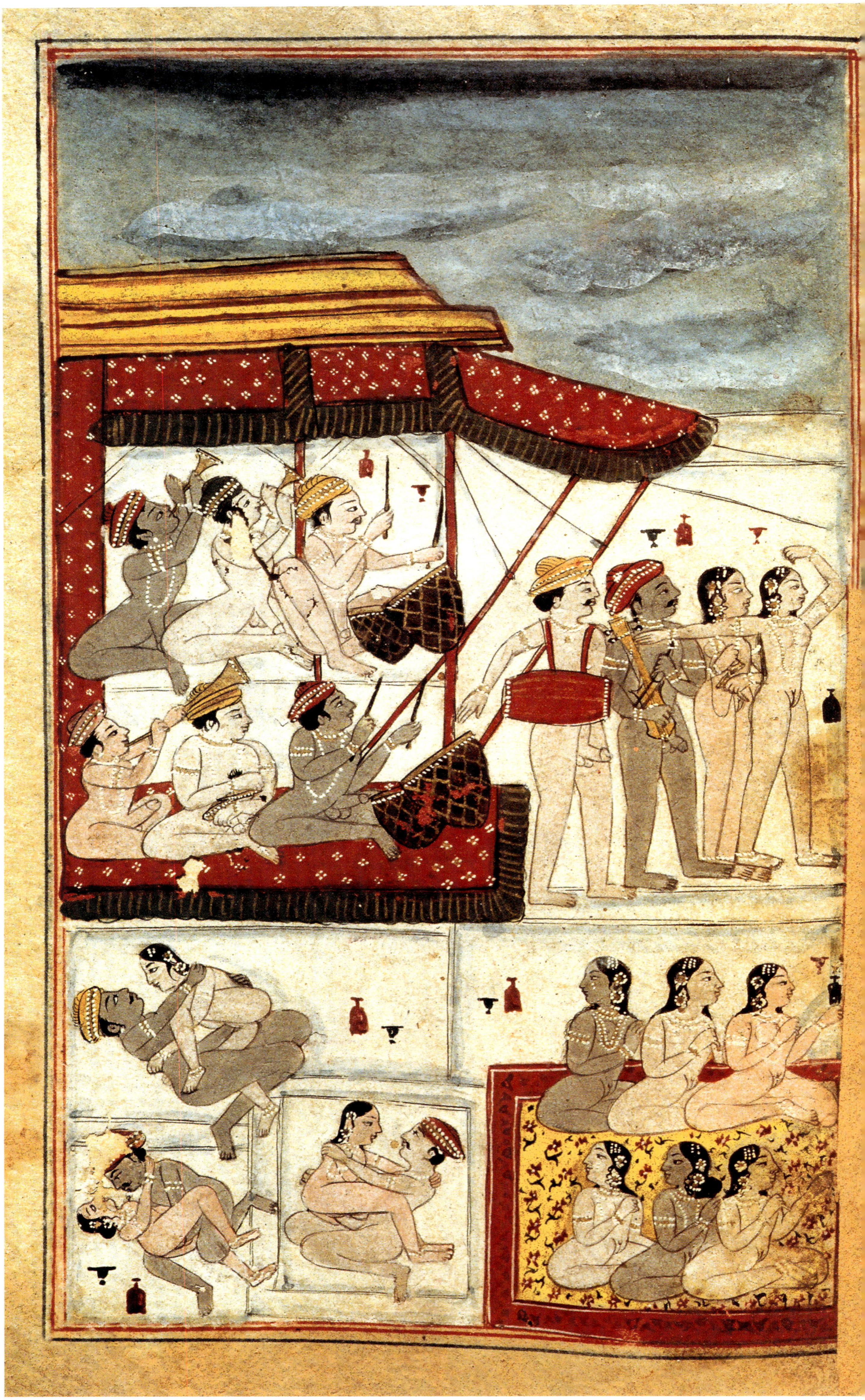

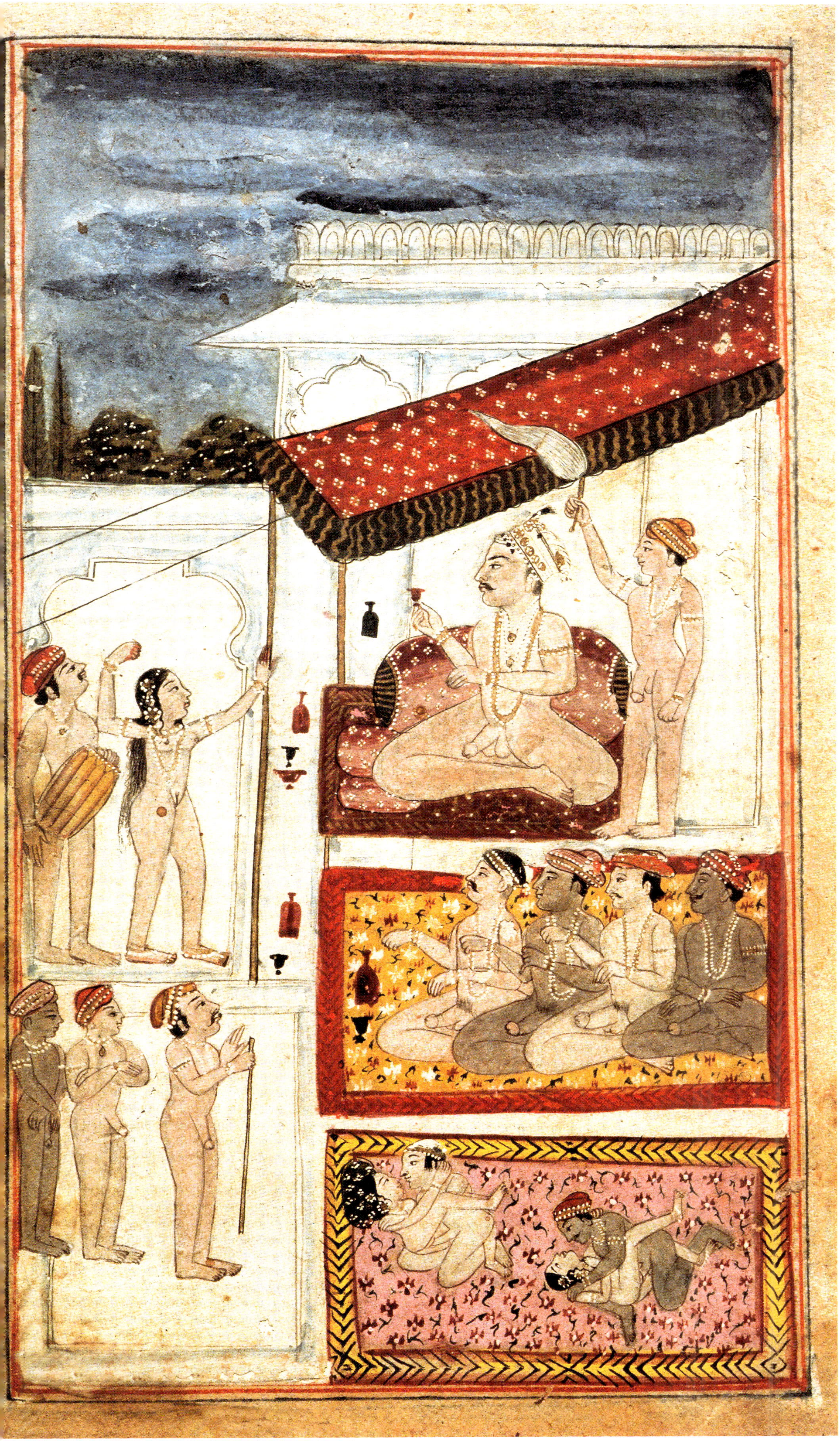

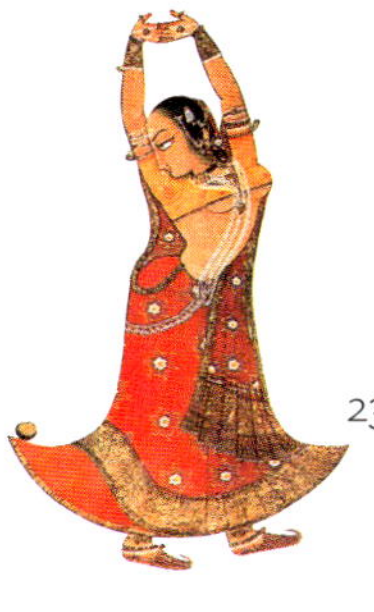

Der wichtigste Grund, weshalb eine Kurtisane mit einem ehemaligen Kunden wieder eine Beziehung aufnehmen sollte, ist allerdings, dass er über viel Geld verfügt. Dann wird sie erwägen, ihm erneut ihre Gunst zu gewähren. Hat er in der Zwischenzeit aber mit einer anderen Frau eine Beziehung geknüpft, ist Geld womöglich nicht Grund genug für die Kurtisane, sich mit ihm zu versöhnen. Der Kunde sollte keine Geschlechtskrankheiten haben und überhaupt frei sein von ansteckenden Krankheiten; er sollte in der Lage sein, das Richtige zur rechten Zeit zu tun, und seinen Eltern ein guter Sohn sein. Wenn der sexuell frustierte, aber finanziell gut gestellte Mann nicht an einer unheilbaren Krankheit leidet, dürfte es ihm nicht allzu schwer fallen, sein Ziel zu erreichen.

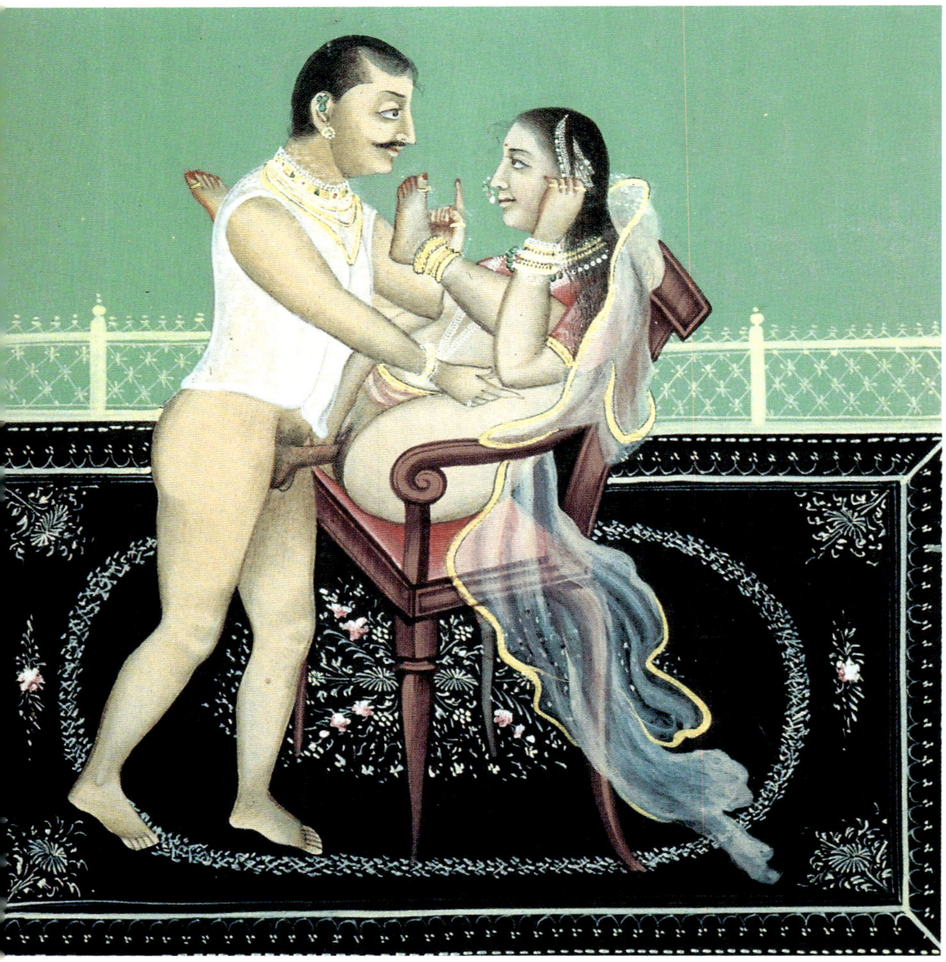

Manche Männer werden dennoch von der Kurtisane abgewiesen. Der wahrhaft Verzweifelte verlegt sich darauf, Frauen von relativ niedrigem sozialem Rang zu verführen und dabei seine eigene höhere Stellung auszunutzen, wie im vorigen Teil ausgeführt. Vātsyāyana drückt die Hoffnung aus, dass kein Mann diesen Weg beschreite, muss aber einräumen, dass es trotzdem immer wieder geschieht. Aus diesem Grund stellt er der Macht aufgrund der hohen sozialen Stellung eine andere Macht gegenüber, die in der Welt der Kurtisanen Geltung besitzt.

Noch ein Weg bleibt zu erkunden. Der letzte Teil des *Kāma Sūtra* handelt von esoterischen Kräften, die in sexuellen Beziehungen eine Rolle spielen, und gibt Rezepte, wie man einen Sexualpartner oder eine Sexualpartnerin gewinnen und die eigene sexuelle Potenz steigern kann.

Vorhergehende Doppelseite:

Liebesspiel, von Musikanten begleitet
Dekkan, Bijapur
Frühes 19. Jahrhundert
Miniaturmalerei
Sammlung Lance Dane

Musikanten und Kurtisanen gehörten stets zur Begleitung des Königs und seiner Truppen, wenn sie Eroberungskriege führten. Sie hatten die Aufgabe, die Soldaten im Lager zu unterhalten, wenn sie sich von ihrem zerstörerischen Werk ausruhten.

Links:

Liebesstellung
Indore, Madhya Pradesh
20. Jahrhundert
Miniaturmalerei
Privatsammlung

Die Kurtisane wickelt den Kunden dadurch um den Finger, dass sie ihm anspruchsvolle und aufregende Positionen beim Liebesakt zeigt, und sorgt so dafür, dass seine Lust niemals erlischt. Auf diese Weise verdient sie ihr Geld und erhält Zuwendungen ihrer Freier.

Rechts:

Gemeinsames Liebesspiel
Indore, Madhya Pradesh
20. Jahrhundert
Miniaturmalerei
Privatsammlung

Diese Handschrift kann von zwei einander gegenüber sitzenden Lesern gleichzeitig studiert werden. Auf diesem Bild befriedigt die Kurtisane zwei Kunden auf einmal.

Folgende Doppelseite:

Prostituierte
Begram, Kushan, Afghanistan
2. Jahrhundert v. Chr.
Toilettenkoffer, Elfenbein
Museum Kabul, Afghanistan

»[Die Aufgabe der Kurtisane] kann auf zweierlei Weise beschrieben werden: ›Das Verhalten einer Kurtisane ist darauf gerichtet, mit einem geeigneten Mann nach gebührender Würdigung seiner Bedürfnisse und Verdienste die körperliche Vereinigung zu vollziehen; dabei soll sie alles tun, damit sich ihr Liebhaber zu ihr hingezogen fühlt. Sie verlangt Geld, wenn er sich zu ihr hingezogen fühlt, und entledigt sich seiner, wenn sie ihm alle seine Besitztümer genommen hat.‹ ›Eine Kurtisane, die auf diese Weise das Leben einer Ehefrau führt, wird nicht von allzu vielen Liebhabern belästigt, und es ergeht ihr trotzdem gut.‹« (Burton, 220).

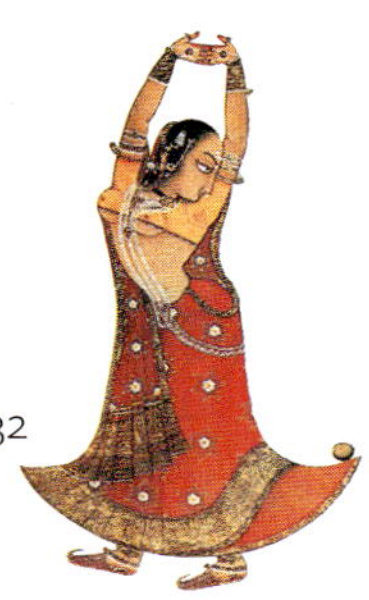

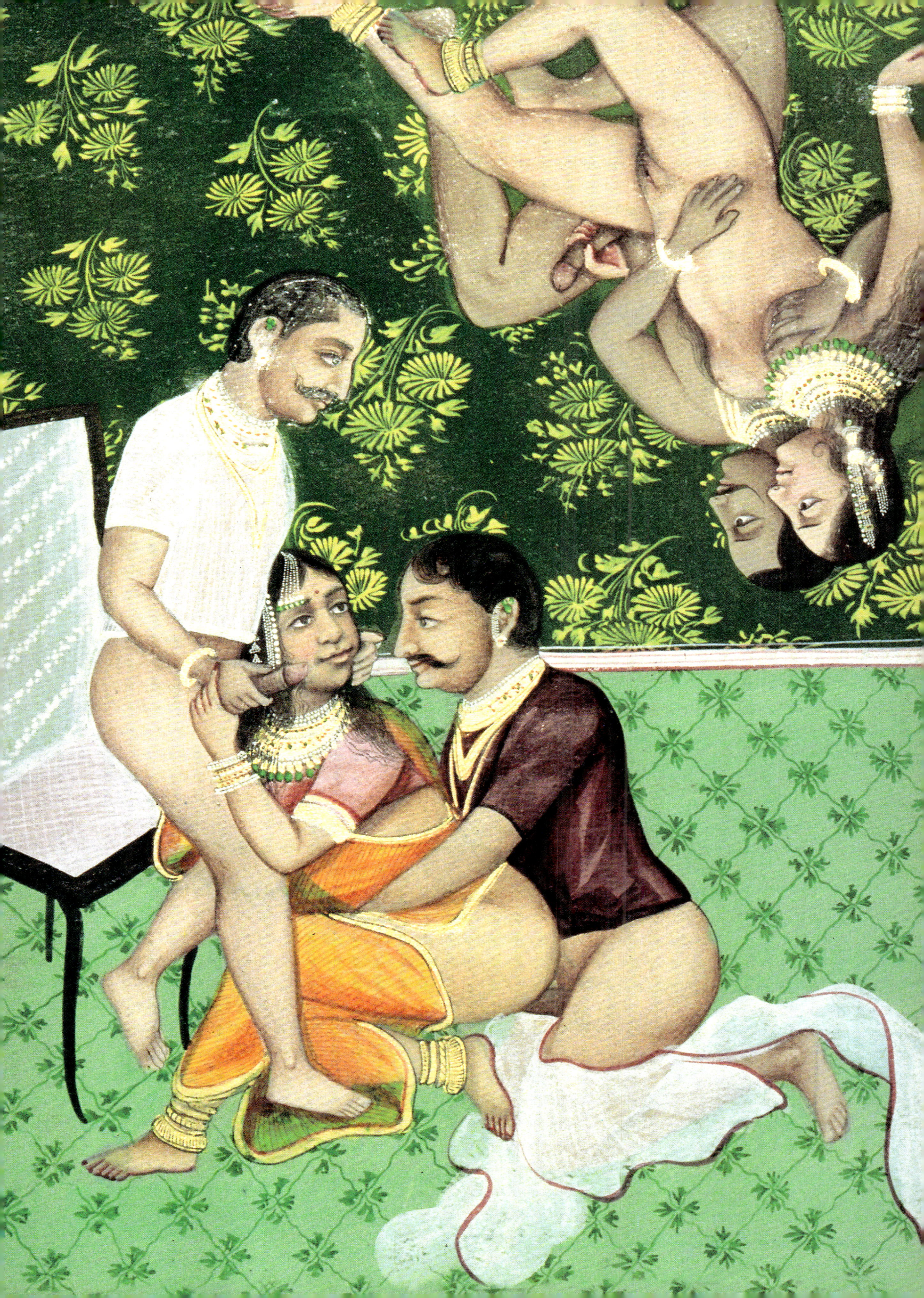

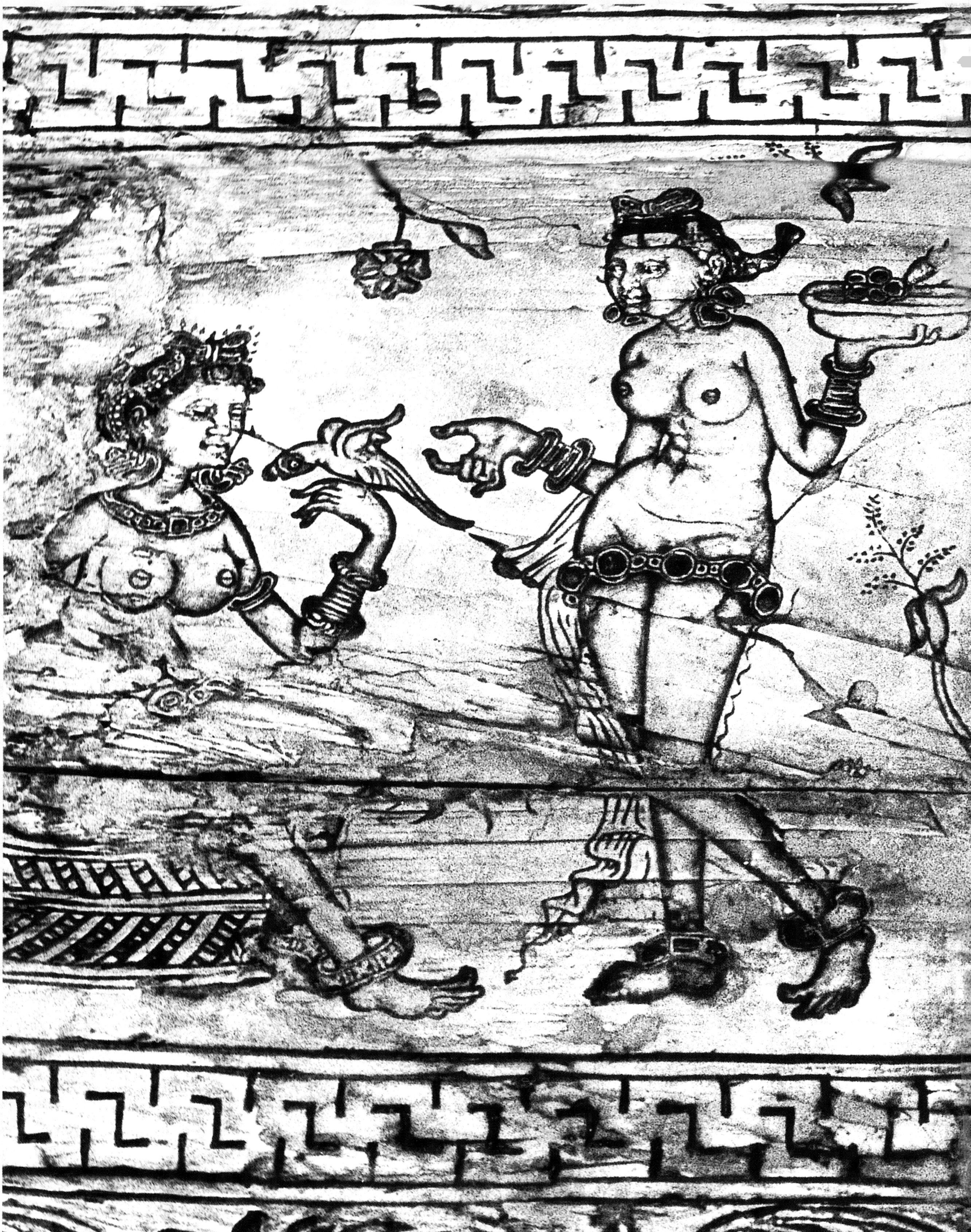

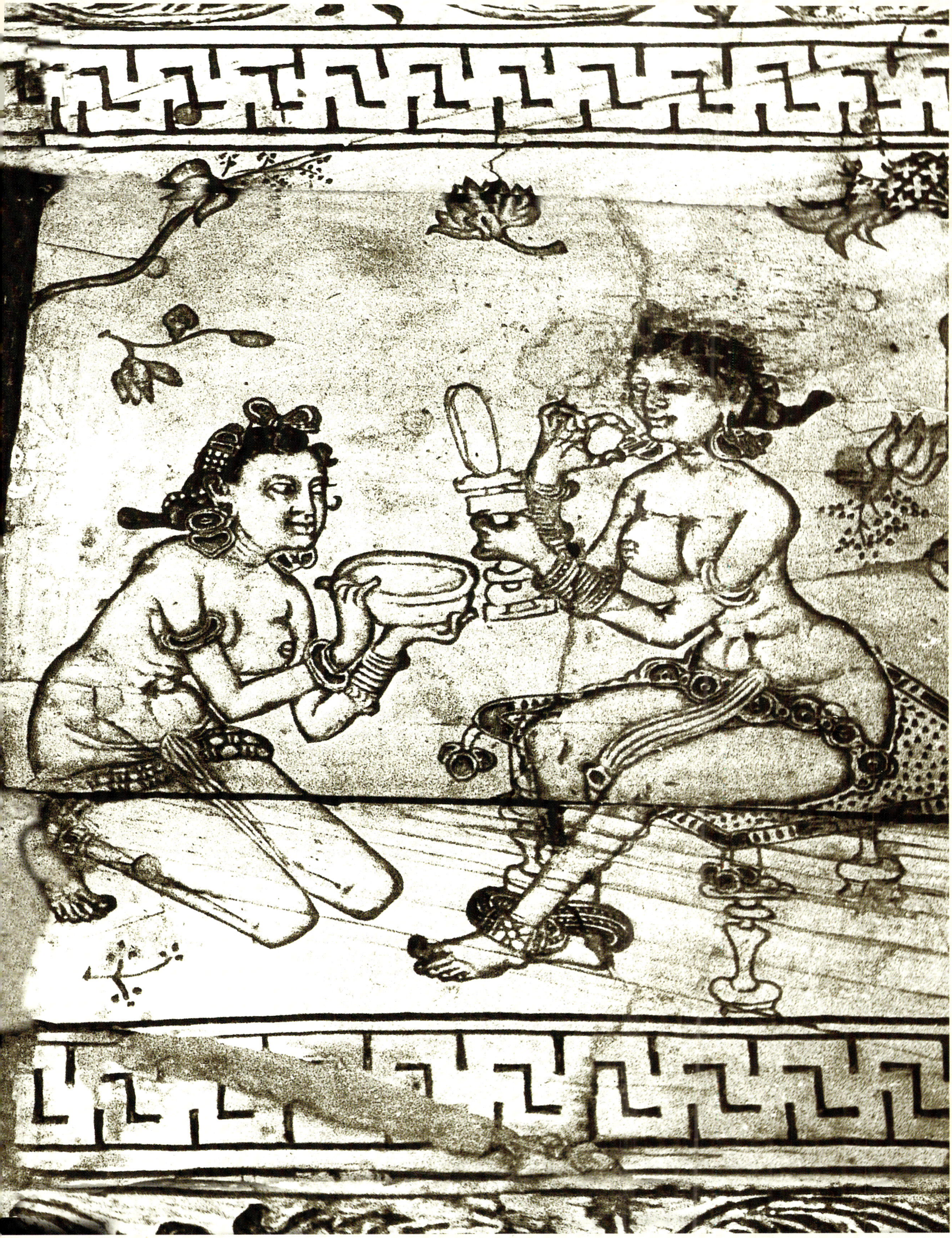

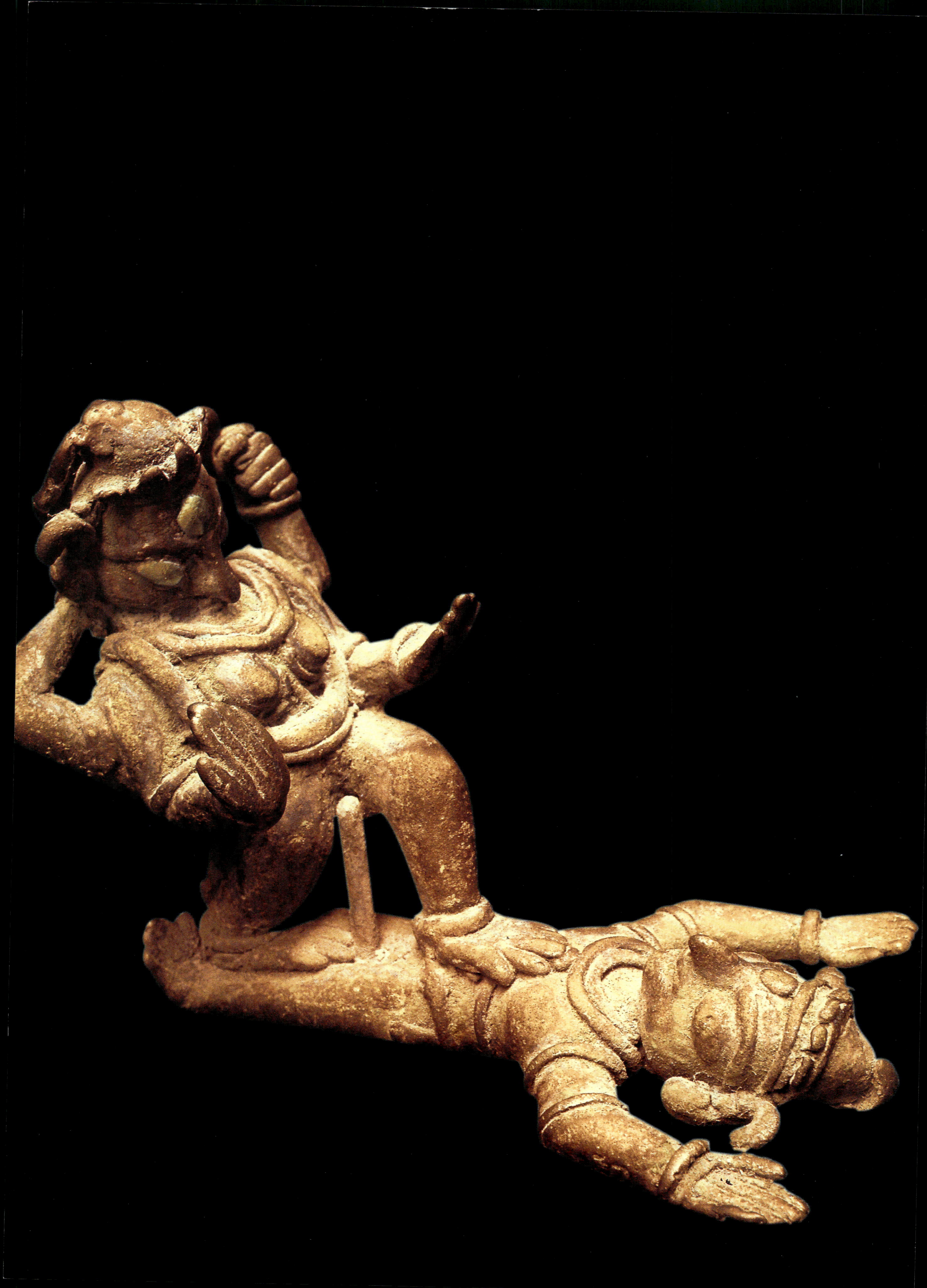

Geheimmittel

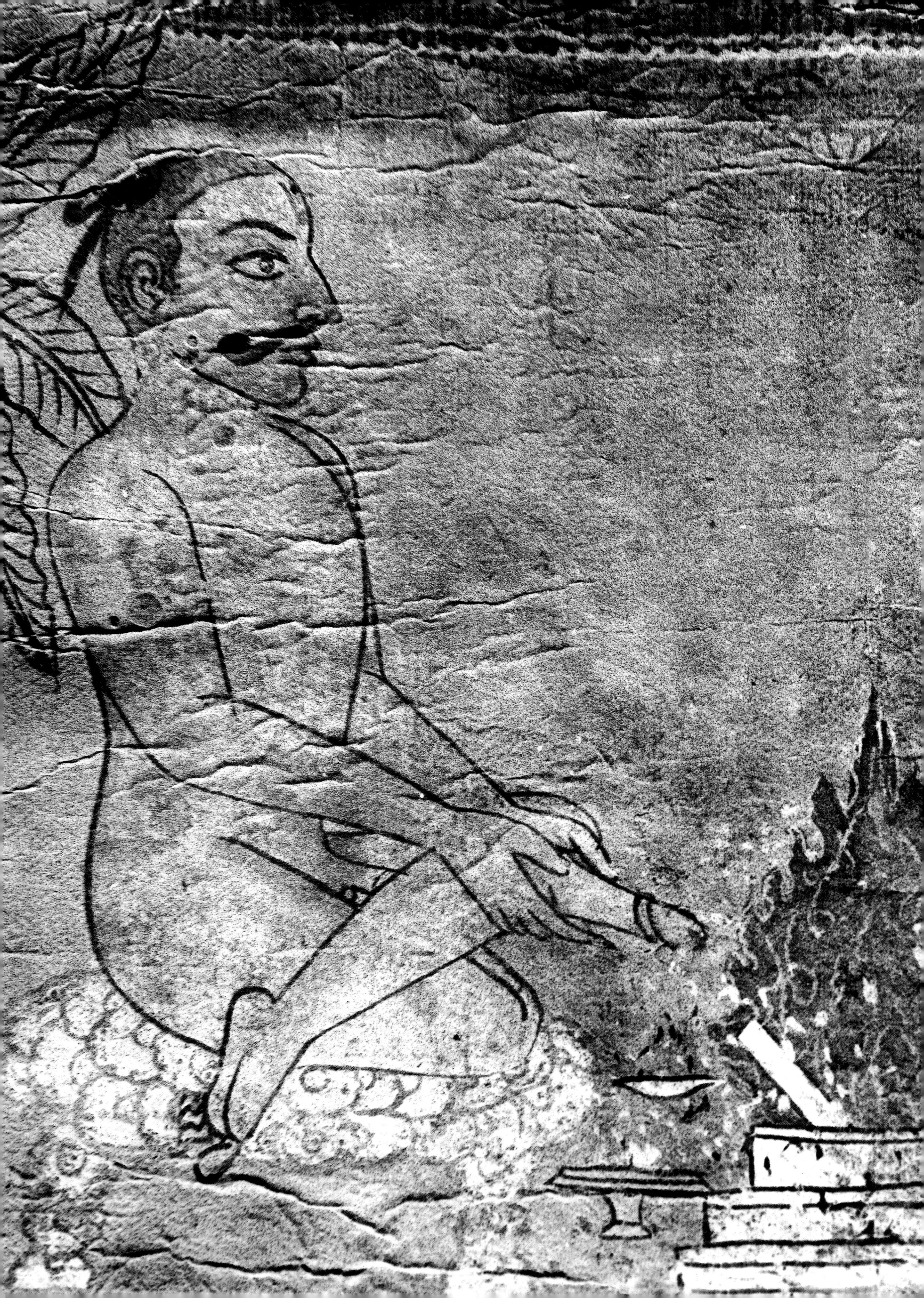

Wie man sich gewinnend macht

॥ रूपं गुणो वयस्त्याग इति सुभगंकरणम् ॥

rūpaṃ guṅo vayas tyāga iti subhagaṃ karaṇam

Schönheit,
Tugend,
Jugend und Freigiebigkeit
sind die Mittel, mit denen man sich gewinnend macht.
(*Kāma Sūtra* 7.1.3)

Hat man das gesamte Lehrbuch des *Kāma Sūtra* studiert, sollte man über ausreichend Fähigkeiten und Einsichten verfügen, um eine erfolgreiche Beziehung zu Angehörigen des anderen Geschlechts zu knüpfen. Man sollte jetzt die vierundsechzig Künste beherrschen und eingesehen haben, dass sie von grundlegender Bedeutung sind, um einen guten Lebenspartner zu finden. Der gebildete Städter wird sich sodann mit den Feinheiten des Liebesspiels beschäftigen, um seiner Partnerin Lust zu bereiten. Hat er die sexuelle Reife erreicht und gelernt, seine sinnliche Begierde zu beherrschen, kann er sich eine Ehefrau suchen.

Das *Kāma Sūtra* hat bisher Anleitungen für alle Stufen des Ehelebens gegeben, unter anderem Ratschläge, wie man ein Mädchen für sich einnimmt und zur Ehefrau bekommt und wie man eheliche Untreue verhindert. Verläuft sein Eheleben nicht zufrieden stellend, hat der Studierende gelernt, was er tun kann, um die Gunst einer verheirateten Frau zu gewinnen. Da Verführung nicht als der ideale Weg betrachtet wird, wird der Mann aufgefordert, sich an käufliche Frauen zu wenden. Auch für diesen Fall haben die alten Weisen Ratschläge für angemessenes Verhalten parat.

Aber niemand ist für immer jung und attraktiv. Daher bleibt dem *Kāma Sūtra* abschließend noch die Erörterung sexueller Probleme im Alter. Neben Funktionsstörungen im eigentlichen Sinn gibt es andere Probleme, die die sexuelle Befriedigung verhindern. Hierzu gehört mangelnde Attraktivität für das andere Geschlecht, mangelnde Intelligenz und das Alter. Doch auch diese Hindernisse können überwunden werden, und zwar mit esoterischen Mitteln, auf die der nach Liebesgenuss strebende, aber von mancherlei Gebrechen heimgesuchte Mann zurückgreifen kann.

Vorhergehende Seite:

Kali und Shiva
Pahari Hills
Frühes 18. Jahrhundert
Bronze mit Einlegearbeiten in Gold und Silber
Sammlung Lance Dane

Links:

Phallusförmige Opfergabe
Nepal, Newar-Schule
Frühes 18. Jahrhundert
Malerei auf Stoff
Privatsammlung

»Misslingt es dem Mann, das Objekt seiner Begierde auf eine der oben ausgeführten Arten zu gewinnen, nehme er Zuflucht zu anderen Möglichkeiten, sich die begehrte Frau gewogen zu machen« (Burton, 241).

Bestricke sie mit Zauberkraft

॥ तत्रोक्तेस्तु विधिभिरभिप्रेतम्
अर्थमनधिगच्छन्नौपनिषदिकमाचरेत् ॥

tatroktes tu vidhibhir abhipretam
artham anadhigacchannaupaniṣadikam ācaret

**Wer aber mit den zuvor beschriebenen Mitteln das Ziel nicht erreicht,
handle gemäß diesem Abschnitt über Geheimlehre.**
(*Kāma Sūtra* 7.1.2)

Ein sexuell unbefriedigter Mann sollte folgendermaßen vorgehen. Erstens muss er Mittel und Wege finden, die Partnerin seiner Träume zu erobern, zweitens muss es ihm gelingen, sie zu befriedigen. Um sie sich gewinnend zu machen, hat er zwei Möglichkeiten: magische oder mechanische Hilfsmittel. Um seine Partnerin sexuell zu befriedigen, muss er seine sexuelle Potenz steigern. Auch dafür gibt es magische und mechanische Hilfsmittel. Die auf den folgenden Seiten erläuterten Rezepte erzielen eine magische Wirkung mittels mechanischer Techniken. Gewöhnlich ist der richtige Zeitpunkt entscheidend für den Erfolg der Maßnahme.

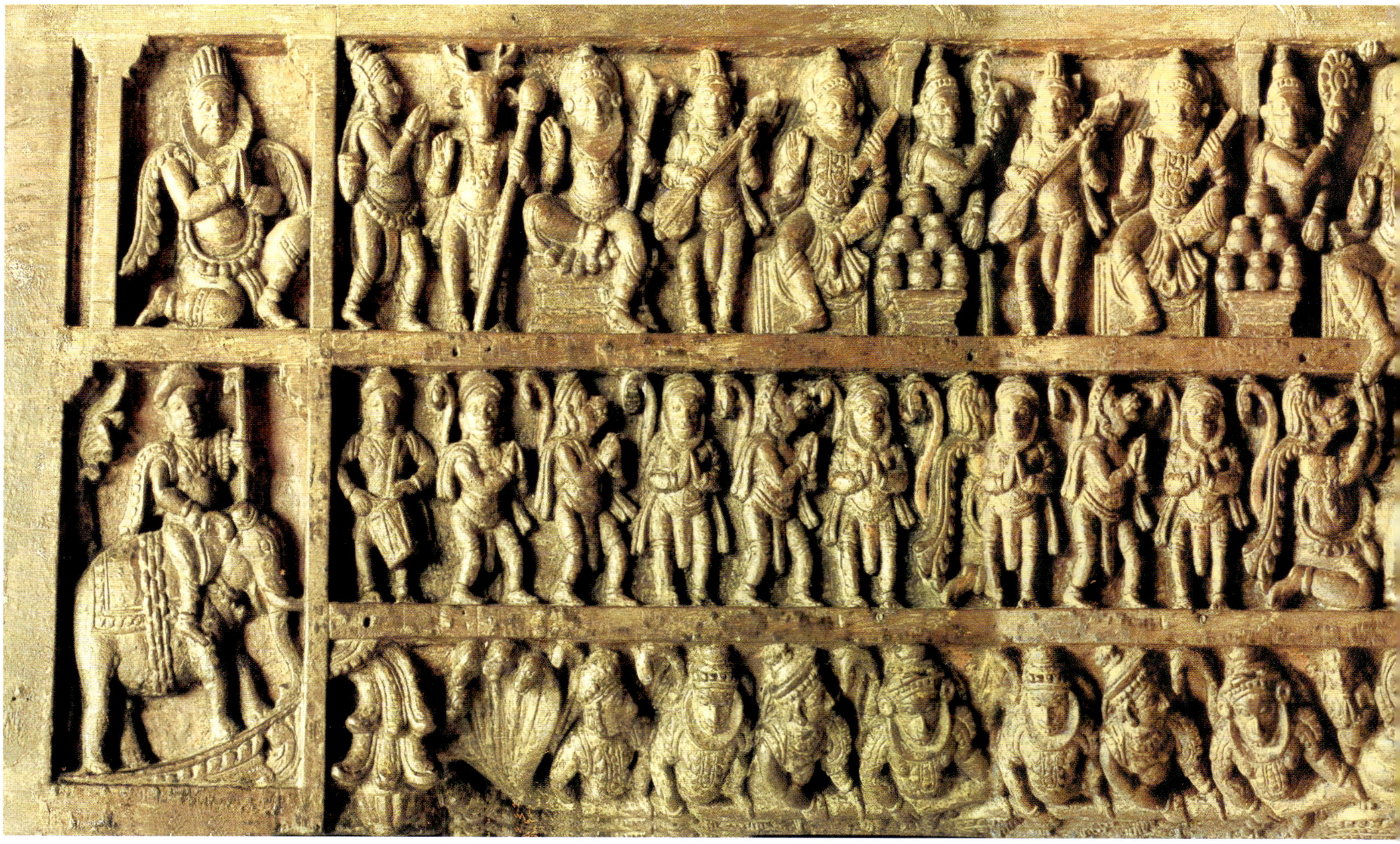

॥ मयूरस्याक्षितरक्षोर्वा सुवर्णेनावलिप्य दक्षिणहस्तेन
धारयेदिति सुभगंकरणम् ॥

mayūrasyākṣi tarakṣor vā suvarṇenāvalipya dakṣiṇahastena
dhārayed iti subhagaṃ karaṇam

Man trage das (frische) Auge eines Pfauen oder einer Hyäne, das mit einer Goldfolie umwickelt ist, in der rechten Hand.
(*Kāma Sūtra* 7.1.10)

Wenn es auch dann noch nicht klappt, führt das *Jayamangala* weitere mögliche Gründe für das Scheitern an. Wenn beispielsweise nicht alle Einzelheiten peinlich genau beachtet werden, kann der Zauber nicht wirken.

Dem Pfau oder der Hyäne soll das Auge nämlich genau in dem Moment entnommen werden, wenn die sommerliche Paarungszeit beginnt. Das Auge kann in der rechten oder in der linken Hand gehalten werden, aber der Kommentar führt aus, dass es nur dann funktioniert, wenn der Mond in einem bestimmten Haus steht, und das ist nur im Frühling der Fall. Manche Zaubermittel entfalten ihre Wirkung erst nach einiger Zeit. In diesem Fall dauert es einen ganzen Monat, bevor sich der Erfolg bei den Frauen einstellt (*Kāma Sūtra* 7.1.8).

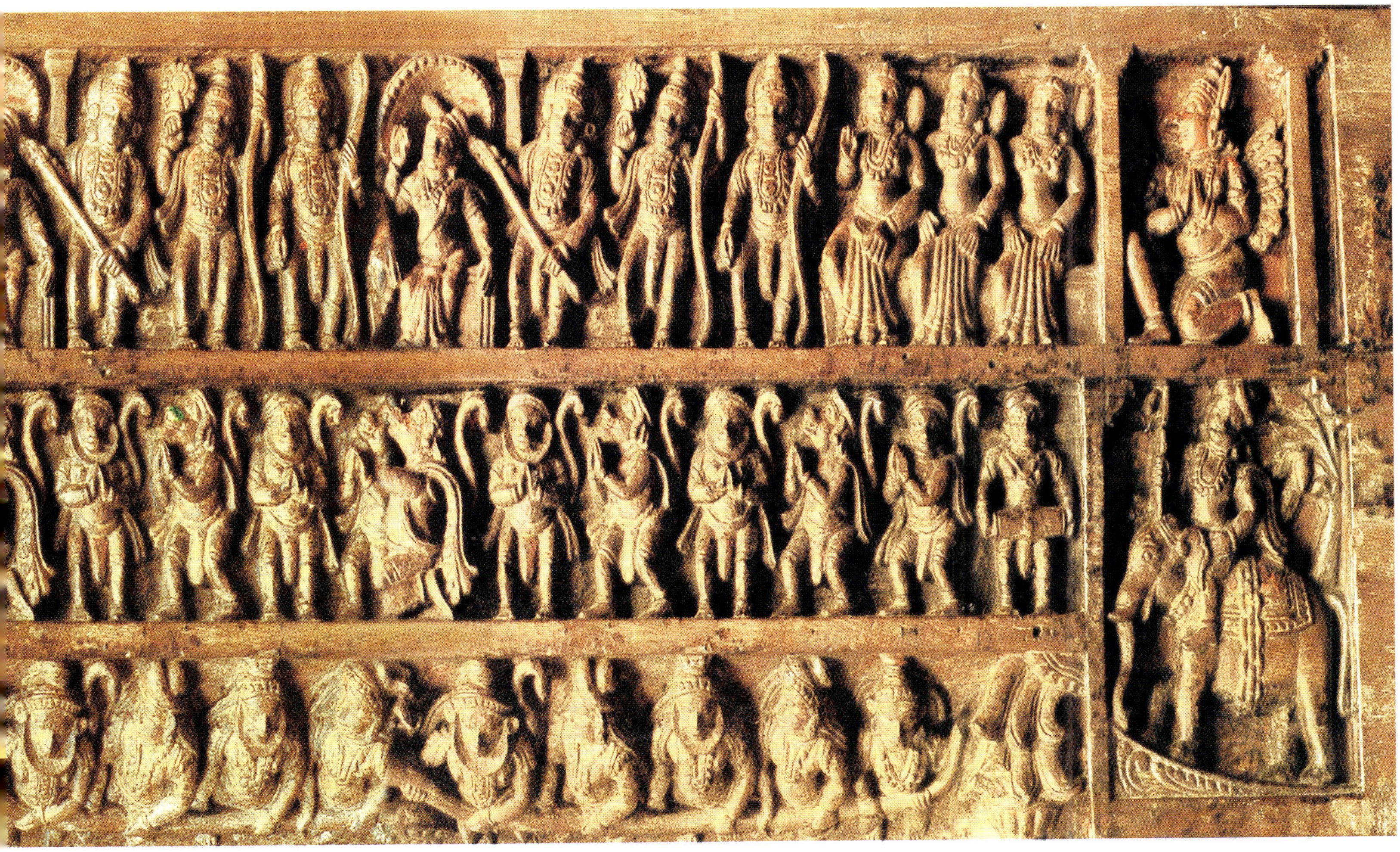

Das Aufwühlen des Ozeans
Trivandrum, Kerala
Frühes 18. Jahrhundert
Holzbalken eines Tempeleingangs
Sammlung Lance Dane

Diese Holzschnitzerei stellt eine beliebte Szene der Mythologie dar, in der die Götter den Ozean aufwühlten, um *amrit*, den Nektar der Unsterblichkeit, zu gewinnen. Dieser Trank wurde unter Mithilfe verschiedener Dämonenklassen erzeugt, aber sobald die Götter hatten, was sie wollten, hielten sie sich nicht an die Vereinbarung, sondern töteten die Dämonen. Seither liegen Götter und Dämonen in ewigem Streit.

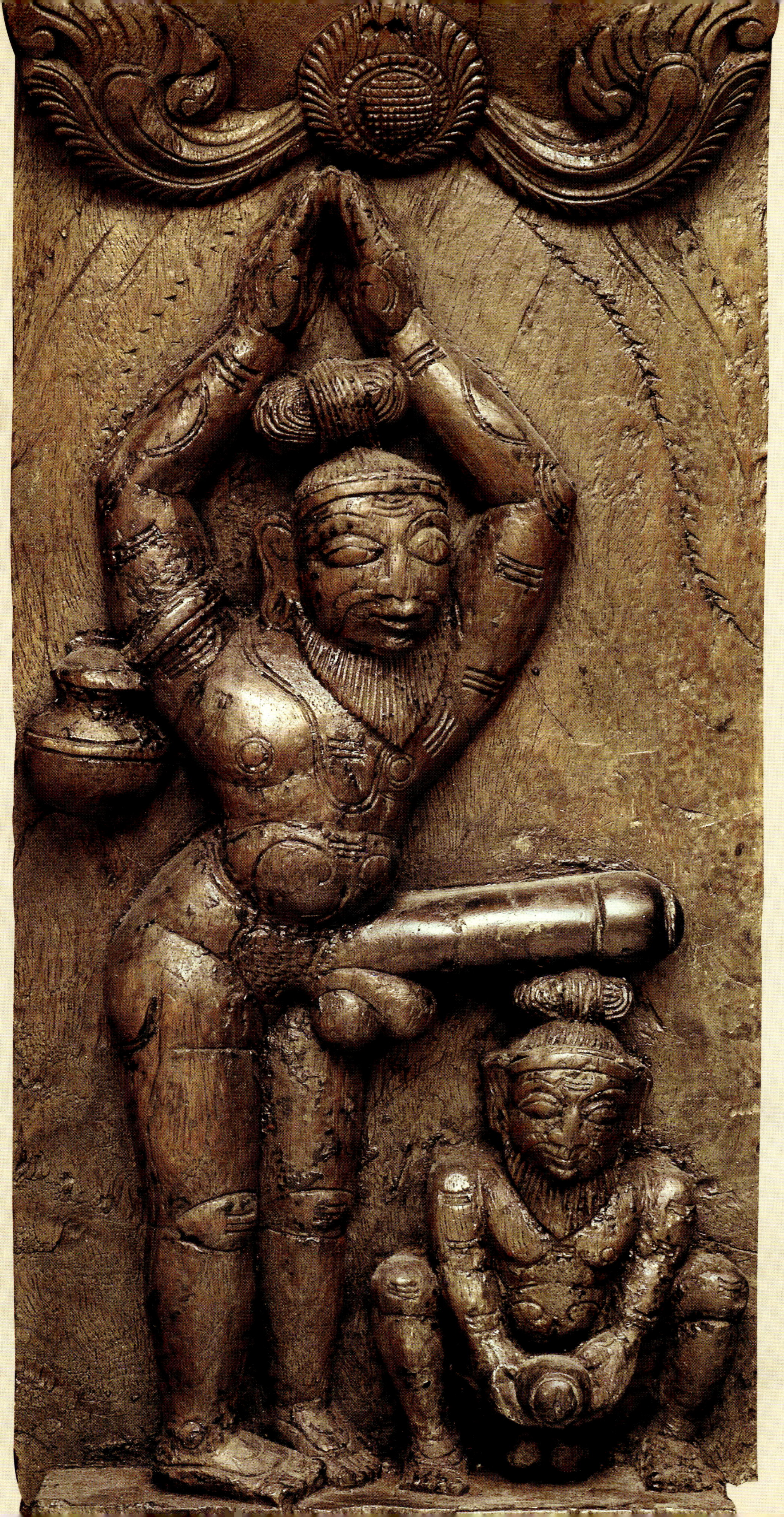

Accessoires zur Wiedergewinnung der Manneskraft

Ein grundlegendes Übel des Mannes, dem jedoch abgeholfen werden kann, ist das Nachlassen seiner Potenz. Das *Kāma Sūtra* gibt Anweisungen für diesbezügliche Hilfsmittel. Man kann künstliche Geschlechtsteile verwenden (*apadravyas*), die man sich um die Hüfte bindet oder am Penis befestigt. Zum Beispiel Dildos (künstliche Nachbildungen des erigierten Penis), die Männer und Frauen benutzen können, Sexspielzeug, Penisringe und so weiter. Mit ihrer Hilfe wird der Unzulänglichkeit des Penis abgeholfen, und die Erfolgsaussichten des schmächtigen Hasenmannes und anderer Männer mit verminderter Libido verbessern sich. Der Dildo sollte jedoch genau angepasst sein und an der Hüfte gut befestigt werden, damit er sich während des Verkehrs nicht lockert. Dildos können aus Gold, Silber, Kupfer, Eisen, Elfenbein oder Büffelhorn angefertigt sein. Auch Holz ist ein beliebtes Material, Blei und Zinn werden aufgrund ihrer besonders guten Gleitwirkung empfohlen und sind Holzdildos in dieser Hinsicht überlegen.

Zusätzlich zu mechanischen Hilfsmitteln für den Penis wird das Vorspiel empfohlen, die Berührung der weiblichen Genitalien mit den Fingern, um die Frau zu erregen und auf den Geschlechtsverkehr vorzubereiten. Am Vorspiel sind lediglich die Hände beteiligt, andere Gliedmaßen nur, soweit nötig. Vātsyāyana rät (*Kāma Sūtra* 2.9.26) den Männern vom Mundverkehr ab, allerdings gestattet er ihnen umgekehrt, sich von bestimmten Frauen (denen es nicht verboten ist) oder von Angehörigen des so genannten »dritten Geschlechts« (die als Frau oder als Mann gekleidet sein können) mit dem Mund befriedigen zu lassen. Das *Kāma Sūtra* differenziert nach regionalen Gepflogenheiten und nennt Gebiete, wo Oralverkehr als anstößig betrachtet und wo er praktiziert wird, wenn auch insgeheim.

Vātsyāyana berichtet, dass in den ihm vertrauten südlichen Regionen ein gepiercter Penis für den Geschlechtsverkehr als wichtig erachtet wird. Wenn der Mann die perforierte Vorhaut behutsam dehnt und auf Sauberkeit achtet, ist die Prozedur weniger schmerzhaft, und wenn er regelmäßig Geschlechtsverkehr hat, um die perforierte Stelle offen zu halten, kann er verschiedene *apadravyas* daran anbringen, etwa kleine Ringe oder mit Leder, Blumen und anderen Lust steigernden Zusätzen versehene Objekte. Vātsyāyana zufolge, der aus Nordindien stammt, haben solche Gepflogenheiten ihren Ursprung weit unten im Süden. Man kann nur vermuten, dass der Verweis darauf, dass die Leute im Norden keine sexuellen Accessoires benötigen, einem Lokalpatriotismus entspringt.

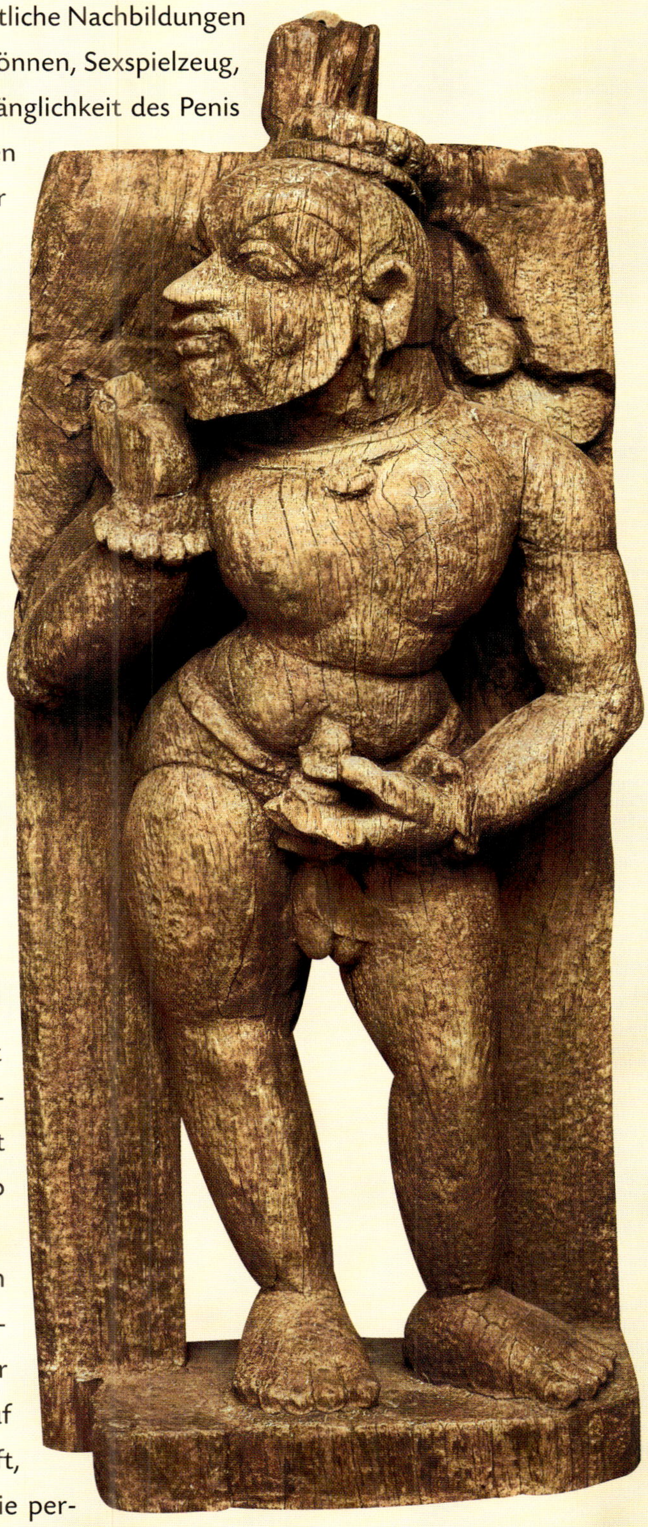

Links:

Verlängerung des Penis durch Massage
Pondicherry, Tamil Nadu
Mitte 19. Jahrhundert
Holz
Sammlung Lance Dane

Das *Kāma Sūtra* erörtert alle möglichen Methoden, die natürliche körperliche Ausstattung zu verbessern. Es handelt sich um esoterische Mittel, deren Beschaffung große Mühe bereitet. Werden sie nicht sachgerecht hergestellt und angewandt, kommt es bei einigen von ihnen zu einer dauerhaften Vergrößerung des Penis, die schmerzhaft und gefährlich ist.

Rechts:

Masturbation
Tamil Nadu
Mitte 19. Jahrhundert
Holz
Sammlung Lance Dane

Gelingt es einem Mann nicht, mit den bisher dargelegten Mitteln sein Verlangen zu stillen, muss er andere Wege finden, um sich anziehend zu machen und seine inneren Leidenschaften zu befriedigen. Hilfreich sind die im *tantra shāstra* und im *Atharvaveda* beschriebenen Maßnahmen. Auch Selbstbefriedigung ist eine Möglichkeit.

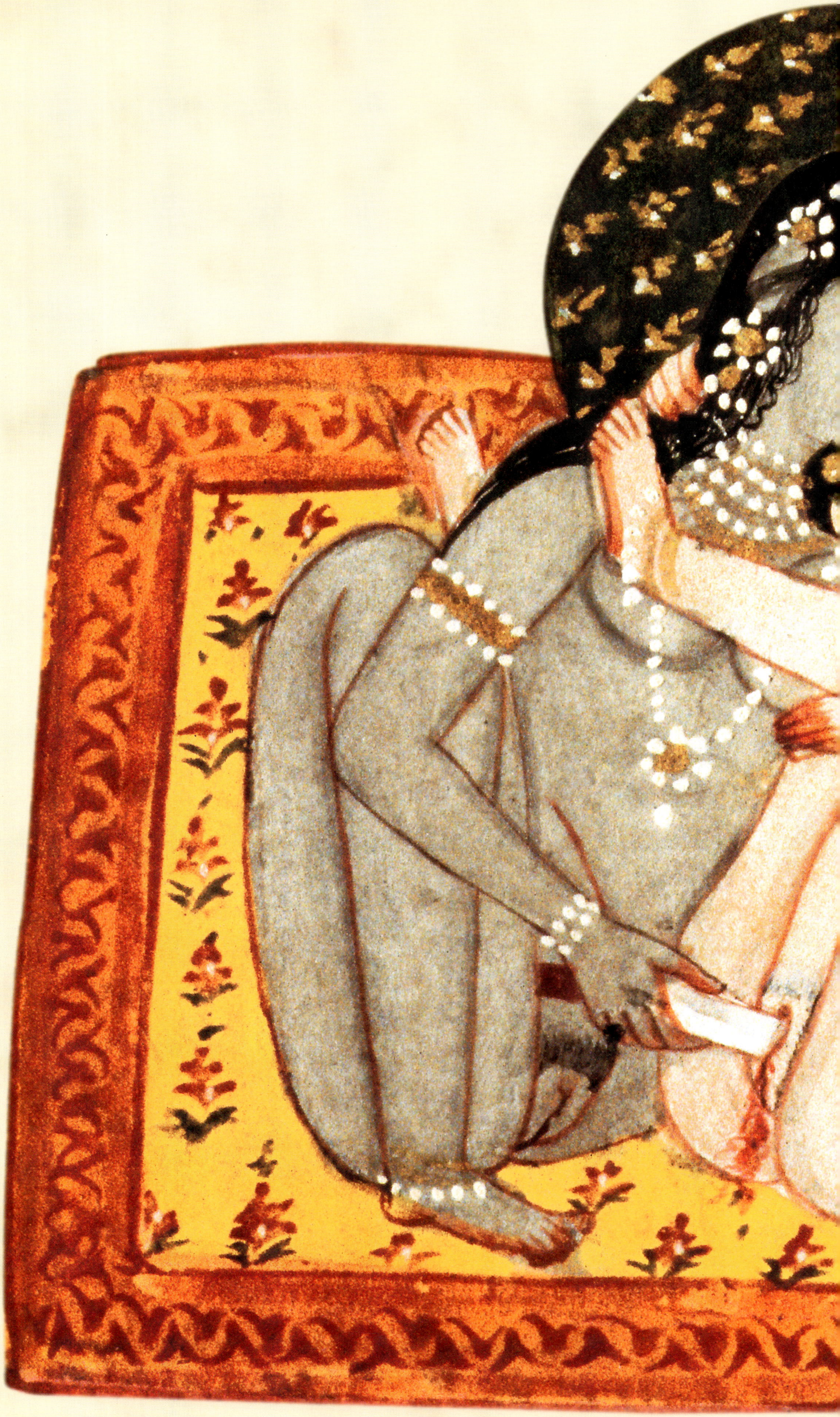

Lesben mit Dildos
Dekkan, Bijapur
Frühes 19. Jahrhundert
Miniaturmalerei
Sammlung Lance Dane

Den Frauen des königlichen Harems ist es nicht gestattet, Männer zu treffen und mit ihnen zu sprechen, und sie werden sehr streng bewacht. Da sie alle zusammen nur einen einzigen Gatten haben, bleiben sie körperlich unbefriedigt. Deshalb bereiten sie sich auf verschiedene Weise gegenseitig Lust. Sie kleiden die Tochter einer Amme, eine Freundin oder eine Dienerin wie einen Mann und versehen sie mit künstlichen Vorrichtungen wie Knollen, Wurzeln oder Früchten in Form eines *lingam*, oder sie legen sich auf eine männliche Statue, deren *lingam* erigiert ist und sichtbar hervorsteht.

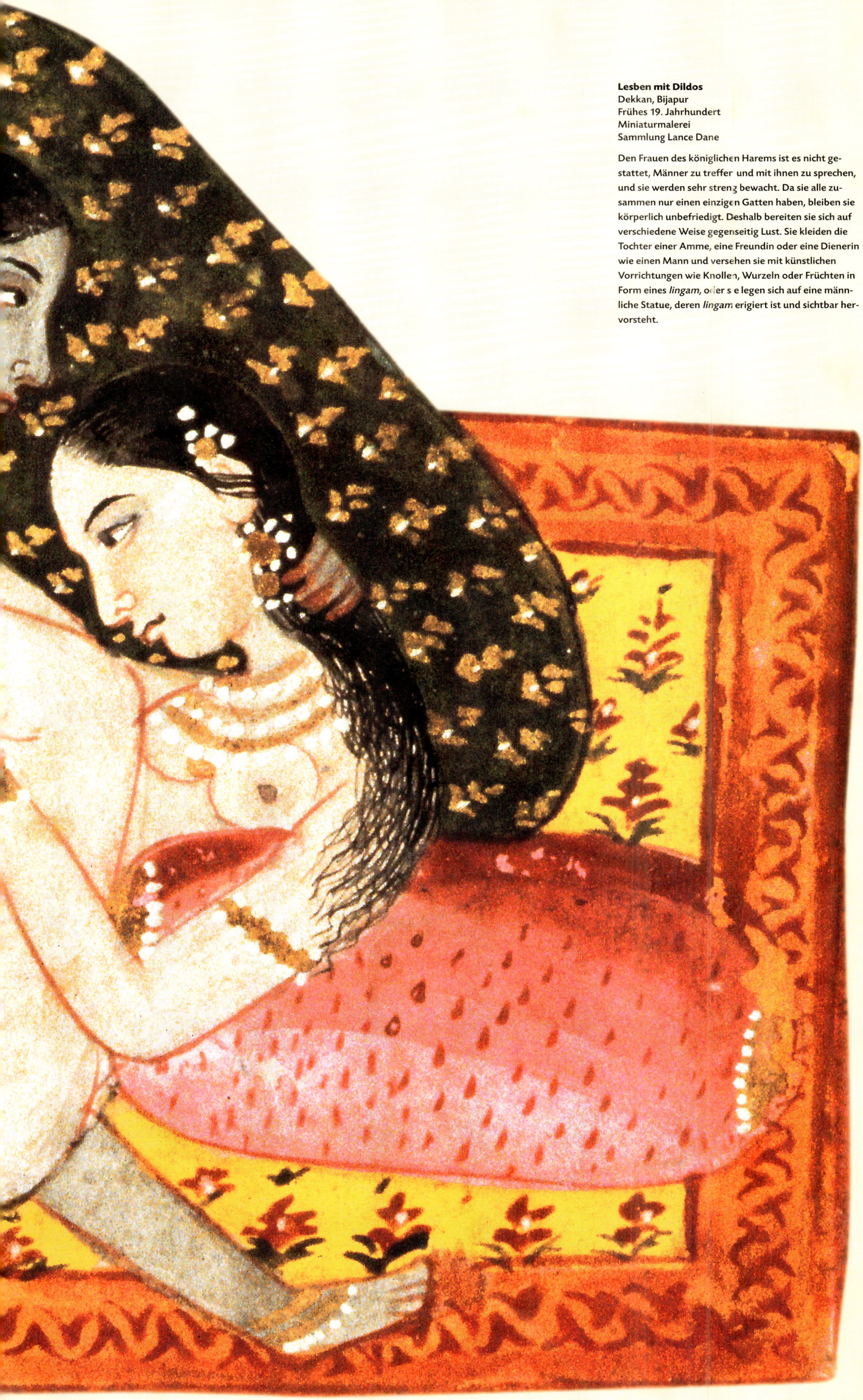

Mittel zur Penisvergrößerung

Die Methoden zur Vergrößerung des Penis erfordern mehr Beharrlichkeit und Ausdauer, als es braucht, um sich etwas um die Hüfte zu schnallen oder ein kompliziertes Zaubermittel anzuwenden. Die nachfolgend beschriebene Technik garantiert eine beträchtliche Vergrößerung des Penis. Der Patient muss bei der Prozedur allerdings sehr genau aufpassen, denn ist der Schwellprozess erst einmal in Gang gesetzt, müssen Gegenmittel angewandt werden, weil sonst das Ergebnis ein viel zu großer Penis ist. Zuerst muss man im Wald stachelige Insekten, *shukas*, von den Bäumen sammeln. Nachdem man die Stacheln behutsam entfernt hat, reibe man sie kräftig in den Penis ein, und danach reibe man den Penis zehn Nächte lang mit Öl ein. Man wiederhole die Prozedur so lange, bis der Penis anzuschwellen beginnt. Man lege sich auf ein Bettgestell mit dem Gesicht nach unten und lasse den Penis durch ein Loch hinunterhängen; das steigert den gewünschten Effekt. Hat der Penis die gewünschte Größe erreicht, sollte man kühlende Salben verwenden, sonst setzt sich der Prozess immer weiter fort. Diese Penisvergrößerung ist eine Maßnahme auf Lebenszeit. Es werden aber auch Rezepte für eine zeitweilige Vergrößerung genannt.

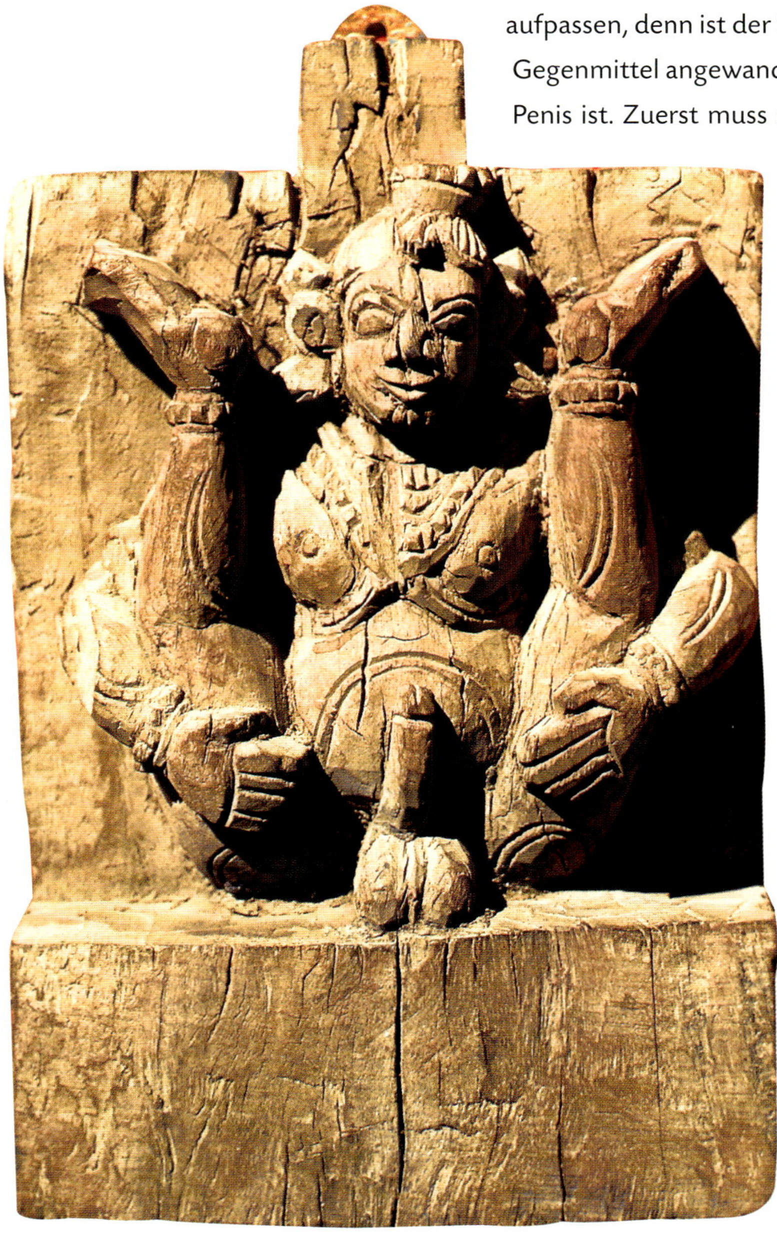

Mittel zur Vaginaverengung

Als Nächstes werden Möglichkeiten zur Verengung der Vagina erörtert, damit der Penis mehr Kontakt hat und die sexuelle Lust von Mann und Frau gesteigert wird. Es werden Rezepte für alle Frauentypen vorgeschlagen: für die »Elefantenkuh« ebenso wie für die zarte »Gazelle«. Leider behalten diese Maßnahmen ihre Wirkung nur für eine einzige Nacht; damit ist ein Paar gezwungen, ständig einen immensen Kräutervorrat bereitzuhalten.

Bei der »Elefantenkuh« werden die weißen Blüten eines als *kokiläksha* bekannten Baums (Kuckucksauge) zerstoßen und innerlich angewandt. Dadurch zieht sich die Vagina zusammen. Bei der »Gazelle« werden weiße und blaue Lotusblüten mit den pulverisierten Blüten des *kadamba*-Baumes und mit Majoran gemischt.

Links:

Dildo
Salem, Südindien
20. Jahrhundert
Holz
Sammlung Mulk Raj Anand

Rechts:

Übermäßig verlängerter Penis
Tamil Nadu
19. Jahrhundert
Holzschnitzerei eines Wagens
Sammlung Lance Dane

»Wenn ein Mann nicht in der Lage ist, eine *hastinī* oder Elefantenfrau zu befriedigen, greife er zu anderen Mitteln, um ihre Leidenschaft anzustacheln ... Er bediene sich etwa gewisser *apadravyas* oder Vorrichtungen, die er an oder um den *lingam* bindet, um ihn zu verlängern oder dicker zu machen, damit er zur *yoni* passt« (Burton, 247).

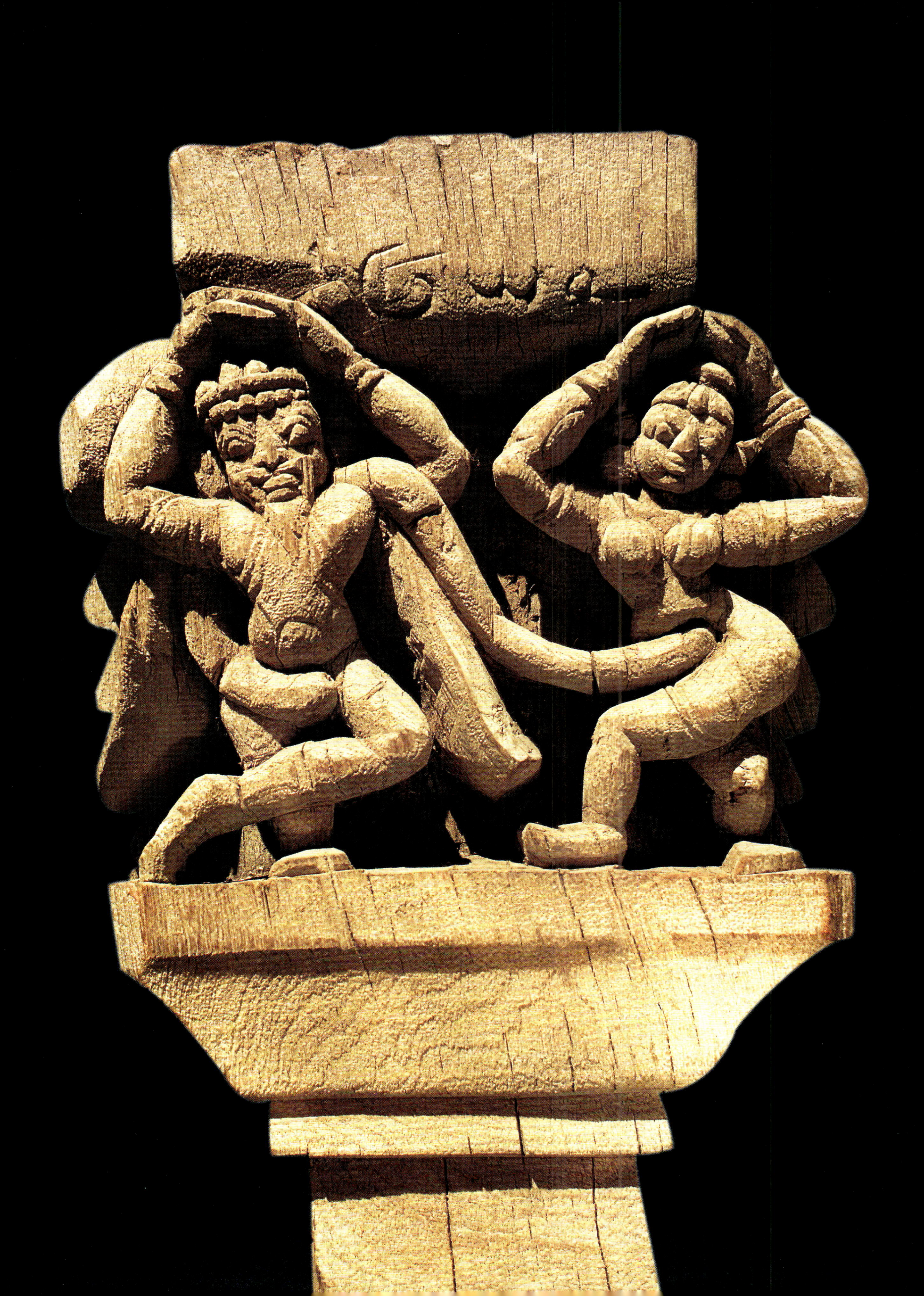

Talismane, Tricks und Zaubertränke

Eine ganze Reihe von Rezepten verschaffen Liebesgenuss oder bewirken, dass sich die Frau hoffnungslos verliebt und vollkommen willenlos wird. Im Folgenden wird die Herstellung einer Substanz beschrieben, die als Wimperntusche verwendet wird. Der Erstbeste, den man dann anblickt, ist dem eigenen Willen gefügig.

॥ उष्टस्यास्थि भृङ्गराजरसेन भावितं
दग्धमञ्जनमुष्टास्थ्यञ्जनिकायां निहितमुष्टास्थिशलाकयैव
स्रोतोऽञ्जनसहितं पुण्यं चक्षुष्यं वशीकरणं चेत्याचक्षते ॥

uṣṭrasyāsthi bhṛṅgarājarasena bhāvitaṃ
dagdham añjanam uṣṭrāsthyañjanikāyāṃ nihitam uṣṭrāsthiśalākayaiva sroto 'ñjanasahitaṃ puṅyaṃ cakṣuṣyaṃ vaśokaraṇaṃ cety ācakṣate

1. Nimm ein Stück Kamelknochen und tauche es in den Saft der *bhringarāja*-Pflanze (gemeine Ringelblume).
2. Zerkleinere und verbrenne es.
3. Fülle die geschwärzte Asche in einen hohlen Kamelknochen und vermische sie mit Antimon.
4. Tusche dir damit die Wimpern.
5. Der erste Mensch, den du ansiehst, wird deinem Willen unterworfen sein.
(*Kāma Sūtra* 7.1.33)

Es ist ein ziemlich schwieriges Unterfangen, sich einen Kamelknochen zu beschaffen, aber andere Rezepte enthalten Zutaten, die noch schwerer zu beschaffen sind oder nur zu ganz bestimmten Gelegenheiten erhältlich sind. Für ein Rezept etwa benötigt man Blumen, die bei der Überführung zum Ort der Verbrennung auf den Leichnam geworfen wurden. Die Wirkkraft eines Zaubers hängt häufig von ganz bestimmten zeitlichen Bedingungen ab, und wenn hier etwas nicht stimmt, ist alle Mühe umsonst.

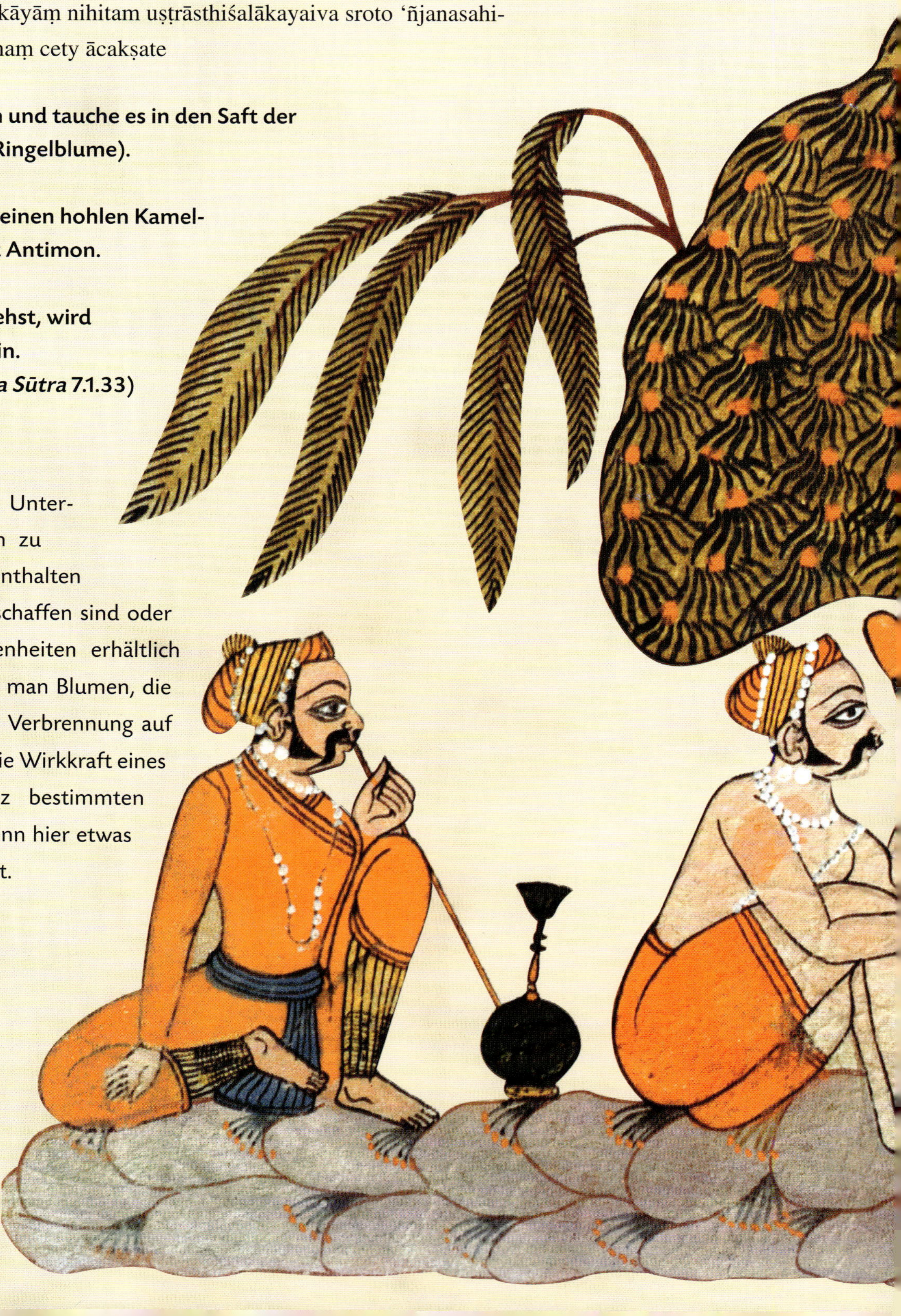

Bettler beim Mischen von Aphrodisiaka
Sirohi, Nordrajasthan
Spätes 18. Jahrhundert
Miniaturmalerei
Sammlung Lance Dane

»Die Rezepte zur Steigerung von Liebeslust und sexueller Kraft sollten von der Wissenschaft der Medizin, den Veden oder von Leuten erlernt werden, die mit der Ausübung dieser Zaubermittel vertraut sind, oder auch von vertrauensvollen Verwandten. Rezepte, bei denen der Benutzer auch nur den leisesten Zweifel an ihrer Wirksamkeit hegt, oder solche, die körperlichen Schaden verursachen, die Tötung von Tieren erfordern oder die Verwendung unreiner Zutaten verlangen, müssen vermieden werden. Nur solche Mittel dürfen angewandt werden, die als heilig und zweckmäßig anerkannt und von Brahmanen und Freunden gebilligt worden sind« (Burton, 246).

Die Anwendung von Zaubersalben für den erigierten Penis unmittelbar vor dem Koitus könnte sich als inopportun erweisen oder – noch schlimmer – den Geschlechtspartner Verdacht schöpfen und unwillig werden lassen. Auch durch solche Nebeneffekte werden redliche Bemühungen vereitelt.

Einige Rezepte, nicht wenige davon Getränke, sollen die Potenz steigern. Das *Kāma Sūtra* erinnert den Adepten daran, dass die Beherrschung magischer Künste und die Fähigkeit, sich andere gefügig zu machen, nur die erste Stufe ist. Folgt auf die Eroberung des Lustobjekts nicht eine hervorragende erotische Darbietung, wird unweigerlich Enttäuschung das Ergebnis sein. Die folgenden beiden Getränke zielen auf die Steigerung der männlichen Potenz ab. Das eine schmeckt nach Milch, das andere mundet dem normalen Gaumen gewiss weniger.

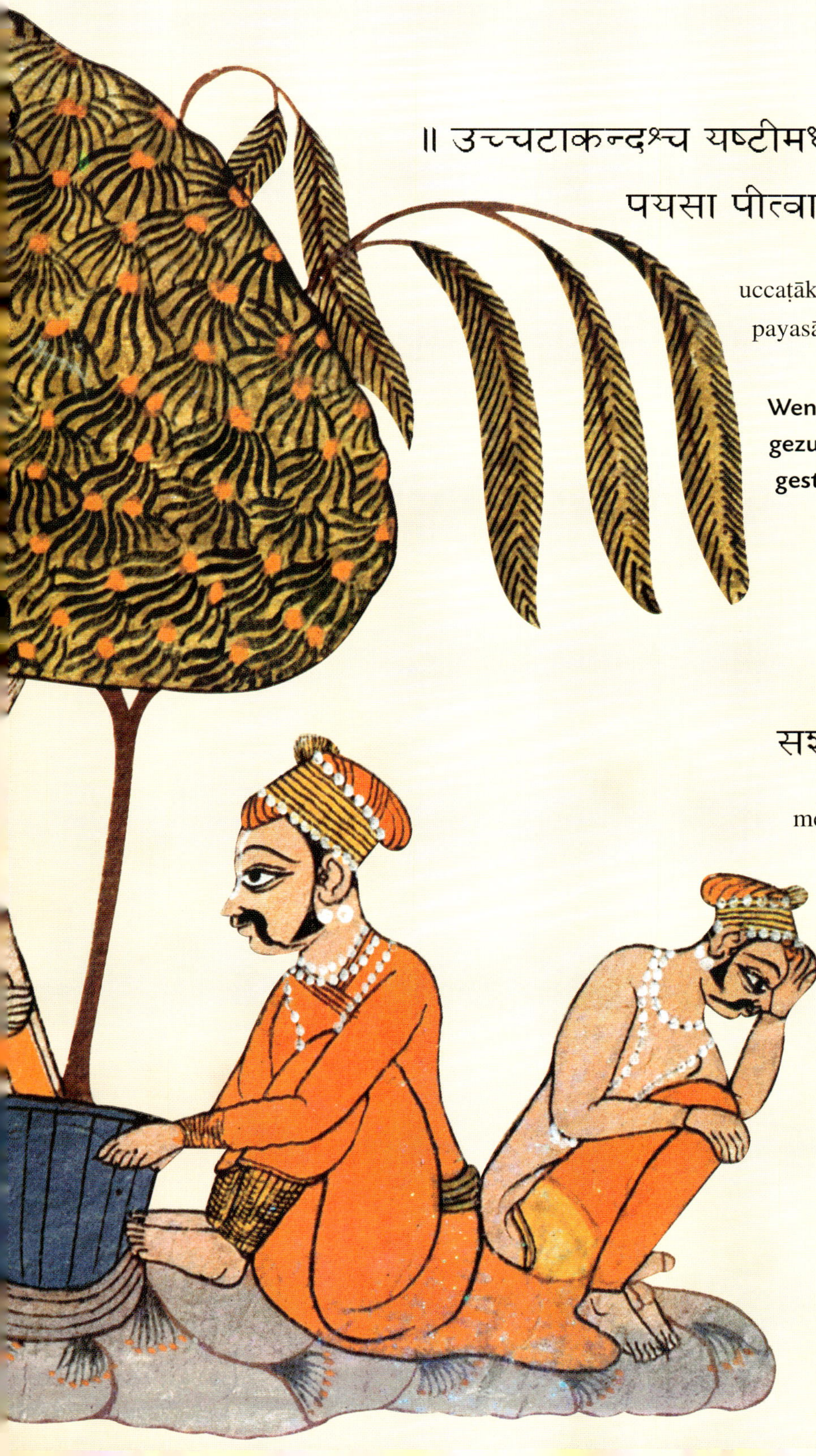

॥ उच्चटाकन्दश्च यष्टीमधुकं च सशर्करेण
पयसा पीत्वा वृषो भवति ॥

uccaṭākandaśca yaṣṭomadhukaṃ ca saśarkareṇa
payasā potvā vṛṣo bhavati

Wenn man eine Knoblauchzehe und Süßholz in gezuckerter Milch trinkt, wird die Männlichkeit gesteigert.

(*Kāma Sūtra* 7.1.35)

॥ मेषबस्तमुष्कसिद्धस्य पयसः
सशर्करस्य पानं वृषत्वयोगः ॥

meṣabastamuṣkasiddhasya payasaḥ
saśarkarasya pānaṃ vṛṣatvayogaḥ

Wenn man Widder- oder Ziegenbockhoden in gezuckerter Milch kocht und diese Mischung trinkt, wird die Männlichkeit gesteigert.

(*Kāma Sūtra* 7.1.36)

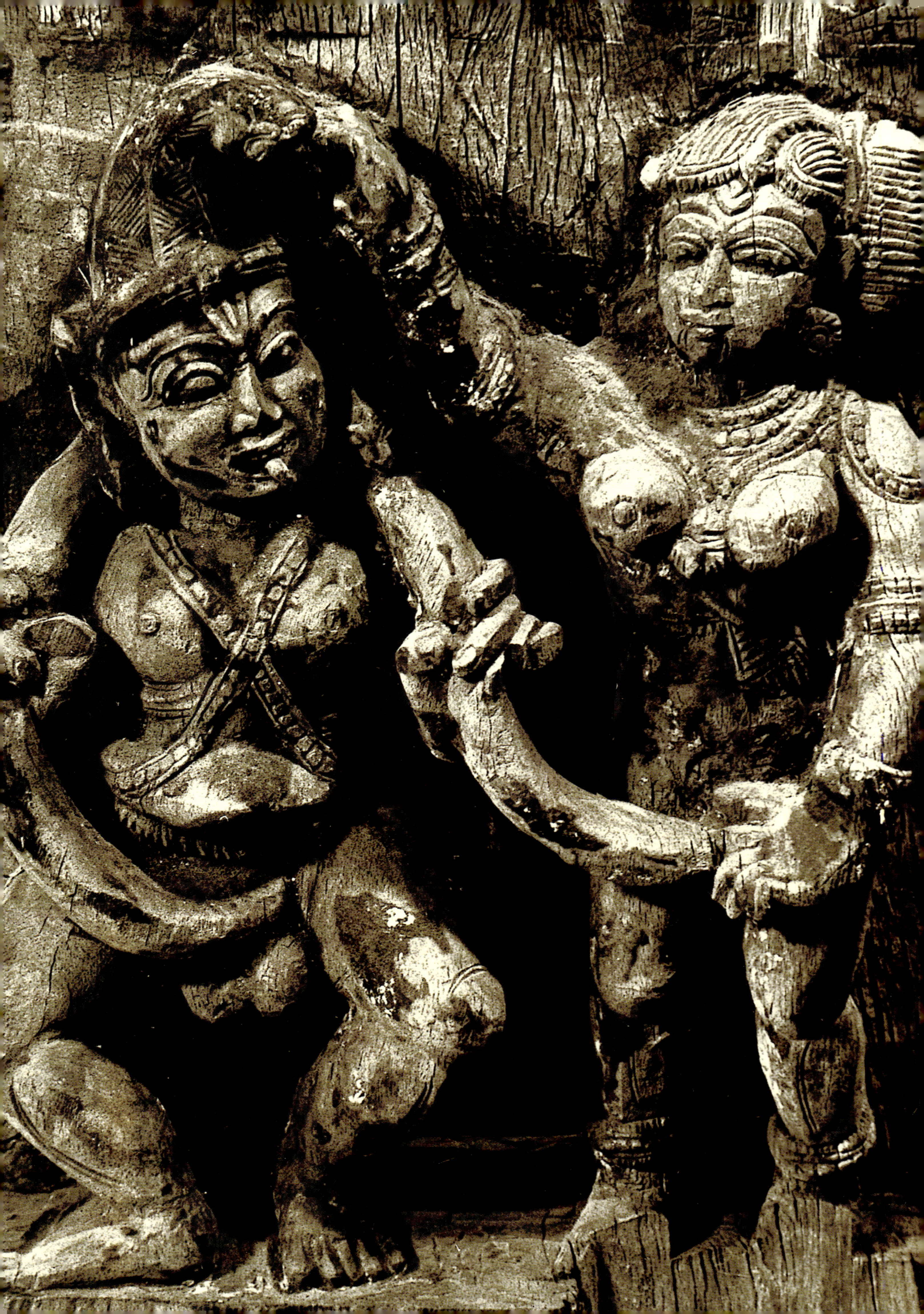

Das folgende Rezept zeigt, welche Schwierigkeiten man überwinden muss, wenn man okkulte Praktiken wirklich beherrschen will. Hat man die Zutaten mit ihren kryptischen Bezeichnungen erst einmal beisammen, muss man warten, bis alles mühsam getrocknet ist. Ist die Liebesglut bis dahin noch nicht erloschen, gilt es, weitere Bewährungsproben durchzustehen. Die pulverisierte Mischung muss mit klebrigem Honig vermischt und der erigierte Penis damit bestrichen werden.

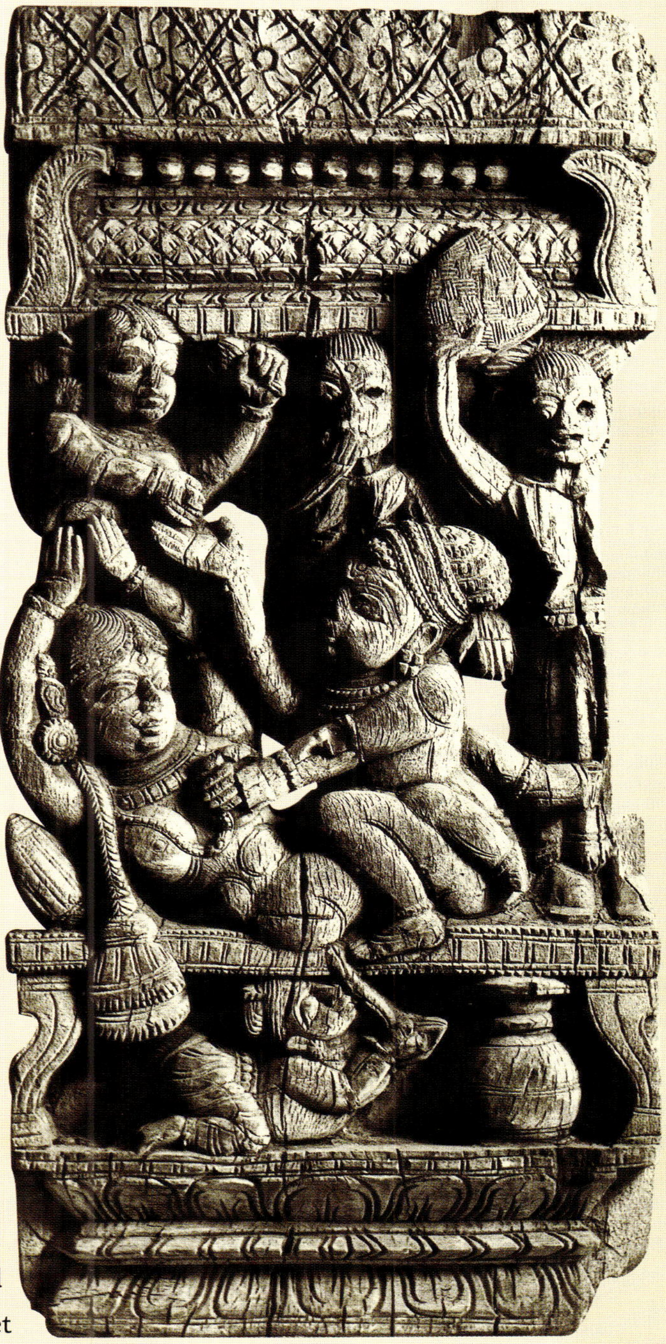

॥ वज्रस्नुहीगण्डकानि खण्डशः कृतानि
मनःशिलागन्धपाषाणचूर्णेनाभ्यज्य
सप्तकृत्वः शोषितानि चूर्णयित्वा मधुना
लिप्तलिङ्गस्य संप्रयोगो वशीकरणम् ॥

Vajrasnuhogaṇḍakāni khaṇḍaśaḥ kṛtāni
manaḥśilāgandhapāṣāṇacūrṇenābhyajya
saptakṛtvaḥ śoṣitāni cūrṇayitvā madhunā
liptaliṅgasya saṃprayogo vaśokaraṇam

Schneide eine Portion *vajrasnuhī* in kleine Stücke, versetze sie mit *manashila* und streue *gandhaka* darüber. Siebenmal getrocknet und dann pulverisiert, wird das Gemisch mit Honig vermengt und der Penis damit bestrichen. Dadurch verleiht man dem Geschlechtsverkehr bezwingende Kraft.
(*Kāma Sūtra* 7.1.27)

Da solche Mittel jeder kennt, der mit dem *Kāma Sūtra* vertraut ist, kann man nur hoffen, dass die Frau den Trick nicht durchschaut. Wenn sie sexuell befriedigt wird und wenn die Mischung auf die richtige Art und Weise zubereitet ist, verliebt sie sich garantiert. Lässt man sich von der Aufwendigkeit und Mühsal der Zubereitung nicht abschrecken, wird man mit der Zeit ein Meister magischer Praktiken und findet sexuelle Befriedigung. Dem Hausvater wird jedoch empfohlen, neben magischen Mitteln auch mechanische Methoden anzuwenden, insbesondere dann, wenn er ein Anfänger ist.

Links:

Übermäßig verlängerter Penis
Tamil Nadu
Mitte 19. Jahrhundert
Holzschnitzerei eines Wagens
Sammlung Lance Dane

»Manchmal greift der König mitleidsvoll zu künstlichen Hilfsmitteln, weil er mehrere seiner Ehefrauen in einer einzigen Nacht befriedigen will, obwohl er selbst längst kein Verlangen mehr hat« (Burton, 198).

Rechts:

Sammeln von Liebestränken
Tamil Nadu
Mitte 19. Jahrhundert
Holzschnitzerei eines Wagens
Privatsammlung

Folgende Seite links:

Schlangenbeschwörerin
Chawand, Mewar, Rajasthan
1605
Gouache auf Papier
Victoria & Albert Museum, London

Diese Buchmalerei stellt eine Frau dar, die einen Rock aus Pfauenfedern trägt und in der Lage ist, Kobras zu bändigen.

Folgende Seite rechts:

Tantrische Praktiken
Udaipur, Rajasthan
Mitte 19. Jahrhundert
Malerei
Sammlung Lance Dane

Dieses Bild, das tantrische Praktiken beschreibt, zeigt eine Furcht erregende weibliche Gestalt, die den unter ihr liegenden Mann ganz in ihrer Gewalt hat.

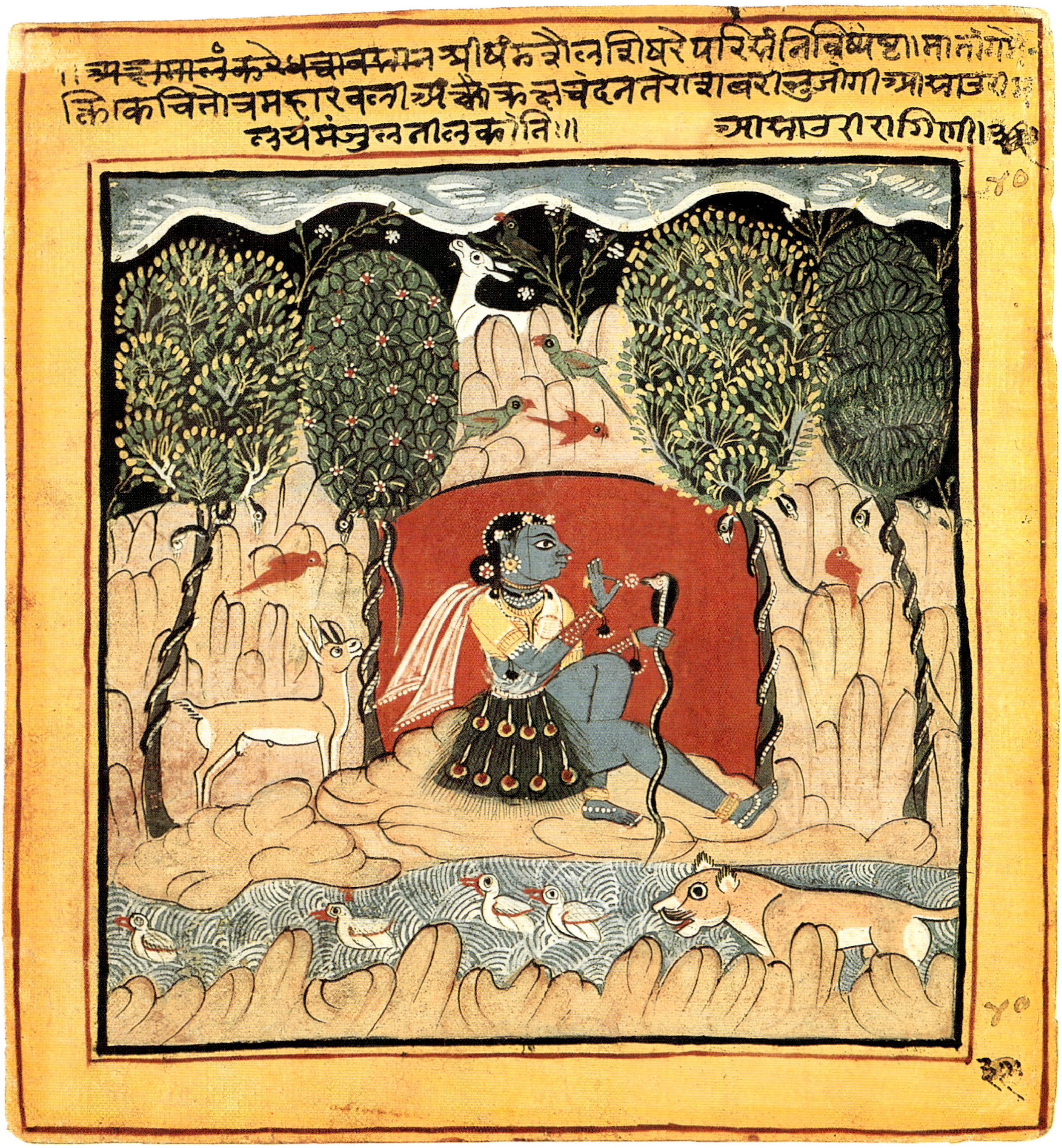
आसावरी रागिणी

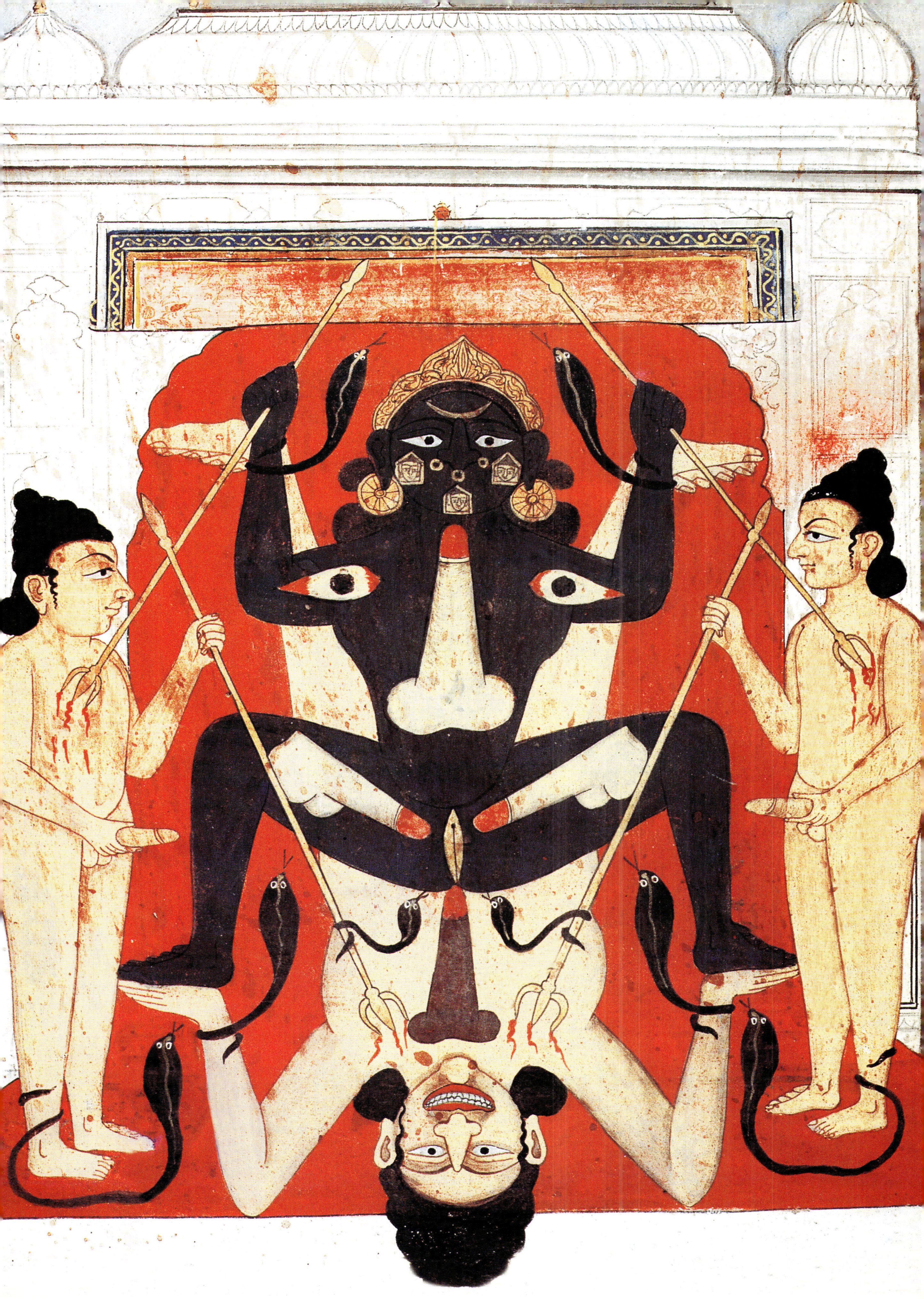

Nachwort

॥ रतिसंयोगे चैनां कथमनुरज्यत इति प्रवृत्त्या परीक्षेत ॥

ratisaṃyoge caināṃ katham anurajyata iti pravṛttyā parokṣeta

Der Mann soll herausfinden, welche Kunstgriffe die Leidenschaft der Frau bei der Vereinigung entfachen, und sich dementsprechend verhalten.

(*Kāma Sūtra* 2.8.15)

Das *Kāma Sūtra* gibt dem erotischen Abenteurer zwar Anleitungen, wie er sexuelle Befriedigung finden kann, doch in einem derart flüchtigen Ziel erschöpft sich die Weisheit dieses Buches keineswegs. Vātsyāyana zeigt seinen Schülern vielmehr den Weg zu Glück und Erfüllung in einer reifen körperlichen Beziehung, indem er die Männer den richtigen Umgang mit Frauen und mit anderen Männern lehrt und die Notwendigkeit betont, Rücksicht auf den Standpunkt und die Erfahrungen anderer zu nehmen. Denn nur gegenseitiges Verständnis und Einfühlungsvermögen führen zu Harmonie in zwischenmenschlichen Beziehungen. Wenn jemand selbstsüchtig handelt, entbindet ihn Vātsyāyana zwar nicht seiner Verantwortung, aber er erteilt ihm Ratschläge, um den Schaden für die Gesellschaft möglichst zu begrenzen. Die eheliche Verbindung von Mann und Frau wird als Basis für die Lebensstufe des Hausvaters idealisiert und soll in Liebe und gegenseitiger Rücksichtnahme gründen. Sind Mann und Frau einander in Liebe verbunden, kennen sie die Gewohnheiten und Veranlagungen des jeweils anderen – ein Wissen, das sie durch Beobachtung und Aufmerksamkeit erworben haben.

परस्परानुकूल्येन तदेवं लज्जमानयोः ।
संवत्सरशतेनापि प्रीतिर्न परिहीयते ॥

parasparānukūlyena tadevaṃ lajjamānayoḥ
saṃvatsaraśatenāpi protir na parihoyate

Wenn ein Mann und eine Frau ihr Leben auf diese Weise in Freuden verbringen, mit der rechten Zurückhaltung und im Einklang miteinander, wird ihre Liebe noch in hundert Jahren Bestand haben.

(*Kāma Sūtra* 2.5.43)

Hinweis für den Leser:

Alle Zitate aus dem *Kāma Sūtra* werden zunächst in der originalen Sanskrit-Version, dann in einer lateinischen Transkription und schließlich in einer Übersetzung wiedergegeben. Zitiert wird nach Hauptteil, Kapitel und Vers. Die Basis der deutschen Übersetzung sind die von Andrea Pinkney aus dem Sanskrit übertragenen Textstellen. Eine Ausnahme hiervon sind die gekennzeichneten Passagen, die auf den englischen Text von Sir Richard F. Burton zurückgehen.

Danksagung:

Ich bedanke mich bei Laura Desmond, und Isaac Souweine für ihre Unterstützung sowie bei: Molly Aitken, Barbara Burn, Wendy Doniger, Jack Hawley, und Gary Tubb, Carla Bellamy, Rebecca Joubin, und Andy Rotman.

॥ न हि पूतं गोक्षीरं श्वदृतौ धृतम् ॥

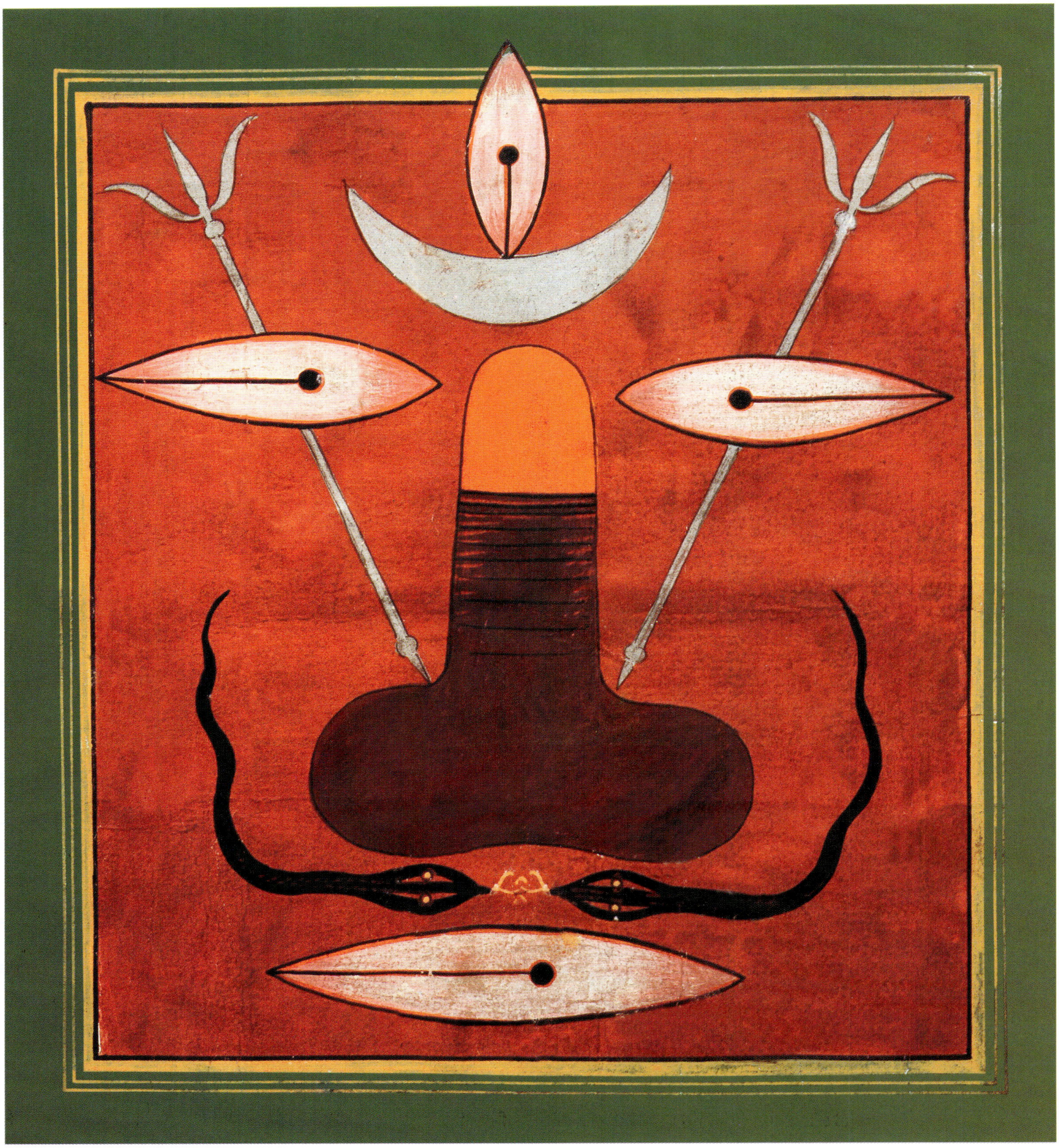

Linga* und *yonis
Udaipur, Rajasthan
Mitte 19. Jahrhundert
Tantrische Malerei
Sammlung Lance Dane

Dieses tantrische Meditationsbild beschwört die synergetische Kraft der menschlichen Sexualität und die geheimnisvolle erotische Lust der körperlichen Vereinigung von männlichem und weiblichem Körper.

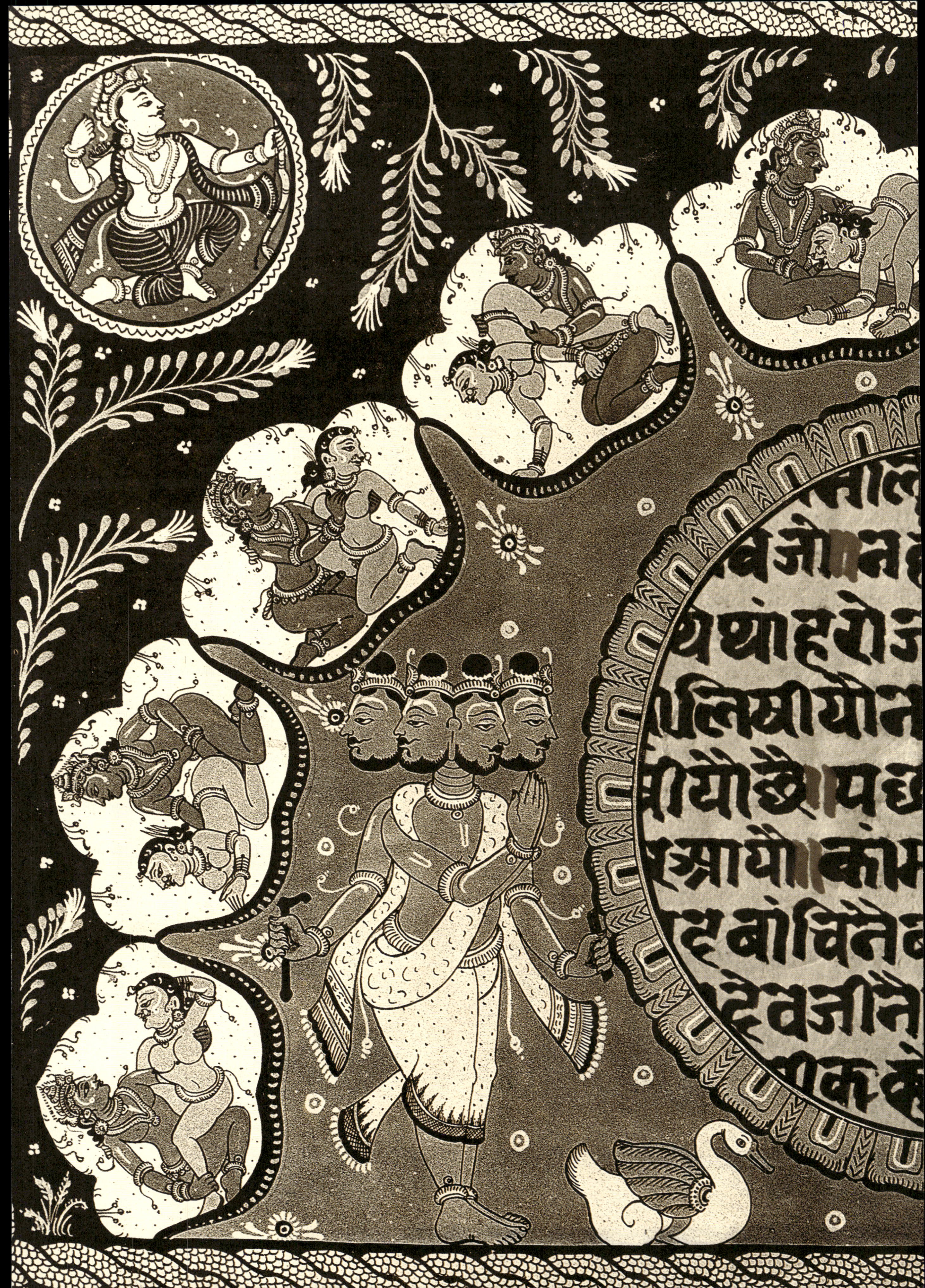